全国卫生职业教育应用技能型
人才培养"十三五"规划教材

供检验、影像、康复、卫检、药学、中药学、口腔、美容、眼视光、养生等专业使用

临床医学概论

主　编　刘　洋　刘铁英　任国锋
副主编　刘　敏　田　园　李秀霞　焦　磊　刘金义
编　委　（以姓氏笔画为序）

马宜龙　雅安职业技术学院

田　园　沧州医学高等专科学校

田迎霞　湖北职业技术学院

任国锋　仙桃职业学院

刘　洋　长春医学高等专科学校

刘　敏　周口职业技术学院

刘亚莉　辽宁医药职业学院

刘金义　随州职业技术学院

刘铁英　长春医学高等专科学校

李秀霞　邢台医学高等专科学校

李跃平　昆明卫生职业学院

何　明　周口职业技术学院

沈娇娇　昆明卫生职业学院

张丽锋　福建卫生职业技术学院

徐建文　长春医学高等专科学校

唐晓琳　顺德职业技术学院

黄　薇　昆明卫生职业学院

焦　磊　邢台医学高等专科学校

舒　华　长沙民政职业技术学院

蔡姗姗　泉州医学高等专科学校

华中科技大学出版社
http://www.hustp.com
中国·武汉

内 容 简 介

本书是全国卫生职业教育应用技能型人才培养"十三五"规划教材。

本书分为诊断学基础、辅助检查及其他、外科学概论、系统疾病概论、其他疾病五篇,共二十八章。本书紧密结合全国卫生专业技术资格考试用书编写专家委员会编写的考试大纲,突出以学生为中心,重视实用性、启发性、科学性。

本书可供检验、影像、康复、卫检、药学、中药学、口腔、美容、眼视光、养生等专业使用。

图书在版编目(CIP)数据

临床医学概论/刘洋,刘铁英,任国锋主编. —武汉:华中科技大学出版社,2019.8(2025.2重印)

全国卫生职业教育应用技能型人才培养"十三五"规划教材

ISBN 978-7-5680-4309-0

Ⅰ. ①临… Ⅱ. ①刘… ②刘… ③任… Ⅲ. ①临床医学-高等职业教育-教材 Ⅳ. ①R4

中国版本图书馆 CIP 数据核字(2019)第 174890 号

临床医学概论   刘　洋　刘铁英　任国锋　主编
Linchuang Yixue Gailun

策划编辑:罗　伟
责任编辑:张　琴　曾奇峰
封面设计:原色设计
责任校对:刘　竣
责任监印:周治超
出版发行:华中科技大学出版社(中国·武汉)　　电话:(027)81321913
　　　　　武汉市东湖新技术开发区华工科技园　　邮编:430223
录　　排:华中科技大学惠友文印中心
印　　刷:武汉市籍缘印刷厂
开　　本:880mm×1230mm　1/16
印　　张:26.5
字　　数:838千字
版　　次:2025 年 2 月第 1 版第 14 次印刷
定　　价:79.00 元

全国卫生职业教育
应用技能型人才培养"十三五"规划教材

编委会

网络增值服务使用说明

欢迎使用华中科技大学出版社医学资源服务网yixue.hustp.com

1.教师使用流程

（1）登录网址：http://yixue.hustp.com（注册时请选择教师用户）

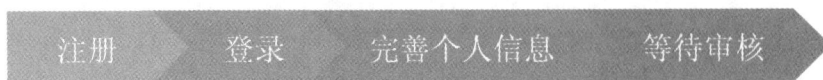

注册 ▶ 登录 ▶ 完善个人信息 ▶ 等待审核

（2）审核通过后，您可以在网站使用以下功能：

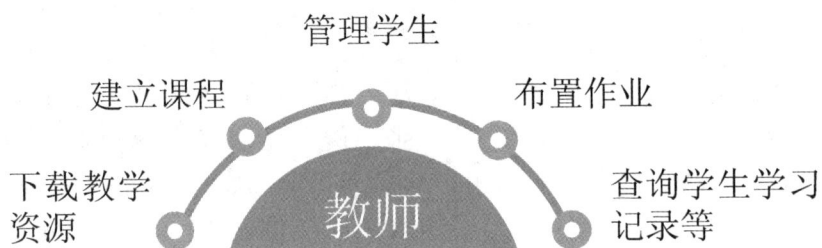

管理学生
建立课程　　　　　布置作业
下载教学　　　　教师　　　　查询学生学习
资源　　　　　　　　　　　记录等

2.学员使用流程

建议学员在PC端完成注册、登录、完善个人信息的操作。

（1）PC端学员操作步骤

①登录网址：http://yixue.hustp.com（注册时请选择普通用户）

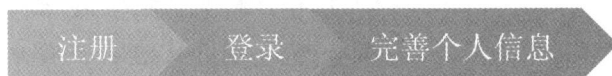

注册 ▶ 登录 ▶ 完善个人信息

② 查看课程资源

如有学习码，请在个人中心-学习码验证中先验证，再进行操作。

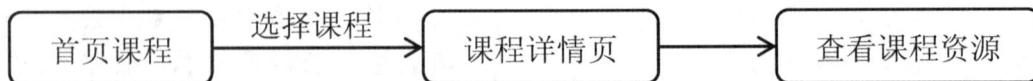

首页课程 →选择课程→ 课程详情页 → 查看课程资源

（2）手机端扫码操作步骤

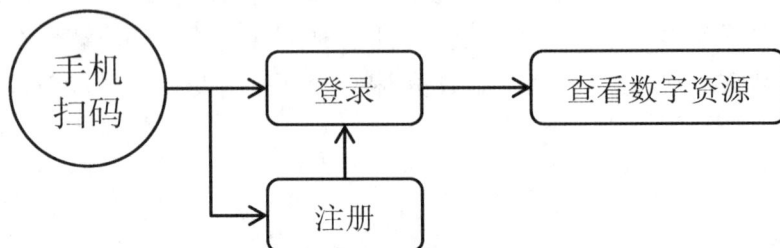

手机扫码 → 登录 → 查看数字资源
手机扫码 → 注册 → 登录

Introduction | 总　序

随着我国经济的持续发展和教育体系、结构的重大调整,职业教育办学思想、培养目标随之发生了重大变化,人们对职业教育的认识也发生了本质性的转变。我国已将发展职业教育作为重要的国家战略之一,高等职业教育成为高等教育的重要组成部分。作为高等职业教育重要组成部分的高等卫生职业教育也取得了长足的发展,为国家输送了大批高素质技能型、应用型医疗卫生人才。

2017年国务院办公厅发布的《关于深化医教协同进一步推进医学教育改革与发展的意见》中明确指出,高等医学教育必须"坚持质量为上,紧紧围绕人才培养质量要素,深化教育教学改革,注重临床实践能力培养","以基层为重点,以岗位胜任能力为核心,围绕各类人才职业发展需求,分层分类制订继续医学教育指南,遴选开发优质教材"。高等卫生职业教育发展的新形势使得目前使用的教材与新形势下的教学要求不相适应的矛盾日益突出,加强高职高专医学教材建设成为各院校的迫切要求,新一轮教材建设迫在眉睫。

为了更好地顺应我国高等卫生职业教育教学与医疗卫生事业的新形势和新要求,贯彻落实《国家中长期教育改革和发展规划纲要(2010—2020年)》中"以服务为宗旨,以就业为导向"的思想精神,以及国家《职业教育与继续教育2017年工作要点》的要求,充分发挥教材建设在提高人才培养质量中的基础性作用,同时,也为了配合教育部"十三五"规划教材建设,进一步提高教材质量,在认真、细致调研的基础上,在全国卫生职业教育教学指导委员会专家和部分高职高专示范院校领导的指导下,我们组织了全国近40所高职高专医药院校的近200位老师编写了这套以医教协同为特点的全国卫生职业教育应用技能型人才培养"十三五"规划教材,并得到了参编院校的大力支持。

本套教材充分体现新一轮教学计划的特色,强调以就业为导向、以能力为本位、以岗位需求为标准的原则,按照技能型、服务型高素质劳动者的培养目标,坚持"五性"(思想性、科学性、先进性、启发性、适用性)和"三基"(基本理论、基本知识、基本技能)要求,着重突出以下编写特点:

(1)紧扣最新专业目录、教学计划和教学大纲,科学、规范,具有鲜明的高等卫生职业教育特色。

(2)密切结合最新高等职业教育医学专业教育基本标准,紧密围绕执业资格标准和工作岗位需要,与医学执业资格考试相衔接。

（3）突出体现"医教协同"的人才培养模式，以及课程建设与教学改革的最新成果。

（4）基础课教材以"必需、够用"为原则，专业课程重点强调"针对性"和"适用性"。

（5）内容体系整体优化，注重相关教材内容的联系和衔接，避免遗漏和不必要的重复。

（6）探索案例式教学方法，倡导主动学习，科学设置章节（学习情境），努力提高教材的趣味性、可读性和简约性。

（7）采用"互联网＋"思维的教材编写理念，增加大量数字资源，构建信息量丰富、学习手段灵活、学习方式多元的立体化教材，实现纸媒教材与富媒体资源的融合。

这套新一轮规划教材得到了各院校的大力支持和高度关注，它将为新时期高等卫生职业教育的发展作出贡献。我们衷心希望这套教材能在相关课程的教学中发挥积极作用，并得到读者的青睐。我们也相信这套教材在使用过程中，通过教学实践的检验和实际问题的解决，能不断得到改进、完善和提高。

全国卫生职业教育应用技能型人才培养
"十三五"规划教材编写委员会

本书是由华中科技大学出版社组织编写的全国卫生职业教育应用技能型人才培养"十三五"规划教材。在教材编写过程中,编者认真学习了《国家中长期教育改革和发展规划纲要(2010－2020年)》《教育部关于全面提高高等职业教育教学质量的若干意见》和《"健康中国2030"规划纲要》等文件精神。

本书紧密结合全国卫生专业技术资格考试用书编写专家委员会编写的考试大纲,突出以学生为中心,重视实用性、启发性、科学性。教材内容包括诊断学基础、辅助检查及其他、外科学概论、系统疾病概论、其他疾病五篇。在疾病介绍中,既注重临床认证,又注重配合医生开展健康指导,突出强化培养学生的临床思维。

本书由14所院校合作编写,编者均来自教学一线或医疗一线,具有丰富的教学经验和实践经验。在教材编写过程中,各参编院校的领导和同仁们给予了大力支持和无私帮助,同时华中科技大学出版社做了细致繁多的组织工作,在此表示衷心的感谢。

由于编者的水平有限,教材内容难免有不足之处。欢迎专家、一线教师与学生对本教材给予关注,将问题与不足及时地反馈给编者,以便我们今后进一步地完善。

编　者

目 录

MULU

第二篇　辅助检查及其他

第四章　实验室检查 /92

第五章　器械检查 /103

第六章　医学影像学检查 /118

第七章　诊断思维和病历书写 /124

第三篇　外科学概论

第八章　无菌术和手术基本操作 /130

第四篇　系统疾病概论

第五篇　其他疾病

能力检测在线答题

绪　论

学习目标

1. 识记　能够用自己的语言叙述医学发展史。
2. 应用　能够制订学好本门课程的方法。

一、临床医学概论的范畴

医学是研究人类健康与疾病的科学,包括基础医学、预防医学和临床医学。临床医学主要是诊断、治疗和预防各种疾病的学科群。临床医学在现代医学中居重要地位,它内容丰富、涉及面广,由诸多学科组成。

临床医学概论顾名思义是对临床医学各科常见病、多发病的临床表现、诊断及治疗方法进行概要性描述的专业课程。它涵盖了诊断学基础、内科、外科、妇产科、儿科、急诊科、肿瘤科、传染科、心理卫生及精神科等常见疾病以及计划生育等内容。临床医学概论是非临床医学专业,如药学类专业、医学检验技术专业、医学影像技术专业、康复治疗技术专业、护理专业、卫生事业管理专业等学生学习临床医学知识和技能的必修课程之一。通过学习,学生能从中找到与自己所学专业的结合点,为学好本专业打下基础。

二、临床医学发展简史

(一)"西医"医学起源

医学是在人类与疾病的斗争中产生与发展起来的。古代文化中心埃及、巴比伦、印度和中国是古代医学的发源地。公元前600—200年,古希腊人汲取埃及和亚洲文化产生古希腊医学,后来罗马以及欧洲在古希腊医学的基础上发展,成为今天世界的主流医学即西方医学,简称"西医"。

(二)古代医学发展历程

古希腊(公元前6—4世纪)　医生认识疾病产生的原因是体内体液平衡失调,即黄胆汁、黑胆汁、血和痰在人体内过多或部位不当。这种"体液论"推翻了之前疾病是神灵的惩罚或者是妖魔鬼怪附身的认识。这是医学史上一个非常重要的进步,将认识建立在观察客观事实的基础之上了。医学之父希波克拉底(公元前460—公元前370年)记录的《希波克拉底誓言》是当时每个医生都要遵守的医德信条,直到今天,仍然有很多国家医生就业时还必须按此誓言宣誓。

古罗马(公元前1世纪—公元4世纪)　当时的医学创新并不多,但是编撰医书者不少。古罗马赛尔萨斯,编写的一套百科全书中有一部是关于医学的,对古希腊医学的传播起了重要作用。公元2世纪,古罗马医生盖仑对古希腊医学和希波克拉底非常崇拜,他把古希腊医学的精髓,加上自己的经验,编写成著作。古希腊医学多半是通过他的著作流传下来的。

中世纪(公元5—15世纪)　欧洲进入封建社会,受宗教统治的文化陷入黑暗时期。医学完全受教会控制,人们的思想受到极大的禁锢。这时期盖仑的书籍被奉为"圣经",成为一切对错的衡量标准。盖仑的很多错误认识得不到纠正与发展,西方医学的发展因此处于停滞不前状态。

文艺复兴(公元 16—17 世纪) 此期冲破了中世纪的黑暗,医学开始复兴。16 世纪,瑞士医生帕拉塞尔苏斯强调医生要通过观察患者来学习医学。比利时解剖学家维萨里通过对大量的尸体解剖,发表了《人体结构》著作。17 世纪,英国医生哈维发现血液循环是由心脏的收缩运动所推动的,这一发现使研究人体功能的科学生理学被确立为一门独立的学科。

18 世纪是现代临床医学基本方法的形成时期。这个世纪最伟大的医生是荷兰人哈弗,他强调医生守在病床边的重要性。他带领学生做尸体解剖,分析疾病的病理变化与症状之间的关系。他的这套方法影响了整个欧洲和美国,也是目前西医的基本临床方法。意大利解剖学家莫尔加尼所著的《疾病的位置与病因》出版,为以后的病理解剖学建立了基础。

(三)现代医学及进展

19 世纪,科学的思想和探索的精神促成了近代医学的丰硕成果。

1816 年拉埃奈克发明了听诊器,使诊断学的方法更加丰富。1846 年,在美国,应用乙醚麻醉解决了手术疼痛问题。19 世纪 60 年代,利用石炭酸(苯酚)消毒防菌流行于世界。19 世纪后半叶,显微镜使人们建立了组织学、细胞病理学和提出了"感染"的概念,显微镜使血液、尿液等成分被确定。1895 年,德国物理学家伦琴发现了 X 射线,很快就被用于疾病的诊断。

1929 年青霉素在英国被发现,1935 年德国提倡应用百浪多息(磺胺类药),开辟了一个抗感染治疗的新时代。20 世纪 40 年代,卡介苗和链霉素的应用,使结核病得到了有效控制。20 世纪 50 年代,第一次药物学革命导致了广泛的变革:杀灭细菌的新药物、对营养缺乏性疾病的控制、抗精神病有效药物的问世,以及预防脊髓灰质炎疫苗的成功等。免疫抑制剂的发展,解决了一些排异问题,为移植外科开拓了新领域。

20 世纪后半叶,显微外科技术、内镜技术、介入技术等的出现,降低了手术的创伤,使外科学经历了深刻的变革。从 20 世纪 60 年代开始的器官移植和人造器官的应用,挽救了大量绝症患者的生命。电镜、内镜、超声诊断仪、核素扫描、X 射线计算机体层成像(CT)、正电子发射断层扫描(PET)、磁共振显像(MRI)、激光、示踪仪等的逐步应用,使人们对身体内部的结构和功能更加清楚。

当今,现代医学进一步突飞猛进地发展。微观方面,研究工作由细胞水平向亚细胞水平、分子水平深入,基因诊断、基因治疗和基因工程显示出良好和广阔的前景。宏观方面,人们放弃了长期以来把健康片面理解为"不生病"的健康标准,认为健康不仅仅是医生和卫生部门的事情,也是包括个人、社会在内的共同责任。1990 年 WHO 提出"身体健康、心理健康、社会适应良好、道德健康"4 个健康标准,使健康概念超出了疾病的范围。随着人类疾病谱的改变和对疾病与健康认识的不断深化,医学模式由传统的生物医学模式过渡到了"生物-心理-社会"医学模式。新的医学模式强调了卫生服务的整体观,即把患者视为患有疾病的、有心理活动的、处于现实社会的活生生的人来对待,并指引学科不断分化,专业化程度不断提高。在医学专业不断分化的同时,各学科间又相互渗透与交叉。人文与社会科学与医学的渗透和交叉,产生了诸如社会医学、心理学、医学伦理学、卫生经济学等新学科。近年来,在临床医学领域引入循证医学的新概念,推动了医学思维方法的转变和更新。毫无疑问,21 世纪的临床医学将会发生巨大的和多方面的改变。

三、学习临床医学概论的目的、要求和方法

(一)目的

学习临床医学概论的目的是以就业为导向,运用临床医学的基本理论知识、基本操作技能,培养正确的临床思维方法,树立良好的服务理念。通过本教材学习,找到与自己所学专业的结合点,为后续课程的学习打下坚实的理论和技能基础,以利于使学生成为高级实用型医药类人才,为我国医药事业贡献力量。

(二)要求

通过本书的学习,学生应对医学临床中体检诊断、病史询问、常见症状有一个概要的认识,应掌握临床各科常见病、多发病的诊断要点、治疗方法。作为药品经营与管理和药学等专业的学生,还要掌握常见药物的应用机制,学习本专业渗透于医学中的各种信息及相关知识。要培养认真、负责的态度,学会尊重患

者,除了关心疾病本身的诊断和治疗外,还应考虑诊疗过程给患者带来的身体、心理、经济和权利等方面的影响,树立"以人为本"的服务理念。

（三）方法

（1）应注意每章的学习目标,它阐述了学习该章节的学习目的、知识要求和能力要求。明确学习该章节应掌握的知识点和技术、方法,以及这些理论和技术在后续章节、课程的学习中和它们所对应的未来岗位发展中(技能鉴定)的重要性。

（2）应通过书中的病例分析,加深对疾病的临床表现、诊断和治疗知识的掌握和运用,来提高实际应用能力。学会根据临床疾病收集的资料来进行疾病的初步诊断。

（3）学习中应了解本学科的相关常识、理论和技术的发展前沿,更加全面地了解临床医学的全貌,拓宽自己的知识面,为日后更好地服务社会打下坚实的基础。

（4）课堂上应积极加入互动教学,增强运用所学的知识来分析问题、解决问题的能力。要学会理论联系实际,包括生活实际、岗位实际和社会实际,培养和激发学习兴趣,提高学习的自觉性和主动性。

（刘　洋）

第一篇

诊断学基础

ZHENDUANXUEJICHU

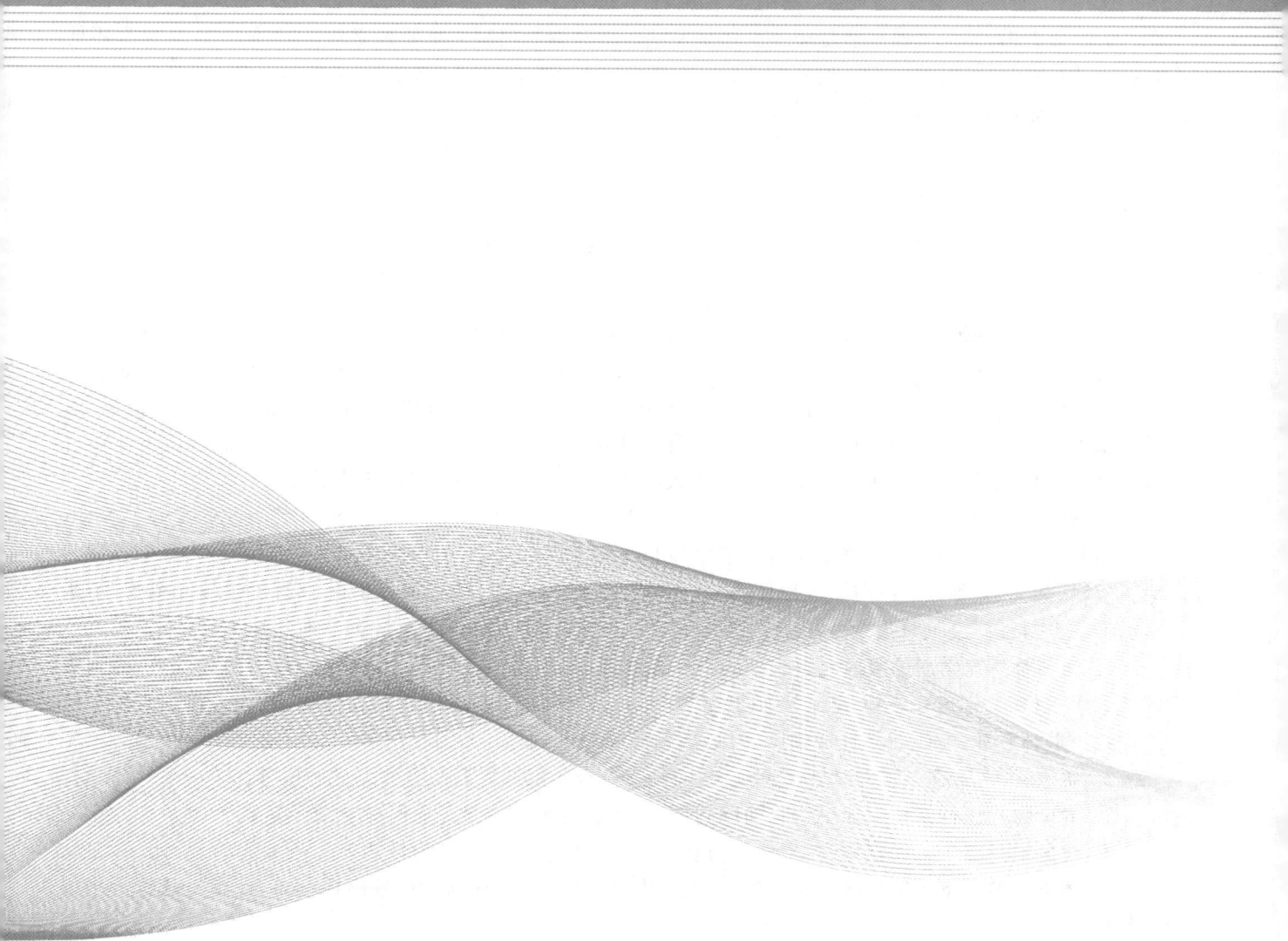

第一章 症 状 学

学习目标

1. **识记** 能够说出常见症状的病因、发病机制;能够说出常见症状的表现、伴随症状。
2. **理解** 能够用自己的语言描述常见症状的特点;能够根据常见症状指导康复评定。
3. **应用** 能够应用所学知识对患者的状况进行初步评估;能够根据评估结果对患者进行诊断和康复指导。

症状是指患者主观感受到的异常的、不舒适的感觉或客观病态改变。症状可有多种表现形式,有些只是主观感觉,如疼痛、头晕、恶心等;有些既有主观感觉,又可通过客观检查发现,如发热、贫血、呼吸困难等。从广义上讲,体征也属症状范畴。症状是反映病情和诊断疾病的重要线索和依据,同一疾病可有不同的症状,同一症状可出现在不同疾病中,因此,在疾病诊断中,必须结合临床资料综合分析,切忌单凭一个或几个症状做出片面的诊断。

第一节 发　热

各种原因引起机体产热增加和(或)散热减少,使体温升高超出正常范围,称为发热。正常人的体温受体温调节中枢所调控,并通过神经、体液因素使产热和散热过程呈动态平衡,保持体温相对恒定。正常人体温一般为 $36.3\sim37.2\ ℃$,受机体内外因素的影响略有波动。在 24 h 内,下午体温较早晨稍高,进餐、劳动或剧烈运动后体温也可略有升高,妇女月经前及妊娠期体温也略高于正常,另外,在高温环境下体温也可稍升高,但一般波动范围不超过 1 ℃。老年人因代谢率偏低,体温相对低于青壮年。

【病因与分类】

引起发热的病因很多,临床上常分为感染性与非感染性两大类,前者更多见。感染性发热见于各种病原微生物,如病毒、细菌、支原体、衣原体、立克次体、螺旋体、真菌、寄生虫等引起的急性或慢性感染,不论是局部或全身性感染均可出现发热。非感染性发热见于非感染性因素,主要有下列几类。

1. 无菌性坏死物质的吸收 组织细胞损伤或坏死、组织蛋白分解产物的吸收,常可引起发热,称为吸收热。①机械、物理或化学损害,如大面积烧伤、手术、组织损伤等;②组织缺血性坏死,如心肌、肺、脾等组织梗死或肢体坏死;③组织坏死或细胞破坏,如恶性肿瘤、白血病、溶血反应等。

2. 抗原-抗体反应 如风湿热、药物热、血清病、自身免疫性疾病及某些恶性肿瘤等。

3. 内分泌代谢性疾病 如甲状腺功能亢进症、重度脱水和大量失血时散热减少。

4. 皮肤散热减少 如鱼鳞病、慢性心力衰竭、广泛性皮炎等,一般为低热。

5. 体温调节中枢功能障碍 如中暑、安眠药中毒、脑出血、颅内肿瘤、颅脑损伤等,此类发热称为中枢性发热。

6. 自主神经功能紊乱　多表现为低热,常伴有其他自主神经功能紊乱的表现,属功能性发热,如感染后低热、夏季低热、生理性低热等。

【发生机制】

1. 致热原性发热　致热原包括内源性和外源性两大类。

(1) 内源性致热原:又称白细胞致热原,如白介素、肿瘤坏死因子和干扰素等。其分子体积小,可通过血-脑屏障直接作用于体温调节中枢,使体温调定点上移,体温调节中枢发出冲动,并通过垂体内分泌因素使代谢增加或通过运动神经使骨骼肌收缩,从而使体内产热增多。另外,可通过交感神经使皮肤血管及竖毛肌收缩,血流量减少,排汗停止,散热减少,最终使产热大于散热,体温升高,引起发热。

(2) 外源性致热原:如各种病原微生物及其产物、炎性渗出物、抗原-抗体复合物、无菌性坏死物质等。其分子较大,不能直接透过血-脑屏障作用于体温调节中枢,可通过激活血液中的中性粒细胞、嗜酸性粒细胞和单核-吞噬细胞系统,使其形成并释放内源性致热原而引起发热。

2. 非致热原性发热　非致热原性发热是体温调节机制失控或调节障碍所引起的一种被动性体温升高,包括以下三类情况。

(1) 体温调节中枢直接受损:如颅脑外伤、脑出血等。

(2) 产热过多:如癫痫持续状态、甲状腺功能亢进症(甲亢)等。

(3) 散热减少:如广泛性皮炎、慢性心力衰竭等。

【临床表现】

1. 发热的分度　发热(以口测温度为标准)按体温升高的程度可将其分为以下四类。

(1) 低热:37.3～38 ℃

(2) 中等度热:38.1～39 ℃

(3) 高热:39.1～41 ℃

(4) 超高热:41 ℃以上

2. 发热的临床经过与特点

(1) 体温上升期:常表现为乏力、肌肉酸痛、皮肤苍白、无汗、畏寒或寒战,此期产热大于散热使体温升高。体温上升的方式有两种:①骤升型:体温在数小时内上升达 39～40 ℃或以上,常伴寒战,常见于大叶性肺炎、败血症、流行性感冒、急性肾盂肾炎、疟疾、输液反应等。②缓升型:体温在数日内逐渐上升达高峰,多不伴寒战,常见于伤寒、结核病及布氏杆菌病等。

(2) 高热持续期:指体温上升达高峰后保持一段时间,此期产热与散热过程在较高的水平上保持相对平衡,皮肤血管由收缩转为舒张,皮肤发红、灼热,并开始出汗,呼吸加深加快,脉搏增加,食欲减退,严重者可出现不同程度的意识障碍及惊厥等中枢神经系统功能紊乱表现。

(3) 体温下降期:由于病因消除,致热原的作用减弱或消失,体温中枢调定点逐渐恢复正常,产热减少,散热增加,体温降至正常水平。此期表现为出汗增多,皮肤潮湿。体温下降亦有两种方式:①骤降:体温在数小时内迅速下降至正常水平,常伴大汗淋漓,见于急性肾盂肾炎、流行性感冒、疟疾、输液反应等。②缓降:体温在数天内逐渐降至正常,如伤寒、结核病、风湿热等。

【热型及临床意义】

将发热患者在不同时间测得的体温数值分别记录在体温单上,将各体温数值点连接起来形成体温曲线,该曲线的形态有一定的规律,称为热型。不同的发热性疾病常具有相应的热型,根据热型的不同有助于发热病因的诊断和鉴别诊断。但必须注意如下几点:①应用抗生素、糖皮质激素、解热镇痛药等,可使热型变得不典型;②热型也与个体因素有关,如老年人因机体反应性差,严重感染时可仅低热或不发热,而无疾病相应的典型热型。临床上常见的热型如下。

1. 稽留热　体温恒定维持在 39～40 ℃或以上水平达数日或数周,24 h 内波动范围不超过 1 ℃,常见于肺炎球菌肺炎、伤寒等的高热期。

2. 弛张热　体温常在 39 ℃以上,24 h 内波动范围大于 2 ℃,但最低仍高于正常,常见于败血症、重症结核病、风湿热及其他化脓性感染等。

3. 间歇热 体温骤升达高峰后持续数小时，又骤降至正常，无热期可持续 1 天或数天，高热期与无热期交替出现，常见于急性肾盂肾炎、疟疾。

4. 波状热 体温逐渐上升至 39 ℃或以上，数天后又逐渐下降至正常水平，持续数天后又逐渐升高，如此反复多次，常见于布氏杆菌病。

5. 回归热 体温骤然上升至 39 ℃或以上，持续数天后又骤然下降至正常水平，高热期与无热期各持续若干天后规律性交替一次，常见于回归热、霍奇金病等。

6. 不规则热 体温曲线无一定规律，常见于结核病、风湿热、支气管炎、胸膜炎等。

【伴随症状】

1. 伴寒战 常见于败血症、肺炎球菌肺炎、急性肾盂肾炎、急性胆囊炎、流行性脑脊髓膜炎、钩端螺旋体病、疟疾、急性溶血、输血反应、药物热等。

2. 伴肝、脾大 常见于病毒性肝炎、传染性单核细胞增多症、肝及胆道感染、布氏杆菌病、疟疾、急性血吸虫病、黑热病、白血病、淋巴瘤及结缔组织病等。

3. 伴淋巴结肿大 常见于局灶性化脓性感染、传染性单核细胞增多症、淋巴结结核、风疹、丝虫病、淋巴瘤、白血病、转移癌等。

4. 伴昏迷 先发热后昏迷者常见于流行性脑脊髓膜炎、流行性乙型脑炎、中毒性菌痢、斑疹伤寒、中暑等；先昏迷后发热者常见于脑出血、巴比妥类药物中毒等。

5. 伴出血 发热伴皮肤黏膜出血可见于某些急性传染病及重症感染，如流行性出血热、病毒性肝炎、伤寒、败血症等，也可见于急性白血病、重症再生障碍性贫血、恶性组织细胞病等。

6. 伴皮疹 常见于麻疹、风疹、水痘、猩红热、伤寒、风湿热、药物热、结缔组织病等。

7. 伴关节肿痛 常见于风湿热、结缔组织病、痛风、败血症、布氏杆菌病、猩红热等。

第二节 呼 吸 困 难

呼吸困难是指患者主观感觉空气不足，客观表现为用力呼吸，张口抬肩，严重者出现鼻翼扇动、端坐呼吸、发绀、辅助呼吸肌参与呼吸运动，可出现呼吸频率、节律和深度的改变。

【病因】

引起呼吸困难的原因很多，主要为呼吸系统和循环系统疾病。

1. 呼吸系统疾病

（1）气道阻塞：如喉、气管、支气管的炎症或异物及慢性阻塞性肺疾病等。

（2）肺病变：如肺炎、肺结核、肺不张、肺淤血、弥漫性肺间质纤维化、急性呼吸窘迫综合征等。

（3）胸廓、胸膜疾病：如严重胸廓畸形、肋骨骨折、胸腔大量积液、气胸等。

（4）各种原因所致的呼吸肌功能障碍：如脊髓灰质炎、重症肌无力、急性多发性神经根炎、大量腹腔积液等。

2. 循环系统疾病 见于各种心脏疾病导致的心功能不全。

3. 中毒 如急性一氧化碳中毒、有机磷中毒、糖尿病酮症酸中毒、尿毒症、代谢性酸中毒、亚硝酸盐和苯胺类中毒、氰化物中毒、吗啡及巴比妥类药物中毒等。

4. 神经、精神性疾病 如颅脑外伤、脑出血、脑肿瘤、脑炎及脑膜炎等引起的呼吸中枢功能衰竭；精神因素所致的呼吸困难，如癔症等。

5. 血液系统疾病 如重度贫血、高铁血红蛋白血症与硫化血红蛋白血症。

【发生机制与临床表现】

1. 肺源性呼吸困难 主要是呼吸系统疾病引起的通气和(或)换气功能障碍导致缺氧伴(或不伴)二氧化碳潴留。根据临床特点将其归纳为以下三种类型。

(1)吸气性呼吸困难:其主要表现为吸气显著困难,严重者由于呼吸肌极度用力,吸气时胸腔负压增大,胸骨上窝、锁骨上窝和肋间隙明显凹陷,称为"三凹征",是严重上呼吸道梗阻的典型体征。见于各种原因所致的喉、气管、大支气管狭窄或梗阻。

(2)呼气性呼吸困难:其主要表现为呼气费力、呼气时间明显延长,常伴有哮鸣音,主要是由于小支气管痉挛或狭窄、肺组织弹性减退所致。见于慢性阻塞性肺疾病、喘息型慢性支气管炎、支气管哮喘等。

(3)混合性呼吸困难:其特点为吸气与呼气均感费力,呼吸浅快,常伴呼吸音减弱或消失,可有病理性呼吸音,主要是肺或胸膜腔病变使肺呼吸面积减少导致换气功能障碍所致。常见于重症肺炎、肺结核、弥漫性肺间质纤维化、大量胸腔积液等。

2. 心源性呼吸困难 左心衰竭、右心衰竭均可引起呼吸困难,左心衰竭时呼吸困难更为严重。

(1)左心衰竭:左心衰竭引起呼吸困难的主要机制是肺淤血时气体弥散障碍,肺泡弹性降低使肺活量减少,肺泡与毛细血管的气体交换发生障碍。其临床特点:①劳力性呼吸困难:活动时呼吸困难出现或加重,休息时减轻或消失,是左心衰竭最早出现的症状。②夜间阵发性呼吸困难:患者常于熟睡中突感胸闷气急,被迫坐起,惊恐不安,轻者数分钟至数十分钟后症状逐渐消失,重者可见端坐呼吸、大汗、面色发绀、有哮鸣音,咳粉红色泡沫样痰,两肺底部有较多湿啰音,心率增快,有奔马律。此种呼吸困难,又称"心源性哮喘"。其发生机制为:睡眠时迷走神经兴奋,冠状动脉收缩,心肌供血减少;平卧位时可使膈肌上抬,肺活量减少,且回心血量增加,加重肺淤血,故患者不能平卧,被迫采取半坐卧位或端坐位,称端坐呼吸。

(2)右心衰竭:右心衰竭发生呼吸困难的机制为:右心房和上腔静脉压升高,刺激压力感受器反射性兴奋呼吸中枢;体循环淤血,血氧含量减少,酸性代谢产物增加,刺激呼吸中枢;淤血性肝大、腹腔积液和(或)胸腔积液,均可使呼吸运动受限。临床上主要见于慢性肺源性心脏病、某些先天性心脏病或由左心衰竭发展而来,也可见于各种原因所致的急性或慢性心包积液。

3. 中毒性呼吸困难

(1)代谢性酸中毒:血中酸性代谢产物增多,刺激颈动脉窦、主动脉体化学感受器,或直接兴奋呼吸中枢导致呼吸困难。例如尿毒症、糖尿病酮症酸中毒时常出现深快而规则的呼吸,可伴有鼾声,称为酸中毒深大呼吸。

(2)某些药物或毒物中毒:如吗啡、巴比妥类中枢抑制药物和有机磷杀虫剂可直接抑制呼吸中枢,引起呼吸困难,严重者可出现潮式呼吸或间停呼吸。其特点为呼吸浅慢,伴呼吸节律异常。

(3)化学毒物中毒:如一氧化碳中毒、亚硝酸盐和苯胺类中毒、氰化物中毒等可通过各种机制导致机体缺氧引起呼吸困难。

4. 神经性、精神性呼吸困难 神经性呼吸困难主要是由于呼吸中枢供血减少及颅内压增高所致,多表现为呼吸深慢,伴呼吸节律改变。精神性呼吸困难则多由于过度通气引起呼吸性碱中毒所致,常见于癔症,呼吸困难常突然出现,呼吸浅快,伴有叹息样呼吸,也可出现手足搐搦,严重者可出现意识障碍。

5. 血源性呼吸困难 由于红细胞携氧量减少所致。表现为呼吸变浅,心率加快,贫血者可有皮肤、黏膜苍白,高铁血红蛋白血症及硫化血红蛋白血症者,可出现发绀。此外,大出血或休克可因缺氧和血压下降,刺激呼吸中枢,使呼吸加快。

【伴随症状】

1. 发作性呼吸困难伴哮鸣音 多见于支气管哮喘、心源性哮喘等。

2. 伴一侧胸痛 见于大叶性肺炎、急性渗出性胸膜炎、自发性气胸、肺栓塞、急性心肌梗死、支气管肺癌等。

3. 伴发热 见于肺炎、肺脓肿、肺结核、胸膜炎、急性心包炎、败血症等。

第三节 咳嗽与咳痰

咳嗽与咳痰是临床常见的症状。咳嗽是人体的一种保护性反射动作。呼吸道内分泌物和自外界吸入呼吸道的异物,可通过咳嗽反射排出体外。咳嗽也有不利的一面,可使呼吸道内感染扩散,剧烈咳嗽还可导致呼吸道出血,甚至诱发自发性气胸等。因此长期频繁的咳嗽影响工作与休息,属病理现象。痰是气管、支气管的分泌物或肺泡内的渗出液,借助咳嗽将其排出称为咳痰。

【病因】

1. 呼吸系统疾病　从鼻咽部至小支气管整个呼吸道黏膜受到刺激时,均可引起咳嗽。肺泡受刺激所致咳嗽,是由于肺泡内的分泌物进入小支气管引起,也与分布于肺的纤维末梢受刺激有关。胸膜炎或胸膜受刺激(如胸腔穿刺、自发性气胸等)时也可引起咳嗽。如吸入刺激性气体或异物、呼吸道及肺炎症、出血、肿瘤等刺激均可引起咳嗽。而呼吸道感染是引起咳嗽、咳痰最常见的原因。

2. 心血管疾病　二尖瓣狭窄或其他原因致左心衰竭引起肺淤血、肺水肿,或因右心及体循环静脉栓子脱落引起肺栓塞时,肺泡及支气管内漏出物或渗出物刺激肺泡壁及支气管黏膜,引起咳嗽。

3. 神经、精神因素　从大脑皮层发出冲动传至延髓咳嗽中枢,故可随意引起咳嗽反射或抑制咳嗽反射,如习惯性咳嗽、癔症等。皮肤受冷刺激或三叉神经分布的鼻黏膜及舌咽神经支配的咽峡部黏膜受刺激时,可反射性引起咳嗽;脑炎、脑膜炎时也可出现咳嗽。

4. 其他　如服用血管紧张素转化酶抑制剂可引起咳嗽。

【发生机制】

1. 咳嗽　是由于延髓咳嗽中枢受刺激引起的。来自耳、鼻、咽、喉、气管、支气管、胸膜等感受区的刺激传入延髓咳嗽中枢,该中枢再将冲动传至喉下神经、膈神经与脊神经,分别引起咽肌、膈肌和其他呼吸肌的运动而共同完成咳嗽动作。表现为快速短促吸气后声门关闭,随即突然剧烈呼气,冲击狭窄的声门裂隙,产生咳嗽动作与声音。

2. 咳痰　正常支气管黏膜腺体和杯状细胞只分泌少量黏液,以保持呼吸道黏膜湿润。呼吸道发生炎症时,黏膜充血、水肿,黏液分泌增加,浆液渗出,此时渗出物与黏液、吸入的尘埃和组织坏死物混合成痰,借助咳嗽动作将其排出体外。在肺淤血和肺水肿时,肺泡和小支气管内有浆液漏出,也可引起咳痰。

【临床表现】

1. 咳嗽的性质　咳嗽无痰或痰量很少,称干性咳嗽,常见于急性和慢性咽喉炎、急性支气管炎初期、胸膜炎、肺结核、肺癌、支气管异物等。咳嗽伴有痰液称为湿性咳嗽,常见于慢性支气管炎、支气管扩张症、肺炎、肺脓肿及空洞性肺结核等。刺激性呛咳是肺癌、肺结核的早期表现。

2. 咳嗽发作与时间、体位的关系　突然发作的咳嗽,常由于吸入异物或刺激性气体、淋巴结或肿瘤压迫气管或支气管分叉处所引起。长期反复发作的咳嗽多见于慢性呼吸道疾病,如慢性支气管炎、慢性肺脓肿、支气管扩张症、空洞型肺结核等;体位变动时痰液流动可使患者的咳嗽于清晨起床或夜间睡眠时加剧,如慢性肺脓肿、支气管扩张症等。左心功能不全患者夜间咳嗽明显,与夜间迷走神经兴奋性增高及肺淤血加重有关。

3. 咳嗽的音色　金属音调咳嗽见于原发性支气管肺癌、纵隔肿瘤、主动脉瘤等直接压迫气管所致的咳嗽。咳嗽声音嘶哑见于声带炎、喉炎、喉癌或肿瘤压迫喉返神经所致。犬吠样咳嗽,多见于百日咳、气管受压、会厌或喉部疾病。咳嗽声音无力,见于极度衰竭、声带麻痹等。

4. 痰的性质与量　痰的性质、量、气味、颜色因不同疾病而异。如支气管扩张症、肺脓肿时,痰量多且多呈脓性,静置后可出现分层现象:上层为泡沫,中层为黏液,下层为坏死组织。合并厌氧菌感染时,痰有恶臭味;黄色脓痰提示呼吸道化脓性感染;铁锈色痰见于肺炎球菌肺炎;草绿色痰见于铜绿假单胞菌感染;

血痰多见于支气管扩张症、肺结核、支气管肺癌等;粉红色泡沫样痰见于急性肺水肿;白色泡沫样痰见于慢性支气管炎、慢性左心衰竭等。

【伴随症状】

1. 伴大量脓痰　常见于支气管扩张、肺脓肿、脓胸合并支气管胸膜瘘等。

2. 伴发热　常见于急性上、下呼吸道感染,肺炎,肺结核,胸膜炎等。

3. 伴呼吸困难　常见于喉炎、喉癌、慢性阻塞性肺疾病、支气管哮喘、重症肺炎、肺结核、大量胸腔积液、气胸、肺淤血、肺水肿、气管或支气管异物等。伴咯血常见于肺结核、支气管扩张、支气管肺癌、肺脓肿、二尖瓣狭窄等。

4. 伴胸痛　多见于肺炎、胸膜炎、气胸、支气管肺癌、肺栓塞等。

5. 伴喘息　多见于支气管哮喘、慢性喘息性支气管炎、心源性哮喘、弥漫性细支气管炎等。

第四节　疼　　痛

疼痛是临床常见的症状,是机体受到伤害性刺激而产生的痛觉反应。疼痛是机体正常的防御功能,可促使机体采取相应的防御措施,以避免进一步受到伤害,但痛觉常引起不愉快的情绪反应,持久、强烈的疼痛还可导致生理功能紊乱,甚至休克。本节仅叙述几种常见部位的疼痛,即头痛、胸痛、腹痛、关节痛。

一、头痛

头痛是指额、顶、颞及枕部的疼痛。该症状可由紧张、劳累、上呼吸道感染(上感)等因素引起,但反复发作的或持续的头痛,则可能是某些器质性病变的信号,应引起重视。进行性加重的头痛提示病情加重或恶化。

【病因】

1. 颅脑病变

(1)颅内感染:如脑炎、脑膜炎、脑脓肿等。

(2)颅内占位性病变:如脑肿瘤、颅内转移瘤、脑囊虫病或包虫病等。

(3)脑血管病变:如脑出血、脑血栓形成、脑栓塞、高血压脑病、脑供血不足等。

(4)颅脑外伤:如脑震荡、脑挫伤、硬膜下血肿、颅内血肿等。

(5)其他:如丛集性头痛、头痛型癫痫、偏头痛等。

2. 颅外病变

(1)颅骨病变:如颅底凹入症、颅骨肿瘤。

(2)颈部疾病:如颈椎病变及其他颈部疾病。

(3)其他:如三叉神经、舌咽神经及枕神经痛及眼、耳、鼻、牙齿疾病所致的头痛等。

3. 全身性疾病

(1)急性感染:如感冒、肺炎等发热性疾病。

(2)心血管病:如高血压病、冠心病等。

(3)中毒:如一氧化碳中毒、酒精中毒、有机磷中毒等。

(4)其他:如尿毒症、低血糖、贫血、肺性脑病、中暑、神经官能症等。

【发生机制】

颅内外血管收缩、扩张或血管受牵引、伸展;脑膜受刺激或牵拉;具有痛觉的脑神经和颈神经受刺激、挤压或牵拉;头、颈部肌肉的收缩;五官和颈椎病变的疼痛扩散或放射到头部;生化因素及内分泌紊乱;神经功能紊乱等。

【临床表现】

1. 起病缓急　急性头痛并有发热者,见于全身性或颅内急性感染性疾病。急剧的头痛,持续不减,并有不同程度的意识障碍而无发热者,提示脑出血、蛛网膜下腔出血、高血压脑病、急性青光眼、腰椎穿刺术后、颅脑外伤、中毒、中暑等。慢性头痛可见于颅内占位性病变、原发性高血压、颈椎病、屈光不正、鼻窦炎、结核性脑膜炎等。长期的反复发作头痛或搏动性头痛,多为血管性头痛(如偏头痛)或神经官能症。

2. 头痛部位　全头痛见于全身性或颅内急性感染性疾病、高血压及颅内病变,偏头痛及丛集性头痛多在一侧。颅内病变的头痛常为弥散性,颅内深部病变的头痛部位不一定与病变部位相一致,但疼痛多向病灶同侧放射。局部头痛常见于眼、耳、鼻、牙齿等疾病所致的头痛。

3. 头痛的程度与性质　头痛的程度与病情的轻重并无平行关系,如三叉神经痛、脑膜刺激的头痛及偏头痛最剧烈,而颅脑肿瘤的疼痛多为中度或轻度,神经痛多呈刺痛或电击样痛,发热性疾病、高血压及血管性头痛多为搏动性头痛,神经官能症头痛则以病程长、易变为特点。

4. 头痛发生的时间与持续时间　某些头痛常发生在特定的时间,如:颅内占位性病变往往在清晨加剧;鼻窦炎的头痛也常发生于清晨或上午;丛集性头痛常于夜间发生;女性偏头痛常与月经周期有关;颅内占位性病变的头痛多为持续性,可有长短不等的缓解期。

5. 诱发、加重与缓解的因素　咳嗽常使颅内压增高的头痛加重,使用脱水剂使颅内压降低后头痛可缓解;直立时,低颅压性头痛加剧,而丛集性头痛减轻;饮酒可诱发丛集性头痛;睡眠后偏头痛可好转。

【伴随症状】

1. 伴发热　见于感染性疾病,常见于颅内或全身感染性疾病。

2. 伴剧烈呕吐　见于颅内压增高,呕吐后头痛减轻可见于偏头痛。

3. 伴眩晕　常见于椎-基底动脉供血不足或小脑肿瘤。

4. 伴视力障碍　见于青光眼或脑肿瘤。

5. 伴脑膜刺激征　提示蛛网膜下腔出血或脑膜炎。

6. 伴癫痫发作　可见于脑肿瘤、脑血管畸形、颅内寄生虫病。

7. 伴自主神经功能紊乱症状　见于神经官能症。

二、胸痛

胸痛主要由胸部疾病引起,少数可由其他部位的病变所致。胸痛的程度因个体痛阈的差异而不同,故胸痛的程度与病情的轻重并无平行关系。

【病因】

1. 胸壁疾病　带状疱疹、皮下蜂窝织炎、肌炎、肋间神经炎、肋软骨炎、肋骨骨折、急性白血病、多发性骨髓瘤等。

2. 呼吸系统疾病　胸膜炎、胸膜肿瘤、气胸、肺炎、肺癌、肺梗死等。

3. 心血管疾病　心绞痛、心肌梗死、心肌病、胸主动脉瘤、主动脉夹层、心包炎、心血管神经症等。

4. 食管与纵隔疾病　食管炎、食管癌、纵隔气肿、纵隔肿瘤等。

5. 其他　膈下脓肿、肝脓肿、脾梗死、脾破裂、痛风等。

【发生机制】

各种刺激因子如炎症、缺氧、缺血、肌张力改变、癌症浸润等因素,均可刺激胸部的感觉神经纤维产生痛觉冲动,传至大脑皮质的痛觉中枢引起胸痛。另外,除病变器官的局部产生疼痛外,还可于远离该器官的某部位体表也发生痛觉。这是因为病变内脏与分布于体表的传入神经进入脊髓同一节段并在后角发生联系,故来自内脏的痛觉冲动直接激发脊髓体表感觉神经元,引起相应体表区域的痛感,称放射痛或牵涉痛。例如:心绞痛时,除心前区、胸骨后出现疼痛外,还可放射至左肩、左臂内侧或左颈、左侧面颊部。

【临床表现】

1. 发病年龄　青壮年胸痛多考虑结核性胸膜炎、风湿性心脏病、心肌炎、心肌病、自发性气胸等,而中老年则应注意心绞痛、心肌梗死、支气管肺癌等的可能。

2. 胸痛部位　胸壁疾病引起的疼痛常固定在病变部位，局部有压痛，如为胸部皮肤炎症性病变，局部常有红、肿、热、痛表现；肋软骨炎多侵犯第一、二肋软骨，呈单个或多个隆起，局部有压痛，但无红肿；带状疱疹则为成簇水疱沿一侧肋间神经分布伴剧痛，疱疹不超过体表中线；胸膜炎所致的疼痛常在胸廓的下侧部或前部；食管、纵隔病变疼痛位于胸骨后；心绞痛、急性心肌梗死的疼痛在心前区与胸骨后或剑突下，且常放射至左肩、左臂内侧，甚至达环指和小指，或可放射至左颈或左侧面颊部，常被误认为牙痛。

3. 性质与程度　带状疱疹呈刀割样或灼痛，剧烈难忍；肋间神经痛亦为刀割样、触电样或灼痛；干性胸膜炎常为刺痛或撕裂痛；食管炎多呈灼热痛；心绞痛呈压榨、紧缩或窒息感；急性心肌梗死更为剧烈，并有恐惧、濒死感；气胸为突然出现的撕裂样痛；夹层动脉瘤与肺梗死亦可突然出现胸部剧痛、锥痛或绞痛，常伴呼吸困难和发绀；肺癌早期可有胸部隐痛或闷痛。持续时间：血管狭窄或痉挛缺血所致的胸痛为阵发性，而炎症、肿瘤、栓塞或梗死所致的疼痛常呈持续性。例如：心绞痛发作时间短（1～5 min），而急性心肌梗死持续时间长（半小时以上）且不易缓解。

4. 诱发、加重与缓解的因素　胸膜炎的疼痛常在深吸气和咳嗽时加重，屏气时减轻或消失；心绞痛可在劳累或情绪激动时诱发，休息或舌下含服硝酸甘油后于 1～2 min 内缓解，而对心肌梗死所致疼痛则无效；食管病变所致的胸痛常与吞咽食物有关。

【伴随症状】

1. 伴咳嗽、咳痰、发热　常见于气管、支气管和肺部疾病。

2. 伴呼吸困难　提示肺部病变范围较大，如气胸、渗出性胸膜炎和肺梗死等。

3. 伴咯血　常见于肺栓塞、肺结核、支气管肺癌。

4. 伴吞咽困难　提示食管疾病。

5. 伴面色苍白、血压下降　多见于大面积肺栓塞、心肌梗死、胸主动脉夹层等。

三、腹痛

腹痛在临床上常见。多数腹痛是由腹部脏器疾病所致，但腹腔外疾病及全身性疾病也可引起。腹痛按起病缓急及病程长短可分为急性和慢性，其中属于外科范畴的急性腹痛，临床上常称为急腹症。

【病因】

1. 急性腹痛

（1）腹腔脏器的急性炎症：如急性胃炎、急性肠炎、急性胆囊炎、急性胰腺炎、急性阑尾炎等。

（2）空腔脏器梗阻或扩张：胆道结石、胆道蛔虫症、肠梗阻、肠套叠、泌尿系统结石等。

（3）腹腔内血管病变：肠系膜动脉栓塞、门静脉血栓、腹主动脉夹层等。

（4）腹膜炎症：多由胃肠穿孔引起，少数为自发性腹膜炎。

（5）腹壁疾病：创伤、脓肿、带状疱疹等。

（6）胸部疾病引起的牵涉痛：心肌梗死、心绞痛、急性心包炎、肺炎、肺栓塞、胸膜炎等。

（7）全身性疾病：糖尿病酮症酸中毒、尿毒症、腹型过敏性紫癜、铅中毒等。

2. 慢性腹痛

（1）腹腔内脏器的慢性炎症或溃疡性病变：慢性胃炎、慢性胆囊炎、慢性胰腺炎、溃疡性结肠炎、结核性腹膜炎、胃溃疡、十二指肠溃疡等。

（2）脏器肿胀牵张包膜：肝炎、肝淤血、肝癌、肝脓肿。

（3）胃肠神经功能紊乱：功能性消化不良。

（4）中毒与代谢障碍：尿毒症、铅中毒等。

（5）肿瘤压迫及浸润：多为恶性肿瘤压迫及浸润感觉神经所致。

【发生机制】

腹痛的发生机制较为复杂，根据其神经传导途径的不同，分为下列三种。

1. 内脏性腹痛　腹腔内脏器的痛觉信号由交感神经传入脊髓,其疼痛特点如下:①疼痛部位不确切,接近腹中线;②痛觉模糊,常为不适、钝痛、灼痛或痉挛痛;③常伴出汗、恶心、呕吐等自主神经兴奋的症状。

2. 躯体性腹痛　来自壁层腹膜及腹壁的痛觉信号,由躯干感觉神经传至脊神经后根,反应到相应脊髓节段所支配的皮肤。其疼痛特点如下:①定位准确,可发生于腹部一侧;②疼痛剧烈而持久;③常伴局部腹肌强直;④腹痛可因咳嗽或体位改变而加重。

3. 牵涉痛　牵涉痛是指内脏的痛觉信号传至相应的脊髓节段,引起该节段支配的体表部位疼痛。其特点如下:①定位准确;②疼痛剧烈;③有压痛、肌紧张、感觉过敏等。临床上很多疾病引起的腹痛涉及上述多种发生机制,如阑尾炎初为内脏性疼痛,部位不确切,伴出汗、恶心、呕吐,继之疼痛转移至右下腹麦氏(McBurney)点,为牵涉痛,炎症进一步发展波及腹膜壁层时,则出现躯体性疼痛,程度剧烈,伴压痛、反跳痛。

【临床表现】

1. 腹痛部位　通常为病变所在部位。胃、十二指肠、胰腺病变疼痛多在中上腹部;胆囊、肝脏病变疼痛多在右上腹部;阑尾炎疼痛多在右下腹部;小肠疾病疼痛在脐周;回盲部病变疼痛多在右下腹;结肠及盆腔病变疼痛在下腹部;弥漫性或部位不定的疼痛可见于急性弥漫性腹膜炎、急性出血性坏死性肠炎、肠梗阻、铅中毒、血卟啉病等。

2. 腹痛性质和程度　突发的全腹剧烈的刀割样痛伴腹肌紧张、板状腹提示急性弥漫性腹膜炎;胆石症或泌尿系统结石常为阵发性绞痛;剑突下阵发性钻顶样疼痛是胆道蛔虫症的典型表现;慢性中上腹钝痛或烧灼样痛多考虑慢性胃炎或胃、十二指肠溃疡;上腹部持续性钝痛或刀割样疼痛,呈阵发性加剧多为急性胰腺炎;慢性右下腹痛常为慢性阑尾炎、肠结核、克罗恩(Crohn)病;小肠或结肠病变常为间歇性、痉挛性腹痛。

3. 影响腹痛的因素　某些疾病引起的腹痛常与饮食或排便有关。如胆囊炎或胆石症常因进食油腻食物而发作;急性胰腺炎则常有酗酒、暴饮暴食史;进食可诱发或加重胃溃疡的腹痛,十二指肠溃疡的腹痛则在进食后减轻;结肠病变引起的腹痛常于排便后减轻。体位也可影响腹痛,如反流性食管炎身体前倾时上腹部烧灼样痛明显,直立位时则可减轻;胃黏膜脱垂患者左侧卧位可使疼痛减轻;胃下垂患者长时间站立可诱发或加重腹痛;胰腺炎引起的腹痛前倾或俯卧位可减轻。部分机械性肠梗阻常与腹部手术史有关;子宫内膜异位症者腹痛与月经来潮相关;肝脾破裂者则常有腹部受外部暴力史。

【伴随症状】

1. 伴呕吐　呕吐大量宿食提示幽门梗阻;腹痛伴呕吐及肛门停止排气、排便提示肠梗阻;腹痛伴呕吐、反酸、嗳气者提示胃炎或消化性溃疡。

2. 伴腹泻　提示肠道炎症、溃疡、肿瘤及消化吸收功能障碍。

3. 伴黄疸　提示与肝、胆、胰疾病有关,急性溶血性贫血也可出现腹痛与黄疸。

4. 伴休克　同时有贫血者提示腹腔脏器破裂。无贫血者则可见于胃肠穿孔、绞窄性肠梗阻、肠扭转、急性出血性坏死性胰腺炎等。

5. 伴发热、寒战　提示有感染存在,见于急性胆道感染、胆囊炎、肝脓肿、腹腔脓肿,也可见于腹腔外感染性疾病。

6. 腹痛伴血尿　常为泌尿系统疾病(如泌尿系统结石、肿瘤)所致。

四、关节痛

关节痛是关节部位的疼痛感觉,是临床关节疾病或具有关节表现的全身性疾病的常见症状。一般发生于可动关节。

【病因及发生机制】

引起关节疼痛的疾病种类繁多,病因复杂。关节痛可以是单纯的关节病变,也可以是全身性疾病的局部表现。常见病因有:

1. 外伤

（1）急性损伤：因外力碰撞关节或使关节扭曲，关节骨质、肌肉、韧带等结构损伤，造成关节脱位或骨折，组织液渗出，关节肿胀疼痛。

（2）慢性损伤：慢性的机械性损伤，使关节润滑作用消失，长期摩擦关节面，产生损伤。或者关节长期负重，使关节软骨及关节面破坏。或者活动过度，造成关节软骨的损伤等。

2. 细菌感染 外伤后细菌进入关节，或者关节周围组织炎症使细菌进入关节，常见病原菌有葡萄球菌、肺炎链球菌、结核分枝杆菌等。

3. 变态反应和自身免疫 因病原微生物及其他原因导致自身的抗体形成免疫复合物，流经关节，沉积在关节腔引起组织损伤和关节病变。如类风湿关节炎、过敏性紫癜和结核菌感染所致的反应性关节炎。

4. 退行性关节病 又称增生性关节炎，分为原发性和继发性两种。原发性多见于肥胖老人，女性多见，常有多关节受累。继发性病变多有创伤、感染等基础病变，并与吸烟、肥胖和重体力劳动有关。

5. 代谢性骨病 维生素 D 代谢障碍所致的骨质软化性关节病、各种病因所致的骨质疏松性关节病、嘌呤代谢障碍所致的痛风、甲状腺疾病引起的骨关节病等均可出现关节疼痛。

6. 骨关节肿瘤 如骨软骨瘤、骨巨细胞瘤等。

【临床表现】

1. 外伤性关节痛 外伤后出现关节疼痛、肿胀和功能障碍，过重活动及气候寒冷等刺激时可诱发，药物及理疗后可缓解。

2. 化脓性关节炎 起病急，全身中毒症状明显，早期有寒战、高热症状，病变关节红肿热痛，较深的肩关节和髋关节则红肿不明显，患者常感关节持续疼痛，功能严重障碍。

3. 结核性关节炎 儿童和青壮年多见。脊柱最为常见，其次为髋关节和膝关节，可伴有疲劳、低热、盗汗、食欲下降等。

4. 风湿性关节炎 起病急剧，多为链球菌感染后出现，以膝、踝、肩和髋关节多见。病变关节出现红、肿、热、痛，呈游走性，肿胀时间短，消失快，不留下关节僵直和畸形改变。

5. 类风湿关节炎 多由一个关节起病，以手中指指间关节首发疼痛。继则出现其他指间关节和腕关节的肿胀疼痛。也可累及踝、膝和髋关节，常为对称性。病变关节活动受限，有僵硬感，以早晨为重，故称为晨僵。晚期可出现关节畸形。

6. 退行性关节炎 早期表现为步行、久站和天气变化时病变关节疼痛，关节僵硬肿胀，活动不便，休息后缓解。关节周围肌肉挛缩常呈屈曲畸形，患者常跛行。

7. 痛风 常在饮酒、劳累或高嘌呤饮食后突然出现关节剧痛，局部皮肤红肿灼热，患者常于夜间痛醒，以第 1 跖趾关节多见。踝、手、膝、腕和肘关节也可受累。病变多呈自限性，但经常复发，晚期可出现皮肤破溃，伴有白色乳酪状分泌物流出。

【伴随症状】

1. 关节痛伴高热、畏寒，局部红肿灼热 见于化脓性关节炎。

2. 关节痛伴低热，乏力盗汗，消瘦，食欲下降 见于结核性关节炎。

3. 全身小关节对称性疼痛，伴有晨僵和关节畸形 见于类风湿关节炎。

4. 关节疼痛呈游走性，伴有心肌炎 见于风湿热。

5. 关节痛伴血尿酸升高 多见于痛风。

第五节 水 肿

水肿是指人体组织间隙有过多的液体积聚使组织肿胀。水肿可分为全身性与局部性。液体在体内呈弥漫性分布时称为全身性水肿(常为凹陷性);液体积聚在局部组织间隙时称为局部性水肿。液体积聚于体腔内称为积液,如胸腔积液、腹腔积液、心包积液。一般而言,内脏器官局部的水肿,如脑水肿、肺水肿等不属于水肿。

【发生机制】

在正常人体中,血管内的液体不断从毛细血管小动脉端滤出至组织间隙成为组织液,组织液又不断从毛细血管小静脉端回吸收入血管中,两者保持动态平衡,因而组织间隙无过多液体积聚。保持这种平衡的主要因素如下:①毛细血管内静水压;②血浆胶体渗透压;③组织间隙机械压(组织压);④组织液的胶体渗透压。当上述因素发生改变使组织间液的生成大于回吸收时,则可产生水肿。产生水肿的主要因素如下:①水、钠潴留,如继发性醛固酮增多症;②毛细血管内静水压增高,如右心衰竭;③毛细血管通透性增高,如急性肾炎;④血浆胶体渗透压降低,如血清白蛋白减少;⑤淋巴回流受阻,如丝虫病。

【病因与临床表现】

1. 全身性水肿

(1)心源性水肿:主要是右心衰竭引起体循环淤血所致。发生机制主要是有效循环血量减少,肾血流量减少,继发性醛固酮增多引起水、钠潴留;另外静脉淤血,毛细血管滤过压增高,组织液回吸收减少也参与水肿的形成。前者决定水肿程度,后者决定水肿部位。其水肿特点如下:首先出现于身体下垂部位(下垂部位流体静水压较高)。能起床活动者,最早出现于双下肢,以内踝部较明显,活动后明显,休息后减轻或消失;长期卧床者以腰骶部明显。水肿呈对称性、凹陷性。水肿严重者可向上蔓延,遍及全身,还可有胸腔积液、腹腔积液。此外,常有颈静脉怒张、肝大等体循环淤血的表现。

(2)肾源性水肿:可见于各型肾炎和肾病。发生机制主要是由多种因素引起肾排泄水、钠减少,导致水、钠潴留。其水肿特点如下:首先出现于组织疏松处,故疾病早期常表现为晨起时眼睑或颜面水肿,随病情加重可发展为全身水肿。常同时有血尿、蛋白尿、高血压、肾功能损害等肾脏疾病的表现。

(3)肝源性水肿:门脉高压、低蛋白血症、肝淋巴液回流障碍、继发性醛固酮增多等因素是肝源性水肿形成的主要机制。失代偿期肝硬化主要表现为腹腔积液,也可首先出现踝部水肿,并逐渐向上蔓延,而头面部及上肢常无水肿。可同时伴有肝功能减退和门脉高压的其他表现。

(4)营养不良性水肿:由于慢性消耗性疾病致长期营养缺乏,蛋白质丢失性胃肠病及重度烧伤等导致低蛋白血症或维生素 B 缺乏,可产生水肿。其特点是水肿出现前常有消瘦、体重减轻等表现,水肿常从足部开始,逐渐蔓延至全身。

(5)其他原因引起的全身性水肿:①黏液性水肿:由于组织液蛋白质含量较高,水肿为非凹陷性,颜面及下肢较明显,见于甲状腺功能减退症(简称甲减)。②药物性水肿:可见于应用肾上腺糖皮质激素、雄激素、雌激素、胰岛素等治疗的患者。③经前期紧张综合征:多于月经前 7～14 天出现眼睑、手部、踝部轻度水肿,常伴乳房胀痛及盆腔沉重感,月经后水肿逐渐消退。④特发性水肿:多见于女性,原因未明,与体位有关,主要出现在身体下垂部分,直立位或劳累后出现,休息后减轻或消失。

2. 局部性水肿　常由于局部静脉回流受阻、淋巴回流受阻或毛细血管通透性增加所致,如肢体静脉血栓形成、丝虫病所致象皮肿、局部炎症、创伤或过敏等。

【伴随症状】

1. 伴黄疸、腹腔积液、肝大　心源性、肝源性水肿均可伴有肝大,而同时有颈静脉怒张者则为心源性水肿。

2. 伴血尿、蛋白尿　常为肾源性水肿,若仅有轻度蛋白尿也可见于心源性水肿。

3. 伴呼吸困难　常提示心源性水肿。

4. 伴消瘦、体重减轻　可见于营养不良性水肿。

第六节 心 悸

心悸是一种自觉心脏跳动或心慌的不适感。心悸时,心率可快可慢,可有心律失常,心率和心律正常者亦可出现心悸。心悸多由心脏病变引起,但某些器质性心脏病可无心悸,而心脏神经官能症者或处于焦虑状态者,却常有心悸。因此,心悸与心脏疾病并非有必然关系。

【发生机制】

心悸的发生机制尚未完全清楚,一般认为心脏活动过度是心悸发生的基础,常与心率及心搏出量改变有关。如心动过速时,舒张期缩短、心室充盈不足,心室收缩时心室肌与心脏瓣膜的紧张度突然增加,引起心搏增强而感到心悸;心律失常如期前收缩时,在一个较长的代偿间歇之后,心室收缩往往强而有力,也会感到心悸。心悸与心律失常的持续时间有关,如突然发生的阵发性心动过速,心悸往往较明显,而慢性心律失常如心房颤动,可因逐渐适应而无明显心悸。心悸的发生也常与精神因素有关,焦虑、紧张时易出现。

【病因与临床表现】

1. 心脏搏动增强

(1)生理性:临床特点为持续时间较短,可伴胸闷,诱因去除后恢复正常,常见于如下情况:①健康人在剧烈运动、精神过度紧张或情绪激动时;②喝浓茶、咖啡或大量饮酒后;③应用某些药物,如肾上腺素、甲状腺素、麻黄碱、咖啡因、阿托品等。

(2)病理性:临床特点为持续时间较长,可反复发作,常伴有胸闷、气短、心前区疼痛及晕厥等心脏病表现。见于某些器质性心脏病及其他引起心脏搏动增强的疾病。例如高血压性心脏病、心脏瓣膜病、先天性心脏病、原发性心肌病、脚气性心脏病等,可出现不同程度的心室肥大,心脏搏动增强,出现心悸。

2. 心律失常 心动过速(如窦性心动过速、阵发性室上性或室性心动过速等)、心动过缓(如二、三度房室传导阻滞,窦性心动过缓或病态窦房结综合征等)、期前收缩、心房扑动或颤动等均可引起心悸。

3. 心脏神经官能症 心脏本身并无器质性病变,由自主神经功能紊乱引起,多见于青中年女性。临床上除心悸外,常有心前区隐痛或刺痛,叹息样呼吸以及头晕、头痛、耳鸣、疲乏、失眠、记忆力减退等神经衰弱的表现,且在焦虑、情绪激动等情况下更易发生。

【伴随症状】

1. 伴心前区疼痛 见于冠状动脉粥样硬化性心脏病(如心绞痛、急性心肌梗死)、心肌炎、心包炎,亦可见于心脏神经官能症等。

2. 伴呼吸困难 见于心力衰竭、重症贫血、急性心肌梗死、心肌炎、心包炎等。

3. 伴发热 见于急性传染病、心肌炎、心包炎、感染性心内膜炎及风湿热等。

4. 伴食欲亢进、消瘦、出汗 见于甲状腺功能亢进症。

5. 伴晕厥或抽搐 见于高度房室传导阻滞、心室颤动或阵发性室性心动过速、病态窦房结综合征等。

第七节 腹 泻

腹泻是指排便次数增多,粪质稀薄或呈水样,可带有黏液、脓血或未消化的食物。腹泻可分为急性腹泻和慢性腹泻两种,超过两个月者属慢性腹泻。

【病因】

1. 急性腹泻

(1)肠道疾病:常见的有急性缺血性肠病、变态反应性肠炎、急性出血性坏死性肠炎,病毒、细菌、真菌、原虫、蠕虫等感染所引起的肠炎,以及抗生素相关性小肠、结肠炎。

(2) 药物和急性中毒:服用某些药物如氟尿嘧啶、利血平及新斯的明等;食用毒蕈、桐油、河豚、鱼胆或化学毒物(如砷、磷、铅、汞)等引起的腹泻。

(3) 传染病:如伤寒或副伤寒、钩端螺旋体病等。

2. 慢性腹泻

(1) 消化系统疾病:如慢性萎缩性胃炎、肠结核、慢性细菌性痢疾、慢性阿米巴痢疾、溃疡性结肠炎、结肠多发性息肉、吸收不良综合征、结肠绒毛状腺瘤、肠道恶性肿瘤、慢性胰腺炎、胰腺癌、肝硬化、胆汁淤积性黄疸、慢性胆囊炎与胆石症等。

(2) 全身性疾病:如甲状腺功能亢进症、肾上腺皮质功能减退、胃泌素瘤、系统性红斑狼疮、硬皮病、尿毒症和肠易激综合征等。某些药物(如利血平、甲状腺素、洋地黄类药物及抗生素等)亦可导致腹泻。

【发生机制】

1. 分泌性腹泻 由于肠道分泌大量液体超过肠黏膜吸收能力所致。如霍乱、阿米巴肠炎、细菌性痢疾、溃疡性结肠炎、Crohn 病、肠结核及胃泌素瘤等。

2. 消化功能障碍性腹泻 由消化液分泌减少所引起,如慢性胰腺炎、慢性萎缩性胃炎和胃大部切除术后等。胰、胆管阻塞也可引起消化功能障碍性腹泻。

3. 动力性腹泻 由肠蠕动亢进所致的腹泻,如肠炎、甲状腺功能亢进症、胃肠功能紊乱等。

4. 渗透性腹泻 因肠内容物渗透压增高,阻碍肠内水分与电解质的吸收而引起,如乳糖酶缺乏症,以及服用盐类泻剂或甘露醇等引起的腹泻。

5. 吸收不良性腹泻 由肠黏膜的吸收面积减少或吸收障碍所引起,如小肠大部切除术后、吸收不良综合征等。

【临床表现】

1. 起病及病程 感染或食物中毒所致急性腹泻起病急骤,病程较短。慢性感染、非特异性炎症、吸收不良、消化功能障碍、肠道肿瘤或神经功能紊乱等可导致慢性腹泻,其起病缓慢,病程较长。

2. 腹泻次数及粪便性质 急性感染性腹泻,每天排便数次甚至数十次,多呈水样或糊状,也可为脓血便;慢性痢疾、炎症性肠病及结肠癌、直肠癌等多表现为慢性腹泻,为稀便,或黏液脓血便;若粪便中带黏液而无病理成分,则多为肠易激综合征。

3. 腹泻与腹痛的关系 急性感染性腹泻常有腹痛。小肠疾病的腹泻疼痛常在脐周,便后腹痛缓解不明显。结肠病变疼痛多在下腹,便后疼痛常可缓解。分泌性腹泻常无明显腹痛。

【伴随症状】

1. 伴发热 见于肠道感染、肠道恶性淋巴瘤、溃疡性结肠炎急性发作期、败血症等。

2. 伴里急后重 提示结肠或直肠病变,如直肠炎、痢疾、直肠肿瘤等。

3. 伴明显消瘦 多提示小肠病变,如肠结核、吸收不良综合征及胃肠道恶性肿瘤等。

4. 伴皮疹或皮下出血 见于败血症、伤寒或副伤寒、麻疹、过敏性紫癜等。

5. 伴腹部包块 见于肠结核、胃肠恶性肿瘤及血吸虫性肉芽肿。

6. 伴重度失水 常见于分泌性腹泻,如霍乱、细菌性食物中毒或尿毒症等。

7. 伴关节痛或关节肿胀 见于溃疡性结肠炎、系统性红斑狼疮、肠结核等。

第八节 黄 疸

黄疸是由于血清中胆红素升高致使皮肤、黏膜和巩膜发黄的症状和体征。正常血清总胆红素为 $1.7\sim17.1\ \mu mol/L$。胆红素超过 $34.2\ \mu mol/L$ 时临床上可见黄疸。引起黄疸的疾病很多,发生机制各异。

【分类】

1. 按病因分类　分为溶血性黄疸、肝细胞性黄疸、胆汁淤积性黄疸、先天性非溶血性黄疸,前三类最为多见,第四类较罕见。

2. 按胆红素性质分类　分为非结合胆红素增高为主的黄疸和结合胆红素增高为主的黄疸。

【病因和发生机制】

1. 溶血性黄疸　见于各种溶血性疾病,如海洋性贫血、遗传性球形红细胞增多症、自身免疫性溶血性贫血、新生儿溶血、不同血型输血后的溶血。由于大量红细胞的破坏,形成大量的非结合胆红素,超过肝细胞的摄取、结合能力,血清总胆红素增加。溶血造成的贫血、缺氧和红细胞破坏产物的毒性作用,削弱了肝细胞对胆红素的代谢功能,使非结合胆红素在血中潴留,超过正常水平而出现黄疸。

2. 肝细胞性黄疸　见于各种使肝细胞严重损害的疾病,如病毒性肝炎、肝硬化、中毒性肝炎、钩端螺旋体病、败血症等。由于肝脏病变导致肝细胞对胆红素的摄取、结合功能降低,血中的非结合胆红素增加,而未受损的肝细胞仍能将部分非结合胆红素转变为结合胆红素,部分结合胆红素仍可由毛细胆管从胆道排泄,另一部分可因肝细胞的肿胀、坏死及胆管内胆栓形成而反流入血,导致血中结合胆红素亦增高。

3. 胆汁淤积性黄疸　胆汁淤积可分为肝内性或肝外性。肝内性胆汁淤积见于肝内泥沙样结石、癌栓、寄生虫病、病毒性肝炎、药物性胆汁淤积(如氯丙嗪和口服避孕药等)、原发性胆汁性肝硬化等。肝外性胆汁淤积可由胆总管结石、狭窄、炎性水肿、肿瘤及蛔虫等阻塞所引起。因胆道阻塞,胆管扩张,导致小胆管与毛细胆管破裂,胆汁中的胆红素反流入血。

4. 先天性非溶血性黄疸　指由肝细胞对胆红素的摄取、结合和排泄有缺陷所致的黄疸,本组疾病临床上少见,如 Gilbert 综合征等。

【临床表现】

1. 溶血性黄疸　表现为轻度黄疸,呈浅柠檬色,不伴皮肤瘙痒,其他症状主要为原发病的表现。急性溶血时可有发热、寒战、头痛、呕吐、腰痛,并有不同程度的贫血和血红蛋白尿(尿呈酱油色或茶色),严重者可有急性肾功能衰竭;慢性溶血多为先天性,除伴贫血外尚有脾大。

2. 肝细胞性黄疸　表现为皮肤、黏膜呈浅黄至深黄色,可伴有轻度皮肤瘙痒,其他为肝脏原发病的表现,如疲乏、食欲减退,严重者可有出血倾向、腹腔积液、昏迷等。

3. 胆汁淤积性黄疸　表现为皮肤呈暗黄色,完全阻塞者颜色更深,甚至呈黄绿色,并有皮肤瘙痒,尿色深,粪便颜色变浅或呈白陶土色。

【伴随症状】

1. 伴发热　见于急性胆管炎、肝脓肿、钩端螺旋体病、败血症、大叶性肺炎。

2. 伴上腹剧烈疼痛　可见于胆道结石、肝脓肿或胆道蛔虫病。持续性右上腹钝痛或胀痛可见于病毒性肝炎、肝脓肿或原发性肝癌。

3. 伴胆囊肿大　提示胆总管有梗阻,常见于胰头癌、壶腹癌、胆总管癌、胆总管结石等。

4. 伴腹腔积液　见于重症肝炎、肝硬化失代偿期、肝癌等。

第九节　眩　　晕

眩晕是患者感到周围环境物体或自身在沿着一定的方向旋转或摇动的一种运动幻觉或错觉,常有天旋地转感,而无意识障碍,多为前庭神经功能障碍所致,称之为真性眩晕;若无明显旋转感,仅有头重脚轻、走路不稳等表现,则称为假性眩晕,即头晕。除前庭神经功能障碍所致眩晕外,亦可由迷路、脑干、小脑病变及其他系统或全身性疾病引起。

【发生机制】

眩晕的病因不同,发生机制各异。

1. 梅尼埃病 多由于内耳淋巴分泌过多、吸收障碍或淋巴代谢失调等因素,引起内耳膜迷路积水所致,也有人认为变态反应或 B 族维生素缺乏等因素也可导致发病。

2. 椎-基底动脉供血不足 可由椎动脉受压、动脉舒缩功能障碍、动脉管腔变窄或内膜炎症等因素所致。

3. 药物中毒 多由药物损伤内耳前庭或耳蜗所致。

4. 晕动病 乘坐车、船或飞机时,机械性刺激影响内耳迷路,导致前庭功能紊乱所致。

5. 迷路炎 多由中耳病变直接破坏迷路的骨壁所致,也可因其他部位的炎症经血行或淋巴扩散到迷路骨壁所致。

【病因与临床表现】

1. 周围性眩晕(耳性眩晕) 病变部位多位于内耳前庭至前庭神经颅外段之间。

(1)梅尼埃病:表现为发作性眩晕伴耳鸣、听力进行性减退及眼球震颤,严重时可伴有恶心、呕吐、面色苍白和出汗等,发作持续数小时至 2 天,很少超过 2 周,自行缓解,易反复发作。

(2)迷路炎:多由于中耳炎并发,常伴鼓膜穿孔,症状同上。

(3)内耳药物中毒:常由链霉素、庆大霉素及其同类药物中毒性损害所致,多为渐进性眩晕伴耳鸣、听力减退,常先有口周及四肢发麻等。

(4)前庭神经元炎:多在发热或上呼吸道感染后突然出现眩晕,伴恶心、呕吐,一般无耳鸣及听力减退。持续时间可达 6 周,痊愈后很少复发。

(5)位置性眩晕:患者头部处在一定位置时出现眩晕和眼球震颤,多数不伴耳鸣及听力减退,可见于迷路和中枢病变。

(6)晕动病:见于晕船、晕车等,常伴恶心、呕吐、面色苍白、出冷汗等。

2. 中枢性眩晕(脑性眩晕) 病变部位多在前庭神经颅内段、前庭神经核及其联系纤维、小脑、大脑等。以下疾病可有不同程度眩晕和原发病的其他表现。

(1)颅内血管性疾病:如椎-基底动脉供血不足、脑动脉粥样硬化、高血压脑病、锁骨下动脉偷漏综合征、延髓外侧综合征和小脑出血等。

(2)颅内占位性病变:见于颅内肿瘤,如听神经纤维瘤、小脑肿瘤、第四脑室肿瘤和颅内其他部位肿瘤等。

(3)颅内感染性疾病:如颅后凹蛛网膜炎、小脑脓肿等。

(4)颅内脱髓鞘疾病及变性疾病:如多发性硬化、延髓空洞症等。

(5)癫痫。

3. 其他原因的眩晕 如低血压、高血压、阵发性心动过速、房室传导阻滞、各种原因所致贫血、急性感染性疾病、尿毒症、严重肝病、糖尿病等。此外,眼肌麻痹、屈光不正和头部或颈椎损伤后,也可出现眩晕,一般不伴听力减退,少有耳鸣。

【伴随症状】

1. 伴耳鸣、听力下降 见于前庭器官病变、第八脑神经病变或肿瘤。

2. 伴恶心、呕吐 见于梅尼埃病、晕动病。

3. 伴共济失调 见于小脑、颅后凹或脑干病变。

4. 伴眼球震颤 见于脑干病变、梅尼埃病。

第十节　意识障碍

意识障碍是指人对周围环境及自身状态的识别和觉察能力出现障碍。多由于高级神经中枢功能紊乱,可表现为嗜睡、意识模糊、昏睡和谵妄,甚至昏迷。

【病因】

各种感染、中毒和机械性压迫等因素引起神经细胞损害,均可产生不同程度的意识障碍。

1. 重症急性感染　如败血症、肺炎、中毒性菌痢、伤寒等。

2. 颅脑疾病　如脑血管意外、高血压脑病、脑肿瘤、脑脓肿、颅脑损伤、颅脑感染(脑炎、脑膜脑炎、脑型疟疾)等。

3. 外源性中毒　如安眠药、有机磷农药、氰化物、一氧化碳、酒精和吗啡等中毒。

4. 其他　如尿毒症、肝性脑病、肺性脑病、甲状腺危象、糖尿病性昏迷及水、电解质和酸碱失衡等。此外,物理性及缺氧性损害如日射病、高温中暑、触电等也可导致意识障碍。

【发生机制】

意识有两个组成部分,包括觉醒状态及意识内容与行为。觉醒状态有赖于脑干网状结构上行激活系统的完整,意识内容与行为有赖于大脑皮质的高级神经活动的完整。因为脑缺血、缺氧、葡萄糖供给不足、酶代谢异常等因素可引起脑细胞代谢紊乱,致使脑干网状结构上行激活系统抑制或两侧大脑皮质广泛性损害,觉醒状态减弱,意识内容减少或改变,即可造成意识障碍。觉醒状态异常可分为嗜睡、昏睡、昏迷。意识内容与行为异常包括意识模糊、谵妄等。

【临床表现】

1. 嗜睡　是最轻的意识障碍,是一种病理性倦睡,表现为持续性睡眠状态,但可唤醒。唤醒后回答问题正确,但停止呼唤后又立即进入睡眠状态。

2. 意识模糊　是较嗜睡更深的一种意识障碍,主要表现为觉醒与认识功能方面障碍,患者能保持简单的精神活动,但对时间、地点、人物的定向能力发生障碍。

3. 昏睡　是接近于人事不省的意识状态。患者的觉醒水平、意识内容和随意运动均明显降低。呼唤或推动患者肢体不能使其觉醒,但在强烈刺激下压迫眶上神经,摇动患者身体等可将其唤醒,但不能正确回答问题,很快又再次入睡。

4. 谵妄　是一种以兴奋性增高为主的高级神经中枢急性活动失调状态。临床上表现为意识模糊、定向力丧失、感觉错乱(幻觉、错觉)、躁动不安、言语杂乱。谵妄可发生于急性感染的发热期间,也可见于某些药物中毒(如颠茄类、急性酒精中毒)、代谢障碍(如肝性脑病),由于病因不同,有些患者可以康复,有些患者可发展为昏迷状态。

5. 昏迷　意识活动丧失,对外界各种刺激或自身内部的需要不能感知。可有无意识的活动,任何刺激均不能将其唤醒。按其程度昏迷可分为三个阶段。

(1)轻度昏迷:意识大部分丧失,无自主运动,对声、光刺激无反应,对疼痛刺激尚可出现痛苦的表情或肢体退缩等防御反应。各种生理反射(如角膜反射、瞳孔对光反射、眼球运动、吞咽反射等)存在,体温、脉搏、呼吸多无明显改变,可伴谵妄或躁动。

(2)中度昏迷:处于轻度昏迷与重度昏迷之间。

(3)重度昏迷:随意活动完全消失,对各种刺激皆无反应,各种生理反射消失,可有呼吸不规则、血压下降、大小便失禁、全身肌肉松弛等。

【伴随症状】

1. 伴发热　先发热后有意识障碍者,多见于感染性疾病;先有意识障碍后有发热者,多见于脑出血、蛛网膜下腔出血、巴比妥类药物中毒等。

2. 伴瞳孔缩小,呼吸缓慢 呼吸中枢受抑制的表现,可见于吗啡、巴比妥类、有机磷农药等中毒。

3. 伴瞳孔散大 可见于颠茄类、酒精、氰化物等中毒及癫痫、低血糖状态等。

4. 伴脑膜刺激征 见于脑膜炎、蛛网膜下腔出血等。

第十一节　步　态　异　常

步态是指走动时所表现的姿势。健康人的步态因受年龄、机体状态影响而有不同的表现,当运动或感觉异常时可致步态发生显著改变,称为步态异常,并具有一定的特征性,其特点跟病变部位有关。

1. 痉挛性偏瘫步态 为单侧皮质脊髓束受损所致,表现为病侧上肢屈曲、内敛、旋前,下肢伸直、外旋;迈步时将患侧骨盆部提高或将患侧下肢向外前摆动(代偿髋、膝屈肌及踝背屈肌无力导致的拖地),呈划圈样步态;足内翻,足尖着地。轻症患者只表现下肢拖曳步态。

2. 剪刀样步态 又称痉挛性截瘫步态,由于双下肢肌张力增高,尤以伸肌和内收肌张力增高明显,移步时下肢内收过度,用足尖走路,两腿交叉呈剪刀状。见于脑性瘫痪与截瘫患者。

3. 慌张步态 表现为身体前屈,头向前探,肘、膝关节屈曲,双臂略收于躯干内侧,行走时起步慢,起步后小步急速趋行,双脚擦地,身体前倾,有难以止步之势。慌张步态是帕金森病(又称震颤麻痹)的典型症状之一。

4. 醉酒步态 行走时躯干重心不稳,步态紊乱不准确,不能走直线,如同醉酒状。见于小脑疾病、酒精中毒等。

5. 共济失调步态 起步时一脚高抬,骤然落地,且双目向下注视,两脚间距很宽,以防身体倾斜,闭目时不能保持平衡。多见于脊髓病变患者。

6. 跨阈步态 由于胫骨前肌、腓肠肌无力导致垂足,行走时必须抬高下肢才能起步,如跨门槛样子。见于腓总神经麻痹等。

7. 蹒跚步态 由于躯干和骨盆带肌无力导致脊柱前凸,走路时左右摇摆似鸭行,状如鸭步。见于进行性肌营养不良症等。

8. 间歇性跛行 步行中,因下肢突发性酸痛无力,患者被迫停止行进,需稍休息后方能继续前行。见于高血压、动脉硬化患者。

9. 失用步态 双侧额叶病变所致,常见于脑积水或进行性痴呆。患者无肢体无力或共济失调,但不能自行站立或正常行走,表现为步态不稳、不确定和小步伐,脚好像粘在地上,伴明显迟疑(冻结)现象和倾倒。

10. 癔症步态 可表现奇形怪状的步态,下肢肌力虽佳,但不能支撑体重,向各个方向摇摆而似欲跌倒,搀扶行走时步态拖曳,但罕有跌倒致伤者。见于心因性疾病。

第十二节　瘫　　痪

瘫痪是随意运动功能的减低或丧失,是神经系统常见的症状。瘫痪是上、下运动神经元,周围神经和骨骼肌病变所致。

【临床分类及表现】

1. 按照瘫痪的原因分类 自发出随意运动冲动的大脑皮质运动区直到骨骼肌的整个运动神经传导

通路上,任何部位的病变都可导致瘫痪,称为神经源性瘫痪;肌肉本身的病变也可以引起瘫痪,称为肌肉源性瘫痪;此外,神经肌肉接头部位病变引起的瘫痪,称为神经肌肉接头性瘫痪。

2. 按照瘫痪的程度分类　可分为完全性瘫痪和不完全性瘫痪。完全性瘫痪者,肌力完全丧失,肢体处于完全不能随意运动的状态。不完全性瘫痪者,肢体的肌力呈某种程度的减低,还有一些随意运动。为了判断瘫痪的程度,临床上使用0~5级六级肌力评定标准(表1-1)。

表1-1　肌力评定标准

级　别	表　现
0级	完全瘫痪,肌肉无收缩
1级	可见或仅在触摸中感到肌肉轻微收缩,不能牵动关节产生肢体运动
2级	肢体能在床面上移动,但不能抵抗自身重力,不能抬起
3级	肢体能抵抗重力,抬离床面,但不能抵抗阻力
4级	肢体能做抵抗阻力的运动,但较正常差
5级	正常肌力

3. 按照瘫痪时的肌张力高低分类　可分为痉挛性瘫痪和弛缓性瘫痪。痉挛性瘫痪时,肌张力增高,肢体被动运动时阻力大,并没有腱反射亢进;弛缓性瘫痪时,肌张力低下,肢体被动运动时阻力小,腱反射减低或消失。

4. 按照瘫痪的部位分类　可分为偏瘫(包括交叉性偏瘫)、截瘫、四肢瘫和单瘫。

(1)偏瘫:一侧上下肢体瘫痪,常伴有同侧中枢性面瘫和舌瘫。

(2)截瘫:指双下肢体瘫痪,多由于双侧锥体束损害引起。

(3)四肢瘫:即两侧上下肢瘫痪。

(4)单瘫:一个肢体瘫痪或肢体的某一个部分瘫痪,可由大脑运动区局限性病变或脊髓、脊髓神经根、脊髓神经丛病变造成。

5. 按照运动传导通路上不同病变部位分类　可分为上、下运动神经元性瘫痪。

(1)上运动神经元性瘫痪:又称为痉挛性瘫痪,是由于上下运动神经元即中央前回运动区大椎体、细胞及下行锥体束(皮质脊髓束、皮质延髓束)病变所致。

上运动神经元性瘫痪特点:患肢肌张力增高、腱反射亢进、浅反射减弱或消失,出现病理反射,无肌萎缩和肌束震颤,但长期瘫痪后可见失用性肌萎缩。肌电图显示神经传导速度正常,无失神经电位。

急性严重病变如急性脑卒中、急性脊髓炎,由于锥体束突然中断出现脊髓休克期,肌肉牵张反射受抑制呈现软瘫,腱反射减低或消失。持续数日或数周后牵张反射恢复,转为肌张力增高、腱反射亢进。休克期长短取决于病损程度及是否合并感染并发症。

定位诊断:①皮质:皮质运动区局限破坏性病灶可引起对侧肢体单瘫和偏瘫。②皮质下白质(放射冠区):也可以引起类似于皮质病损的对侧单肢瘫,病灶较深或范围较大时可出现对侧肢体瘫痪。③内囊:造成对侧上下肢较均等性瘫痪,内囊后肢损害可以引起"三偏征",即偏瘫,偏身感觉障碍、偏盲。④脑干:一侧脑干病变可产生交叉瘫,即病灶同侧脑神经下运动神经元性瘫痪及对侧肢体上运动神经元性瘫痪。⑤脊髓:脊髓半切损害表现为病变同侧水平以下上运动神经元性瘫痪、深感觉障碍、对侧损伤水平以下痛温觉障碍;脊髓横贯性损害表现为病变水平以下双侧上运动神经元性瘫痪、完全感觉障碍及括约肌功能障碍;病变位于颈膨大时表现为双上肢下运动神经元性瘫痪、双下肢上运动神经元性瘫痪。

(2)下运动神经元性瘫痪:又称为迟缓性瘫痪,是由于下运动神经元,即脊髓前角细胞或脑干神经运动核及其发出的神经纤维病变所致。它是接受锥体束、锥体外系和小脑系统各冲动的最后共同通路,经前根,周围神经传递到骨骼肌的运动终板。

下运动神经元性瘫痪特点:瘫痪肌肉的肌张力降低,腱反射减弱或消失,肌萎缩早期出现,可见肌束震颤,无病理反射。肌电图显示神经传导速度减低和失神经电位。

定位诊断:①周围神经:瘫痪分布与周围神经瘫痪的支配一致,并伴有相应区域的感觉障碍。②神经丛:常引起一个肢体的多数周围神经瘫痪,感觉及自主神经的功能障碍。③前根:呈节段性分布的迟缓性瘫痪,多有后根同时受侵犯的感觉障碍症状。④脊髓前角细胞:瘫痪呈节段性分布,无感觉障碍,慢性者多出现肉眼或肌电图可见的肌束颤动。

第十三节　不随意运动

运动包括随意运动和不随意运动,随意运动由锥体束司理,不随意运动由锥体系和小脑司理。当患者意识清醒时出现不能控制的无目的骨骼肌异常的运动,称为不随意运动,也称为不自主运动,表现形式多样,一般在情绪激动时加重,睡眠时停止,为锥体外系病变所致。狭义的锥体外系统指纹状体系统,包括尾状核、壳核、苍白球、红核、黑质和丘脑底核,总称为基底节。锥体外系统症状通常指基底节病变导致的姿势、运动异常,一般可分为肌张力增高-运动减少和肌张力减低-运动增多两大综合征。

1. 震颤　是主动肌与拮抗肌交替收缩引起的人体某一部位有节律的震荡运动,可分为生理性和病理性震颤,生理性震颤多见于老年人,震颤细微;病理性震颤分为静止性震颤和动作性震颤。

(1)静止性震颤:是指在安静和肌肉松弛的情况下出现震颤,静止时出现,紧张时加重,随意运动时减轻,睡眠时消失,常伴肌张力增高,见于帕金森病。

(2)动作性震颤:又称为意向性震颤,是指肢体有目的地接近某个目标时,在运动过程中出现的震颤,可能持续存在,休息时消失。常见于小脑病变。

2. 舞蹈样动作　为面部肌肉及肢体迅速的、不规则的、无节律、粗大的不能随意控制的动作,表现为做鬼脸、转颈、耸肩、手指间断性屈伸、摆手、伸臂等舞蹈样动作,上肢较下肢重,远端比近端重,肢体肌张力低,随意运动或情绪激动时加重,安静时减轻,睡眠时消失。严重时出现步态不稳或粗大的跳跃舞蹈样步态。常见于儿童期脑风湿性病变。

3. 手足徐动症　又称指划动作或易变性痉挛,由于肢体远端游走性肌张力增高与减低动作,手腕和手指做缓慢交替性的屈伸动作,伴肢体远端过度伸展,如腕过屈、手指过伸等,随意运动严重扭曲,表现奇怪姿势和动作,可伴怪相(异常舌动)、发声不清等。见于脑性瘫痪等。

4. 偏身投掷运动　是肢体近端猛烈的粗大的无规律投掷样运动。为对侧丘脑底核及与其联系的苍白球外侧部急性病变所致,如脑梗死或小量出血等。

5. 扭转痉挛　又称变形性肌张力障碍,表现为以躯干为长轴,身体向一个方向缓慢而强力扭转,常伴四肢的不自主痉挛,其动作无规律、多变,安静时症状减轻,入睡时消失。病变在基底节,见于肝豆状核变性及某些药物反应等。

6. 抽动秽语综合征　是单个或多个部位突发的快速无目的重复性肌肉抽动,固定处于一处或呈游走性,累及面部,表现为挤眉弄眼、面肌抽动、鼻翼扇动、噘嘴,如果累及呼吸肌及发声肌肉,可伴不自主发声或秽语。多见于儿童,病因及发病机制不清楚,部分病例由基底节病变引起,有些与精神因素有关。

第十四节　共 济 失 调

共济运动是指机体任一动作的完成均依赖于某组肌群协调一致的运动。这种协调主要靠小脑的功能维持肌肉活动、身体平衡和控制姿势,也需要运动系统的正常肌力,前庭神经系统的平衡功能,眼睛、头、身体动作的协调,以及感觉系统对位置的感觉共同参与完成。任何部位的损伤均可以导致运动笨拙和不协调,累及四肢、躯干及咽喉肌可引起姿势、步伐和语言障碍,称为共济失调。

1. 小脑性共济失调　小脑本身、小脑脚传入或传出纤维、红核、脑桥或脊髓的病变均可引起小脑的共济失调。

(1) 姿势和步态的改变:蚓部病变引起的躯干共济失调。表现为站立不稳,步态蹒跚,行走时两脚远离分开,摇晃不定,坐位时两手和两脚呈外展位分开以保持身体平衡,严重者甚至难以坐稳。上蚓部受损向后倾倒,肢体共济失调和眼震不明显。小脑半球病变行走时向患侧偏斜或倾倒。

(2) 随意运动协调运动障碍:小脑半球损害导致同侧肢体的共济失调。表现为视距不良和意向性震颤,上肢较下肢重,远端较近端重,动作越接近目标时震颤越明显。上肢和手共济失调最重,远端较近端重,不能完成协调精细动作,指鼻试验及轮替运动异常,字迹愈写愈大(大写症)。

(3) 言语障碍:发生器官唇、舌、喉等发声肌共济失调,使说话缓慢,含糊不清,声音呈现断续、顿挫或暴发式,表现为吟诗样或暴发样语言。小脑半球病变时常出现。

(4) 眼运动障碍:眼外肌共济失调出现粗大的共济失调性眼震,小脑眼震向病灶侧注视时眼震最明显,速度更慢,振幅更大。

(5) 肌张力减低:小脑病变时肌张力减低,腱反射减弱或消失,可见钟摆样反射。

2. 大脑性共济失调　大脑额、颞、枕叶通过额桥束和颞枕桥束与小脑半球形成纤维联系,病损可引起大脑性共济失调,一侧大脑病变引起对侧肢体共济失调,症状轻,较少伴发眼震。

(1) 额叶性共济失调:见于额叶或额桥小脑束病变。表现类似小脑性共济失调,如:体位平衡障碍、步态不稳、向后或向一侧倾倒,对侧肢体共济失调,肌张力增高,腱反射亢进和 Babinski(巴宾斯基)征阳性,伴额叶症如精神症状、强握反射,但眼震很少。

(2) 顶叶性共济失调:对侧肢体出现不同程度共济失调,闭眼时明显,深感觉障碍不明显或呈一过性,两侧旁中央小叶后部受损,出现双下肢感觉性共济失调和尿便障碍。

(3) 颞叶性共济失调:由颞叶或颞桥束病变引起,表现为对侧肢体共济失调,症状较轻,早期不容易发现,可伴有颞叶受损的其他症状,如同向性象限盲和失语等。

(4) 枕叶性共济失调:由枕叶或枕桥束病变引起,表现为对侧肢体共济失调,症状轻,常伴有感觉障碍,闭眼时加重,可同时伴有枕叶受损的其他特征,如视野缺失等。

3. 感觉性共济失调　深感觉传导路径中脊神经后根、脊髓后索、丘脑至大脑皮质顶叶,任何部位的损害均可出现深感觉性共济失调。多见于脊髓后索和周围神经病变,患者不能辨别肢体位置和运动方向,出现感觉性共济失调,如:站立不稳,迈步不知远近,落脚不知深浅,踩踏棉花感,常目视地面行走,闭眼时共济失调明显,在黑暗处难以行走。

4. 前庭性共济失调　由前庭、迷路病变引起,因身体失去空间定向而产生,主要以平衡障碍为主。表现为站立不稳,行走时向病侧倾倒,不能沿直线行走,四肢共济运动正常;常伴有严重眩晕、呕吐和眼震等。病变愈接近内耳迷路,共济失调愈明显。

(任国锋)

第二章 问 诊

学习目标

1. 识记　能够说出问诊的主要内容。
2. 理解　能够根据患者状况采取有效的问诊措施。
3. 应用　能够根据问诊结果对患者身体状况进行客观评价。

第一节　问诊的重要性

问诊是医生通过对患者或相关人员进行全面、系统询问而获取病史资料,经过综合分析而做出临床诊断的一种方法,又称病史采集。通过问诊可了解疾病的发生、发展、诊治经过、既往健康状况和曾患疾病的情况,对诊断具有极其重要的意义,也为随后对患者进行的体格检查和辅助检查的选择提供了最重要的基本资料。病史资料的完整性和准确性对疾病的诊断和治疗有很大的影响。因此,问诊是每个临床医生必须掌握的基本技能。

问诊是医患沟通、建立良好医患关系的最重要时机。正确的方法和良好的问诊技巧,使患者感到医生的亲切和可信,有信心与医生合作,这对诊治疾病也十分重要。问诊的过程除收集患者的病史资料用于诊断和治疗外,还有其他功能,如教育患者,向患者提供所需的医学信息,有时候甚至交流本身也具有治疗作用。医学生从接触患者开始,就必须认真学习和领会医患沟通的内容和技巧。

根据问诊时的临床情景和目的不同,大致可分为全面系统的问诊和重点问诊。前者即对住院患者所要求的全面而系统的问诊;后者则主要应用于急诊和门诊。前者的学习和掌握是后者的基础,初学者自然是从学习全面、系统的问诊开始。

第二节　问诊的方法与技巧

问诊的方法与技巧关系到病史采集的质量,也涉及医患沟通、信息交流、咨询等多个方面。病史采集是否具有真实性、系统性和完整性,很大程度上取决于问诊的方法和技巧。

问诊前先沟通。初次就医的患者对医疗环境生疏、对接诊医生陌生、对医学知识缺乏,加之受到生理及心理因素双重影响,可能导致情绪紧张、心情烦躁、焦虑、担忧等。作为医生应当体会患者的心情,正式问诊前应与患者进行一般性交流,比如自我介绍等,主动创造一种宽松和谐的环境,解除患者的不安情绪,取得患者的信任,使其能平静、真实地陈述患病的感受与经过。

询问症状要详细。对主要症状要详细询问特点,包括出现的部位、性质、持续时间和程度、缓解和加剧的因素等。某些残疾患者在沟通和提供病史方面较其他人更为困难,要给予更多的同情、关心和耐心。对聋哑人,可用简单明了的手势或其他体语,也可请患者亲属、朋友解释或代叙,必要时可做书面交流。对盲人,更应细心周到,如搀扶患者就座,向患者自我介绍及介绍现场情况,有利于获得患者的信任和进行问诊。要仔细聆听病史叙述并及时做出语言应答,使患者放心与合作。

第三节　问诊的内容

【一般情况】

一般通过与患者或其家属、照顾者面谈来获得,包括姓名、性别、年龄、职业、患病后的精神状态、体力状态、睡眠情况及可靠程度等,还应包括对习惯性用手的情况,包括是左手有利,还是右手有利。

【主诉】

主诉应简短扼要并高度概括,为患者感受最主要的痛苦或最明显的症状和(或)体征,是患者通过语言表达的最主要的问题,常诉说以症状为表现的损伤,也可能是残疾或残障的前期表现,预示着某种或某一组疾病,如诉说"用电脑工作时颈痛、手麻"则提示可能患有颈椎病。

【现病史】

现病史是病史中的主体部分,它记述患者患病后疾病的发生、发展、演变和诊治的全过程。应尽可能地让患者充分的陈述和强调个人认为重要的情况与感受,可按以下的内容询问。

1. 起病情况　包括起病时的环境、具体时间、发病急缓、病因、诱因等。每种疾病的起病或发作都有各自的特点,详细询问起病的情况对诊断疾病具有重要的鉴别作用。如:脑卒中起病急骤,类风湿性关节炎引起的功能障碍则起病缓慢,脑血栓形成多发生在夜间睡眠中,而脑出血多在活动、劳累、情绪激动的状态下发生。

2. 患病的时间　患病的时间是指从起病到就诊或入院的时间。时间长短可按数年、数月、数日计算,发病急骤者以小时、分钟为单位。如先后出现多个症状则应按症状发生的时间先后顺序记录。

3. 主要症状的特点　主要症状的特点包括主要症状出现的部位、性质、持续时间和发作频率、严重程度及有无使其加重或减轻的因素等。了解这些特点对判断疾病所在的系统或病变的部位、范围和性质很有帮助,有助于对疾病和功能的评定。

4. 病因与诱因　尽可能了解与本次疾病和功能障碍有关的病因,如外伤、手术后、感染等,以及诱因,如气候变化、起居饮食等,有助于明确诊断与拟定治疗措施。

5. 病情的发展与演变　病情的发展与演变包括患病过程中主要症状的变化或新症状的出现。这对估计预后、拟定诊疗措施有重要参考价值。

6. 伴随症状　伴随症状是指与主要症状同时或随后出现的其他症状。应详细询问各种伴随症状出现的时间、特征及其演变情况,并了解伴随症状与主要症状之间的关系。伴随症状可为确定病因提供重要线索,常常是鉴别诊断的依据,或提示出现了并发症。

7. 诊治经过　患者于本次就诊前已经接受过其他医疗单位诊治时,询问接受过哪些检查及康复治疗,检查和治疗效果如何;要了解完整的药物使用情况。其他医疗单位的诊治可为本次就诊提供参考,但不可以用既往的诊断代替自己的诊断。

8. 病程中的一般情况　在现病史的最后应记述患者患病后的精神、体力、食欲、食量、睡眠与大小便等情况。这部分内容对全面评估患者病情的轻重和预后以及采取什么辅助治疗措施十分有用,有时对鉴别诊断也能够提供重要的参考资料。

【功能史】

功能史是康复病史的核心内容,在临床问诊中占有十分重要的位置。通过了解功能史,可以区分疾病所致功能障碍的状况和类型,并确定其肢体残存功能。日常活动一般包括交流、进食、梳头修饰、洗澡、如厕、穿衣、床上活动和转移等内容。

1. 交流 包括语言、字幕、盲文、触觉交流、大字本、无障碍多媒体、听力语言、朗读和辅助交流方式、手段等,主要表现在听、读、说、写四个方面。

2. 进食 能否将食物送入口中,并完成咀嚼、吞咽等动作,是评定生活基本能力的重要依据。对于患有神经系统或运动系统疾病的人来说,这些基本生活能力是难以完成的。当进食出现障碍时,可能会伴发一些其他后果,这对预后评定有很大帮助。

3. 梳头修饰 可影响其自身形象、自信、社交、职业的选择,如梳头动作能否完成,对上肢功能的评定有重要价值。

4. 洗澡 保持清洁具有长远的心理学意义,独立洗澡的能力应受到重视。

5. 如厕 大小便障碍是造成心理损害最严重的个人自理缺陷,对个人心理、职业和社会影响很大。

6. 穿衣 穿衣方面的依赖可导致个人独立的明显受限,因此,在面谈中应该深入地了解穿脱衣和辅助器完成情况。

7. 床上活动 是最初阶段的功能性活动。翻身可以减轻身体局部的压力,减少产生压疮的危险性。从卧位到坐位的转移能力也有助于提高患者床上的独立性。坐位平衡对日常生活活动是必需的基本技能。

8. 转移 独立的转移是功能性活动的第二个阶段,从轮椅到床和从床到轮椅,是独立从事其他活动的前提。

9. 运动 包括行走、轮椅运动和驾驶机动车等,都是患者的一种移动方式。

【既往史】

既往史包括患者既往的健康状况、外伤、手术、预防接种史、过敏史等。特别是与目前所患疾病有密切关系的情况。某些过去的疾病可持续影响到目前的功能状况,尤其是关于神经系统、循环系统、呼吸系统、运动系统的病史,记录时一般按时间的先后顺序排列。

1. 神经系统疾病 了解既往的神经系统病史是康复问诊的一个基本组成部分,若与当前的症状相关,对其康复可能产生巨大的影响,不管是先天性还是后天性的,都会对康复预后产生限制作用。

2. 心肺疾病 有运动障碍的患者,完成日常活动需要消耗的能量较常人多,只有在心肺疾病被确认后,才有可能依据患者的能力确定康复治疗,使心肺储备最大化。

3. 运动系统疾病 由于既往的损伤或功能障碍可能对治疗效果产生不良的影响,了解这方面的情况是进行全面康复评定的先决条件。

【个人史】

个人史是反映患者生活经历的资料,内容包括患者的起居与卫生习惯、饮食的规律与质量、烟酒嗜好及摄入量等。了解患者的休闲习惯,有利于制订帮助患者独立地重返社会的康复措施。营养不当可限制康复治疗效果,药物和酒精的滥用是造成头部或脊髓损伤的常见原因。

【月经史】

月经初潮的年龄、月经周期和经期天数,经血的量和颜色,经期症状,有无痛经与白带,末次月经日期,闭经日期,绝经年龄。

【婚姻生育史】

记录未婚、已婚或再婚,结(再)婚年龄、配偶健康状况、性生活情况、夫妻关系等。询问初孕年龄,妊娠与生育次数,人工或自然流产的次数等。

【家族史】

询问其双亲与兄弟、姐妹及子女的健康与疾病情况,特别应询问是否有与患者同样的疾病,有无与遗传有关的疾病,这对于制订患者在出院后的进一步康复计划是非常重要的。

第四节　问诊的注意事项

1. 态度诚恳耐心　问诊时态度要诚恳、亲切、耐心。医生先向患者做简单的自我介绍,了解患者的要求,并表示愿意尽自己的能力为患者提供诊疗服务。问诊中适当运用非语言性沟通技巧,如良好的姿势、仪态,合适的谈话距离,友好的眼神接触,适时的微笑或点头示意,这些都有利于缩短医患之间的距离,取得患者的信任,有助于问诊的顺利完成。

2. 语言通俗易懂　问诊时不要使用医学术语,而要用通俗易懂的词语代替难懂的医学术语,以免患者因不理解而受窘或答错。

3. 避免心理损害　询问病史时,医生要有高度的同情心,要遵循对患者无心理损害的原则,忌用对患者有不良刺激的语言和表情,避免增加患者的思想负担,加重病情。恰当地运用一些评价、赞扬与鼓励的语言,可促使患者与医生合作。对一些敏感问题要婉转询问,对恶性疾病患者要谨慎询问。

4. 避免重复提问　提问时要注意目的性、系统性和侧重性,医生应集中精力倾听患者的回答。有时为了核实资料,需要就同样的问题进行强调,但无计划的重复或杂乱无章的提问是不负责任的表现,可能会失去患者的信任。

5. 把握问诊节奏　当问诊进展顺利时,医生应注意聆听,不要轻易打断患者讲话,让患者有足够的时间思考回答问题。尤其不要急促地提出一连串问题,使患者几乎没有时间去思考,同时也容易造成患者在回答问题时无所适从。如果患者不停地谈论与病史无关的问题,则应客气地把话题引导到正题上。

6. 及时核对信息　为了收集到尽可能准确的病史,医生应注意及时核对患者陈述中不确切或有疑问的情况,如时间和病情之间的关系、院外诊断和用药的情况,以免似是而非,影响病史的真实性。

7. 尊重患者隐私　医生有依法保守患者隐私的责任,绝对不可随意泄露,更不得将其隐私作为谈笑资料。尊重患者的个人隐私是医生必须遵守的职业道德。

问诊结束应谢谢患者的合作、告知患者或用体语暗示医患合作的重要性,说明下一步对患者的要求、接下来做什么、下次就诊时间或随访计划等。必须指出,问诊是一种实践性很强的诊断方法,需要结合理论学习在实践中反复训练,不断总结经验,吸取教训,才能较好地掌握技巧,不断提高问诊水平。

(任国锋)

第三章 体格检查

学习目标

1. 识记　能够说出基本检查法、各部位常用体格检查方法;能够说出各部位体格检查的正常指标、病理变化。

2. 理解　能够对体格检查常见病理变化进行初步判断。

3. 应用　会根据体格检查对患者病情进行初步判定;会根据体格检查结果和临床医生诊断对患者开展康复指导。

体格检查是检查者运用自己的感官和借助于传统或简便的检查工具,如体温表、血压计、叩诊锤、听诊器、检眼镜等,客观地了解和评估机体健康状况的一系列最基本的检查方法。检查者进行全面体格检查后,对被检者健康状况和疾病状态提出的临床判断,称之为检体诊断。

第一节　基本检查法

体格检查的方法有五种:视诊、触诊、叩诊、听诊和嗅诊。

一、视诊

视诊是检查者通过用眼睛来观察被检者全身或局部表现的一种诊法。全身情况如性别、年龄、发育、营养、意识、面容、表情、体位、姿势与步态等。局部视诊可观察被检者身体各部分的情况,如皮肤、黏膜、眼、耳、鼻、口、舌苔、头面、颈部、胸廓、腹部、四肢肌肉、骨骼关节等。某些特殊部位的视诊需借助于仪器设备观察,如耳镜、鼻镜、眼底镜和内镜等进行检查。

视诊的注意事项:视诊时最好在自然光线或日光灯下进行,尤其在观察黄疸和发绀时。环境应当温暖,注意局部保暖,以免受凉。视诊应全面系统,以免遗漏体征,并做两侧对比,进行深入细致的观察。在进行全面系统体格检查时,身体各部位视、触、叩、听四诊一般应结合进行。

二、触诊

触诊是检查者用手触摸被检者身体的各部位,通过手的感觉来进行判断的一种诊法。触诊应用范围很广,可用于全身各个部位,其中以腹部触诊最为重要。触诊能证实视诊所见,也可以进一步检查或补充视诊未能明确的一些体征,如体温、潮湿度、震颤、压痛、波动、摩擦感,以及包块的大小、位置、轮廓、表面性质、移动度、硬度等。由于手的感觉以指目对触觉较为敏感,掌指关节部掌面皮肤对振动较为敏感,手背皮肤对温度较为敏感,因此多用这些部位进行触诊。

(一)触诊方法

根据触诊时手施加压力大小的不同,分为浅部触诊法和深部触诊法。临床应根据需要选择适当的触诊法和相应的体位。

1. 浅部触诊法 常用于体表的浅在病变、关节、软组织、浅部的动脉、静脉、神经和阴囊、精索等的检查和评估。检查者将一手轻轻放在被检查的部位上,利用掌指关节和腕关节的协调动作,柔和地进行滑动触摸。浅部触诊常常在深部触诊之前进行,有利于被检者做好心理准备。

2. 深部触诊法 常用于腹内脏器大小和腹腔深部异常包块的检查和评估。检查时嘱被检者平卧,下肢屈膝,张口平静呼吸,或者与被检者谈话以转移其注意力,使腹肌尽量放松。检查者用一手或两手重叠,由浅入深,逐渐加压以达深部。根据检查目的和手法不同分为:

(1)深部滑行触诊法:检查者示指、中指、环指指端并拢放在腹壁上,并逐渐压向腹腔的脏器或包块,在被触及的脏器或包块上,做上、下、左、右的滑动触摸。这种触诊法常用于腹腔深部包块和胃肠病变的检查。

(2)双手触诊法:检查者右手置于被检查部位,左手置于被检查脏器或包块的背后部,并将其推向右手方向,这样除可起固定作用外,还可使被检查的脏器或包块更接近体表,以利于右手的触诊。常用于肝、脾、肾及腹腔肿块的检查。

(3)深压触诊法:以拇指或并拢的示指、中指逐渐深压,探测腹腔深部病变部位,确定腹腔有无压痛点,如阑尾压痛点、胆囊压痛点和输尿管压痛点等。检查反跳痛时,在深压的基础上迅速将手抬起,并询问被检者是否瞬间感觉疼痛加重,察看面部是否出现痛苦表情。

(4)冲击触诊法:又称浮沉触诊法。检查时右手示指、中指、环指并拢,取 $70°\sim90°$ 的角度,放置于腹壁上拟检查的相应部位,做数次急速而较有力的冲击动作,在冲击腹壁时,指端下会有腹腔脏器浮沉的感觉。这种方法一般用于大量腹腔积液时,肝、脾或腹腔包块难以触及时使用。冲击触诊会使被检者感到不适,操作时应避免用力过猛。

(二)触诊的注意事项

(1)检查者要先向被检者讲明触诊检查目的和配合要求,消除被检者的紧张情绪,取得被检者的密切配合。

(2)检查者指甲要剪短,手要温暖,动作轻柔。在检查时应随时观察被检者的表情。

(3)受检者应采取适当体位。一般取仰卧位,下肢屈曲,双手置于体侧,腹肌放松,检查者站在右侧,面向被检者。腹部检查肝、脾时,被检者可取右侧卧位,左下肢屈曲,右下肢伸直。

(4)检查下腹部时,嘱被检者排空大小便,以免将充盈的膀胱或粪块误诊为肿块。

(5)触诊时应由浅到深,由轻到重。先检查健康的部位,再检查可能有病变的部位。

(6)触诊要熟悉脏器的正常位置、大小及正常的变异。以免将腹直肌、浮肋、游走肾或器官异位误诊为肿块。

三、叩诊

叩诊是用手指、手掌、拳头叩击被检者身体某部表面,使之震动而产生音响,根据震动和音响的特点,来判断被检查部位脏器有无异常,或根据是否出现疼痛来判断病变的一种诊法。

(一)叩诊方法

根据叩诊目的和手法的不同,可分为直接叩诊法和间接叩诊法。

1. 直接叩诊法 检查者右手示指、中指、环指三指并拢,用其掌面直接拍击被检部位,借助拍击的反响和指下的震动感来判断病变情况的方法称为直接叩诊法。这种叩诊法适用于胸部和腹部面积较广泛的病变,如胸膜增厚或粘连,或大量的胸腔积液、腹腔积液等。

2. 间接叩诊法 又称指指叩诊法,是临床最常用的叩诊法。检查者左手中指第二指节作为板指紧贴于叩诊部位,其他手指稍微抬起,勿与体表接触。右手指自然弯曲,以中指指端叩击左手中指第二指骨的前端,叩击方向应与叩诊部位的体表垂直。

（二）叩诊音

由于人体被叩击部位的组织或器官因密度、弹性、含气量以及与体表间距不同,故在叩击时可产生不同的音响。根据音响的频率(音调高低)、振幅(音响强弱)和是否乐音(音律和谐),在临床上叩诊音分为清音、鼓音、过清音、浊音、实音五种。

1. 清音　是正常肺部的叩诊音。是一种音调低、音响较强、振动持续时间较长、音响不一致的非乐性叩诊音,提示肺组织的弹性、含气量、致密度正常。

2. 鼓音　是一种和谐的乐音,与清音相比音响更强,如同击鼓声,振动持续时间也较长,在叩击含有大量气体的空腔脏器时出现的叩诊音。正常人可见于左前下胸部的胃泡区及腹部。病理情况下可见于肺空洞、气胸、气腹等。

3. 过清音　是介于鼓音与清音之间,属于鼓音范畴的一种变音,音调较清音低,音响较清音强,为一种类乐音。正常小儿可叩出相对过清音,正常成人不会出现的这种病态叩击音。临床上常见于肺组织含气量增多、弹性减弱时,如肺气肿。

4. 浊音　是一种音调较高、音响较弱、振动时间持续较短的一种非乐性叩诊音,除音响外,扳指所感到的振动也较弱。在叩击被少量含气组织覆盖的实质脏器时产生的音响,如叩击心脏和肝脏被肺的边缘所覆盖的部分,或在病理状态下如肺炎(肺组织含气量减少)的叩诊音。

5. 实音　也称重浊音或绝对浊音,是音调较浊音更高、音响更弱、振动持续时间更短的一种非乐性叩诊音,如叩击实质脏器心脏或肝脏所产生的音响。在病理状态下,可见于大量胸腔积液或肺实变等。

（三）叩诊的注意事项

(1) 叩诊时要保持安静,嘱被检者充分暴露被检部位,室内环境要温暖,检查者手要温暖,被检者裸露部位不应感到寒冷。

(2) 根据叩诊部位的不同,被检者应采取适当的体位,如胸部叩诊时,可采取坐位或仰卧位;腹部叩诊时,常采取仰卧位;确诊有无少量腹腔积液时,可采取侧卧位或膝胸位。

(3) 叩诊要按照一定的顺序进行,从上到下,从前到后,并做两侧比较和鉴别。还应注意对称部位音响的异同,以及不同病灶的震动感差异,两者应相互配合。

(4) 根据检查部位和目的不同选择适当的叩诊方法。叩击力量要均匀适中,其轻重应视不同的检查部位、病变组织性质、范围大小和位置深浅等情况而定。对被检部位范围比较小、位置比较浅时,需使用轻度(弱)叩诊法,如确定心脏或肝脏的相对浊音界或脾脏边界叩诊时;被检部位范围比较大、位置比较深时,需使用中度叩诊法,如确定心脏或肝脏的绝对浊音界;当被检脏器或病灶位置距体表较深,约达 7 cm 时则需使用重(强)叩诊法。

四、听诊

听诊是检查者直接用耳朵或借助听诊器听取被检者身体各部位发出的声音,并根据音响强弱、音调高低、声音性质,以及变化来判断脏器是否正常的一种诊断方法。

（一）听诊方法

听诊方法分为直接听诊法和间接听诊法。

1. 直接听诊法　是检查者用耳廓直接贴附在被检者的体表上进行听诊的方法。该方法听到的体内声音很弱,不便实施,也不够卫生,很少使用,目前只在某些特殊或紧急情况下才采用。

2. 间接听诊法　是借用听诊器进行听诊的检查方法。该方法方便,可在任何体位听诊时使用,而且听诊器对脏器运动的声音还能起到一定的放大作用。间接听诊法使用范围广,除用于心、肺、腹外,还可听取血管音、皮下气肿音、关节活动音、肌束颤动音、骨折断面摩擦音等。

（二）听诊的注意事项

(1) 听诊时环境应安静,避免干扰;要温暖避风,在寒冷季节应让听诊器胸件暖和后,再接触被检者体表。

（2）被检者的体位一般取坐位或仰卧位。根据病情和听诊的需要,有时要配合呼吸运动或变换体位后再听诊。听诊肺部时应上、下、左、右对照鉴别。

（3）检查部位应充分暴露,切忌隔着衣服听诊,以免衣服摩擦发出音响。胸件应紧贴体表,避免和皮肤摩擦产生附加音,力度适宜。

（4）听诊一个脏器时应将其他脏器发出的声音忽略,如听诊肺部呼吸音时,应屏除心音和心脏杂音的干扰,听诊心音时要屏除呼吸音的干扰,必要时嘱被检者控制呼吸配合听诊。

（5）要正确使用听诊器。临床上最常用的是软质听诊器,由耳件、胸件（也称体件）和连接软管三部分组成。耳件应适合检查者的外耳孔大小及外耳道的方向。连接管应保证检查者方便,并与被检者保持适当距离,应以短为宜。胸件分为钟型和膜型两种。钟型适用于小部位的听诊,如小儿肺部听诊和瘦人的肋间听诊等;也适用于听取低音调声音,如第三、四心音及心脏二尖瓣狭窄的隆隆样舒张期杂音。膜型适用于较大部位的听诊和高调的声音听诊,如心脏主动脉瓣关闭不全的叹气样杂音和肺部音。

五、嗅诊

嗅诊是检查者通过嗅觉来判断被检者发出的异常气味与疾病之间关系的一种方法。异常气味来自被检者皮肤、黏膜、呼吸道、胃肠道、呕吐物、分泌物、排泄物和脓液等。因疾病不同,其致病特点和性质也不同,某些特殊气味具有特殊诊断意义。嗅诊时,检查者可用手将被检者的体味或呼吸气味扇向自己的鼻部,仔细判断气味的特点和性质。正常痰液无特殊气味,如果具有恶臭味,提示厌氧菌感染,多见于支气管扩张和肺脓肿;呕吐物有粪便臭味,可见于长期剧烈呕吐或肠梗阻;大便有腐败性臭味见于消化不良或胰腺功能不良;大便有腥臭味见于细菌性痢疾;尿液有浓烈的氨味见于膀胱炎;呼出气体有刺激性蒜味见于有机磷中毒,呼出气体有烂苹果味为糖尿病酮症酸中毒,呼出气体有氨味见于尿毒症,呼出气体有肝腥味见于肝性脑病;身体上有恶臭味脓液见于气性坏疽等。临床上嗅诊可迅速提供有重要意义的诊断信息,同时须配合其他检查方法才能做出正确诊断。

第二节　一般检查

一、全身状态检查

（一）检查方法

一般状况检查以视诊为主,当视诊不能达到检查目的时,应配合使用触诊和嗅诊。检查者第一次接触被检者时就开始了一般状况检查,在交谈及全身体检过程中自然就完成这一检查。

（二）检查内容

1. 性别　正常人的性征很明显,性别容易判断。第二性征的发育与体内雌激素或雄激素有关。性别主要与某些疾病的发生率有关;还对某些疾病诊断有重要参考价值,如系统性红斑狼疮和甲状腺疾病女性多见,而甲型、乙型血友病几乎都见于男性,女性罕见。

2. 年龄　年龄与疾病发生及预后有密切关系。年龄的大小一般通过问诊即可得知,当遇昏迷、死亡或隐瞒年龄等情况下,需通过观察或询问家属进行判断。方法是通过观察皮肤的弹性和光泽、肌肉的状态、毛发的颜色和分布、面部与颈部皮肤的皱纹、牙齿状态等进行大致判断。如麻疹、白喉、佝偻病多见于小儿;结核病、风湿热多见于青少年,高血压、动脉硬化和某些癌肿多见于老年人。年龄还与预后相关,如儿童面瘫预后明显优于老年人。

3. 生命体征 生命体征包括体温、脉搏、呼吸、血压,是评估人生命活动存在与否及其质量的重要指标,是体格检查时必须检查的项目之一。

(1)体温:正常人体温平均 37 ℃。在生理情况下,体温可以有一定的波动。正常人 24 h 内体温波动相差不超过 1 ℃,体温高于正常称为发热。

常用体温测量方法有三种:①口测法:将消毒的温度计水银端置于被检者的舌下,紧闭口唇,放置 5 min 后读数。正常值为 36.3~37.2 ℃。注意在测量口温前 15 min 内不能喝过热或过冷的水或饮料;测量时勿用口呼吸,以免影响测量。该法测量结果较准确,但婴幼儿和神志不清患者禁用。②肛测法:被检者取侧卧位,将肛门体温计头端涂润滑剂后徐徐插入肛门内达体温计长度的 1/2,放置 5 min 后读数。正常值为 36.5~37.7 ℃。肛测法较口测法测量值高 0.3~0.5 ℃,此方法测量稳定,多适用于婴幼儿和神志不清患者。③腋测法:将温度计水银端置于被检者的腋窝深处,嘱其用上臂将体温计夹紧,放置 10 min 后读数。正常值为 36.0~37.0 ℃。此方法测量简便安全,不易发生交叉感染,为最常用的体温测量方法。注意出汗者应使用干毛巾擦拭腋窝汗液,不能使用冷、热毛巾擦拭。

(2)脉搏:是指动脉搏动。检查时必须选择浅表动脉,如桡动脉、股动脉、颞动脉、足背动脉等。常规检查桡动脉搏动,以检查者的示指、中指和环指的指腹平放在桡动脉近腕处进行触诊,检查时要注意脉率、节律性、紧张度、强弱、大小以及脉搏与呼吸的关系等。

(3)呼吸:检查者在触诊脉搏后手指仍放在被检者腕部,将视线移向被检者的胸部,观察和测量被检者的呼吸方式、节律性和频率等。

体温、脉搏、呼吸三者之间有一定的关系,正常成年人在安静状态下呼吸频率为 16~20 次/分,脉搏为 60~100 次/分。呼吸频率与脉搏之比大约为 1:4。人体体温每升高 1 ℃,脉搏就要增快 10~20 次/分。如果体温升高,而脉搏不能随之相应增快,称为相对缓脉。在诊断疾病时具有重要意义。

(4)血压:血压通常指体循环动脉血压的高低,是重要的生命体征。

①测量方法:血压检测方法有二种。

a.直接测压法:指将导管经皮穿刺从周围动脉送至主动脉,导管末端连接监护测压系统,自动显示血压值。本法有创伤性,仅适用于危重疑难病患者。

b.间接测量法:即袖带加压法,使用血压计测量。血压计有汞柱式、弹簧式和电子血压计三种,医院和诊所通常使用汞柱式血压计。本法的优点是简便易行,但容易受多种因素影响,尤其受周围动脉舒缩变化的影响。

检测前准备:被检者在检测前 30 min 内禁止吸烟、饮酒、喝茶、喝咖啡等,排空膀胱。在安静环境下休息 5~10 min,取端坐位或仰卧位,将血压计放在心脏水平。选择大小合适的袖带,袖带气囊至少应包裹上臂的 80%,一般成人臂围为 25~35 cm,宜使用规格为长 30~35 cm、宽 13~15 cm 的气囊袖带,肥胖者或臂围大者应使用较大规格的袖带,儿童使用较小袖带。

操作规程:通常检测右上肢的血压,将右上肢裸露,手掌向上平伸并外展 45°,肘部与心脏置于同一水平,将气袖紧贴皮肤均匀缠裹于上臂,使其下缘在肘横纹上 2~3 cm,气袖中央位于肱动脉表面一侧。检查者触及肱动脉搏动后,将听诊器胸件放置于搏动处(勿塞在气袖下)准备听诊。然后向袖带内充气,边充气边听诊,待肱动脉搏动声消失时,再升高 20~30 mmHg,此时为最大充气水平,然后缓慢放气,速度为 2~6 mmHg/s,心率较慢时放气速率也较慢。双眼平视汞柱表面,视线要随汞柱下降而移动,根据听诊结果,读出血压值。在放气过程中仔细听取柯氏音,观察柯氏音第Ⅰ时相与第Ⅴ时相水银柱凸面的垂直高度。当听到动脉搏动的第一声响时,为收缩压,读数取柯氏音第Ⅰ时相,随后动脉搏动逐渐减弱,当搏动音消失时的最后一声响时,为舒张压,读数取柯氏音第Ⅴ时相。对于儿童、妊娠妇女、严重贫血、甲亢、主动脉瓣关闭不全或柯氏音不消失者,以柯氏音第Ⅳ时相(变音)作为舒张压。获取舒张压读数后,快速放气至零。注意充气压迫时间不宜过长,否则容易造成血压升高的假象。血压至少应测量 2 次,相隔 1~2 min,取 2 次读数的平均值记录。如果测量的收缩压或舒张压 2 次读数相差>5 mmHg,则相隔 2 min 后再次进行测量,然后取 3 次读数的平均值作为测量结果。收缩压与舒张压之间的差值为脉压,舒张压加 1/3 脉压为平均动脉压。血压的单位用毫米汞柱(mmHg)表示,毫米汞柱与千帕斯卡(kPa)的换算关系是 1 mmHg ＝0.133 kPa。

②血压标准:根据中国高血压防治指南的标准,18 岁以上成人正常血压,收缩压小于 120 mmHg,舒张压小于 80 mmHg(表 3-1)。

表 3-1　血压水平的定义和分类(18 岁以上)

类　　别	收缩压/mmHg		舒张压/mmHg
正常血压	<120	和	<80
正常高值	120～139	和/或	80～89
高血压	≥140	和/或	≥90
1 级高血压(轻度)	140～159	和/或	90～99
2 级高血压(中度)	160～179	和/或	100～109
3 级高血压(重度)	≥180	和/或	≥110
单纯收缩期高血压	≥140	和	<90

注:若患者的收缩压与舒张压分属于不同的级别时,以较高的级别分类为准。

③血压变动的临床意义:

a. 高血压:血压测量值受多种因素的影响,如情绪激动、紧张以及运动等。若在安静、清醒的条件下,采用标准测量方法,至少测量 3 次非同日血压值达到或超过收缩压 140 mmHg 和(或)舒张压 90 mmHg 的标准,即可认为高血压。其中绝大多数患者是原发性高血压,只有 5% 是继发于其他疾病的,为继发性或症状性高血压,如嗜铬细胞瘤、肾脏疾病、原发性醛固酮增多症等。高血压既是动脉粥样硬化和冠心病的重要危险因素,也是心力衰竭的重要原因。

b. 低血压:凡血压低于 90/60 mmHg 时称为低血压。持续低血压多见于严重病症,如休克、心肌梗死、心力衰竭、急性心脏压塞、肾上腺皮质功能减退等。也有患者自述一贯性血压偏低,一般无症状,多与体质因素有关。另外还有直立性低血压,被检者平卧 5 min 以后,突然站立 1 min 和 5 min,其收缩压下降 20 mmHg 以上,并伴有头晕或晕厥等。

c. 双侧上肢血压差异常:正常人双侧上肢血压相差 5～10 mmHg,若>10 mmHg 为异常,见于多发性大动脉炎、血栓闭塞性脉管炎或先天性动脉畸形等。

d. 上下肢血压差异常:正常人下肢血压高于上肢血压 20～40 mmHg,如果下肢血压低于上肢血压,应考虑相应部位动脉闭塞或狭窄,见于主动脉狭窄、胸腹主动脉炎、闭塞性动脉炎等。

e. 脉压改变:脉压>40 mmHg,为脉压增大,见于动脉硬化、主动脉瓣关闭不全、甲状腺功能亢进症、严重贫血、动脉导管未闭;若脉压<30 mmHg,为脉压减小,见于主动脉瓣狭窄、低血压、心包积液、严重心力衰竭等。

(5)动脉血压监测:血管监测方面除了危重患者的床旁有创监测外,还有动脉血压监测。国内正常参考标准:24 h 平均血压<130/80 mmHg,白昼平均<135/85 mmHg,夜间平均<125/75 mmHg;白昼血压有两个高峰,上午 8:00—10:00,下午 4:00—6:00。夜间血压较白昼下降 10%～15% 称为杓型血压,为正常昼夜节律。疑有隐蔽性高血压、顽固难治性高血压、发作性高血压,以及降压效果差的患者,均考虑动脉血压监测作为常规血压检查的补充手段。

4. 发育和体型

(1)发育:发育通常以年龄、智力、体格成长状态(包括身高、体重和第二性征)之间关系来进行综合评定。包括智力发育、体格发育(身高和体重)与性征发育。在生长发育期到达某个年龄时,应该有相应的智力、身高、体重和第二性征。发育正常成年人的指标包括:其头部的高度是身高的 1/8～1/7;胸围等于身高的一半;两上肢伸平展开的长度约等于身高;坐高等于下肢长度;各年龄组的身高与体重之间也存在一定的对应关系。

人体的发育与遗传、内分泌、营养、代谢、生活条件、运动锻炼等多种因素有关。临床上病态的发育与内分泌的改变密切相关。如在发育成熟之前,出现垂体前叶功能亢进,可导致体格异常高大,称为巨人症;若出现垂体功能减退,可导致体格矮小,称为垂体性侏儒症;若出现垂体功能低下,可导致体格矮小、智力低下,称为呆小症。

性激素分泌决定第二性征的发育,当性激素分泌受损时,可导致第二性征发生改变。

(2)体型:体型是身体各部发育的外观表现,包括肌肉、骨骼的生长与皮下脂肪的分布状态等。成年人的体型分为以下 3 种类型:

①瘦长型(无力型):表现为身高体瘦、肌肉少、颈项细长、肩窄下垂、胸廓扁平、腹上角(两侧肋骨之间形成的夹角)<90°。瘦长型的人容易患内脏下垂等疾病。

②矮胖型(超力型):表现为体格粗壮、颈项短粗、面红、肩宽平、胸围较大、腹上角>90°。矮胖型的人容易患高血压、高脂血症。

③均匀型(正力型):表现为身体各部分结构匀称适中、腹上角 90°左右、一般正常人多为此体型。

5. 营养状态 营养状态通常作为评估健康状况和疾病程度的标准之一,它与食物的摄入、消化、吸收和代谢等因素密切相关。营养状态的评估,通常是根据其皮肤、毛发、皮下脂肪及肌肉的发育情况等进行综合判断。营养状态异常一般采用肥胖和消瘦进行描述。

营养状态的检查,最简便快速的方法是观察皮下脂肪充实程度。具体是用拇指和示指将前臂内侧或上臂背侧下 1/3 的皮下脂肪捏起,观察其充实程度。此外,也可以测量一定时间内体重的变化。临床上通常用良好、中等、不良三个等级来描述营养状态。①营养良好:黏膜红润,皮肤有光泽、弹性良好,皮下脂肪丰满有弹性,肌肉结实,毛发、指甲润泽,肋间隙及锁骨上窝深浅适中,肩胛部和股部肌肉丰满。②营养不良:皮肤黏膜干燥、弹性降低,皮下脂肪菲薄,肌肉松弛无力,指甲粗糙无光泽,毛发稀疏,肋间隙及锁骨上窝凹陷,肩胛骨和髂骨嶙峋突出。③营养中等:介于上述两者之间。

临床上常见的营养状态异常包括营养不良和营养过度两个方面。

(1)营养不良:由于摄食不足或(和)消耗增多引起。一般轻微或短期的疾病不易导致营养状态的异常,营养不良多见于长期或严重的疾病。当体重减轻低于正常(标准体重)的 10% 时称之为消瘦,极度消瘦者称之为恶病质。

(2)营养过度:由于体内中性脂肪积聚过多引起。主要表现为体重增加,当超过标准体重的 20% 以上者称为肥胖,也可计算体重指数[体重(kg)/身高的平方(m^2)],按 WHO 的标准,男性>27 或女性>25 即为肥胖症。肥胖最常见的原因为热量摄入过多,超过消耗量,多与内分泌、遗传、饮食、运动、生活方式和精神因素有关。

6. 意识状态 意识状态是指人对周围环境的知觉状态,它是大脑功能活动的综合表现。正常人的意识清晰,思维敏锐,语言流畅,表达准确,定向力正常,对外界刺激反应敏捷。凡是影响大脑或脑干功能活动的疾病,均可导致各种不同程度的意识障碍。根据意识障碍程度不同分为嗜睡、意识模糊、谵妄、昏睡和昏迷等。

判断意识障碍的检查方法一般采用问诊,通过与被检者谈话来了解其思维、反应、情感活动、计算能力和定向力(对时间、空间、人物的分析能力)等情况。对病情较重者,还要做痛觉试验、瞳孔反射及膝腱反射等检查,以评估意识障碍的程度。

7. 语言、语调和语态 语言是思维和意识的表达形式,由语言中枢支配,当大脑半球受损(如脑卒中等)时可导致失语。语音障碍分为失音(即不能发音)、失语(即不能言语,包括感觉性失语和运动性失语)及口吃。

语调是指言语过程中的音调,发音器官和其支配的神经病变可引起语调发生异常。如喉部炎症、结核、肿瘤等引起的声音嘶哑,脑血管意外引起的音调变浊和发音困难,喉返神经麻痹可引起音调降低和语言共鸣消失。

语态是指言语过程中的节奏,其发生异常表现为言语节奏紊乱,如表达不畅,快慢不均,音节不清,多见于帕金森病、舞蹈病、手足徐动症及肝豆状核变性等。构音障碍为发音不清、发声困难,但对语言文字的理解正常,可见于肌病、球麻痹、小脑病变和帕金森病等。

8. 面容与表情　面容是面部呈现的状态;表情是面部或姿态上思想感情的表现。一般通过视诊即确定。健康人表情自然,神态安怡,当某些病痛困扰时,常出现痛苦、忧愁、焦虑、疲惫的面容与表情。某些疾病发展到一定程度时,可出现某些特征性面容与表情,对某些疾病的诊断有重要价值。临床上常见的典型病态面容如下。

(1)急性病容:患者面颊潮红,兴奋不安,呼吸急促,鼻翼扇动,表情痛苦。多见于急性感染性疾病,如肺炎球菌肺炎、流行性脑脊髓膜炎、疟疾等。

(2)慢性病容:患者面容憔悴,面色苍白或晦暗,精神萎靡,目光暗淡,瘦弱无力。多见于慢性消耗性疾病,如恶性肿瘤、肝硬化、严重的结核病等。

(3)贫血面容:患者面色苍白,唇舌色淡,表情疲惫。见于各种原因导致的贫血。

(4)肝病面容:患者面色晦暗,前额、鼻背、两侧面颊有褐色色素沉着。见于慢性肝脏疾病。

(5)肾病面容:患者面色苍白,眼睑、颜面水肿,舌淡或淡胖,边缘有齿痕。见于慢性肾脏疾病。

(6)甲状腺功能亢进症面容:患者面容惊愕,眼裂增宽,眼球凸出,目光闪烁,表情兴奋激动,烦躁易怒。见于甲状腺功能亢进症(图3-1)。

(7)黏液性水肿面容:患者面色苍黄,颜面水肿,睑厚面宽,目光呆滞,反应迟钝,眉毛头发稀疏,舌色淡,舌体胖大。见于甲状腺功能减退症(图3-2)。

(8)二尖瓣面容:患者面容晦暗,口唇轻度发绀,两面颊呈淤血性的紫红色。见于风湿性心脏病二尖瓣狭窄(图3-3)。

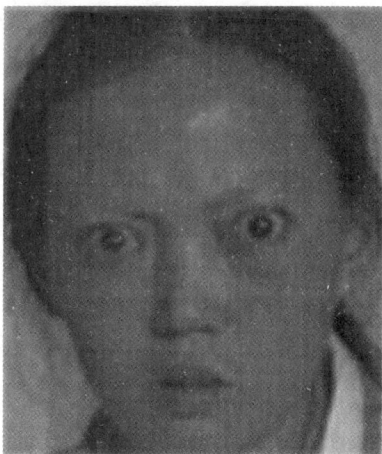

图 3-1　甲状腺功能亢进症面容　　　图 3-2　黏液性水肿面容　　　图 3-3　二尖瓣面容

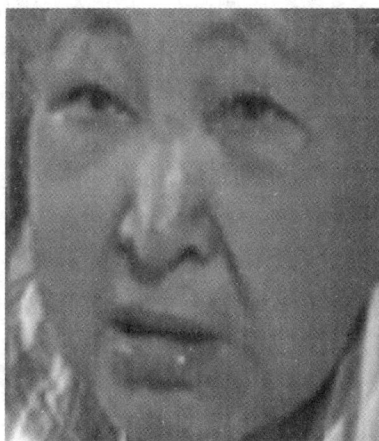

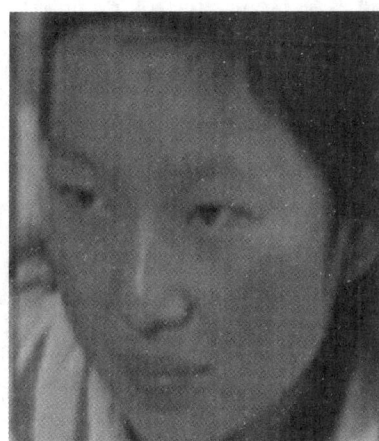

(9)肢端肥大症面容:患者头颅增大,面部变长,眉弓及两侧颧骨隆起,耳鼻增大,唇舌肥厚,下颌增大且向前突出。见于肢端肥大症(图3-4)。

(10)伤寒面容:患者表情淡漠,反应迟钝,呈无欲状态。见于肠伤寒、脑脊髓膜炎及脑炎等高热衰竭者。

(11)苦笑面容:患者牙关禁闭,面肌强直性痉挛,呈苦笑状。见于破伤风。

(12)满月面容:患者面容圆如满月,皮肤发红,常伴有痤疮和胡须生长。见于库欣综合征、皮质醇增多症和长期应用糖皮质激素者(图3-5)。

(13)面具面容:患者面部呆板,无表情,似面具样,为面部表情肌活动受抑制所致。见于帕金森病、脑炎、脑血管疾病等。

图 3-4　肢端肥大症面容

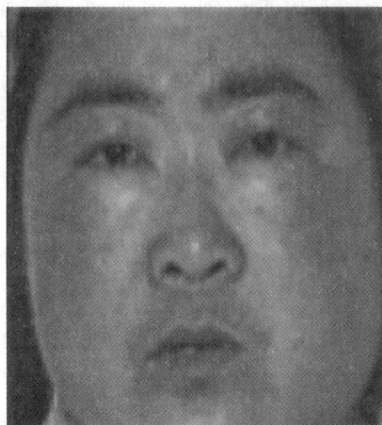

图 3-5　满月面容

（14）病危面容：患者面容枯槁瘦削，面色铅灰或灰白，口唇发绀，表情淡漠，眼窝凹陷，目光无神，颧骨和鼻尖峭耸，皮肤湿冷，甚至大汗淋漓。见于大出血、急性腹膜炎、严重脱水、休克等。是病情险恶的征象，表示预后不良。

9. 体位　体位即被检者身体姿势所采取的位置与状态。体位的改变对某些疾病的诊断有一定意义。通常以自主体位、被动体位、强迫体位三种描述体位。

（1）自主体位：被检者身体活动自如，不受限制。见于正常人、疾病早期或病情较轻的患者。

（2）被动体位：患者不能自己随意调整或变换身体的位置。见于极度衰弱或意识丧失患者。

（3）强迫体位：患者为了减轻痛苦，强迫采用某种特殊体位。①强迫仰卧位：见于急性阑尾炎、急性腹膜炎等。②强迫俯卧位：见于脊柱疾病。③强迫侧卧位：见于单侧胸膜病变，如大量胸腔积液、胸膜炎或肺脓肿。④强迫坐位：见于哮喘急性发作及心、肺功能不全者。⑤强迫蹲位：见于先天性发绀性心脏病。⑥强迫停立位：见于心绞痛者。⑦辗转体位：见于胆石症、胆道蛔虫病或输尿管结石。

10. 姿势　姿势是指人的举止状态。健康人躯干端正，肢体动作灵活自如，联动动作协调。正常姿势主要是依靠身体的骨骼结构和各部分肌肉组织紧张度的相互协调来保持的，同时也受机体健康状况和精神状态的影响。如：颈部活动受限提示颈椎或颈部肌肉病变；躯干制动、捧腹而行，见于胃、十二指肠溃疡或胃肠痉挛疼痛患者；头向前倾，面略向上，躯干前屈，肘关节屈曲，腕关节伸直，手指出现搓丸样动作，见于帕金森病所致的颈肩部、躯干及上肢部肌肉强直者。

11. 步态　步态是指人步行时表现的姿态。健康人步态因年龄、机体状态、所受训练的影响不同而表现各异。异常步态可见于神经系统或其他系统疾病，有些典型异常步态，对某些特定疾病的诊断具有重要意义，常见的有：

（1）鸭行步态：又称蹒跚步态，行走时挺腰凸肚，身体臀部左右摇摆如鸭行状，是进行性肌营养不良的表现，也见于佝偻病、大骨节病、先天性双侧髋关节脱位等。

（2）醉酒步态：走路时躯干重心不稳，抬脚缓慢，落地如踩脚，上肢前后摇晃，步态紊乱欠稳，不能走直线，似喝醉酒状，常见于小脑病变、迷路疾病、酒精中毒和巴比妥中毒。

（3）感觉性共济失调步态：患者起步时一脚高抬，骤然垂落，并且双目向下注视，两脚间距很宽，以防身体倾斜，闭目时则不能保持站立平衡。见于脊髓病变的患者。

（4）慌张步态：起步慢，后渐快，小步急速前行，脚掌不离地，擦地而行，身体前倾，越走越快，难以"急刹车"，其状慌慌张张，有一种难于止步、要扑倒在地的趋势。这是震颤性麻痹患者的典型步态，又称帕金森病。

（5）跨阈步态：由于踝部肌腱、肌肉弛缓，患足下垂，故行走时髋关节、膝关节必须提得过高来避免足趾碰地面。见于腓总神经麻痹、坐骨神经麻痹、多发性神经炎等。

（6）剪刀步态：由于双下肢肌张力增高，尤其伸肌和内收肌张力增高明显，双腿僵硬，移步时下肢内收过度，两脚向内交叉、膝部靠近似剪刀样。行走步态小而慢，足尖踏地而行似跳芭蕾舞。见于双侧大脑或脊髓的病变，如脑性瘫痪或家族性痉挛性截瘫等。

（7）偏瘫步态：指患者一侧肢体正常，而另一侧肢体因瘫痪肌张力增高，走路时患侧上肢屈曲，摆动消失，患侧下肢膝关节僵硬伸直，迈步时活动范围减小，患足下垂向跖骨屈曲内翻，为了将瘫痪侧下肢向前迈步，迈步时将患侧骨盆代偿性上提、髋关节外展外旋，将下肢先外展再内收，使患侧下肢经外侧划一个半圆弧，患侧下肢回旋向前迈出，脚向外甩呈画圆弧状，故又称划圈步态。见于中风后遗症偏瘫患者。

（8）间歇性跛行：患者在不走路时没有明显的不适，但一走路下肢就会出现酸痛乏力不适感，以致被迫停下来休息一段时间后这种不适感消失，方可继续走路。见于高血压、下肢动脉硬化等。

二、皮肤

皮肤本身的疾病很多，许多疾病在病程中可伴随着多种皮肤病变和反应，有的是局部的，有的是全身的。皮肤病变除颜色改变外，还可有弹性和湿度的改变，以及出现皮疹、出血点、紫癜、溃疡、水肿及瘢痕等。

（一）检查方法

皮肤的检查主要靠视诊观察，有时还需配合触诊。视诊皮肤时最好在自然光线下或日光灯下进行。除了检查外露皮肤，还要检查躯干皮肤、毛发、指甲和口腔黏膜等。描写皮肤损害时应注意其解剖部位，体表分布，皮损的排列、类型、颜色，以及其对称性。皮损对称分布，提示为全身性或系统性疾病；不对称分布，则提示为局部或非系统疾病。

（二）检查内容

1. 颜色　皮肤的颜色与毛细血管的分布、血液充盈度、色素量的多少、皮下脂肪的厚薄等有关。中国人健康的皮肤颜色是微黄略透红润。皮肤颜色的改变包括以下几种：

（1）苍白：全身皮肤苍白最常见的原因是各种原因贫血，末梢毛细血管痉挛或充盈不足所致，如寒冷、惊恐、休克、虚脱、主动脉瓣关闭不全等；贫血性苍白不仅皮肤而且口唇、眼睑结合膜、指甲均呈苍白；局部苍白主要发生于四肢末端，如雷诺病、血栓闭塞性脉管炎。

（2）发红：皮肤发红与毛细血管扩张充血、血流加速、血量增加及红细胞量增多有关。生理上见于运动和饮酒后。病理上见于各种发热性疾病，如肺炎球菌肺炎、肺结核、猩红热，也可见于阿托品中毒、一氧化碳中毒等，皮肤呈樱桃红色；皮肤持久性发红，见于库欣综合征及真性红细胞增多症；皮肤感染、烫伤、日晒时可引起局部皮肤发红，常伴有局部肿、痛、热。

（3）发绀：皮肤黏膜呈青紫色。是由于毛细血管内，血液中还原血红蛋白的含量增加超过 50 g/L，或出现异常血红蛋白所致。发绀常见于皮肤色素少，毛细血管丰富的浅薄部位，如口唇、耳廓、鼻尖、面颊部及甲床等处。

（4）黄染：皮肤黏膜发黄色。原因包括：①黄疸：血中总胆红素浓度超过 34.2 μmol/L，可出现黄疸。②过多食用胡萝卜、南瓜、橘子汁等食物使血液中胡萝卜素含量增高，当超过 2.5 g/L 时，可使皮肤黄染，特点是仅限于手掌、足底、前额及鼻部的皮肤，一般不致使巩膜黄染，且血中胆红素不高。③长期服用带有黄色素的药物：如阿的平、呋喃类药物也可使皮肤黄染，严重者甚至巩膜黄染，特点是黄染以角巩膜缘周围最明显，离角巩膜越远，则黄染越浅，此与黄疸相鉴别。

（5）色素沉着：表皮基底层的黑色素增多，致使全身或局部皮肤的色泽加深。全身广泛性的肤色增深，常见于慢性肾上腺皮质功能减退患者，肝硬化、肝癌晚期、先天性血色素病、肢端肥大症、长期服用铁剂、多量输血、黑热病、疟疾及使用某些药物如砷剂、抗肿瘤药物等，均可有不同程度的皮肤色素沉着。

（6）色素脱失：正常皮肤含有一定量的色素，当体内缺乏酪氨酸酶使酪氨酸不能转化为多巴胺而形成黑色素，导致色素脱失。常见于白化病、白癜和白斑。①白化病：先天性酪氨酸酶合成障碍，导致全身皮肤和毛发色素脱失,均呈白色,属遗传性疾病。②白癜:多为局限性皮肤色素脱失,为多形性、大小不等的色素脱失斑片,多发生于面、颈、手背等部位,可逐渐扩大,但进展缓慢,无自觉症状,也不引起生理功能改变。常见于白癜风。③白斑:多为圆形或椭圆形色素脱失斑片,面积一般不大,但发展较快,常发生于口腔黏膜与女性外阴部,部分白斑可发生癌变。

2. 湿度 观察皮肤有无出汗。皮肤湿度与汗腺分泌功能有关,自主神经功能调节也因人而异。有的人出汗多,皮肤较潮湿;有的人出汗少,皮肤较干燥。在气温高、湿度大的环境里出汗增多是一种生理调节功能。而在疾病情况下,出汗过增或无汗则具有一定的诊断意义。如皮肤湿润多汗者见于甲状腺功能亢进、佝偻病、发热的退热期、风湿病及结核病活动期、布氏杆菌病;夜间睡眠后出汗者称为盗汗,见于结核病;皮肤发凉而大汗淋漓者称为冷汗,见于周围循环衰竭、休克和虚脱患者;皮肤异常干燥者,见于维生素A缺乏症、严重脱水及黏液性水肿等。

3. 弹性 皮肤弹性与年龄、营养状态、皮下脂肪及组织间隙所含液体量多少有关。儿童和青年人皮肤紧张,富有弹性;中年后皮肤组织逐渐松弛,弹性减弱;老年人皮肤组织萎缩、皮下脂肪减少,则弹性较差。检查皮肤弹性的方法,是用示指和拇指将手背或前臂内侧皮肤提起后放松,正常人皮肤富有弹性,在松手后,皮肤皱褶迅速展平,恢复原状;若弹性减弱时,皱褶展平缓慢,见于慢性消耗性疾病、重度营养不良;严重脱水者,皮肤弹性显著减退或完全消失;发热时,血液循环加快,周围血管充盈,可使皮肤弹性增加。

4. 皮疹 皮疹多为全身性疾病的表现之一,是临床诊断某些疾病的重要依据。皮疹的种类很多,如斑疹、丘疹、斑丘疹、疱疹、脓疱疹等,常见于传染病、皮肤病、药物及其他物质所致的过敏反应。不同疾病的皮疹其形态及出现规律有一定的特异性,因此检查时应仔细观察和记录皮疹出现的先后顺序与消退的时间、皮疹分布部位、形态大小、颜色、压之是否退色、是否平坦或隆起、有无瘙痒或脱屑等。常见的皮疹有下列几种:

(1)斑疹:表现为局部皮肤发红,界限分明,一般不隆起皮肤表面。可见于斑疹伤寒、丹毒、风湿性多形红斑或麻疹。

(2)丘疹:表现为局部皮肤发红且隆起于皮肤表面。可见于药物疹、麻疹、猩红热及湿疹等。

(3)斑丘疹:表现为隆起的丘疹周围伴有皮肤发红的底盘。可见于风疹、猩红热、药物疹和斑疹伤寒等。

(4)玫瑰疹:为直径2~3 mm的鲜红色的圆形斑疹,为病灶周围血管扩张所致。以手指按压可退色,松开后又复现,多发生在胸腹部皮肤,分批出现,持续3~5天消退。为伤寒和副伤寒的特征性皮疹。

(5)荨麻疹:又称风疹块,是隆起于皮肤表面的苍白色或红色的局限性水肿,形状不一,大小不等,是暂时性的,发生快,消退也快,常有奇痒,故伴有搔痕,是速发性皮肤变态反应所致。见于各种异性蛋白性食物或药物过敏反应。

5. 脱屑 皮肤脱屑常见于正常皮肤表层不断角化和更新,可有少量的皮肤脱屑,一般不易察觉。大量的皮肤脱屑则为异常疾病所致。如麻疹可见米糠样脱屑,猩红热可见片状脱屑,银屑病可见银白色鳞状脱屑。

6. 皮下出血 皮下出血是指皮肤下的出血。病理状态下可出现皮下出血,根据其直径大小及伴随情况可分为以下几种:小于2 mm称为淤点;3~5 mm称为紫癜;大于5 mm称为淤斑;片状出血并伴有皮肤显著隆起称为血肿。检查时,较大面积的皮下出血易于诊断,对较小的淤点应注意与红色皮疹或小红痣进行鉴别,皮疹受压时一般可退色或消失,淤点和小红痣受压后不退色,但小红痣触诊时可感到稍高于皮肤表面,且表面光亮。皮下出血常见于造血系统、重症感染、某些血管损害性疾病、药物或工业毒物中毒等。

7. 蜘蛛痣与肝掌 皮肤小动脉末端分支性扩张所形成的血管痣,形似蜘蛛,称为蜘蛛痣。小的如大头针帽,大的直径可达1 cm以上,中心稍隆起,检查时用棉签或火柴杆压迫蜘蛛痣的中心红斑,其辐射状小血管网立即消退,去除压力后又复出现。多出现于上腔静脉分布的区域内,如面、颈、手背、上臂、前胸和肩部等处。产生原因一般认为与肝脏对体内雌激素灭活作用减弱有关。但有的患者不形成蜘蛛痣,仅表现为毛细血管扩张,常见于急、慢性肝炎或肝硬化。慢性肝病患者手掌大、小鱼际处常发红,加压后退色,称为肝掌。发生机制与蜘蛛痣相同。

8. 水肿　水肿是皮下组织的细胞内及组织间隙内液体积聚过多所致。水肿的检查应以视诊和触诊相结合。重度水肿可见皮肤紧张发亮,轻度水肿视诊不易发觉,需用手指加压局部观察有无凹陷来发现。凹陷性水肿局部受压后可出现凹陷,且须经一定时间始能平复;而黏液性水肿及象皮肿(丝虫病)尽管组织肿胀明显,但受压后并无组织凹陷。

(1) 轻度:仅见于皮下组织疏松部或下垂部位,如眼睑、眶下软组织、胫骨前、踝部皮下组织,指压后可见组织轻度凹陷,且平复较快。

(2) 中度:全身组织均可见明显水肿,指压后可出现明显或较深的组织凹陷,平复缓慢。

(3) 重度:全身组织严重水肿,身体低部位的皮肤紧张发亮,甚至有液体可随创口渗出,此外在胸腔、腹腔、鞘膜腔内可见有积液,外阴部也可见严重水肿。

9. 皮下结节　较大的皮下结节视诊即可发现,对较小的结节则必须通过触诊方能查及。无论大小结节均应触诊检查,注意其大小、硬度、部位、活动度、有无压痛及移动度等。临床常见的结节如下。

(1) 风湿小结:多位于关节附近、长骨骺端,见于肘、膝、踝的肌腱附着处及骨质隆起的皮下,呈圆形或椭圆形,硬质小结节,无压痛或轻压痛。如风湿热、类风湿关节炎。

(2) 欧氏小结:为突起于皮肤的小结,如米粒大小,局部皮肤可发黄或粉红色,有压痛,多位于指尖、足趾、大小鱼际肌肌腱等部位。见于感染性心内膜炎。

(3) 游走性皮下结节:见于一些寄生虫疾病,如肺吸虫、囊虫病。

(4) 囊蚴结节:位于四肢、躯干、皮下肌肉表面,黄豆状或核桃大小的结节,为圆形或椭圆形,表面平滑,质地硬韧,与皮肤无粘连,可推动,无压痛,有一定弹性,数目多少不一。见于猪肉绦虫囊蚴结节。

(5) 结节性红斑:多见于青壮年女性,结节好发于小腿伸侧,有时波及大腿下段及臀部,常为对称分布、数目不定、大小不一(直径 1~5 cm),可略高于皮面,皮肤紧张,周围可有水肿,表面热,有压痛。结节发生较快,表面开始由鲜红色变为暗红或紫红色,最后可为黄色。常持续数天至数周而逐渐消退,多不发生溃疡,不留瘢痕,但易复发。可见于溶血性链球菌等感染、自身免疫疾病等。

10. 瘢痕　瘢痕指皮肤外伤或病变愈合后结缔组织增生形成的斑块。外伤、感染及手术均可在皮肤上遗留瘢痕,为曾患某些疾病的证据。如患过皮肤疖疮者,在相应部位可遗留瘢痕;患过天花者,在其面部或其他部位有多数大小类似的瘢痕。

11. 毛发　毛发色泽、曲直、多少和分布对疾病有辅助诊断意义,它受种族、性别、年龄、遗传、营养状况、精神状态和疾病的影响。一般男性的体毛较多,阴毛呈菱形分布,以耻骨部最宽,上方尖端可达脐部,下方尖端可沿至肛门前方;女性的体毛较少,阴毛多呈倒三角形分布。检查毛发应注意其分布、疏密和色泽。中年以后因毛发根部的血运和细胞代谢减退,头发可逐渐减少或色素脱失,形成秃顶或白发。

毛发异常增多见于一些内分泌疾病,如库欣综合征及长期使用肾上腺皮质激素和性激素者,女性受检者除一般体毛增多外,还可生长胡须;儿童期阴毛过早出现,为性早熟的标志之一。

三、淋巴结

淋巴结分布于全身,一般体格检查只能检查身体各部的浅表淋巴结。正常情况下,淋巴结较小,直径为 0.2~0.5 cm,质地柔软,表面光滑,与相邻组织无粘连,不易触及,无压痛。

(一) 检查方法

检查浅表淋巴结时,主要使用视诊和触诊,应按一定的顺序进行,以免发生遗漏。一般顺序为:①头颈部的淋巴结:耳前→耳后→乳突区→枕骨下区→颌下→颏下。②躯体的淋巴结:颈前三角→颈后三角→锁骨上窝→腋窝→滑车上→腹股沟→腘窝等。

(1) 检查颈部淋巴结时,站在被检者背后,手指紧贴检查部位,由浅到深进行滑动触诊,嘱被检者头稍低,或偏向检查侧,使皮肤或肌肉松弛,有利于触诊。

（2）检查锁骨上淋巴结时,让被检者取坐位或卧位,头部稍向前屈,双手配合触诊,检查者以左手触诊右侧,右手触诊左侧,由浅部逐渐触摸至锁骨后深部。

（3）检查腋窝淋巴结时,应以手扶被检者前臂稍外展,检查者以右手检查左侧,以左手检查右侧,由浅及深触诊至腋窝顶部。

（4）检查滑车上淋巴结时,以左（右）手托扶被检者左（右）前臂,以右（左）手向滑车上由浅及深进行触摸。

（5）检查腹股沟淋巴结时,被检者取仰卧位,两下肢稍屈曲,检查者站在其右侧,先触摸腹股沟韧带下方水平组淋巴结,再触摸股上部大隐静脉起始处的垂直组淋巴结。

发现淋巴结肿大时,应注意其部位、大小、数量、硬度、压痛、活动度及有无粘连,局部皮肤有无红肿、瘢痕和瘘管等。同时查找引起淋巴结肿大的原发病灶。

（二）淋巴结肿大原因及临床表现

淋巴结肿大按其分布分为局限性和全身性淋巴结肿大。

1. 局限性淋巴结肿大

（1）非特异性淋巴结炎:淋巴结肿大伴有相应引流区域急、慢性感染者,称非特异性淋巴结炎,如急性化脓性扁桃体炎、牙龈炎,可引起颌下、颏下淋巴结肿大;急性乳腺炎可引起腋窝淋巴结肿大,头皮感染者可引起耳后淋巴结肿大,左下肢丹毒可引起左腹股沟淋巴结肿大。一般急性炎症初起时,肿大的淋巴结柔软、有压痛,表面光滑,无粘连,呈严格的局限性,肿大到一定程度即停止。慢性炎症时,淋巴结较硬,最终,淋巴结可逐渐缩小或消失。

（2）淋巴结结核:可分为原发性和继发性两种。淋巴结结核最好发部位是颈部淋巴结群,结核分枝杆菌大多经扁桃体、龋齿等侵入形成。多为原发性淋巴结结核,少数继发于肺或支气管结核,颈部一侧或双侧多个淋巴结肿大,大小不等,质地稍硬,初期肿硬无痛,进一步发展,淋巴结可与周围组织或淋巴结之间相互粘连,形成不易移动的团块,晚期破溃后形成瘘管,愈合后可形成瘢痕。

（3）恶性肿瘤淋巴结转移:恶性肿瘤淋巴结转移所致肿大的淋巴结,质地坚硬,表面光滑或有突起,与周围组织粘连,活动差,不易推动,一般无压痛。身体各部位器官的恶性肿瘤均可向所属淋巴结转移,如鼻咽癌多向颈淋巴结转移,胃癌多向左侧锁骨上窝淋巴结转移。

2. 全身性淋巴结肿大　　可遍及全身,大小不等,无粘连。见于传染性单核细胞增多症、急慢性淋巴结炎、淋巴瘤、各型急慢性白血病等。

第三节　头颈部及其器官检查

头颈部及其器官是人体最重要的外形特征之一,是检查者最先看到和最容易检查的部分。头颈部及其器官检查主要靠视诊,必要时配合触诊与嗅诊。仔细检查头颈部,可以为临床诊断提供许多有价值的资料。

一、头面部

（一）头发和头皮

检查头发时要注意其颜色、疏密度及脱发的类型和特点。头发的颜色、润泽、曲直、疏密度可因种族、遗传、年龄、营养状况和疾病的影响而不同,对疾病有辅助诊断的意义。生理上儿童和老年人头发较稀疏,头发颜色可随年龄增长,由黑变白。病理上,脱发可见于伤寒、湿疹、斑秃、甲状腺功能减退症等。也可因物理与化学因素引起,如放射治疗和抗癌药物治疗等,检查时要注意其发生的部位、形状与头发改变的特点。

头皮的检查需分开头发,观察头皮的颜色、头皮屑,有无头癣、疖、痈、外伤、血肿、瘢痕等。

（二）头颅

头颅检查时注意其大小、外形、有无畸形和异常运动。头颅的大小以头围表示,测量时以软尺自眉间绕到颅后,通过枕骨粗隆。头围在正常发育阶段的变化为:新生儿约 34 cm,出生后前半年增加 8～10 cm,后半年增加 2～4 cm,1 岁时约 41 cm,2 岁时约 48 cm,5 岁时约 50 cm,到 18 岁可达 54 cm 以上,以后变化不大。矢状缝和其他颅缝大都在出生后 6 个月内骨化,骨化过早会影响颅脑的发育。头围过小见于头小畸形、大脑发育不全;头围过大见于脑积水等。头颅的大小异常或畸形可成为一些疾病的典型体征。临床常见的有:

1. 小颅 小儿囟门一般在 12～18 个月内闭合,如囟门过早闭合,可形成小头畸形,这种畸形同时伴有智力发育障碍。

2. 巨颅 小儿额、顶、颞及枕部突出膨大呈圆形,颈静脉充盈,颜面相对较小。颅内压增高,压迫眼球,致双目下视、巩膜外露的特殊表情,称落日现象,见于脑积水(图 3-6)。

3. 方颅 小儿前额左右突出,头顶平坦呈方形,可见于小儿佝偻病或先天性梅毒(图 3-7)。

4. 尖颅 也称塔颅,头顶部尖突高起,造成与颜面的比例异常,这是因矢状缝与冠状缝过早闭合所致。见于先天性尖颅合并指(趾)畸形(图 3-8)。

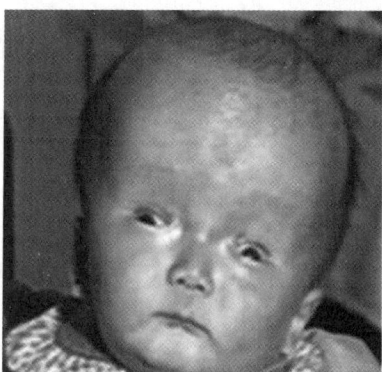

图 3-6 脑积水

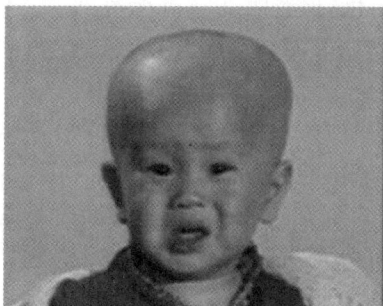

图 3-7 方颅

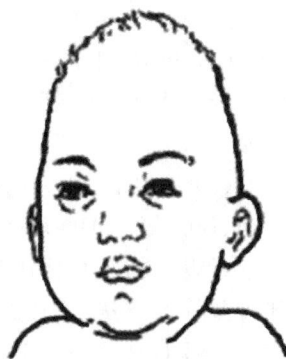

图 3-8 尖颅

5. 变形颅 发生于中年人,以颅骨增大变形为特征,同时伴有长骨的骨质增厚与弯曲,见于变形性骨炎。

6. 长颅 自颅顶至下颌部长度明显增大,见于马凡氏综合征及肢端肥大症。

前囟隆起是颅内压增高的表现,见于脑膜炎、颅内出血等;前囟凹陷见于脱水和极度消瘦;前囟迟闭、过大,见于佝偻病、先天性甲状腺功能减退症。

（三）头颅运动

正常人头部活动自如。头部活动受限者,见于颈椎病;头部出现不随意颤动,见于帕金森病;出现与颈动脉搏动节律一致的点头运动,称 DeMusset 征,见于严重主动脉瓣关闭不全。

二、头部器官

头部有很多重要器官,大部分感觉器官均位于头部,诸如眼、耳、鼻、口腔,分别具有视觉、听觉、嗅觉和味觉功能,鼻腔和口腔又是呼吸和消化系统的起始部。

1. 眼睛

(1) 眼眉:正常人眉毛为黑色,不易脱落。眉毛脱落见于垂体前叶功能减退症、黏液性水肿、麻风等。

(2) 眼睑：应注意眼睑皮肤、形状和运动，尤其上睑是否下垂，闭合有无障碍等。①眼睑内翻：瘢痕形成使眼睑缘向内翻转，见于沙眼。②眼睑下垂：单侧见于蛛网膜下腔出血、外伤、脑炎、脑脓肿；双侧见于先天性上睑下垂、重症肌无力等引起的动眼神经麻痹。③眼睑闭合障碍：单侧见于面神经麻痹，双侧见于甲状腺功能亢进症。④眼睑水肿：眼睑皮下组织疏松，轻度或初发水肿在眼睑表现出来，见于肾炎、贫血、营养不良、慢性肝病、血管神经性水肿等。

(3) 泪器：泪器包括泪腺和泪道两部分。泪道包括泪点、泪小管、泪囊和鼻泪管。检查时注意观察泪点的位置是否正常、有无闭塞；泪囊有无红肿、压痛、瘘管和隆起，轻轻挤压泪囊时有无分泌物溢出；泪腺能否触及，有无压痛及肿块等。泪器常见的病变有：泪点有黏液或脓性分泌物溢出，见于慢性泪囊炎；泪道狭窄或阻塞，见于外伤、异物或炎症。

(4) 结膜：正常结膜为透明有光泽的薄膜，分为睑结膜、穹窿结膜和球结膜三部分。检查时最好在自然光线或日光灯下，检查者需将被检者眼睑外翻，充分暴露巩膜与结膜。检查者用右手检查受检者的左眼，用左手检查其右眼。翻转上睑时，用示指和拇指捏起上睑中外 1/3 处边缘，嘱被检者向下看，此时轻轻向前下方牵拉，然后示指向下压迫睑板上缘，拇指将睑缘向上翻转，即可将上睑翻开。检查下睑结膜时，拇指或示指置于眼眶下缘，嘱被检者向上看，将眼睑向下拉，即可将巩膜与下睑结膜显露出来。正常人结膜呈粉红色，检查时注意其颜色，有无充血、水肿、苍白、黄染、出血点、颗粒、滤泡、瘢痕等。

结膜异常：结膜充血、水肿，见于结膜炎、角膜炎和沙眼早期；结膜苍白见于贫血；结膜发黄见于黄疸；睑结膜有滤泡（半透明白色颗粒）或有乳头（细小突起）见于沙眼；结膜有散在出血点，可见于亚急性感染性心内膜炎；结膜下片状出血，见于外伤及出血性疾病、高血压、动脉硬化；球结膜透明而隆起为球结膜下水肿，见于脑水肿或输液过多。

(5) 巩膜：正常人巩膜为瓷白色，检查时注意有无黄染等。巩膜黄染见于肝胆疾病、溶血性疾病、胰头癌。老年人目内眦部有淡黄色脂肪积聚，注意鉴别。仅在角膜周围出现黄染，见于血液中其他黄色素增加。

(6) 眼球：正常人两眼球直视前方，角膜位于睑裂中央，高低相同。检查时应注意眼球的位置、外形、运动、压力等。①眼球运动检查方法：检查者与被检者相对而坐，距离为 50～60 cm，嘱被检者头部固定，检查者以示指为目标让被检者在 6 个方向上凝视，一般顺序是左→左上→左下→右→右上→右下。②眼球震颤检查方法：检查者嘱被检者头部不动，眼球随检查者手指（约离开眼 30 cm）所示方向（垂直或水平方向）运动，观察眼球是否出现一系列有规律的快速往返运动。

眼球常见病变：①两眼球不在同一水平线上：见于眼眶底骨折，可引起复视。②眼球突出：单侧眼球突出见于局部炎症或眼内占位性病变。双侧眼球突出见于甲状腺功能亢进症（即甲亢眼征）。③眼球下陷：见于严重脱水、眼内压降低；单侧见于霍夫曼综合征。④眼球震颤：双侧眼球发生细小而有规律的来回摆动称为震颤。见于小脑疾病、前庭神经核病变、耳源性眩晕。⑤斜视：多由脑炎、脑血管病变、脑肿瘤引起。⑥眼压升高：多见于青光眼。

(7) 角膜：正常人角膜无色透明而有光泽，感觉十分灵敏。检查时用笔形手电筒由角膜斜方照射进行视诊，观察角膜光泽、透明度及有无云翳、白斑、溃疡、角膜软化及血管增生。角膜溃疡见于感染和外伤；角膜软化见于小儿营养不良、维生素 A 缺乏；角膜血管增生见于严重的沙眼；由于类脂质沉积在角膜边缘及周围，出现灰白色混浊环，称为老年环，多见于老年人或早老症；角膜边缘出现黄色或棕褐色环，环的内缘清晰，外缘模糊，是铜代谢障碍的体征，称为凯-费环（角膜色素环），见于肝豆状核变性。

(8) 虹膜：正常虹膜纹理呈放射性排列。纹理模糊或消失见于虹膜炎症、水肿和萎缩；虹膜形态异常或有裂孔，常见于虹膜后粘连、外伤、先天性虹膜缺损等。

(9) 瞳孔：瞳孔是虹膜中央的孔洞，在室内光线下，正常人瞳孔直径 2～5 mm，两侧等大等圆。小于 2 mm 为缩小，大于 6 mm 为瞳孔散大。检查瞳孔时，应注意其大小、形态、双侧是否相同、对光反射和调节反射是否正常。瞳孔检查非常重要，它可提供部分中枢神经的生命征象。

①瞳孔大小：生理情况下，婴幼儿、老年人及在光亮处瞳孔较小；青少年、精神兴奋时或在阴暗处瞳孔

较大。病理情况下,瞳孔缩小见于虹膜炎症,有机磷农药中毒、毒蕈中毒,吗啡、毛果芸香碱、氯丙嗪等药物影响;瞳孔扩大见于外伤、青光眼绝对期、视神经萎缩、颈交感神经刺激和阿托品、可卡因等药物影响,甚至完全失明、濒死状态。当颈部或胸部交感神经麻痹时,出现病侧瞳孔缩小、上眼睑下垂、眼球凹陷和汗闭等症状,称为霍纳综合征。

②瞳孔大小不等:双侧瞳孔大小不等,常见于脑外伤、脑肿瘤、中枢神经梅毒及脑疝等颅内病变;双侧瞳孔不等大且变化不定,常见于中枢神经和虹膜支配神经病变。瞳孔不等大伴对光反射减弱或消失,以及意识障碍,常是中脑功能损害的表现。

③瞳孔形状异常:瞳孔呈椭圆形见于青光眼或眼内肿瘤;瞳孔呈不规则状见于虹膜粘连。

④对光反射:用手电筒从斜方照入瞳孔,观察瞳孔收缩情形。当光源照射受检瞳孔时,瞳孔立即缩小,移去光源后迅速复原,称为直接对光反射;当光源照射一侧瞳孔时,对侧未受照射瞳孔也立即缩小,称为间接对光反射(交感反射)。瞳孔对光反射迟钝或消失,见于昏迷患者。

⑤调节反射和聚合反射(辐辏反射):嘱被检者注视 1 m 远以外检查者示指,然后将示指迅速移近距眼球 10 cm 左右处,正常反应是两侧瞳孔缩小,称为调节反射,重复上述检查,但示指缓慢移近被检者眼球,此时双侧眼球同时向内聚合,称为聚合反射。调节和辐辏反射消失,见于动眼神经功能障碍、睫状肌和双眼内直肌麻痹。

(10)晶状体:注意有无混浊。晶状体混浊称为白内障,见于老年人、糖尿病和眼外伤等。

(11)眼的功能检查:包括视力、视野、色觉检查等。①视力检查:检查远视力时用远距离视力表,在距离视力表 5 m 处能看清 1.0 行或 5.0 分视标者为正常视力。②视野检查:即检查黄斑以外的视网膜功能。测定视野常用方法有面对面对比法和利用视野计法,做精确视野测定。③色觉检查:在自然光线下进行,让被检者在距 0.5 m 处读出色盲表上的彩色数字或图像,若在 5～10 s 内不能读出,则按色盲表上的说明,判断为某种色觉出现异常(色盲或色弱)。

2. 耳　耳是听觉和平衡器官,分为外耳、中耳和内耳三部分。耳部的结构细小且深,检查时必须有良好的照明和精细的专用仪器。耳部的检查包括外耳、中耳的一般检查、内耳前庭功能检查及听力检查等。

(1)外耳:①耳廓:注意耳廓外形、大小、对称性及有无畸形、红肿、疼痛、瘢痕、结节、瘘口等。②外耳道:注意皮肤有无红肿、溢液、肿痛、脑脊液。有黄色液体流出,见于外耳道炎;局部红肿、疼痛、牵拉痛,见于疖肿;出现脓液流出、发热等,见于急性中耳炎;出现血液、脑脊液流出者,见于颅底骨折。出现耳闷、耳鸣者,见于耵聍、异物。

(2)中耳:观察是否有鼓膜穿孔及穿孔的位置,如果有溢脓和恶臭,可见于胆脂瘤。

(3)乳突:外壳由骨密质组成,内腔为大小不等的骨松质小房,乳突内腔与中耳道相连。乳突红肿,见于乳突炎。压痛明显者,见于瘘管。

(4)听力:粗略检测方法为:嘱被检者闭目静坐,用一手堵住一侧耳道,检查者在 1 m 处以机械手表或拇、示指摩擦移近,至被检者听到时测量距离。正常人 1 m 处可闻及。听力减退见于耳道耵聍或异物、听神经损害、中耳炎、局部或全身血管硬化、耳硬化等。粗略检测发现被检者有听力减退,应进行精确的听力测试和其他相应检查。

3. 鼻　鼻部检查包括外鼻、鼻腔、鼻窦及其功能检查。

(1)鼻的外形:注意鼻部的皮肤颜色和外形改变。蛙状鼻见于鼻息肉,鼻翼扇动见于肺炎、哮喘。鞍鼻见于鼻骨骨折、鼻骨发育不良、先天性梅毒。

(2)颜色:鼻梁皮肤出现红色斑块,病损处高起皮面,并向两侧面颊扩展呈蝴蝶形,见于系统性红斑狼疮。如发红的皮损主要在鼻尖和鼻翼,并有毛细血管扩张和组织肥厚,见于酒渣鼻。

(3)鼻腔:鼻中隔出现偏曲、穿孔、鼻衄、鼻黏膜充血、肿胀、萎缩、鼻腔分泌物。

(4)鼻窦:鼻窦共四对(图 3-9、图 3-10),为鼻腔周围含气的骨质空腔,均有窦口与鼻腔相通。炎症时出现鼻塞、流涕、头痛、鼻窦压痛。各鼻窦区压痛的检查方法如下。

①上颌窦:检查者双手固定被检者的两侧耳后,将拇指分别置于左右颊部向后按压。询问有无压痛,

比较两侧有无差异。

②额窦:检查者一手扶持被检者枕部,另一手拇指或示指置于眼眶上缘内侧用力向后按压,询问有无压痛。

③筛窦:检查者双手固定被检者两侧耳后,将双手拇指分别置于鼻根部与眼内眦之间后按压,询问有无压痛。

④蝶窦:解剖位置较深,不能在体表检查。

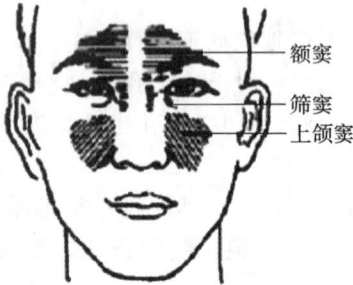

图 3-9　鼻窦位置正面图

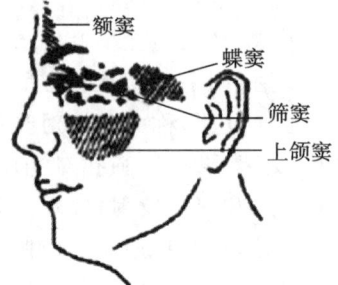

图 3-10　鼻窦位置侧面图

4. 口　口腔是消化道的起始部分,它参与食物消化,协助发音和言语动作,具有感觉功能和辅助呼吸的功能。口腔检查包括口唇、口腔内器官和组织、口腔气味等。

(1) 口唇:健康人口唇红润有光泽。口唇苍白见于贫血、虚脱和主动脉瓣关闭不全;口唇颜色深红,见于急性发热性疾病;口唇呈樱桃红色,见于一氧化碳中毒;口唇发绀,见于心力衰竭和呼吸衰竭;口唇干燥并有皲裂,见于严重脱水;口唇周围疱疹,见于大叶性肺炎、感冒、流行性脑脊髓膜炎、疟疾等;口角唇炎为口角及其邻近黏膜急性和慢性炎症;口唇突发非炎症性无痛性肿胀,见于口唇血管神经性水肿(又称巨大荨麻疹),是因食物或药物过敏,自主神经功能不稳定所致,有家族遗传倾向,口唇肿胀具有发作性、反复性及非凹陷性;口唇肥厚增大,见于呆小症、黏液性水肿及肢端肥大症;口角糜烂,见于核黄素(维生素 B_2)缺乏症;口角歪斜,见于面神经麻痹;唇裂,见于先天性发育畸形和外伤。

(2) 口腔黏膜:正常人口腔黏膜光亮,呈粉红色。在充足的光线下进行检查。注意口腔黏膜的色泽,有无溃疡、出血、充血、感染等。若在下颌第二磨牙的颊黏膜处出现针头大小白色斑点,周围有红晕,称为麻疹黏膜斑(Koplik 斑),是麻疹的早期特征。如出现口腔黏膜及舌上蓝黑色色素沉着斑片,可见于肾上腺皮质功能减退症。如出现口腔黏膜充血、肿胀,伴有小出血点,称为黏膜疹,见于猩红热、风疹和某些药物中毒。口腔黏膜溃疡,见于慢性复发性口疮。雪口病(鹅口疮)为白色念珠菌感染,表现为口腔有白色凝乳状斑点或斑块,见于衰弱的患儿或老年患者,也可见于长期使用广谱抗生素或抗癌药的患者。

(3) 牙齿:注意牙齿是否整齐,其形状、色泽、数目,有无龋齿、残根、缺牙和义齿等。人生有两副牙齿,根据萌发的时间分为乳牙和恒牙。如发现牙齿有疾病,应按下列格式标明所在部位(图 3-11)。

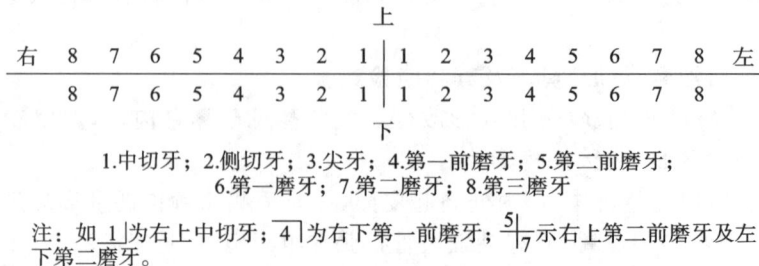

上

| 右 | 8 | 7 | 6 | 5 | 4 | 3 | 2 | 1 | 1 | 2 | 3 | 4 | 5 | 6 | 7 | 8 | 左 |
| 8 | 7 | 6 | 5 | 4 | 3 | 2 | 1 | 1 | 2 | 3 | 4 | 5 | 6 | 7 | 8 |

下

1.中切牙;2.侧切牙;3.尖牙;4.第一前磨牙;5.第二前磨牙;
6.第一磨牙;7.第二磨牙;8.第三磨牙。

注:如 $\underline{1}$ 为右上中切牙;$\overline{4}$ 为右下第一前磨牙;$\frac{5|}{|7}$ 示右上第二前磨牙及左下第二磨牙。

图 3-11　牙齿检查记录方式

正常牙齿为瓷白色,牙齿的色泽和形态改变具有临床意义,如牙齿呈黄褐色,称斑釉牙,是由于长期饮用含氟量高的水引起的;黑褐色牙称四环素牙,是长期服用四环素导致牙齿发黄引起的;先天性梅毒患者的中切牙切缘呈月牙形凹陷,并有牙间隙分离过宽,称哈钦森牙;单纯牙间隙过宽,见于肢端肥大症。

(4)牙龈:检查时注意其形态、颜色、质地及有无肿胀、出血、增生、萎缩、溢脓、瘘管等。正常牙龈呈粉红色,质坚韧,与牙颈部紧密贴合。牙龈水肿见于慢性牙周炎;牙龈缘肿胀易出血,见于口腔内局部因素引起,如肥厚性牙龈炎、牙石等,也可由全身性疾病所致,如维生素C缺乏症、血液系统疾病;齿龈挤压后有溢脓,见于慢性牙龈炎、牙龈瘘管、牙周脓肿或根尖脓肿等。齿龈的游离缘出现蓝灰色点线称为铅线,为铅中毒的特征。在铋、汞、砷中毒时,也可出现类似的黑褐色点线状的色素沉着,应注意结合病史进行鉴别。

(5)舌:具有味觉功能,协助完成咀嚼、语言和吞咽等功能。正常人舌质红润、舌体柔软、舌苔薄白,活动自如,伸舌居中,无震颤。①干燥舌:明显干燥,见于脱水、大量吸烟、放疗、阿托品作用等。严重干燥舌,见于舌体缩小,并有纵沟,同时伴有其他脱水体征。②舌体增大:暂时性肿大,见于舌炎、口腔炎、脓肿、血肿、血管神经性水肿等;长期肿大见于黏液性水肿、呆小病、先天愚、舌部肿瘤等。③地图舌:舌面上有黄色上皮细胞堆积隆起,状如地图,边缘不规则。可见于核黄素缺乏。④裂纹舌:舌面上出现横向裂纹见于先天愚型、核黄素缺乏;出现纵向裂纹,见于梅毒性舌炎。⑤草莓舌:舌乳头肿胀发红,类似草莓,见于猩红热和长期发热的患者。⑥牛肉舌:舌面绛红如生牛肉状,见于糙皮病(烟酸缺乏)。⑦镜面舌:也称光滑舌,舌头萎缩,舌体较小,舌面光滑呈粉红色,见于巨幼细胞贫血、恶性贫血、慢性萎缩性胃炎。⑧毛舌:也称黑舌,舌面敷有黑色或黄褐色毛,是因舌乳头上缠绕真菌丝,及其上皮细胞角化所致,见于久病衰弱或长期服用广谱抗生素的患者。⑨舌的运动异常:舌体震颤见于甲状腺功能亢进症;伸舌偏斜,见于舌下神经麻痹、中风。

(6)咽及扁桃体:咽部包括鼻咽部、口咽部和喉咽部三部分。

①鼻咽:位于软腭平面之上、鼻腔的后方。检查时注意鼻咽黏膜有无充血、出血、溃疡、新生物等。如一侧有血性分泌物和耳鸣、耳聋,应考虑早期鼻咽癌。

②口咽:位于鼻咽以下,软腭平面之上,会厌上缘的上方,前方直对口腔,软腭向下延续,形成前后两层黏膜皱襞,前者称舌腭弓,后者称咽腭弓。扁桃体位于舌腭弓与咽腭弓之间的扁桃体窝中,无肿大时不能看到。咽腭弓的后方为咽后壁,一般咽部检查就是检查这个部位。

检查方法:利用自然光线或手电筒灯光,可借助压舌板进行检查。检查口咽部时被检者取坐位,头略微后仰,张大口发"啊"音,医生用压舌板轻压被检者舌前2/3与舌后1/3交界处,迅速下压,使舌背低下,软腭上抬,在照明的配合下,观察软腭、悬雍垂、软腭弓、扁桃体、咽后壁等的形态变化。主要观察咽部形态变化及黏膜色泽有无充血、肿胀、隆起、干燥、脓痂、溃疡、假膜或异物,同时注意双侧扁桃体的大小。

咽部黏膜充血、水肿、黏液腺分泌过多,见于急性喉炎。慢性咽炎可见咽部黏膜充血、表面粗糙,淋巴滤泡呈簇状增殖。扁桃体发炎时,腺体红肿增大,在扁桃体隐窝内有黄白色脓样物质,或渗出物形成的苔片状假膜,很容易剥离,这种现象与咽白喉在扁桃体上形成的假膜不同,白喉假膜不易剥离,若强行剥离则易导致出血。扁桃体肿大一般分Ⅲ度:不超过咽腭弓为Ⅰ度肿大;超过者为Ⅱ度肿大,达到或超过咽后壁中线者为Ⅲ度肿大(图3-12)。

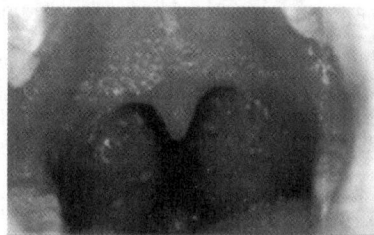

图3-12　扁桃体的位置

③喉咽:位于口咽以下,也称下咽部,前方通喉腔,下端通食管;此部位的检查需利用间接喉镜或直接喉镜才能进行。

(7)喉:位于颈前正中,喉咽之下,即下咽部,上通喉腔,下接气管;喉为软骨、肌肉、韧带、纤维组织及黏膜所组成的一个管腔结构,是发音的主要器官。但声音的协调和语言的构成还需要肺部、气管、咽喉、口腔、鼻腔、鼻窦等多方的配合才能完成。检查时用间接喉镜,注意观察喉黏膜色泽,有无充血、增厚、溃疡、新生物或异物,同时观察声带的活动情况。急性声音嘶哑或失音常见于急性喉炎、喉水肿、声带小结,慢性失音见于重症肌无力或喉癌。喉的神经支配有喉上神经和喉返神经,当神经受损(如纵隔或喉肿瘤)时,可引起声带麻痹,导致失音。

(8)口腔气味:正常情况下除食了有异味的食物、吸烟、喝酒外,健康人口腔内无特殊气味。检查时如有特殊气味,称为口臭,可由口腔局部病变、胃肠道疾病或其他全身性疾病引起。局部原因见于:牙龈炎、龋齿、牙周炎可产生臭味;坏死性龈口炎有恶臭;牙槽脓肿为腥臭味;牙龈出血为血腥味。其他疾病见于:尿毒症肾功能衰竭者口中有氨水味;未经控制的糖尿病酮症酸中毒患者口中有丙酮样或"烂苹果"气味;重型肝炎患者有肝臭味;肺脓肿患者呼气有组织坏死的脓臭味;有机磷中毒患者口中有大蒜味等。

5. 腮腺 腮腺位于耳屏、下颌角、颧弓所构成的三角区内。腮腺导管开口于上颌第二磨牙颊黏膜上。正常腮腺体薄而软,触诊时摸不出腺体轮廓。腮腺肿大时可见到以耳垂为中心的隆起,并触及边缘不明显的包块。腮腺导管位于颧骨下 1.5 cm 处,横过嚼肌表面,开口于上颌第二磨牙对面的颊黏膜上。检查时注意导管口有无分泌物。腮腺肿大见于:急性流行性腮腺炎和急性化脓性腮腺炎。腮腺混合瘤质韧呈结节状,边界清楚,可有移动性;恶性肿瘤质硬,有痛感,发展迅速,与周围组织粘连,可伴有面瘫。

三、颈部

颈部检查包括颈部外形、姿势、运动、血管、淋巴结、甲状腺及气管。检查方法主要为视诊与触诊,有时需听诊。诊疗室内光线要充足,环境要安静。被检者通常取坐位,放松,解开衣领,充分暴露颈肩部。检查者动作宜轻柔。

(一) 颈部外形与分区

1. 颈部的外形 正常人颈部直立,两侧对称,矮胖者较粗短,瘦长者较细长,男性甲状软骨较突起,女性不明显,侧转头时可见胸锁乳突肌突起;正常人在静坐时颈部血管不显露。为描述和标记颈部病变的部位,根据解剖结构,颈部每侧又分为两大三角区域,即颈前三角和颈后三角。颈前三角:为胸锁乳突肌内缘、下颌骨下缘与前正中线之间的区域。颈后三角:为胸锁乳突肌的后缘、锁骨上缘与斜方肌前缘之间的区域。

2. 颈部的姿势与运动 正常情况下,颈部直立、伸屈、左右摆动、转动灵活自如。检查时注意颈部静态与动态时的改变:如头不能抬起,见于严重消耗性疾病的晚期、重症肌无力、脊髓前角细胞炎、进行性肌萎缩等。头部向一侧偏斜称为斜颈,见于颈肌外伤、瘢痕收缩、先天性肌痉挛和斜颈。颈部运动受限并伴有疼痛,可见于软组织炎症、颈肌扭伤、肥大性脊椎炎、颈椎结核或肿瘤等。颈部强直为脑膜受刺激的特征,见于脑膜炎、蛛网膜下腔出血等。

3. 颈部皮肤与包块 颈部皮肤有无充血、肿胀、瘢痕、蜘蛛痣、皮肤感染(疖、痈、结核)、瘘管、神经性皮炎、银屑病等。颈部包块,检查时注意其部位、大小、数目、质地、活动度、与邻近器官的关系、有无压痛点等特点。如为淋巴结肿大,质地不硬,有轻度压痛时,见于非特异性淋巴结炎;如质地较硬且伴有纵隔、胸腔或腹腔病变的症状或体征,应考虑到恶性肿瘤的淋巴结转移;如为全身性、无痛性淋巴结肿大,见于血液系统疾病。如包块呈圆形、表面光滑、有囊性感、按压能缩小,见于囊状瘤。如颈部包块弹性大又无全身症状,见于囊肿。肿大的甲状腺和甲状腺来源的包块,在做吞咽动作时可随吞咽上下移动,可与颈前其他包块鉴别。

(二) 颈部血管

1. 颈静脉 正常人在静坐或半坐卧位时颈静脉不显露,平卧时颈外静脉可稍见充盈,充盈的水平仅限于锁骨上缘至下颌角距离的下 2/3 以内。

(1)颈静脉充盈:在直立或坐位时见到明显的静脉充盈、怒张或搏动,或取 30°～45° 半坐卧位时,颈静脉充盈度超过正常水平,称为颈静脉怒张,提示静脉压增高,见于右心功能不全、缩窄性心包炎、心包积液或上腔静脉综合征。对颈静脉怒张的患者应检查肝-颈静脉回流征,检查方法:用手压迫肝脏,可使颈静脉怒张更明显,临床上称为肝-颈静脉回流征阳性。上述四种病症均可见肝-颈静脉回流征阳性。

(2)颈静脉搏动:正常情况下不出现,如果出现,可见于三尖瓣关闭不全、右心衰竭、颈静脉怒张。静脉搏动幅度小范围弥散,触诊时无搏动感。

2. 颈动脉 正常人在安静状态下颈动脉搏动不易看到或很微弱,只有在剧烈活动后心搏出量增加时才可见微弱的搏动。如果在安静状态下看到颈动脉明显搏动,可见于主动脉瓣关闭不全、高血压、甲状腺功能亢进症和严重的贫血患者。

3. 颈部血管听诊 被检者取坐位,用钟型听诊器听诊有无杂音,注意其部位、强度、性质、音调、传播方向等。颈部动脉血管处听到收缩期杂音,应考虑颈动脉或椎动脉狭窄,多因大动脉炎或动脉硬化引起。锁骨上窝的收缩期吹风样杂音,可能为锁骨下动脉狭窄所致,既有上述原因,又见于颈肋压迫者。颈静脉杂音最常出现在右侧颈下部,随体位变动、转颈、呼吸等改变其性质,与动脉杂音不同。如在右锁骨上窝听到低调、柔和、连续性杂音,则可能为颈静脉血管快速流入上腔静脉口径较宽的球部所产生,这种静脉音是生理性的,坐位时明显,平卧或用手指压迫颈静脉后即可消失。

(三)甲状腺

正常甲状腺峡部位于环状软骨下方的气管环上,两侧叶向后围绕气管两侧,部分被胸锁乳突肌覆盖,两侧对称,表面光滑,质地柔软,不易触及。

1. 视诊 观察甲状腺的大小和对称性。正常人甲状腺不明显,女性在青春期可略增大,嘱被检者两手放于枕后,头轻度后仰,然后做吞咽动作,可见甲状腺随吞咽动作而向上移动。

2. 触诊 当视诊不能确定轮廓及性质时,可借助于触诊。甲状腺触诊方法如下。

(1) 从前面触诊甲状腺:检查者立(坐)于被检者对面,检查右叶时患者头略向右倾,检查者以右手拇指将甲状腺推向右侧,用左手拇指触摸甲状腺右叶,换手检查左叶。也可用单手触诊,检查右叶时,检查者以左手拇指置于环状软骨下气管左侧,将甲状腺推向右侧,其余三指触摸甲状腺右叶,再用右手检查左叶。

(2) 从后方触诊甲状腺:检查者位于被检者身后,双手拇指置于被检者颈后部,其余四指绕至颈部前下方,示指和中指尖于环状软骨下方触诊甲状腺峡部,检查右叶时请患者头微侧向右方,检查者以左手指将甲状腺轻推向右侧,以右手触摸甲状腺右叶的大小、形状、质地、表面形态,有无结节、压痛及震颤。再用同样方法检查左叶甲状腺。当触及肿块时,嘱被检者咽口水,若肿块随吞咽上下移动,证实为甲状腺肿块,可借此与颈前其他肿块相鉴别。甲状腺肿大程度分为:①Ⅰ度:能触及,不能看见。②Ⅱ度:既能触及又能看见,在胸锁乳突肌以内。③Ⅲ度:超过胸锁乳突肌外缘。听诊发现甲状腺肿大时,应以钟型听诊器置于甲状腺上进行听诊。甲状腺功能亢进时,由于甲状腺动脉血流加速,可听到连续性或收缩期血管杂音(图3-13)。

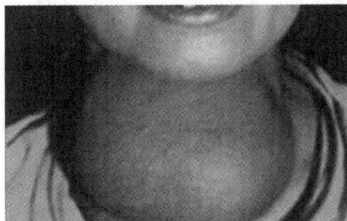

(a)甲状腺Ⅱ度肿大   (b)甲状腺Ⅲ度肿大

图3-13 甲状腺肿大

甲状腺肿大的意义:

(1) 甲状腺功能亢进:质地柔软,可有震颤和血管杂音。

(2) 单纯性甲状腺肿:既可为弥漫性,也可为结节性,不伴有甲状腺功能亢进体征。

(3) 甲状腺癌:有结节感,不规则,质硬。

(4) 慢性淋巴性甲状腺炎:弥漫性或结节性肿大,质韧。

(5) 甲状旁腺腺癌:位于甲状腺之后,甲状旁腺功能亢进(见于高钙、骨痛、结石)。

(四)气管

被检者取端坐或仰卧位,头部摆正,两肩等高,使颈部处于自然正中位置。检查者将右手示指与环指分别置于被检者两侧胸锁关节上,中指于胸骨上窝触到气管,观察中指与示指和环指间距离,正常人两侧距离相等,气管居中。

气管移位:偏向健侧时,见于胸腔积液、积气,纵隔肿瘤,单侧甲状腺肿大;偏向患侧时见于肺不张、肺硬化、胸膜粘连。

第四节　胸部检查

胸部是指颈部以下至腹部以上的区域。胸部检查内容包括胸廓、胸壁、乳房、纵隔、支气管、肺和胸膜、心脏、血管、淋巴结等。胸部检查应在室内温暖和光线充足的环境中进行。被检者通常采取坐位或卧位,尽可能暴露检查部位。传统的胸部物理检查包括视诊、触诊、叩诊、听诊四部分,要按顺序进行检查。先检查前胸和两侧胸部,再检查背部。

一、胸部的体表标志

胸部体表的一些骨骼标志(图3-14、图3-15)、自然陷窝和人工划线或分区(图3-16)可用来标记胸部脏器的位置和轮廓,也可用来描述体征的位置和范围,还可以用于记录穿刺或手术的部位,因此掌握这些体表标志十分重要。

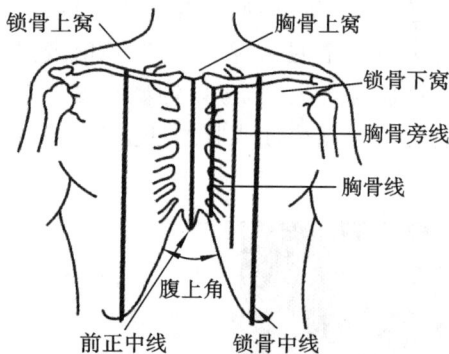

图3-14　前胸部自然标志　　　　图3-15　后背部自然标志　　　　图3-16　侧胸壁垂直标志

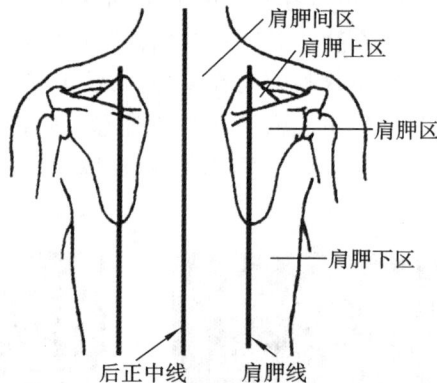

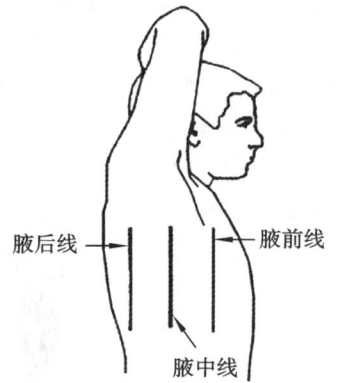

（一）骨骼标志

1. 胸骨上切迹　位于胸骨柄的上方。正常情况下气管位于切迹正中。

2. 胸骨柄　为胸骨上端略呈六角形的骨块。其上部两侧与左右锁骨的胸骨端相连接,下方则于胸骨体相连。

3. 胸骨角(又称 Louis 角)　为胸骨柄与胸骨体的连接处向前突起而成。其两侧分别与左右第2肋软骨连接。是前胸壁计数肋骨和肋间隙顺序的主要标志。

4. 剑突　位于胸骨体下端的突出部分,呈三角形,其底部与胸骨体相连。

5. 腹上角　为左右肋弓在胸骨下端会合处形成的夹角。相当于胸膈的穹窿部。正常为70°～110°。体型瘦长者角度较小,体型矮胖者角度较大。其后为肝脏左叶、胃、胰腺所在区域。

6. 肋骨　共12对,每根肋骨方向由后上方向前下方倾斜,倾斜度上方稍小,下方略大。第1～10肋骨在前胸部借各自的肋软骨与胸骨相连;第11、12肋骨不与胸骨相连,其前端为游离缘,称为浮肋。肋骨除锁骨和肩胛骨掩盖部分外,大多能在胸壁触及。

7. 肋间隙 为两个肋骨之间的空隙。第 1 肋骨下面的间隙为第 1 肋间隙,其余的以此类推。

8. 脊柱棘突 是后正中线的标志,位于颈部的第 7 颈椎棘突最突出,其下为胸椎的起点,以此为计数胸椎的标志。

9. 肩胛骨 位于后胸壁第 2～8 肋骨之间。肩胛骨呈三角形,其下部尖端为肩胛下角。被检者取直立位或坐位,两上肢自然下垂时,肩胛下角可作为第 7 或第 8 肋骨的水平标志,或相当于第 8 胸椎的水平。可作为后胸部计数肋骨的标志。

10. 肩胛下角 为肩胛骨的最下角。被检者双手自然下垂,肩胛下角平对第 7 或第 8 肋间隙,以此为计数后胸部肋骨的标志。

11. 肋脊角 为第 12 肋骨与脊柱构成的夹角。其前方为肾脏和输尿管所在的区域。

（二）自然陷窝和解剖区域

1. 胸骨上窝 为胸骨柄上方的凹陷部,正常人气管位于其后正中。

2. 腋窝（左、右） 为上肢内侧与胸壁相连的凹陷部。

3. 锁骨上窝（左、右） 为锁骨上方的凹陷部,相当于两肺上叶肺尖的上部。

4. 锁骨下凹（左、右） 为锁骨下方的凹陷部,其下界为第 3 前肋骨下缘。相当于两肺上叶肺尖的下部。

5. 肩胛上区（左、右） 为肩胛冈以上的区域,其外上界为斜方肌的上缘。相当于上叶肺尖的下部。

6. 肩胛下区（左、右） 为两肩胛下角的连线与第 12 胸椎水平线之间的区域。后正中线将此区分为左右两部。

7. 肩胛间区（左、右） 两肩胛骨内缘之间的区域。后正中线将此区分为左右两部。

8. 肩胛区（左、右） 为肩胛冈以下、肩胛下角以上、肩胛骨内缘以外的区域。

（三）人工垂直划线标志和分区

1. 前正中线 为通过胸骨正中的垂直线,即胸骨中线。为胸骨柄上缘的中点到剑突中央的垂直线。

2. 锁骨中线（左、右） 为通过锁骨的肩峰端与胸骨端中点的垂直线。即通过锁骨中点向下的垂线。

3. 胸骨线（左、右） 为沿胸骨边缘与前正中线平行的垂直线。

4. 腋前线（左、右） 为通过腋窝前皱襞沿前侧胸壁向下的垂直线。

5. 腋后线（左、右） 为通过腋窝后皱襞沿后侧胸壁向下的垂直线。

6. 腋中线（左、右） 为自腋窝顶端于腋前线和腋后线之间中点向下的垂直线。

7. 肩胛线（左、右） 为双臂下垂时通过肩胛下角与脊柱平行的垂直线。

8. 后正中线 即脊柱中线,为通过脊椎棘突,或沿脊柱正中下行的垂直线。

二、胸壁、胸廓与乳房

（一）胸壁

检查胸壁时主要通过视诊和触诊进行。应注意胸廓的形态有无异常或畸形,以及营养状态、皮肤、血管、淋巴结、肌肉和骨骼的情况。

1. 视诊

（1）胸壁皮肤:注意胸壁皮肤是否苍白,有无出血点和黄染。

（2）静脉:正常胸壁静脉不易显现,当上腔静脉或下腔静脉血流受阻建立侧支循环时,胸壁静脉充盈或曲张,必须检查血流方向。检查者用示指和中指压迫血管并分别向两端推移,使两手指之间一段缺血塌陷,然后放松压迫上端血管的手指。如血管迅速被血流充盈,证明静脉血流方向由上而下,提示有上腔静脉阻塞。反之,如放松压迫下端血管的手指,血流迅速充盈血管,说明静脉血流方向由下而上,提示有下腔静脉阻塞。

2. 触诊

（1）皮下气肿：胸部皮下组织有气体积存时称为皮下气肿。检查时检查者以手按压皮下气肿的皮肤，引起气体在皮下组织内移动，可出现捻发感或握雪感。用听诊器加压听诊，可听到类似捻发的声音。大多是由于肺、气管或胸膜受损，气体自病变部位逸出，积存于皮下所致。偶见于胸壁产气杆菌感染而发生。严重者气体由胸壁皮下向颈部、腹部或其他部位的皮下蔓延。

（2）皮下水肿：被检者仰卧位时水肿常发生在背部。用手指轻压皮肤，可见到凹陷性水肿。

（3）胸壁压痛：正常情况下胸壁无压痛。肋间神经炎、肋软骨炎、胸壁软组织炎、肋骨骨折的患者，受累的胸壁局部可有压痛。胸骨压痛和叩击痛常见于白血病。

（4）肋间隙回缩或膨隆：吸气时肋间隙回缩提示呼吸道阻塞，使吸气时气体不能自由进入肺内。肋间隙膨隆见于大量胸腔积液、张力性气胸或严重的肺气肿者用力呼气时。此时，胸壁肿瘤、主动脉瘤或婴儿和儿童时期心脏明显增大，其相应局部的肋间隙常膨出。

（二）胸廓

1. 正常胸廓　正常人胸廓两侧大致对称，呈椭圆形。双肩对称，基本在同一水平上。锁骨前突，锁骨上下凹陷。成年人胸廓前后径较左右径为短，两者之比为1∶1.5。小儿和老年人胸廓的前后径略小于左右径或几乎相等，呈圆柱形（图3-17）。

2. 异常胸廓

（1）桶状胸：胸廓前后径增加，前后径与左右径几乎相等，甚至超过左右径，呈圆桶状。肋间隙增宽且饱满，两侧肋骨平举与脊柱的夹角大于45°，腹上角增大，且呼吸时改变不明显。常见于肺气肿，也可见于老年人或矮胖体型者（图3-18）。

（2）扁平胸：胸廓呈扁平状，前后径不到左右径的一半。见于慢性消耗性疾病，如肺结核等，也见于瘦长体型者（图3-19）。

（3）佝偻病胸：多见于儿童，由佝偻病所致胸廓改变。沿胸骨两侧各肋软骨与肋骨交界处常隆起，形成串珠状，称佝偻病肋串珠。胸廓的上下距离较短，前后径略长于左右径，胸骨下端常前突，胸廓前侧壁肋骨凹陷，称为鸡胸（图3-20）。下胸部前面的肋骨常外翻，自剑突沿膈肌附着处向内凹陷，形成一带状沟，称为肋膈沟。胸骨剑突处显著内陷，形似漏斗，称为漏斗胸（图3-21）。

（4）胸廓一侧变形：胸廓一侧膨隆多见于一侧胸腔大量积液、气胸或一侧严重代偿性肺气肿等。胸廓一侧平坦或下陷，常见于肺不张、肺纤维化、广泛胸膜增厚和粘连。

（5）胸廓局部隆起：见于心脏明显增大、心包大量积液、主动脉瘤、胸内或胸壁肿瘤，使局部膨隆。还可见于肋软骨炎和肋骨骨折。

（6）脊柱畸形引起胸廓改变：由于脊柱发育不良、结核、肿瘤、外伤等可引起脊柱严重前凸、后凹或侧凸，导致胸廓两侧不对称，肋间隙增宽或变窄。严重畸形可引起呼吸、循环功能障碍。

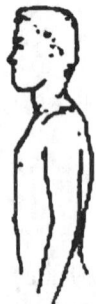

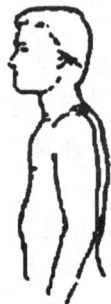

图 3-17　正常人胸廓　　　　　　　　图 3-18　桶状胸　　　　　　　图 3-19　扁平胸（漏斗胸）

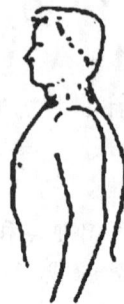

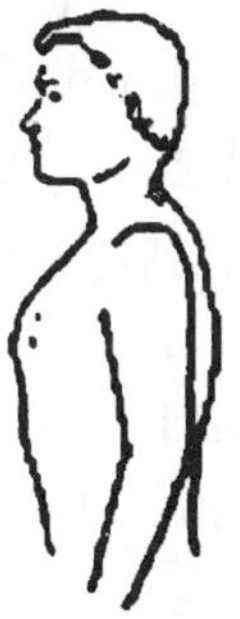

图 3-20　鸡胸

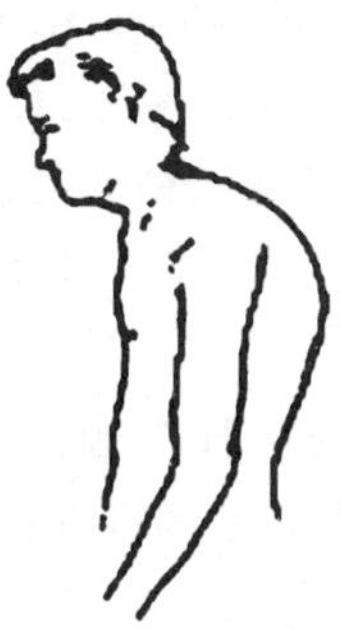

图 3-21　漏斗胸(脊柱后凸)

（三）乳房

乳房的上界是第 2 或第 3 肋骨,下界是第 6 或第 7 肋骨,内界起于胸骨缘,外界止于腋前线。被检者采取坐位或仰卧位均可,充分暴露胸部,有良好的光线,一般先做视诊,再做触诊。

1. 视诊　正常儿童和男子乳房较小,乳头位于锁骨中线第 4 肋间隙处。正常女性乳房在青春期逐渐增大,呈半球状,乳头也逐渐长大呈圆柱状,乳头和乳晕色泽较深。

（1）对称性:正常女性坐位时两侧乳房基本对称。一侧乳房明显增大见于先天畸形、囊肿形成、炎症或肿瘤等。一侧乳房明显缩小,多因发育不全所致。

（2）乳房表观情况:注意乳房皮肤颜色及有无红肿、溃疡、瘢痕、皮疹、色素沉着和凹陷等。乳房皮肤发红伴有局部肿、热、痛,提示乳腺炎。乳房皮肤深红,不伴有局部热、痛,提示乳腺癌累及浅表淋巴管引起的癌性淋巴管炎。乳房皮肤水肿,应注意其确切部位和范围。乳腺癌引起的乳头水肿可使毛囊及毛囊孔明显下陷,局部皮肤呈现"橘皮"样。炎性水肿为炎症刺激毛细血管,导致其通透性增加,血浆渗入组织间隙所致,常伴有皮肤发红。乳房瘘管及溃疡可为乳腺结核或脓肿。

（3）乳头:注意乳头的位置、大小,两侧是否对称,有无倒置或内翻,仔细检查乳头是否有分泌物。乳头回缩,如系自幼发生,为发育异常;如系近期发生,则为癌变。非哺乳期乳头出现分泌物,提示乳腺导管有病变,分泌物呈浆液性(黄色、绿色或血性)。出血最常见于导管内良性乳突状瘤所引起,也见于乳癌的患者。妊娠期乳头及其活动性均增大。肾上腺皮质功能减退时乳晕可出现明显的色素沉着。

（4）皮肤回缩:乳房皮肤回缩可因外伤、炎症、恶性肿瘤引起。外伤和炎症可使局部脂肪坏死,成纤维细胞增生,造成受累区域乳房表层和深层之间悬韧带纤维缩短。必须注意如无确切的乳房急性炎症病史,皮肤回缩常提示恶性肿瘤的存在。检查时请患者接受各种能使前胸肌收缩、乳房悬韧带拉紧的上肢动作,如双手上举超过头部,或相互推压双手掌面或双手推压两侧髋部等,均有助于查见乳房皮肤或乳头回缩的征象。

（5）腋窝和锁骨上窝:完整的乳房视诊还应包括乳房淋巴引流最重要的区域。必须详细观察腋窝和锁骨上窝有无红肿、包块、溃疡、瘘管和瘢痕。

2. 触诊　触诊乳房时,被检者取坐位,两臂下垂或双手高举过头或双手叉腰进行检查。先查健侧,再查患侧。检查者的手指或手掌平放在乳房上,用指腹轻施压力,做旋转式来回滑动进行触诊。以乳头为中心作一垂直线和水平线,将乳房分为外上、外下、内下、内上四个象限。检查左侧乳房从外上象限开始顺时针方向由浅入深进行触诊,四个象限检查完毕后检查乳头;检查右侧乳房则沿逆时针方向进行,触诊乳房时应着重注意其硬度、皮肤温度和弹性,有无红肿、压痛和包块。正常乳房柔软有弹性,可有颗粒及坚韧感。乳房皮下脂肪的多少,可影响乳房触诊的感觉,青年人乳房柔软,质地均匀,老年人多呈纤维和结节感。乳房是由腺体组织的乳腺小叶组成,触诊时切不可把乳腺小叶误认为肿块。月经期乳腺小叶充血,乳房有紧张感,妊娠期乳房胀大而柔韧,哺乳期有结节感。

（1）硬度和弹性:乳房硬度增加和弹性消失,提示局部皮下组织被炎症或新生物浸润,为炎症或肿瘤所致。乳头失去弹性可能为乳晕癌肿存在。

（2）压痛：乳房局部压痛见于炎症、月经期,乳腺囊性增生,乳腺癌则很少出现压痛。

（3）包块：如有包块,应注意部位、数目、大小、质地、活动度,确定包块有无压痛及压痛的程度,边缘是否清楚,与周围组织有无粘连等。如果肿块外形规整、表面光滑、质地较软或呈囊性、边界清楚、无粘连、可活动,多见于良性肿瘤；如果肿块外形凹凸不平、质地坚硬、边界不清、与周围组织粘连、活动度差,多见于恶性肿瘤。

乳房触诊后,还应仔细触诊腋窝、锁骨上窝及颈部淋巴结是否有肿大或其他异常。因此处常为乳房炎症或恶性肿瘤扩展和转移的所在。

三、肺脏和胸膜

检查肺脏和胸膜时,被检者可采取坐位或仰卧位,脱去上衣充分暴露胸部。室内光线充足,环境温暖舒适,避免因寒冷诱发肌颤,从而造成视诊不满意和听诊音被干扰。检查顺序：先前胸,后侧胸及背部,先上后下,注意左右对比。

（一）视诊

1. 呼吸运动　呼吸运动是通过膈肌和肋间肌的收缩和舒张活动来完成的。表现为平静吸气时为主动运动,此时肋间外肌收缩,胸廓前部肋骨向上外方移动,膈肌收缩下移使腹部突出,胸廓增大,胸膜腔内负压增高,肺扩张,空气经呼吸道进入肺内。平静呼气时为被动运动,此时肋间外肌松弛,胸廓前部肋骨向下内方移动,膈肌松弛,腹部回缩,肺脏弹力回缩,胸廓缩小,胸腔内负压降低,肺内气体呼出。正常人呼吸时可见胸廓起伏,呼吸运动左右对称。若呼吸运动不对称,提示减弱的一侧有病变。检查呼吸运动时除观察呼吸运动的对称性外,还应注意呼吸运动的类型和有无呼吸困难等。

（1）呼吸运动类型：正常男性和儿童的呼吸以膈肌运动为主,胸廓下部和腹壁动度较大,形成腹式呼吸为主；女性呼吸则以肋间肌运动为主,形成胸式呼吸为主。当肺和胸膜病变时,如肺炎、重症肺结核、胸膜炎、肋间神经痛、肋骨骨折等,均可使胸式呼吸减弱,腹式呼吸增强。腹膜炎、大量腹腔积液、腹腔内巨大肿瘤、肝脾重度肿大、妊娠晚期等,膈肌向下运动受限,可使腹式呼吸减弱,胸式呼吸增强。

（2）有无呼吸困难：呼吸困难分为吸气性、呼气性和混合性的呼吸困难。上呼吸道部分阻塞患者,因气流不能顺利进入肺内,当吸气时呼吸肌收缩,造成肺内负压极度增高,引起吸气时间延长,可见吸气时胸骨上窝、锁骨上窝、肋间隙及剑突下向内凹陷,称为"三凹征"。因吸气时间延长,又称吸气性呼吸困难,临床常见于气管异物、气管肿瘤、急性喉炎、白喉等。下呼吸道部分阻塞患者,因气流呼出不畅,呼气需要用力,可见呼气明显延长,肋间隙膨隆,称为呼气性呼吸困难,常见于支气管哮喘和阻塞性肺气肿。同时既有吸气性又有呼气性呼吸困难,称为混合性的呼吸困难。

2. 呼吸频率　正常成人静息状态下,呼吸频率为 $16\sim20$ 次/分,呼吸频率与脉搏之比为 $1:4$。新生儿约为 44 次/分,以后随着年龄增长而逐渐减慢。常见的呼吸频率改变如下。

（1）呼吸过速：指呼吸频率超过 24 次/分,见于发热、疼痛、甲状腺功能亢进、贫血及心力衰竭等。一般体温每升高 1 ℃,呼吸加快 4 次/分。

（2）呼吸过缓：指成人呼吸频率低于 12 次/分,呼吸浅慢见于麻醉剂或镇静剂过量、颅内压增高等。

3. 呼吸深度的变化　呼吸浅快见于呼吸肌麻痹、腹腔积液、严重鼓肠、肥胖,以及肺部疾病,如肺炎、胸膜炎、胸腔积液和气胸等。呼吸深快见于剧烈运动时,因机体需氧量增加,需要增加肺内气体交换之故。此外,当情绪激动或过度紧张时,也常出现呼吸深快,并伴有过度通气现象,严重者动脉二氧化碳分压降低,引起呼吸性碱中毒,患者感觉口周及四肢肢端发麻,严重者可发生手足搐搦及呼吸暂停。呼吸深慢,见于代谢性酸中毒,如糖尿病酮症酸中毒、尿毒症酸中毒,此种深长的呼吸,称为库斯莫尔（Kussmaul）呼吸。

4. 呼吸节律　正常成人静息状态下,呼吸的节律基本上是均匀而整齐的。常见的呼吸节律改变如下。

（1）潮式呼吸：又称陈-施（Cheyne-Stokes）呼吸,是一种由浅慢逐渐变为深快,然后再由深快转为浅慢,随之出现一段呼吸暂停后,又开始交替出现上述变化的周围性呼吸。潮式呼吸周期可长达30 s至2 min,暂停期可持续5～30 s,所以要较长时间仔细观察才能了解周期性节律变化的全过程。

(2)间停呼吸:又称比奥(Biot)呼吸,表现为规律呼吸几次后,突然停止一段时间,又开始呼吸,如此周而复始。同潮式呼吸相比,该呼吸的深度大致相等。

以上两种周期性呼吸节律变化均表示呼吸中枢的兴奋性降低,使调节呼吸的反馈系统失常。只有当缺氧严重,二氧化碳潴留至一定程度时,才能刺激呼吸中枢,促使呼吸恢复和加强;当积聚的二氧化碳呼出后,呼吸中枢又失去有效的兴奋性,使呼吸又再次减弱而暂停。这种呼吸节律的变化多发生于中枢神经系统疾病,如脑炎、脑膜炎、颅内压增高及某些中毒,如糖尿病酮中毒、巴比妥中毒等。临床上以潮式呼吸多见,而间停呼吸较潮式呼吸更加严重,预后多不良,常在临终前发生。但必须注意有些老年人熟睡时也可出现潮式呼吸,此为脑动脉硬化,中枢神经供血不足的表现(图 3-22)。

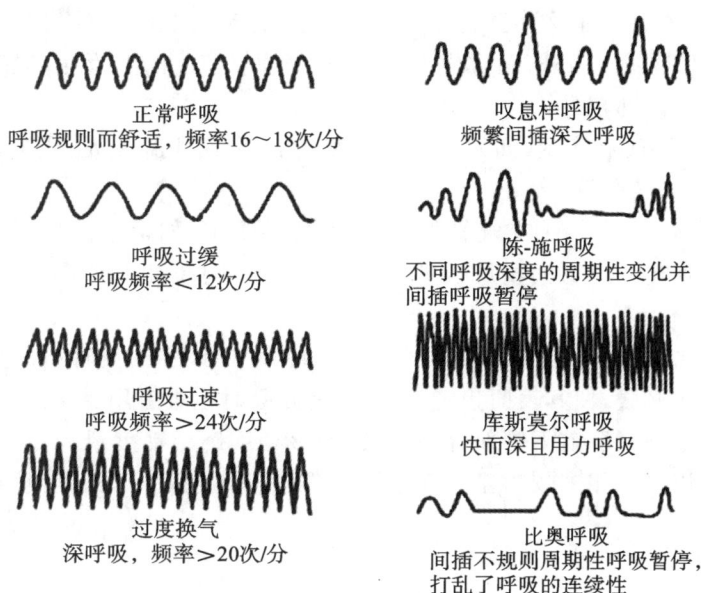

正常呼吸
呼吸规则而舒适,频率16～18次/分

呼吸过缓
呼吸频率<12次/分

呼吸过速
呼吸频率>24次/分

过度换气
深呼吸,频率>20次/分

叹息样呼吸
频繁间插深大呼吸

陈-施呼吸
不同呼吸深度的周期性变化并
间插呼吸暂停

库斯莫尔呼吸
快而深且用力呼吸

比奥呼吸
间插不规则周期性呼吸暂停,
打乱了呼吸的连续性

图 3-22 呼吸频率与节律变化

(3)抑制性呼吸:此为胸部发生剧烈疼痛所致的吸气相突然中断,呼吸运动短暂地突然受到抑制,患者表情痛苦,呼吸较正常浅而快,见于急性胸膜炎、胸膜恶性肿瘤、严重胸部外伤等。

(4)叹息样呼吸:表现在一段正常呼吸节律中插入一次深大呼吸,并常伴叹息声。当患者注意力过于集中于自己的呼吸时,则发生这种呼吸的次数增多,注意力转移时则呼吸正常。多为功能性改变,常见于神经官能症、精神紧张的人。

常见异常呼吸类型的病因及特点见表 3-2。

表 3-2 常见异常呼吸类型的病因及特点

类 型	病 因	特 点
呼吸停止	心脏停搏	呼吸消失
Biot 呼吸	颅内压增高,药物引起的呼吸抑制、大脑损害(通常于延髓水平)	规则呼吸后出现较长时间呼吸停止,之后又开始呼吸
Cheyne-Stokes 呼吸	药物引起的呼吸抑制,充血性心力衰竭,大脑损伤(通常于脑皮质水平)	不规则呼吸呈周期性,呼吸频率和深度逐渐增加和逐渐减少以致呼吸暂停相交替出现
kussmaul 呼吸	代谢性酸中毒	呼吸深快

（二）触诊

1. 胸廓扩张度 即呼吸时的胸廓动度，一般在胸廓前下部检查较易获得，因该处胸廓呼吸时动度最大。前胸廓扩张度的测定，检查者双手置于胸廓下面的前侧部，左右拇指分别沿两侧肋缘指向剑突，拇指尖在前正中线两侧对称部位，手掌和其余4手指置于前侧胸壁。后胸廓扩张度的测定，则将两侧皮肤向中线轻推。嘱患者做深呼吸运动，观察比较两手的动度是否一致。若一侧胸廓扩张受限，见于大量胸腔积液、气胸、胸膜增厚和肺不张等。

2. 语音震颤 语音震颤是被检者发出声音，声波自喉部沿气管、支气管及肺泡传到胸壁所引起的共鸣振动，可由检查者的手感触到震动，故又称为触觉语颤。检查者将双手掌尺侧缘放在胸壁两侧的对称部位，然后嘱被检者重复发出"yi"的长音，从上到下，从内到外，由前胸到侧胸及后背，双手交换，比较两手掌相应部位语音震颤的异同，根据其振动的增强和减弱，可判断胸内病变的性质。

语音震颤在两侧前后的上胸部及沿着气管和支气管前后走向的区域，故肩胛间区及其左右胸骨旁第1、2肋间隙部位最强，肺底最弱。另外，正常成人、男性和消瘦者，比儿童、女性和肥胖者较强；前胸上部和右胸上部比前胸下部、左胸上部较强。

（1）语音震颤增强见于：①肺实变，如大叶性肺炎实变期、大面积肺梗死、压迫性肺不张等。②肺内巨大空腔，如空洞型肺结核、肺脓肿等。

（2）语音震颤减弱或消失见于：①支气管阻塞：声波传导受阻，如阻塞性肺不张。②肺泡内含气量增多：肺组织密度降低，如肺气肿。③大量胸腔积液或气胸。④胸膜高度增厚粘连。⑤胸壁皮下气肿或水肿。

3. 胸膜摩擦感 正常人胸膜腔内有少量液体，起到润滑作用，故呼吸时不产生摩擦感。当急性胸膜炎症时，因纤维蛋白沉着于胸膜，使其表面粗糙，当被检者呼吸时检查者用手掌触诊，若有皮革相互摩擦感觉，称为胸膜摩擦感。一般在胸廓前下侧部容易触及，因该处胸廓活动度最大，深吸气末尤其明显。通常于呼吸两相均可触及，但以吸气相末较明显。临床见于纤维素性胸膜炎、渗出性胸膜炎早期或胸腔积液被吸收尚未形成粘连时。

（三）叩诊

1. 叩诊方法 胸部叩诊是利用胸廓、肺组织的物理特性，叩击时产生不同音响，以判断肺部病变的存在及其性质。叩诊时，受检者取坐位或卧位，放松肌肉，两臂下垂，呼吸均匀。坐位检查前胸时胸部稍向前挺；检查侧胸时，上肢抱头；检查背部时上身前倾，头略低，双手交叉抱肘或抱肩。取卧位时，先仰卧检查前胸，然后侧卧检查侧胸部及背部。叩诊顺序是自肺尖开始，叩出肺尖的宽度后，从第1肋间隙开始逐个肋间隙检查，直至肺底膈活动范围被确定为止。检查顺序为从上到下，从外到内，左右两侧对比。从前胸到侧胸，最后为背部。仔细辨别叩诊音的变化。叩诊时主要是腕关节和掌指关节运动，肩关节和肘关节应尽量不动。

（1）间接叩诊：检查者以左手中指为板指，平贴肋间隙，并与肋骨平行。但在叩肩胛区时，板指可以与脊柱平行。用右手中指指端以垂直方向叩击板指第2节指骨前端，每次叩2～3次。叩击力量需均匀，轻重适当。判断由胸壁及其下面的结构发出的声音。

（2）直接叩诊：检查者将右手2～4指并拢，以其指腹对胸壁进行直接拍击被检部位，以了解不同部位的声音改变。该法适用于面积广泛的病变，如大量气胸、胸腔积液等。

2. 影响叩诊音的因素

（1）胸壁组织增厚：如皮下脂肪较多，肌肉层较厚，乳房较大和水肿等，可使叩诊音变浊。

（2）胸壁骨骼支架增大：可加强共鸣作用。肋软骨钙化，胸廓变硬，可使叩诊的震动向四方散播的范围增大，叩诊定界较难。

（3）胸腔内积液：可影响叩诊的震动及声音的传播。

（4）肺内含气量：肺泡的张力、弹性等改变，均可影响叩诊音。如深吸气时，肺泡张力增加，叩诊音调也增高。

3. 叩诊音的分类 胸部叩诊音可分为清音、鼓音、过清音、浊音、实音,在强度、音调、时限和性质方面具有各自的特点(表3-3)。

表3-3 胸部叩诊音的类型和特点

类型	强度	音调	时限	性质	常见人群/部位
清音	响亮	低	长	空响	正常人
过清音	极响亮	极低	较长	回响	肺气肿患者
鼓音	响亮	高	中等	鼓响样	正常人左胸前下方
浊音	中等	中~高	中等	重击声样	心脏、肝脏被肺的边缘覆盖部分
实音	弱	高	短	极钝	实质性脏器、大量胸腔积液、肺实变患者

4. 正常胸部叩诊音

(1)正常胸部叩诊:叩诊音与肺泡的含气量、胸壁厚薄以及邻近器官有关。正常胸部叩诊为清音,但各部位略有不同。前胸上部较下部稍浊;左上肺叩诊较右上肺叩诊稍浊;左侧心缘稍浊;左腋前线下方因靠近胃泡叩诊呈鼓音;右下肺受肝脏影响叩诊稍浊;背部较前胸稍浊。右侧腋下部因受肝脏的影响叩诊音稍浊,而左侧腋前线下方有胃泡的存在,故叩诊呈鼓音,又称Traube's鼓音区(图3-23)。

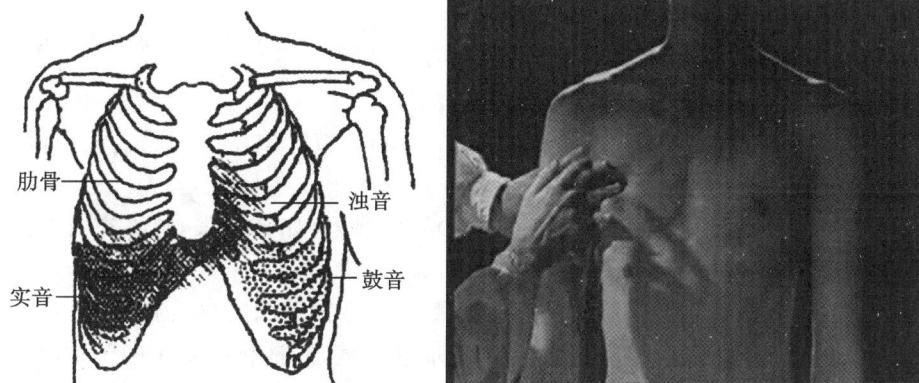

图3-23 正常前胸叩诊音

(2)肺界叩诊:

①肺上界:即肺尖部的上界,内侧为颈肌,外侧为肩胛带。叩诊方法:自斜方肌前缘中央开始叩诊为清音,逐渐向外侧和内侧叩诊,直至清音变为浊音为止。两者之间距离即肺尖的宽度,又称Kronig峡,正常为5~6 cm。因右肺尖位置较低,右肩胛带的肌肉较发达,所以右侧较左侧稍窄。清音带缩小或消失,叩诊呈浊音,见于肺结核所致的肺尖浸润和纤维性变及萎缩、肺尖肿瘤及胸膜增厚;清音带增宽,叩诊稍呈过清音,见于肺气肿、气胸、肺尖部肺大泡等。

②肺前界:相当于心脏的绝对浊音界。正常人右肺前界在胸骨线位置,左肺前界在胸骨旁线第4~6肋间隙处。当心脏扩大、心包积液、主动脉瘤、肺门淋巴结明显肿大时,左右肺前界间的浊音区扩大,而肺气肿时则可使其缩小。

③肺下界:正常人平静呼吸时,肺下界锁骨中线在第6肋间隙,腋中线在第8肋间隙,肩胛线在第10肋间隙。两肺下界大致相同。要求检查时右侧由清音移至浊音,叩出锁骨中线、腋中线、肩胛下角线三条线上的肺下界,左侧由于心浊音界的影响,可以只叩出后两条线。

正常人肺下界的位置可因体型、发育等情况不同而有差异,如矮胖体型可以上移1个肋间隙,瘦长型下移1个肋间隙。病理情况下,如肺纤维化、肺不张、腹腔积液、膈肌麻痹、肝脾大、腹腔内巨大肿瘤等时肺下界上移;肺气肿、腹腔内脏下垂时,肺下界下移。

(3) 肺下界移动度:相当于深呼吸时横膈移动范围。叩诊方法:首先于被检者平静呼吸时在肩胛下角线上由清音至浊音叩出肺下界的位置,做一标记。然后嘱被检者做深呼气,并且屏住呼吸,沿肩胛下角线继续向下叩诊,当由清音变为浊音时,即为肩胛线上肺下界的最低点。待被检者恢复平静呼吸后,同样先在肩胛线上叩出平静呼吸时肺下界,再嘱其做深呼气并且屏住呼吸,然后再由下向上叩诊,直至浊音变为清音时,即为肩胛线上肺下界的最高点。深吸气和深呼气时,最高至最低两个肺下界之间的距离即肺下界移动度。检查肺下界移动度一般叩肩胛线处,也可叩锁骨中线或腋中线处。正常人肺下界移动度为6~8 cm。

肺下界移动度减弱见于:①肺组织弹性消失,如肺气肿等;②肺组织萎缩,如肺不张和肺纤维化等;③肺组织炎症和水肿。当胸腔大量积液、积气及广泛胸膜增厚粘连时肺下界及其移动度不能叩得。膈神经麻痹患者,肺下界移动度消失(图3-24)。

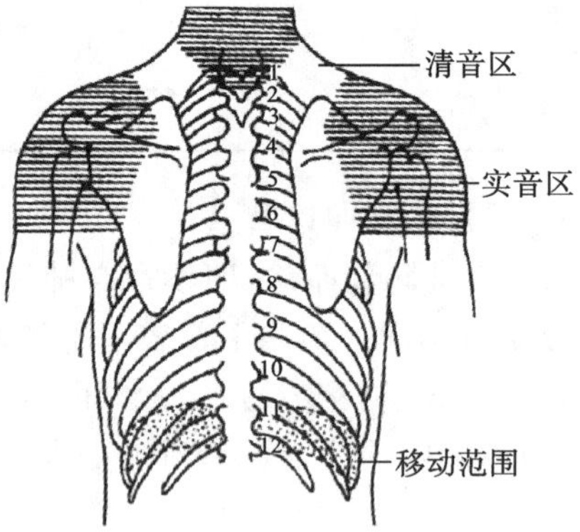

5. 胸部异常叩诊音 正常肺脏的清音区范围内,如出现过清音、鼓音、浊音或实音时则为异常叩诊音,提示肺、胸膜、膈或胸壁存在病理改变。异常叩诊音的类型取决于病变性质、范围大小及部位深浅。一般距胸部表面4 cm以上的深部病灶、直径小于3 cm的小范围病灶或少量胸腔积液时,常不能发现叩诊音的改变。

图3-24 正常肺尖宽度与肺下界移动度

(1) 叩诊呈过清音:见于肺张力减弱而含气量增多时,如肺气肿等。

(2) 叩诊呈鼓音:见于肺内大空腔病变,腔径大于3~4 cm,接近胸壁时,如气胸、空洞型肺结核、液化的肺脓肿等。

(3) 叩诊呈浊鼓音:当肺泡壁松弛,肺泡含气量减少的情况下,如肺不张,肺炎充血期或消散期和肺水肿等,局部叩诊时可呈现一种兼有浊音和鼓音特点的混合性叩诊音。

(4) 叩诊呈浊音或实音:见于:①肺部大面积含气量减少的病变,如肺炎、肺不张、肺结核、肺梗死、肺水肿及肺硬化等;②肺内占位性病变,如肺肿瘤、肺包虫或囊虫病、未液化的肺脓肿等;③胸腔积液、胸膜增厚等病变。

(四) 听诊

肺部听诊时,被检者取坐位或仰卧位,口微张开,以免空气通过口唇发出声音,保持呼吸均匀。听诊的顺序一般从肺尖开始,由上而下、从前胸到侧胸再听背部,要左右、上下进行对比。发现异常时嘱被检者深呼吸或咳嗽再听诊,注意有无变化。被检者微张口做均匀的呼吸,必要时可做较深的呼吸或咳嗽数声后立即听诊,这样更有利于察觉呼吸音及附加音的改变。

1. 正常呼吸音

(1) 气管呼吸音:是空气进出气管所发出的声音,粗糙、响亮且高调,吸气与呼气相几乎相等,于胸外气管上面可听及。一般无临床意义。

(2) 支气管呼吸音:为呼吸气流在声门、气管或主支气管形成湍流所产生的声音,如同将舌抬起经口呼气所发出的"ha"的声音,该呼吸音强而高调。吸气相短而呼气相长。正常人在喉部、胸骨上窝、背部第6、7颈椎和第1、2胸椎附近可闻及支气管呼吸音,且越靠近气管区,其音响越强,音调越低。

(3) 支气管肺泡呼吸音:又称混合呼吸音,兼具支气管呼吸音和肺泡呼吸音的特点。吸气音与肺泡呼吸音相似,但音调较高且较响亮。呼气音与支气管呼吸音相似,但强度较弱,音调较低,时间较短。正常人在胸骨两侧第1、2肋间,肩胛间区的第3、4胸椎水平及右肺尖可听到支气管肺泡呼吸音。其他部位听及支气管肺泡呼吸音提示有病变存在。

（4）肺泡呼吸音：为呼吸气流在细支气管和肺泡内进出所致。吸气时气流经支气管进入肺泡，使肺泡由松弛变为紧张，呼气时肺泡由紧张变为松弛。这种肺泡的弹性变化和气流的移动形成肺泡呼吸音。肺泡呼吸音为一种叹息样的或柔和吹风样声音，就像上齿咬下唇吸气时发出的"fu- fu"声，在大部分肺野内均可听及。其音调相对较低。该声音吸气相比呼气相音响较强，音调较高且时间较长。正常人胸部除支气管呼吸音部位和支气管肺泡呼吸音部位外其余部位均可闻及。肺组织较多且胸壁较薄的部位肺泡呼吸音较强，如乳房下部、肩胛下部肺泡呼吸音最强，其次为腋窝下部，而肺尖和肺下边缘较弱。矮胖者肺泡呼吸音较瘦长者为弱；男性肺泡呼吸音较女性强；儿童肺泡呼吸音较老年人强，因儿童胸壁较薄且肺泡富有弹性，而老年人肺泡缺乏弹性。

四种正常呼吸音特征的比较见表 3-4。

表 3-4　四种正常呼吸音特征的比较

特征	气管呼吸音	支气管呼吸音	支气管肺泡呼吸音	肺泡呼吸音
正常听诊区域	胸外气管	胸骨柄	主支气管	大部分肺野
音调	极高	高	中等	低
强度	极响亮	响亮	中等	柔和
吸：呼	1：1	1：3	1：1	3：1
性质	粗糙	管样	沙沙声，但管样	轻柔的沙沙声

2. 异常呼吸音

（1）异常肺泡呼吸音：

①肺泡呼吸音减弱或消失：可见于肺泡内空气通气量减少或进入肺内气体流速减慢，呼吸音传导障碍。可在局部、单侧或双肺出现。常见原因有：a. 胸廓活动受限，如胸痛、肋软骨骨化、肋骨切除；b. 呼吸肌疾病，如重症肌无力、膈肌瘫痪和膈肌痉挛等；c. 支气管阻塞，如阻塞性肺气肿、支气管狭窄等；d. 压迫性肺膨胀不全，如胸腔积液或气胸等；e. 腹部疾病，如大量腹腔积液、腹部巨大肿瘤等；f. 肺部疾病，如阻塞性肺气肿、肺纤维化；g. 全身衰竭、呼吸无力。

②肺泡呼吸音增强：a. 双侧肺泡呼吸音增强，常见于运动、发热、代谢亢进、缺氧兴奋呼吸中枢（贫血）、代谢性酸中毒等。b. 单侧肺泡呼吸增强，常见于一侧肺胸部病变引起呼吸音减弱，健侧肺发生代偿性肺泡呼吸音增强。

③呼气音延长：下呼吸道狭窄或部分阻塞、痉挛或狭窄，如支气管哮喘、支气管炎等，使呼吸道的阻力增加；或因肺泡弹性回缩力减弱，使呼气的驱动力减弱，如慢性阻塞性肺气肿等，均可造成呼气音延长。

④断续性呼吸音：为肺部局部的炎症或支气管狭窄，使气体不能均匀地进入肺泡，可引起呼吸音断续，因伴有短促的不规则的间歇，又称齿轮样呼吸音，多在肺尖部，常见于肺结核或肺炎。但在寒冷、疼痛或精神紧张时，呼吸肌也可发生断续的不均匀收缩，听到断续性肌肉收缩附加音。但与呼吸运动无关，应予鉴别。

⑤粗糙性呼吸音：为支气管黏膜轻度水肿或炎症浸润，造成内壁不光滑或狭窄，使气流通过不畅所形成。见于支气管或肺部炎症早期。

（2）异常支气管呼吸音：在正常肺泡呼吸音部位听到支气管呼吸音，即为异常支气管呼吸音，或称管状呼吸音。由以下因素引起：

①肺组织实变：支气管呼吸音通过较致密的实变的肺组织，传导良好在胸壁易于听到。实变范围越大越浅，其声音越强，反之则较弱。常见于大叶性肺炎实变期、肺梗死。

②肺内大空腔：当肺内大空腔与支气管相通，且其周围肺组织又有实变时，声音在空腔内共鸣，通过传导良好的肺实变组织，故可在胸壁听到支气管呼吸音。常见于肺脓肿或空洞型肺结核。

③压迫性肺不张：胸腔积液时压迫肺组织，发生压迫性肺不张，使肺组织密度增加，有利于支气管呼吸

音的传导,故于积液区上方有时可听到支气管呼吸音,但强度较弱而且遥远。

(3)异常支气管肺泡呼吸音:若在正常肺泡呼吸音的部位听到支气管肺泡呼吸音,即为异常支气管肺泡呼吸音,又称异常混合性呼吸音,因肺实变区较小,与正常肺组织相互掺杂;或者肺实变位置较深,被正常肺组织覆盖所致。常见于支气管肺炎、肺结核、大叶性肺炎初期或在胸腔积液上方压迫性肺膨胀不全的区域听及。

3. 啰音 啰音是呼吸音之外的附加音,该音正常情况下不存在,是非呼吸音的改变,按性质分为干啰音和湿啰音两种。

(1)干啰音:

①产生机制:由于气管、支气管或细支气管狭窄或部分阻塞,空气吸入或呼出时发生湍流所发出的声音。呼吸道狭窄或不完全阻塞的病理基础有:炎症引起的气道黏膜充血水肿和分泌物增加、支气管平滑肌痉挛、管腔内肿瘤或异物阻塞、肉芽肿以及管壁外肿大的淋巴结或纵隔肿瘤压迫等(图3-25)。

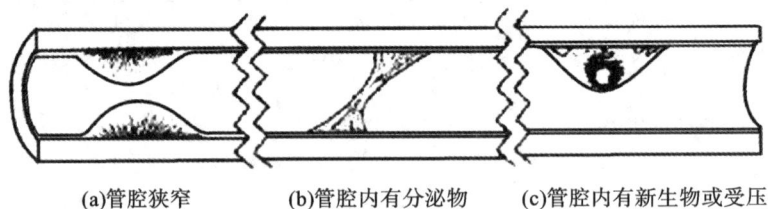

(a)管腔狭窄　　　(b)管腔内有分泌物　　　(c)管腔内有新生物或受压

图 3-25　干啰音产生机制

②特点:干啰音为一种持续时间较长带乐性的呼吸附加音,音调较高,在吸气相与呼气相都能听到,但以呼气相尤为明显,声音响度和性质容易改变,部位也易变换,在瞬间内数量可明显增减。发生于主支气管以上大气道的干啰音,有时不用听诊器也可听及,谓之喘鸣。

③分类:根据音调的高低分为高调和低调两种。高调的干啰音,又称哨笛音。音调高,其频率在500Hz以上,呈短促的"zhi-zhi"声,或带音乐性。类似于鸟叫声、哮鸣音、飞箭音。用力呼气时其声音常呈上升性,多发生于较小的支气管或细支气管;低调的干音,称为鼾音,音调低而响亮,其频率在$100\sim200Hz$以上,如同熟睡中的鼾声,多发生于气管或主支气管。

④临床意义:局限性干啰音常见于肺癌或支气管内膜结核等,双侧弥漫性干啰音常见于支气管哮喘、慢性支气管炎、心源性哮喘等。

(2)湿啰音:

①产生机制:湿啰音是由于气体通过呼吸道内稀薄分泌物(如渗出液、痰液、血液和脓液等),形成的水泡破裂所产生的声音,故称水泡音。也有认为是气道因分泌物黏着陷闭后,当吸气时重新张开所发出的爆裂音。

②特点:湿啰音为呼吸音以外的附加音,多见于吸气相,也见于呼气早期,时间短暂,连续多个出现,于吸气时或吸气末较明显,部位较恒定,性质不易变化,中小水泡音可以同时存在,咳嗽后可减轻或消失。

湿啰音的响度与病变周围组织对声音传导性有关。如肺实变或空洞共鸣,湿啰音便响亮;如病变周围有较多正常肺组织,啰音响度便减弱。

③分类:按照发生的呼吸道腔径大小和腔内分泌物的多少,分为大、中、小水泡音。大水泡音又称粗湿啰音,发生于气管、主支气管或空洞部位,多出现于吸气早期。见于支气管扩张、肺气肿、肺结核及肺脓肿空洞。中水泡音又称中湿啰音,发生于中等大小支气管,多出现于吸气中期,常见于支气管炎、支气管肺炎等。小水泡音又称细湿啰音,发生于小支气管,多在吸气后期出现,常见于细支气管炎、支气管肺炎、肺淤血和肺梗死等。捻发音是一种极细而又均匀一致的湿音,多出现于吸气末,如同用手指在耳边搓捻一束头发所发出的声音,常见于细支气管和肺泡炎症或充血,如肺淤血、肺炎早期和肺泡炎等。但深呼吸数次或咳嗽后,便会消失,无临床意义(图3-26)。

4. 语音共振　语音共振的发生机制与检查方法同语音震颤基本相同。检查时嘱被检者用一般的声音强度重复发"yi"长音，喉部发音产生的振动经气管、支气管、肺泡传至胸壁，用听诊器可听及。正常情况下，听到的语音共振并非响亮清晰，音节也含糊难辨，一般在气管和大支气管附近听到的声音最强，在肺底则较弱。语音共振减弱，见于支气管阻塞、胸腔积液、胸膜增厚、胸壁水肿、肺气肿、气胸及肥胖等。语音共振增强，根据听诊音的差异可分为：

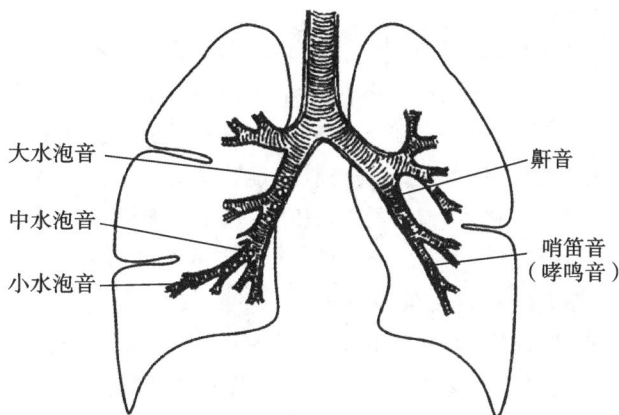

图 3-26　各种啰音发生部位示意图

（1）支气管语音：为语音共振的强度和清晰度均增加，常同时伴有语音震颤增强，叩诊浊音和听诊病理性支气管呼吸音，见于肺实变、压迫性肺不张的患者。

（2）胸语音：是一种更强、更响亮和较近耳的支气管语音，言词清晰可辨，容易听及。见于大范围的肺实变区域。有时在支气管语音尚未出现之前，即可查出。

（3）羊鸣音：语音的强度增加，且性质发生改变，带有鼻音性质，颇似"羊叫声"。嘱被检者发"yi-yi-yi"音，常听到"a-a-a"音，提示有羊鸣音的存在。常在中等量胸腔积液的上方肺受压的区域听到，也可在肺实变伴有少量胸腔积液的部位听到。

（4）耳语音：嘱被检者重复发"yi"长音，在胸壁上听诊时，正常人在能听到肺泡呼吸音的部位，仅能听到极微弱、模糊的音响，当肺实变时，可清楚地听到增强的音响较强、音调较高的耳语音。对诊断肺实变有重要意义。

5. 胸膜摩擦音　正常胸膜表面光滑，胸膜腔内有少量液体起润滑作用，因此呼吸时胸膜脏层和壁层相互滑动并无音响发生。

（1）产生机理：当胸膜发生炎症时，纤维素渗出，表面变得粗糙，则随着呼吸可听到脏层和壁层胸膜摩擦的声音。

（2）特征：颇似用一手掩耳，以另一手指在其手背上摩擦时所听到的声音。胸膜摩擦音通常于吸气相和呼气相均可听到，且十分近耳，一般以吸气末或呼气初最明显，屏气时即消失。深呼吸或在听诊器体件上加压时，摩擦音增强。摩擦音可在短时间内出现、消失或复现，也可持续数日或更久。

（3）部位及听诊特点：胸膜摩擦音可发生于胸膜任何部位，最常听到的部位是前下侧胸壁，因呼吸时该区域的呼吸度最大。反之，肺尖部的呼吸动度较胸廓下部小，故胸膜摩擦音很少在肺尖听及。声音断续、粗糙、响亮、长短不一。胸膜摩擦音可随体位的变动而消失或出现。当胸腔积液增多使两层胸膜分开时，摩擦音可消失。在胸腔积液吸收过程中，当两层胸膜接触时摩擦音又可出现。当纵隔胸膜发生感染时，于呼吸及心脏搏动时均可听到胸膜摩擦音。

（4）临床意义：胸膜摩擦音常发生于纤维性胸膜炎、肺梗死、胸膜肿瘤和尿毒症等。

四、心脏检查

心脏检查是体格检查的重要内容，在心血管疾病的诊断中，用视、触、叩、听的方法进行检查仍具有重要的作用。在检查心脏时，需要安静、光线充足的环境，根据个体情况，被检者可取半坐卧位或仰卧位，检查时充分暴露胸部。

（一）视诊

心脏视诊时，检查者除观察胸廓轮廓外，可将视线与胸廓同高，以便更好地了解心前区有无隆起和异常搏动等。

正常人胸廓前后径与左右横径相应部位基本对称。检查时注意与心脏有关的胸廓畸形情况。

（1）心前区隆起：法洛四联症、成人有大量心包积液时可见心前区饱满。胸骨右缘第2肋间附近局部隆起，多为主动脉弓动脉瘤或升主动脉扩张所致，伴有收缩期搏动。另外，严重的胸廓畸形，如鸡胸、漏斗胸、脊柱严重变形等可影响心脏功能。

（2）心尖搏动：指心脏收缩时在左下前胸壁可见的局部搏动。正常人的心尖搏动一般位于左第5肋间锁骨中线内0.5～1.0 cm处，搏动范围为2.0～2.5 cm。

①心尖搏动位置的改变：

a.生理性因素：仰卧位时，心尖搏动略上移；左侧卧位，心尖搏动向左移2.0～3.0 cm；右侧卧位，心尖搏动向右移1.0～2.5 cm。小儿、妊娠期妇女或肥胖体型，心脏呈横位，心尖搏动可向上移至第4肋间；瘦长体型，心脏呈横位，心尖搏动可向下移至第6肋间；深吸气时因膈肌下降，心尖搏动可向下移；深呼气时因膈肌上抬，心尖搏动可向上移。

b.病理性因素：左心室增大时，可引起心尖搏动向左下方移位；左、右心室增大时，可引起心尖搏动向左移位；左、右心室增大时，出现心浊音界向两侧扩大，引起心尖搏动向左下方移位。影响纵隔或气管位置的胸部疾病，如：一侧气胸或胸腔积液时心尖搏动移向健侧；一侧胸膜粘连、增厚或肺不张，心尖搏动移向患侧。影响横膈位置的腹部疾病，如：大量腹腔积液或腹腔巨大肿瘤，心尖搏动向上方移位。

②强度和范围的改变：

a.在生理情况下：精神紧张、情绪激动、剧烈运动后，心尖搏动增强；胸壁肥厚或肋间狭窄时，心尖搏动减弱，范围缩小；胸壁薄或肋间隙宽时，心尖搏动增强，范围扩大。

b.在病理情况下：左心室肥大、甲状腺功能亢进症、高热、重度贫血等情况下心尖搏动可增强；心肌炎、心肌病、大量心包积液、左侧胸腔积液时心尖搏动可弥散并减弱或消失。如心脏收缩时，心尖搏动反而内陷，称为负性心尖搏动，见于粘连性心包炎或重度右心室肥大。

c.负性心尖搏动：正常心脏收缩时，心尖向外搏动，若心脏收缩时，心尖搏动向内凹陷，称为负性心尖搏动。见于粘连性心包炎或重度右心室肥大。

（3）心前区异常搏动：

①胸骨左缘第3～4肋间搏动：多见于先天性心脏病所致的右心室肥厚，如房间隔缺损等。

②剑突下搏动：该搏动可能是右心室收缩期搏动，也可由腹主动脉搏动产生。前者可见于肺源性心脏病右心室肥大，后者由腹主动脉瘤引起。

③心底部搏动：胸骨左缘第2肋间（肺动脉瓣区）收缩期搏动，多见于肺动脉扩张或肺动脉高压，也可见于少数正常青年人（尤其是体型瘦长者），在体力活动或情绪激动时。胸骨右缘第2肋间（主动脉瓣区）收缩期搏动，多见于主动脉弓动脉瘤或升主动脉扩张。

（二）触诊

1. 心尖搏动及心前区搏动　心尖区抬举性搏动是心尖区徐缓有力的搏动，可使手指尖端抬起，并可持续至第二心音开始，同时心尖搏动范围也增大，为左心室肥大的可靠体征。而胸骨左下缘收缩期抬举性搏动，为右心室肥大的可靠体征。因心尖搏动外向运动标志心室收缩期的开始，故借助触诊心尖搏动可确定震颤、杂音出现的时间。

2. 心前区震颤　震颤是检查者用右手掌尺侧缘接触被检者心前区胸壁时感到的细小而快的震动感，类似用手触摸安静的猫喉颈部的感觉，又称"猫喘"。心前区震颤是器质性心血管疾病的特征性体征。心前区震颤的出现，提示心脏或大血管有器质性病变，见于某些先天性心血管疾病或心脏瓣膜狭窄，而瓣膜关闭不全时，较少见震颤，仅在房室瓣重度关闭不全时触及震颤（表3-5）。

表 3-5　心前区震颤的临床意义

部　位	时　相	临 床 意 义
胸骨右缘第 2 肋间	收缩期	主动脉瓣狭窄
胸骨左缘第 2 肋间	收缩期	肺动脉瓣狭窄
胸骨左缘第 3、4 肋间	收缩期	室间隔缺损
胸骨左缘第 2 肋间	连续性	动脉导管未闭
心尖区	舒张期	二尖瓣狭窄
心尖区	收缩期	重度二尖瓣关闭不全

3. 心包摩擦感　心包摩擦感是由于急性心包炎时心包膜纤维素渗出致表面粗糙,心脏收缩时脏层与壁层心包摩擦产生的振动传至胸壁所致,常在胸骨左缘第 4 肋间最易触及,以收缩期、坐位前倾或呼气末更加明显。心包渗液增多时,心包脏层与壁层分离,摩擦感消失。

（三）叩诊

心脏叩诊是为了确定心脏(包括所属的大血管)的大小、形状及其在胸腔中的位置。心浊音界包括相对浊音界及绝对浊音界两部分。叩心界是指叩诊心脏相对浊音界,反映心脏的实际大小。心脏是不含气的器官,其左右缘被肺遮盖的部分,叩诊呈相对浊音;心脏不被肺遮盖的部分,叩诊呈绝对浊音(实音)(图 3-27)。

1. 叩诊方法　叩诊常采用间接叩诊法,被检者一般取仰卧位,检查者以左手中指作为叩诊板指,平置于心前区叩诊的部位,与被检者肋间平行。当被检者取坐位时,板指与肋间垂直;当取平卧位时,板指与肋间平行;用右手中指借右腕关节活动叩击板指,以听到声音由清变浊来确定心浊音界。

2. 叩诊顺序　先叩左界,后叩右界,由下而上,由外向内。左界叩诊在心尖搏动外 2～3 cm 处开始,沿肋间隙由外向内叩诊,当叩诊音由清音逐渐变成浊音时,此为心脏的相对浊音界,用笔做一标记,表示已到达心脏的边界,反映心脏的实际大小;若继续向内叩诊,浊音逐渐变为实音,此为心脏的绝对浊音界,表示已到达心脏不被肺脏遮盖的部分。再逐个肋间由下向上叩,

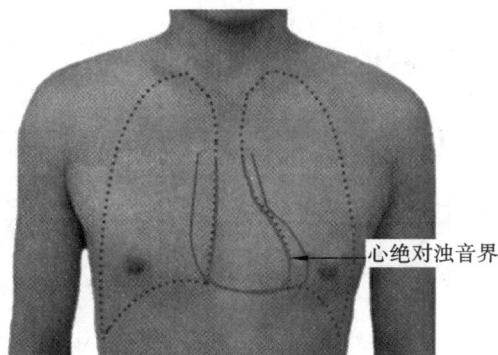

图 3-27　心脏绝对浊音界和相对浊音界

直至第 2 肋间。右界叩诊时,先在右侧沿锁骨中线上叩出肝上界,然后在其上一肋间由外向内,逐一肋间向上叩诊,直至第 2 肋间。对各肋间叩得的浊音界逐一做好标记,并测量各标记点与胸骨中线间的垂直距离。将各肋间相对浊音界的标记点连成线,即为心脏相对浊音界。

3. 正常心脏浊音界　正常心脏左界在第 2 肋间几乎与胸骨左缘平齐,自第 2 肋间起向左下逐渐形成一向外凸起的弧形,直至第 5 肋间。心右界在第 2～3 肋间几乎与胸骨右缘平齐,仅第 4 肋间处稍超过胸骨右缘。正常成年人胸骨中线至左锁骨中线的距离为 8～10 cm。通常以胸骨中线至心浊音界的垂直距离(cm),表示正常成年人心脏相对浊音界(表 3-6)。

表 3-6　正常成年人心脏相对浊音界

心右界/cm	肋间	心左界/cm
2～3	II	2～3
2～3	III	3.5～4.5
3～4	IV	5～6
	V	7～9

注:左锁骨中线离胸骨中线 8～10 cm。

4. 心浊音界各部的组成 心脏的左界第2肋间处相当于肺动脉段,第3肋间为左心耳,第4、5肋间为左心室。其中血管与心脏的左心缘交接处向内凹陷,称为心腰。心脏右界第2肋间处相当于升主动脉和上腔静脉,第3肋间以下为右心房。心脏上界相当于第3肋骨前端下缘水平。心脏下界为心尖部(左心室)、右心室。心脏各部位与心浊音界的相应关系见图3-28。

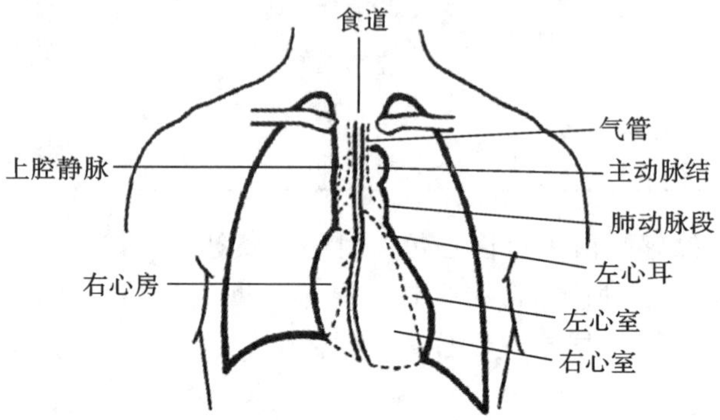

图 3-28 心脏各部在胸壁的投影

5. 心浊音界改变及其临床意义 心浊音界改变受多种因素的影响,如心脏本身病变或移位及胸膜、肺、心包、纵隔甚至叩诊力量等心脏以外的因素均可影响其位置、大小、形态,因此叩诊测量心脏大小时应与触诊心尖搏动结合起来考虑。

(1)心脏本身病变见表3-7。

表 3-7 心脏本身病变

影 响 因 素	心浊音界改变表现	临 床 意 义
左心室增大	心界向左下增大,心腰加深,靴形心	主动脉瓣病变及高血压心脏病
右心室增大	轻度增大时,心绝对浊音界变大,相对浊音界无变化;显著增大时,心界向两侧增大,心尖向左上翘	单纯二尖瓣狭窄、肺心病
左、右心室增大	心界向两侧增大,且左界向左下增大,称普大心	扩张型心肌病、克山病、全心衰竭
左心房及肺动脉段增大	心界在胸骨左缘第2、3肋间增大,心腰丰满或膨出,呈梨形心	风心病二尖瓣狭窄
心包积液	向两侧增大,坐位时呈烧瓶样,卧位时心底部浊音界增宽	心包积液
升主动脉瘤或主动脉扩张	心界在胸骨右缘第1、2肋间增宽,常伴有收缩期搏动	升主动脉瘤

(2)心脏以外因素见表3-8。

表 3-8 心脏以外因素

心脏移位或心浊音界改变	临 床 意 义
横膈位置上移,心脏横位,心界向左上增大	大量腹腔积液、腹腔巨大肿瘤、肥胖、妊娠等
心界移向患侧	一侧胸膜粘连、增厚、肺不张
心界移向健侧	一侧胸腔积液、气胸
心浊音界变小	肺气肿

(四)听诊

心脏听诊是心脏物理诊断中最重要的组成部分,也是较难掌握的方法。听诊内容包括心率、心律、心音、心脏杂音和额外心音等。

心脏听诊时,应在安静、温暖的环境中进行,被检者应取卧位和坐位,充分暴露胸部。对疑有二尖瓣狭窄者,宜嘱患者取左侧卧位,疑有主动脉瓣关闭不全者,宜取坐位并且上半身前倾。另外,高质量的听诊器也有利于获得更多更可靠的信息,听诊器的体件有两种:钟型和膜型。钟型听诊器宜轻放于胸部体表,适用于听低音调声音,如第三、四心音及二尖瓣舒张期隆隆样杂音;膜型听诊器宜紧贴胸部皮肤并稍加压,能滤过部分低音调声音而适用于听高音调声音和肺部音,如主动脉瓣舒张期叹气样杂音。为避免遗漏低调的心音杂音,听诊时最好先用钟型头听诊,再用胸件轻压胸壁听诊。

1. 心脏瓣膜听诊区 心脏搏动时,各瓣膜开放与关闭时所产生的声音传导至体表最易听清的部位称心脏瓣膜听诊区,与其解剖部位(在胸部投影的位置)不完全一致。一般有五个听诊区,分别为:①二尖瓣区:位于心尖搏动最强点,又称心尖区。②肺动脉瓣区:在胸骨左缘第2肋间。③主动脉瓣区:在胸骨右缘第2肋间。④主动脉瓣第二听诊区:在胸骨左缘第3肋间。⑤三尖瓣区:在胸骨下端左缘,即胸骨左缘第4、5肋间(图3-29)。

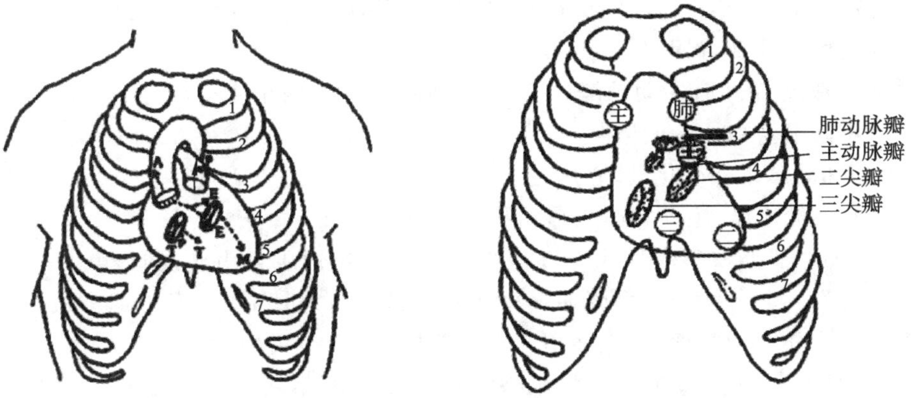

图3-29 心脏瓣膜听诊区

2. 听诊顺序 听诊时应按照一定的顺序进行,如按瓣膜病变好发部位的顺序进行。一般从心尖区开始,按照逆时针方向依次听诊,先听心尖区,再听肺动脉瓣区、主动脉瓣区、主动脉瓣第二听诊区,最后是三尖瓣区。也可在心底部先听诊,此听诊步骤与上述相反。

3. 听诊内容 心脏听诊内容为心率、心律、心音、额外心音、杂音、心包摩擦音等。

(1)心率:指每分钟的心搏次数。计数心率应至少听诊1 min,尤其在心律不整齐时,不能以计数周围动脉的搏动次数来代替心率。正常成人在安静清醒时,心率范围为60~100次/分,大多在70~80次/分,老年人偏慢,女性稍快,儿童较快,3岁以下儿童多在100次/分以上。凡成人心率超过100次/分,婴幼儿心率超过150次/分,称为心动过速。心率低于60次/分,称为心动过缓。

(2)心律:指心脏跳动的节律。正常成人的心跳节律是规整的。部分健康人,尤其是青年和儿童可出现与呼吸有关的窦性心律不齐,表现为吸气时心率增快,呼气时心率减慢,一般无临床意义。

(3)心音:正常一次心搏的心音有4个,按其在心动周期中出现的先后次序,依次为第一、二、三、四心音,临床记录中用S1、S2、S3、S4表示。听诊时一般只能听到S1和S2,部分儿童和青少年可听到S3。通常听不到S4,如听到S4,多属病理情况。

①心音的产生:a. 第一心音:主要由二尖瓣和三尖瓣关闭产生的振动所致,标志着心室收缩期的开始。b. 第二心音:主要由主动脉瓣和肺动脉瓣关闭引起的振动所致,标志着心室舒张期的开始。c. 第三心音:主要由舒张早期血液快速流入心室使心室壁、乳头肌、腱索振动所致。d. 第四心音:属病理性,一般听不到。

②心音的特点:确定第一心音与第二心音是听诊心音的首要环节,可协助判断心室收缩期和舒张期,

确定异常心音或杂音出现的时期,以及与第一和第二心音的时间关系(表3-9)。

表3-9　第一心音和第二心音的听诊区别

听 诊 区 别	第 一 心 音	第 二 心 音
产生机制	由二尖瓣和三尖瓣关闭引起	由主动脉瓣和肺动脉瓣关闭引起
出现意义	标志心室收缩开始	标志心室舒张开始
声音特点	音强、调低、较钝、时限长	音弱、调高、清脆、时限短
最响部位	心尖部	心底部
与心尖搏动和颈动脉关系	同时出现	稍迟出现
心音之间的距离	S1 到 S2 较短	S2 到下次 S1 较长

③心音的改变及其临床意义:

第一心音强度的改变:a.S1 增强:常见于二尖瓣狭窄、高热、贫血、甲状腺功能亢进症和完全性房室传导阻滞等。b.S1 减弱:常见于二尖瓣关闭不全、主动脉瓣关闭不全、P-R 间期延长等。c.S1 强弱不等:常见于心房颤动和完全性房室传导阻滞。

第二心音强度的改变:S2 有主动脉瓣(A2)和肺动脉瓣(P2)两个主要部分,通常 A2 在主动脉瓣区最清楚,P2 在肺动脉瓣区最清晰。一般情况下,青少年 P2＞A2,成年人 P2＝A2,而老年人则 P2＜A2。a.S2 增强:常见于高血压和动脉粥样硬化、肺心病、左向右分流的先天性心脏病、左心衰竭、二尖瓣狭窄伴肺动脉高压等。b.S2 减弱:低血压、主动脉瓣或肺动脉瓣狭窄等。

心音性质的改变:心肌严重病变时,第一心音失去原有低钝性质且明显减弱,第二心音也弱,S1、S2 极相似,可形成"单音律"。当心率增快,舒张期缩短而时限接近收缩期时,心音听诊类似钟摆声,又称"钟摆律"或"胎心律",见于严重心肌病变,如大面积急性心肌梗死和重症心肌炎等。

心音分裂:正常情况下,左心室收缩与舒张略领先于右心室,收缩期三尖瓣较晚于二尖瓣关闭 0.02～0.03 s,而舒张期肺动脉瓣较晚于主动脉关闭 0.03 s。当 S1 或 S2 的两个主要成分之间的间距大于 0.03 s 时,可导致听诊闻及其分裂为两个声音,称为心音分裂。

a.S1 分裂:生理情况下可见于健康青少年和儿童;病理情况下常见于完全性右束支传导阻滞、肺动脉高压等。b.S2 分裂:分为生理性分裂、通常分裂、固定分裂、反常分裂(逆分裂)(表3-10)。

表3-10　第二心音(S2)分裂的听诊特点及临床意义

S2 分裂类型	听 诊 特 点	临 床 意 义
生理性分裂	深吸气末出现,A2 早于 P2	当肺动脉瓣关闭明显迟于主动脉瓣关闭时,尤其在青少年更常见
通常分裂	吸气、呼气时均可听到 S2 分裂,但吸气时更明显,A2 早于 P2	临床上最常见的 S2 分裂,可出现于二尖瓣狭窄伴肺动脉高压、肺动脉瓣狭窄,完全性右束支传导阻滞,二尖瓣关闭不全、室间隔缺损等
固定分裂	S2 分裂音不受吸气、呼气的影响,分裂的两个成分时距较固定,A2 早于 P2	可见于房间隔缺损
反常分裂	分裂的第二心音以呼气时更加明显。P2 早于 A2	可见于完全性左束支传导阻滞、主动脉瓣狭窄或重度高血压

(4)额外心音:指在正常 S1、S2 之外听到的病理性附加心音,可出现在收缩期或舒张期。大部分出现在 S2 之后,即舒张期额外心音,如舒张期奔马律、开瓣音和心包叩击音等;也可出现在 S1 之后,即收缩期额外心音,如收缩早期喷射音、收缩中晚期喀喇音。

①舒张期奔马律:指发生在舒张期的三音心律的额外心音,因同时存在的心率增快,额外心音与原有

的 S1、S2 音构成类似马奔跑时的马蹄声,称为奔马律。奔马律是心肌严重损害的体征。按其出现时间的早晚可分三种:a.舒张早期奔马律:临床上最常见,属病理性的 S3。舒张早期奔马律的出现,提示有严重器质性心脏病,常见于心力衰竭、急性心肌梗死、重症心肌炎与心肌病等严重心功能不全时。b.舒张晚期奔马律:发生于 S4 出现的时间。多见于高血压性心脏病、肥厚型心肌病、主动脉瓣狭窄和冠心病等。在心尖部稍内侧听诊最清楚。c.重叠型奔马律:为舒张早期和晚期奔马律,在快速性心率或房室传导时间延长时在舒张中期重叠出现引起,使此额外音明显增强。常见于心肌病或心力衰竭。

②开瓣音:又称二尖瓣开放拍击声,位于心尖内侧第二心音后 0.07 s,见于二尖瓣狭窄而瓣膜尚柔软时。听诊特点为音调高、清脆、历时短促而响亮,呈拍击样。开瓣音的存在可作为二尖瓣瓣叶弹性及活动尚好的间接指标,也是二尖瓣分离术适应证的重要参考条件。

③心包叩击音:见于缩窄性心包炎,在 S2 后 0.09~0.12 s 出现的较响、中频、短促的额外心音。为舒张早期心室快速充盈时,心包增厚,阻碍心室舒张,导致心室在舒张过程中被迫骤然停止,引起室壁振动而产生的声音,在心尖部和胸骨左缘最易闻及。吸气时可增强,是诊断缩窄性心包炎的重要证据。

④收缩早期喷射音:在 S1 之后 0.05~0.07 s 出现的高调、清脆而短促的、高频爆裂样声音。在心底部听诊最清楚。常见于二尖瓣狭窄,根据发生部位可分为肺动脉收缩期喷射音和主动脉收缩期喷射音。

⑤收缩中晚期喀喇音:在 S1 后 0.08 s(收缩中期)或 0.08 s 以上(收缩晚期)出现的高调、清脆、短促,如关门落锁的"ka-ta"样声音。在心尖区及其稍内侧最清楚。常见于二尖瓣脱垂。

(5)心脏杂音:指在心脏收缩或舒张过程中,除心音与额外心音之外出现的异常声音,特点是声音的频率和强度不同,持续时间较长,可与心音分开或连接,也可掩盖心音。

①杂音产生的机制:正常情况下,血流呈层流状态。由于血流加速和血液黏稠度降低或血流方向改变、异常血流通道、血管管径异常等因素,血流由层流转变为湍流或形成漩涡,冲击心壁、大血管壁、瓣膜、腱索等使之振动,从而在相应部位产生杂音(图 3-30)。

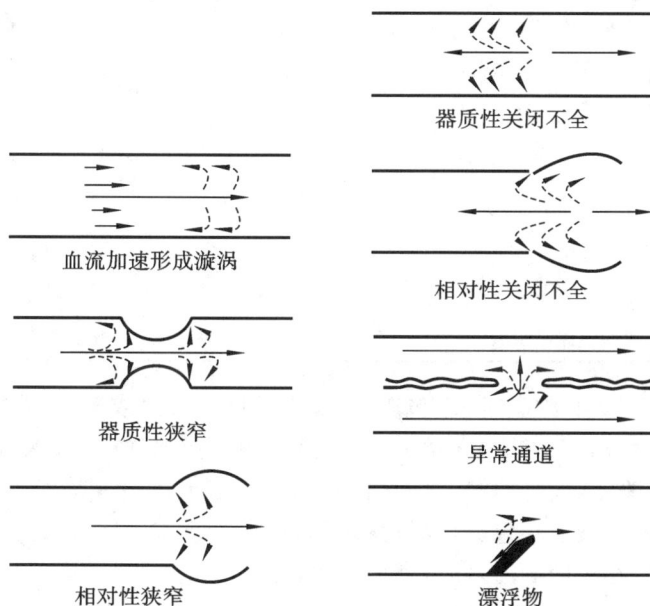

图 3-30　杂音产生机制示意图

②杂音的特性与听诊要点:当临床上听到杂音时,应注意其最响部位、出现的时期,杂音的性质、强度、形态、传导方向及呼吸、运动、体位等对杂音的影响,来识别和判断杂音的临床意义。

a.最响部位:一般杂音在某瓣膜听诊区最响,就提示该瓣膜有病变。b.传导方向:许多杂音具有传导性,可沿着血流方向或借助周围组织进行传导。c.心动周期中的时期:心脏杂音按其不同时期反映不同的病变,分为收缩期杂音、舒张期杂音、连续性杂音和双期杂音。d.性质:临床上常用柔和、粗糙来形容杂音音调;用隆隆样、吹风等形容音色。如心尖区舒张期隆隆样杂音见于二尖瓣狭窄;心尖区收缩期粗糙的吹风样杂音,见于二尖瓣关闭不全。一般功能性杂音是柔和的,器质性杂音是粗糙的。e.强度:即杂音的响度。收缩期杂音的强度一般采用 Levine 6 级分级法进行分级(表 3-11),一般 2/6 级及以下收缩期杂音多为功能性,3/6 级及以上收缩期杂音多为器质性。f.杂音形态:指杂音强度在心动周期中的变化规律,用心音图记录。常见的杂音形态有递增型、递减型、递增递减型、连续型和一贯型。g.体位、呼吸和运动对杂音的影响:采取某种特定体位或体位改变、运动后、深吸气或呼气、屏气等动作可使某些杂音增强或减弱,有助于杂音的判别。

表 3-11　杂音强度分级

级　别	强　度	震　颤	听 诊 特 点
1 级	最轻	无	在安静环境下仔细听诊才能听到
2 级	轻度	无	较易听到
3 级	中度	无或有	容易听到
4 级	响亮	有	杂音响亮
5 级	很响	明显	杂音很强,且向四周甚至背部传导,但听诊器离开胸壁听不到
6 级	最响	强烈	杂音震耳,即使听诊器离胸壁有一定距离也可听到

③杂音的临床意义:杂音的听诊对心血管病的诊断与鉴别诊断有重要价值,但有杂音不一定有心血管病,有心血管病不一定有杂音。听到一个杂音,应根据其出现的时间、起源的部位、传导方向、性质、强度及与呼吸、体位变化的关系等来判断它的临床意义(表 3-12)。

表 3-12　收缩期器质性杂音与功能性杂音的区别

类　别	功能性杂音	器质性杂音
年龄	儿童、青少年	任何年龄
部位	心尖部和(或)肺动脉瓣区	任何瓣膜听诊区
性质	柔和,吹风样	粗糙,吹风样
持续时间	较短,不遮盖第一心音	较长(全收缩期),可遮盖第一心音
强度	≤2/6 级	≥3/6 级
震颤	无	3/6 级或以上可伴有震颤
传导	较局限	沿血管方向传导较远且广
心脏大小	正常	心房或(和)心室增大

(6)心包摩擦音:指心包发生炎症时,心包脏层与壁层的生物性或理化因素导致纤维蛋白沉积而粗糙,使心脏搏动时产生摩擦而出现的声音。音质粗糙、高音调、搔抓样、比较表浅,类似纸张摩擦的声音。与心脏活动一致,和呼吸无关,屏气时摩擦音仍存在。在心前区或胸骨左缘第3、4肋间最响亮,前倾坐位或呼气末更明显。见于各种感染性心包炎,也可见于风湿性病变、急性心肌梗死、尿毒症和系统性红斑狼疮等非感染性疾病。当心包腔积液量增多时,摩擦音可消失。

五、血管检查

血管检查是心血管检查的重要组成部分,血管检查为许多疾病诊断提供有价值的资料。本节主要介绍周围血管检查,包括脉搏、血压、血管杂音和周围血管征。

(一)脉搏

动脉血管内的压力随着心脏节律性的舒缩而升降,从而血管壁也相应地出现一次次的扩张和回缩,称为动脉脉搏,简称脉搏。

脉搏检查时,主要选择较浅表、易触及的动脉,常用桡动脉,有时需检查颈动脉、肱动脉、股动脉、腘动脉、足背动脉及颞浅动脉等。通常用示指、中指、环指的指腹,平放于桡动脉的近手腕处,轻压至感觉搏动最强。检查时要注意两侧脉搏对比,正常人两侧差异很小。当有缩窄性大动脉炎或无脉症等疾病时,两侧脉搏明显不同。必要时还要做上下肢脉搏对比。检查脉搏时要注意脉率、节律、强弱、紧张度和动脉壁状态及波形变化等。

1. 脉率 每分钟脉搏搏动的速率称为脉率,正常人为 60～100 次/分。一般脉率与心率是一致的,其影响因素也与心率基本一致。心房颤动或频发期前收缩时,脉率可少于心率,称脉搏短绌。

2. 节律 脉搏的节律通常是心脏节律的反映。正常人的脉搏节律通常是规则的,少数可出现窦性心律不齐。心房颤动、期前收缩、房室传导阻滞时,脉律不规则。

3. 强弱 脉搏的强弱或大小取决于动脉充盈度和周围血管的阻力,与心搏量和脉压有关。心搏量增加,周围动脉的阻力较小时,脉搏增强且振幅增大,称洪脉,见于高热、甲状腺功能亢进症、主动脉瓣关闭不全等。反之,脉搏减弱且振幅降低,称为细脉或丝脉,见于心力衰竭、主动脉瓣狭窄或休克等。

4. 脉搏紧张度和动脉壁状态 脉搏紧张度与动脉收缩压的高低有关。检查时用手指按压桡动脉,根据所施压力的大小和感受到的血管的弹性来进行判断。正常人脉搏柔软、有弹性,用示指、中指、环指指腹置于桡动脉上压迫近心端阻断其血流后,远端动脉搏动不能触及。如能触及则有动脉硬化。若动脉发硬、弹性消失,呈条索状,提示早期动脉硬化。若动脉迂曲甚至有结节,提示动脉硬化。

5. 脉波 即脉搏波形,可通过无创性脉波计或触诊进行检查。正常脉波由快速上升支、波峰和较慢的下降支组成。①水冲脉:脉搏骤起骤降,急促有力,犹如潮水冲涌。常见于主动脉瓣关闭不全、甲状腺功能亢进症、严重贫血、动脉导管未闭等疾病。②交替脉:节律正常,为一种节律正常而强弱交替出现的脉搏。为左心衰竭的重要体征。③奇脉:指吸气时脉搏明显减弱或消失。常见于心脏压塞或缩窄性心包炎等疾病。④重搏脉:正常脉波在其下降期中出现一上升的脉波,但较第一个波低,不能触及。见于肥厚型梗阻性心肌病和主动脉瓣关闭不全等。⑤无脉:指脉搏消失,见于严重休克、多发性大动脉炎、肢体动脉栓塞等。

（二）血压

血压通常指体循环动脉血压的高低,是重要的生命体征。标准血压的测量通常使用台式汞柱血压计测量。检查方法见本章第二节"一般检查"。

（三）血管杂音

1. 动脉杂音 多见于周围动脉、肺动脉和冠状动脉。甲状腺功能亢进症时,可在甲状腺侧叶听到连续病理性动脉杂音;多发性大动脉炎的狭窄病变部位,可听到收缩期杂音;肺内动静脉瘘时,可在胸部相应部位听到连续性血管杂音;主动脉瓣狭窄时,可在右侧颈动脉处听到收缩期血管杂音;肾动脉狭窄时,可在上腹部或腰背部听到收缩期血管杂音;冠状动静脉瘘时,在心前区出现表浅柔和的连续性杂音或双期杂音,部分多在舒张期更明显。

2. 静脉杂音 以颈静脉和腹壁静脉营营音为多见。颈静脉营营音属无害性杂音,在右锁骨上窝可听到一个连续、柔和、低调的腹壁静脉营营音,用手指压迫后即可消失。肝硬化门静脉高压引起腹壁静脉曲张时,可在脐周或上腹部听到连续性静脉营营音。

（四）周围血管征

周围血管征是由于脉压增大所致,包括水冲脉、枪击音、Duroziez 双重杂音、毛细血管搏动征。常见于高热、甲状腺功能亢进症、严重贫血、主动脉瓣关闭不全或动脉导管未闭等。

1. 水冲脉 检查者左手四指指端置于被检者右手腕桡动脉处,并紧握其手腕掌面,将其前臂高举过头,若感受到桡动脉脉搏骤起骤落,毛细血管急促有力的冲击即为水冲脉。

2. 枪击音 将听诊器置于肱动脉或股动脉,听到"嗒-嗒-嗒"的声音,称为枪击音。其产生是由于主动脉瓣关闭不全、动脉导管未闭等致脉压增大,血流冲击动脉壁。

3. Duroziez 双重杂音　将钟型听诊器体件置于肱动脉或股动脉处稍加压,听到收缩期和舒张期双重杂音,称为 Duroziez 双期吹风样杂音。是由于血流在听诊器体件造成的狭窄处往返所造成的。

4. 毛细血管搏动征　检查者用手指轻压被检者的指甲末端,或以清洁的玻片轻压口唇黏膜,使局部发白,当心脏收缩和舒张时,发白的局部边缘出现有规律的红、白交替改变,称为毛细血管搏动征。

第五节　腹　部　检　查

　　腹部主要由腹壁、腹腔和腹腔内脏器组成;腹部范围上起横膈,下至骨盆。腹部体表上以两侧肋弓下缘和胸骨剑突与胸部为界,下至两侧腹股沟韧带和耻骨联合,前面和侧面由腹壁组成,后面为脊柱和腰肌。

　　腹腔内有很多重要脏器,主要有消化、泌尿、生殖、内分泌、血液及血管系统,故腹部检查是体格检查的重要组成部分,是诊断疾病十分重要的方法。腹部检查应用视诊、触诊、叩诊、听诊四种方法,尤以触诊最为重要。触诊中又以脏器触诊较难掌握,需要勤学苦练,多实践体会,才能不断提高触诊水平。为了避免触诊引起胃肠蠕动增加,使肠鸣音发生变化,腹部检查的顺序为视、听、触、叩,但记录时为了统一格式仍按视、触、叩、听的顺序。

一、腹部的体表标志及分区

　　为了准确描写脏器病变和体征的部位和范围,常借助腹部的天然体表标志,可人为地将腹部划分为几个区,以便熟悉脏器的位置和其在体表的投影。

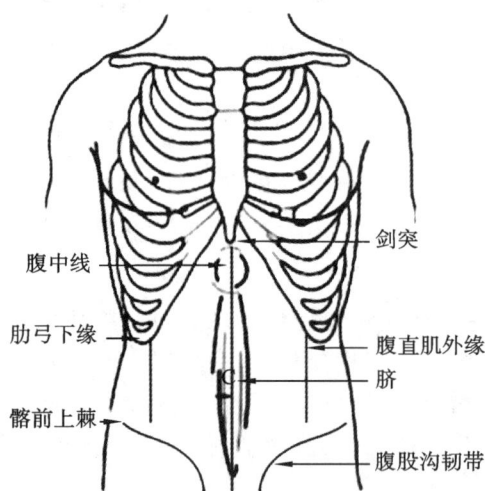

图 3-31　腹部体表标志示意图

（一）常用腹部体表标志（图 3-31）

　　肋弓下缘由第 8~10 肋软骨连接形成的肋缘和第 11、12 浮肋构成。肋弓下缘是腹部体表的上界,常用于腹部分区、肝、脾的测量和胆囊的定位。

　　1. 剑突　是胸骨下端的软骨。是腹部体表的上界,常作为肝脏测量的标志。

　　2. 腹上角　是两侧肋弓至剑突根部的交角,常用于判断体型及肝的测量。

　　3. 脐　位于腹部中心,向后投影相当于第 3~4 腰椎之间,是腹部四区分法的标志。此处易有脐疝。

　　4. 髂前上棘　是髂嵴前方的突出点,是腹部九区分法的标志和骨髓穿刺的部位。

　　5. 腹直肌外缘　相当于锁骨中线的延续,常为手术切口和胆囊点的定位。

6. 腹中线 是胸骨中线的延续，是腹部四区分法的垂直线，此处易有白线疝。

7. 腹股沟韧带 是腹部体表的下界，是寻找股动、静脉的标志，常是腹股沟疝的通过部位和所在。

8. 耻骨联合 是两耻骨间的纤维软骨连接，共同组成腹部体表下界。

9. 肋脊角 是两侧背部第 12 肋骨与脊柱的交角，为检查肾叩痛的位置。

（二）腹部分区

目前常用的腹部分区为九区分法，即由两侧肋弓下缘连线和两侧髂前上棘连线为两条水平线，左、右髂前上棘至腹中线连线的中点为两条垂直线，四线相交将腹部划分为井字形九区。即左、右上腹部（季肋部）、左、右侧腹部（腰部）、左、右下腹部（髂窝部）及上腹部、中腹部（脐部）和下腹部（耻骨上部）（图 3-32）。各区脏器分布情况如下。

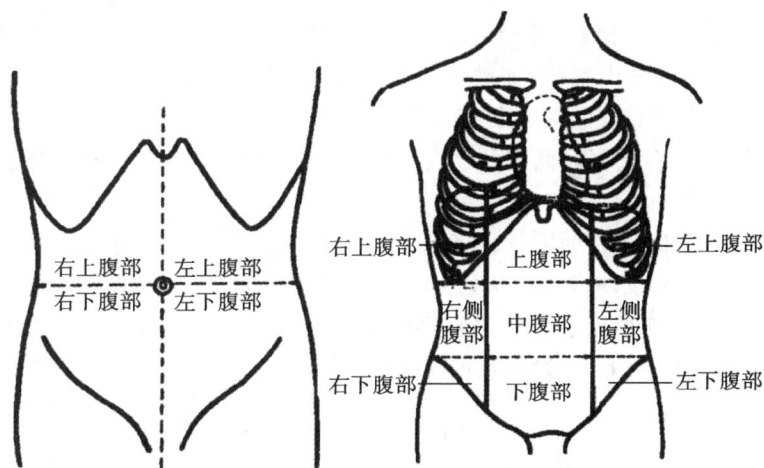

图 3-32 腹部体表四区分法及九区分法示意图

1. 右上腹部（右季肋部） 肝右叶、胆囊、结肠肝曲、右肾上腺、右肾。

2. 右侧腹部（右腰部） 升结肠、空肠、右肾。

3. 右下腹部（右髂部） 盲肠、阑尾、回肠下端、淋巴结、女性右侧卵巢和输卵管、男性右侧精索。

4. 上腹部 胃、肝左叶、十二指肠、胰头、胰体、横结肠、腹主动脉、大网膜。

5. 中腹部（脐部） 十二指肠、空肠、回肠、下垂的胃或横结肠、肠系膜及淋巴结、输尿管、腹主动脉、大网膜。

6. 下腹部（耻骨上部） 回肠、乙状结肠、输尿管、胀大的膀胱、女性增大的子宫。

7. 左上腹部（左季肋部） 脾、胃、结肠脾曲、胰尾、左肾上腺、左肾。

8. 左侧腹部（左腰部） 降结肠、空肠、回肠、左肾。

9. 左下腹部（左髂部） 乙状结肠、淋巴结、女性左侧卵巢和输卵管、男性左侧精索。

二、视诊

进行腹部视诊前，嘱患者排空膀胱，取低枕仰卧位，两手自然置于身体两侧，充分暴露全腹，上自剑突，下至耻骨联合，躯体其他部分应遮盖，暴露时间不宜过长，以免腹部受凉引起不适。光线宜充足而柔和，从前侧方射入视野，有利于观察腹部表面的器官轮廓、肿块、肠型和蠕动波等。医生站立于患者右侧，按一定顺序自上而下地观察腹部，有时为了查出细小隆起或蠕动波，视诊者应将视线降低至腹平面，从侧面呈切线方向进行观察。

腹部视诊的主要内容有腹部外形、呼吸运动、腹壁皮肤、腹壁静脉、胃肠型和蠕动波以及疝等。

（一）腹部外形

应注意腹部外形是否对称，有无全腹或局部的膨隆或凹陷，有腹腔积液或腹部肿块时，还应测量腹围的大小。

　　健康正常成年人平卧时,前腹壁大致处于肋缘至耻骨联合同一平面或略为低凹,称为腹部平坦,坐起时脐以下部分稍前凸。肥胖者或小儿(尤其餐后)腹部外形较饱满,前腹壁稍高于肋缘与耻骨联合的平面,称为腹部饱满。消瘦者及老年人,因腹壁皮下脂肪较少,腹部下陷,前腹壁稍低于肋缘与耻骨联合的平面,称为腹部低平,这些都属于正常腹部外形。

　　1. 腹部膨隆　平卧时前腹壁明显高于肋缘与耻骨联合的平面,外观呈凸起状,称腹部膨隆,可因生理状况如肥胖、妊娠,或病理状况如腹腔积液、腹内积气、巨大肿瘤等引起,因情况不同又可表现为:

　　(1)全腹膨隆:腹部呈球形或椭圆形,除因肥胖、腹壁皮下脂肪明显增多、脐凹陷外,因腹腔内容物增多所致者腹壁无增厚,腹压影响使脐突出。常见于腹腔积液、胃肠胀气、腹内巨大肿块。

　　(2)局部膨隆:常因腹内脏器肿大、肿瘤、炎性肿块、胃或肠胀气,以及腹壁上的肿物和疝等所致。有时局部膨隆是由于腹壁上的肿块(如皮下脂肪瘤、结核性脓肿等)而非腹腔内病变。其鉴别方法是嘱患者仰卧,做屈颈抬肩动作,使腹壁肌肉紧张,如肿块更加明显,说明肿块位于腹壁上。反之如变得不明显或消失,说明肿块在腹腔内,被收缩变硬的腹肌所掩盖。

　　2. 腹部凹陷　仰卧时前腹壁明显低于肋缘与耻骨联合的平面,称腹部凹陷,凹陷亦分全腹和局部,但以前者意义更为重要。

　　(1)全腹凹陷:患者仰卧时前腹壁明显凹陷,见于消瘦和脱水者。严重时前腹壁凹陷几乎贴近脊柱,肋弓、髂嵴和耻骨联合显露,使腹外形如舟状,称舟状腹,见于恶病质,如结核病、恶性肿瘤等慢性消耗性疾病,吸气时出现腹凹陷见于膈肌麻痹和上呼吸道梗阻。

　　(2)局部凹陷:较少见,多由于手术后腹壁瘢痕收缩所致,患者立位或加大腹压时,凹陷可更明显。

　　(二) 呼吸运动

　　男性及小儿以腹式呼吸为主,而成年女性则以胸式呼吸为主。①腹式呼吸减弱:常见于腹膜炎症、腹腔积液、急性腹痛、腹腔内巨大肿物或妊娠等。②腹式呼吸消失:常见于胃肠穿孔所致急性腹膜炎或膈肌麻痹等。③腹式呼吸增强不多见,常为癔症性呼吸或胸腔积液等。

　　(三) 腹壁静脉

　　正常人腹壁皮下静脉一般不显露,在较瘦或皮肤白皙的人才隐约可见,皮肤较薄而松弛的老年人可见静脉显露于皮肤,但常为较直条纹,并不迂曲,仍属正常。在其他使腹压增加的情况下(如腹腔积液、腹腔巨大肿物、妊娠等)也可见静脉显露。

　　门静脉高压致循环障碍或上、下腔静脉回流受阻而有侧支循环形成时,此时腹壁静脉清晰可见或迂曲变粗,称为腹壁静脉曲张。门静脉高压显著时,于脐部可见到一簇曲张静脉向四周放射,如水母头,常在此处听到静脉血管杂音。

　　为辨别腹壁静脉曲张的来源,需要检查其血流方向。医生将右手示指和中指并拢压在静脉上,然后一只手指紧压静脉向外滑动,挤出该段静脉内血液,至一定距离后放松该手指,另一手指紧压不动,看静脉是否充盈,如迅速充盈,则血流方向是从放松的一端流向紧压手指的一端。再同法放松另一手指,观察静脉充盈速度,即可看出血流方向(图 3-33)。

　　(四) 胃肠型和蠕动波

　　正常人腹部一般看不到胃和肠的轮廓及蠕动波形,除非腹壁菲薄或松弛的老年人、经产妇或极度消瘦者可能见到。胃肠道发生梗阻时,梗阻近端的胃或肠段饱满而隆起,可显出各自的轮廓,称为胃型或肠型,同时伴有该部位的蠕动加强,可以看到蠕动波。胃蠕动波自左肋缘下开始,缓慢地向右推进,到达右腹直肌旁(幽门区)消失,此为正蠕动波。有时尚可见到自右向左的逆蠕动波。肠梗阻时亦可看到肠蠕动波,小肠梗阻所致的蠕动波多见于脐部,严重梗阻时,胀大的肠袢呈管状隆起,横行排列于腹中部,组成多层梯形肠型,并可看到明显的肠蠕动波,运行方向不一致,此起彼伏,全腹膨胀,听诊时可闻及高调肠鸣音或呈金属音调。

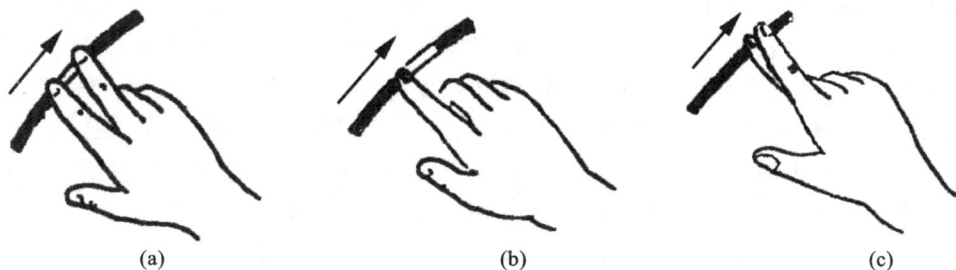

(a)　　　　　　　　(b)　　　　　　　　(c)

图 3-33　检查血流方向

（五）腹壁其他情况

1. 皮疹　不同种类的皮疹提示不同的疾病,充血性或出血性皮疹常出现于发疹性高热疾病或某些传染病(如麻疹、猩红热、斑疹伤寒)及药物过敏等。紫癜或荨麻疹可能是过敏性疾病全身表现的一部分。一侧腹部或腰部的疱疹(沿脊神经走行分布)提示带状疱疹的诊断。

2. 色素　正常情况下,腹部皮肤颜色较暴露部位稍淡,散在点状深褐色色素沉着常为血色病。皮肤皱褶处(如腹股沟及系腰带部位)有褐色素沉着,可见于肾上腺皮质功能减退。左腰部皮肤呈蓝色,为血液自腹膜后间隙渗到侧腹壁的皮下所致 Grey-Turner 征,可见于急性出血性坏死性胰腺炎。脐周围或下腹壁皮肤发蓝为腹腔内大出血的征象,即 Cullen 征,见于宫外孕破裂或急性出血性坏死性胰腺炎。腹部和腰部不规则的斑片状色素沉着,见于多发性神经纤维瘤。妇女妊娠时,在脐与耻骨之间的中线上有褐色素沉着,常持续至分娩后才逐渐消退。

3. 腹纹　多分布于下腹部和左、右下腹部,白纹为腹壁真皮结缔组织因张力增高断裂所致,呈银白色条纹,可见于肥胖者或经产妇女。妊娠纹出现于下腹部和髂部,下腹部以耻骨为中心略呈放射状,条纹处皮肤较薄,在妊娠期呈淡蓝色或粉红色,产后则转为银白色而长期存在。紫纹是皮质醇增多症的常见征象,出现部位除下腹部和臀部外,还可见于股外侧和肩背部。

4. 瘢痕　腹部瘢痕多为外伤、手术或皮肤感染的遗迹,有时对诊断和鉴别很有帮助,特别是某些特定部位的手术瘢痕,常提示患者的手术史。如右下腹 McBurney 点处切口瘢痕,标志曾行阑尾手术;右上腹直肌旁切口瘢痕,标志曾行胆囊手术;左上腹弧形切口瘢痕,标志曾行脾切除术等。

5. 疝　腹部疝可分为腹内疝和腹外疝两大类,前者少见,后者较多见。为腹腔内容物经腹壁或骨盆壁的间隙或薄弱部分向体表突出而形成。脐疝多见于婴幼儿,成人则可见于经产妇或有大量腹腔积液的患者;先天性腹直肌两侧闭合不良者可有白线疝;手术瘢痕愈合不良处可有切口疝;股疝位于腹股沟韧带中部,多见于女性;腹股沟疝则偏于内侧。男性腹股沟斜疝可下降至阴囊,该疝在直立位或咳嗽用力时明显,至卧位时可缩小或消失,亦可以手法还纳,如有嵌顿则可引起急性腹痛。

6. 脐部　脐部突出或凹陷的意义已如前述,脐凹分泌物呈浆液性或脓性,有臭味,多为炎症所致。分泌物呈水样,有尿味,为脐尿管未闭的征象。

7. 腹部体毛　男性胸骨前的体毛可向下延伸达脐部。男性阴毛的分布多呈三角形,尖端向上,可沿前正中线直达脐部;女性阴毛为倒三角形,上缘为一水平线,止于耻骨联合上缘处,界限清楚。腹部体毛增多或女性阴毛呈男性型分布,见于皮质醇增多症和肾上腺性变态综合征。腹部体毛稀少见于腺垂体功能减退症、黏液性水肿和性腺功能减退症。

8. 上腹部搏动　上腹部搏动大多由腹主动脉搏动传导而来,可见于正常较瘦者。腹主动脉瘤和肝血管瘤时,上腹部搏动明显。二尖瓣狭窄或三尖瓣关闭不全引起右心室增大,亦可见明显的上腹部搏动。

三、触诊

触诊是腹部检查的主要方法,有些体征如腹膜刺激征、腹部肿块、脏器肿大等主要靠触诊发现。

患者应排尿后取低枕仰卧位,两手自然置于身体两侧,两腿屈起并稍分开,以使腹肌尽量松弛,做张口缓慢腹式呼吸,吸气时横膈向下而腹部上抬隆起,呼气时腹部自然下陷,可使膈下脏器随呼吸上下移动。

医生应站立于患者右侧,面对患者,前臂应与腹部表面在同一水平,检查时手要温暖,指甲剪短,先以全手掌放于腹壁上部,使患者适应片刻,并感受腹肌紧张度。然后以轻柔动作按顺序触诊,一般自左下腹开始逆时针方向至右下腹,再至脐部,依次检查腹部各区。原则是先触诊健康部位,逐渐移向病变区域,以免造成患者感受的错觉。边触诊边观察患者的反应与表情,对精神紧张或有痛苦者给以安慰和解释。亦可边触诊边与患者交谈,转移其注意力而减少腹肌紧张,以保证顺利完成检查。

（一）腹壁紧张度

正常人腹壁有一定张力,但触之柔软,较易压陷,称腹壁柔软,有些人(尤其儿童)因不习惯触摸或怕痒而发笑致腹肌自主性痉挛,称肌卫增强,不属异常。某些病理情况可使全腹或局部腹肌紧张度增加或减弱。

1. 腹壁紧张度增加　急性胃肠穿孔或脏器破裂所致急性弥漫性腹膜炎,腹膜受刺激而引起腹肌痉挛,腹壁常有明显紧张,甚至强直硬如木板,称板状腹;结核性炎症或其他慢性病变由于发展较慢,对腹膜刺激缓和,且有腹膜增厚和肠管、肠系膜的粘连,故腹壁柔韧而具抵抗力,不易压陷,称揉面感或柔韧感,此征亦可见于癌性腹膜炎。

2. 腹壁紧张度减低　多因腹肌张力降低或消失所致。①全腹紧张度减低,见于慢性消耗性疾病或大量放腹腔积液后,亦见于经产妇或年老体弱、脱水患者。②局部紧张度降低较少见,多由于局部的腹肌瘫痪或缺陷(如腹壁疝等)。

（二）压痛及反跳痛

正常腹部触摸时不引起疼痛,重按时仅有一种压迫感。真正的压痛多来自腹壁或腹腔内的病变。腹壁病变比较表浅,可借抓捏腹壁或仰卧位做屈颈抬肩动作使腹壁肌肉紧张时触痛更明显。腹腔内的病变,如脏器的炎症、淤血、肿瘤、破裂、扭转以及腹膜的刺激(炎症、出血等)等均可引起压痛,压痛的部位常提示存在相关脏器的病变。阑尾炎早期局部可无压痛,以后才有右下腹压痛。胰体和胰尾的炎症和肿瘤,可有左腰部压痛。胆囊的病变常有右肩胛下区压痛。此外胸部病变如下叶肺炎、胸膜炎、心肌梗死等也常在上腹部或季肋部出现压痛,盆腔疾病如膀胱、子宫及附件的疾病可在下腹部出现压痛。一些位置较固定的压痛点常反映特定的疾病,如位于右锁骨中线与肋缘交界处的胆囊点压痛,标志胆囊的病变;位于脐与右髂前上棘连线中、外 1/3 交界处的 McBurney 点(麦氏点)压痛,标志阑尾的病变等。

当医生用手触诊腹部出现压痛后,用并拢的 2～3 个手指(示、中、环指)压于原处稍停片刻,使压痛感觉趋于稳定,然后迅速将手抬起,如此时患者感觉腹痛骤然加重,并常伴有痛苦表情或呻吟,称为反跳痛。反跳痛是腹膜壁层已受炎症累及的征象,当突然抬手时腹膜被激惹所致,是腹内脏器病变累及邻近腹膜的标志。疼痛也可发生在远离受试的部位,提示局部或弥漫性腹膜炎。腹膜炎患者常有腹肌紧张、压痛与反跳痛,称腹膜刺激征。当腹内脏器炎症尚未累及壁层腹膜时,可仅有压痛而无反跳痛。

（三）脏器触诊

腹腔内重要脏器较多,如肝、脾、肾、胆囊、胰腺、膀胱及胃肠等,在其发生病变时,常可触到脏器增大或局限性肿块,对诊断有重要意义。

1. 肝脏触诊　触诊时,患者处于仰卧位,两膝关节屈曲,使腹壁放松,并做较深腹式呼吸动作以使肝脏在膈下缘进行上下移动。医生立于患者右侧用单手或双手触诊。

（1）单手触诊法:医生将右手四指并拢,掌指关节伸直,与肋缘大致平行地放在右上腹部(或脐右侧)估计肝下缘的下方,随患者呼气时,手指压向腹壁深部,吸气时,手指缓慢抬起朝肋缘向上迎触下移的肝缘,如此反复进行,手指逐渐向肋缘移动,直到触到肝缘或肋缘为止。需在右锁骨中线及前正中线上,分别触诊肝缘并测量其与肋缘或剑突根部的距离,以厘米表示。

（2）双手触诊法:医生右手位置同单手法,而用左手托住患者右腰部,拇指张开置于肋部,触诊时左手向上推,使肝下缘紧贴前腹壁下移,并限制右下胸扩张,以增加膈下移的幅度,这样吸气时下移的肝脏就更易碰到右手指,可提高触诊的效果。

触及肝脏时,应详细体会并描述下列内容。

①大小:正常成人的肝脏,一般在肋缘下触不到,瘦长体型于深吸气时可于肋弓下触及肝下缘,在 1 cm 以内。在剑突下可触及肝下缘,多在 3 cm 以内。a. 肝脏增大:可分为弥漫性及局限性。弥漫性肿大见于病毒性肝炎、肝淤血、脂肪肝、早期肝硬化、白血病、血吸虫病、华支睾吸虫病等;局限性肝大见于肝脓肿、肝肿瘤及肝囊肿(包括肝包虫病)等。b. 肝脏缩小:见于急性和亚急性重型肝炎、门脉性肝硬化晚期,病情极为严重。

②质地:一般将肝脏质地分为三级:质软、质韧(中等硬度)和质硬。正常肝脏质地柔软,如触撅起的口唇;急性肝炎及脂肪肝时肝质地稍韧,慢性肝炎及肝淤血质韧如触鼻尖;肝硬化质硬,肝癌质地最坚硬,如触前额。

③边缘和表面状态:触及肝脏时应注意肝脏边缘的厚薄,是否整齐,表面是否光滑、有无结节。正常肝脏边缘整齐且厚薄一致,表面光滑。肝边缘圆钝常见于脂肪肝或肝淤血。肝边缘锐利,表面扪及细小结节,多见于肝硬化。肝边缘不规则,表面不光滑,呈不均匀的结节状,见于肝癌、多囊肝和肝包虫病。肝表面呈大块状隆起者,见于巨块型肝癌或肝脓肿,肝呈明显分叶状者,见于肝梅毒。

④压痛:正常肝脏无压痛,如果肝包膜有炎性反应或因肝大受到牵拉,则有压痛。轻度弥漫性压痛见于肝炎、肝淤血等,局限性剧烈压痛见于较表浅的肝脓肿。

当右心衰竭引起肝淤血肿大时,用手压迫肝脏可使颈静脉怒张更明显,称为肝-颈静脉回流征阳性。

⑤搏动:正常肝脏以及因炎症、肿瘤等原因引起的肝脏肿大并不伴有搏动。如果触到肝脏搏动,应注意其为单向性还是扩张性。单向性搏动常为传导性搏动,系因肝脏传导了其下面的腹主动脉的搏动所致,故两手掌置于肝脏表面有被推向上的感觉。扩张性搏动为肝脏本身的搏动,见于三尖瓣关闭不全,右心室的收缩搏动通过右心房、下腔静脉而传导至肝脏,使其呈扩张性,如置两手掌于肝脏左右叶上面,即可感到两手被推向两侧的感觉,称为扩张性搏动。

急性肝炎时,肝脏可轻度肿大,表面光滑,边缘钝,质稍韧,但有充实感及压痛。肝淤血时,肝脏可明显肿大,且大小随淤血程度变化较大,表面光滑,边缘圆钝,质韧,也有压痛,肝-颈静脉回流征阳性为其特征。脂肪肝所致肝大,表面光滑,质软或稍韧,但无压痛。肝硬化的早期肝常肿大,晚期则缩小,质较硬,边缘锐利,表面可能触到小结节,无压痛。肝癌时肝脏逐渐肿大,质地坚硬如石,边缘不整,表面高低不平,可有大小不等的结节或巨块,压痛和叩痛明显。

2. 脾脏触诊 正常情况下脾脏不能触及。嘱患者仰卧,两腿稍屈曲,医生左手绕过患者腹前方,手掌置于其左胸下部第 9~11 肋处,将其脾脏从后向前托起,限制胸廓运动,右手掌平放于脐部,与左肋弓大致垂直,自脐平面开始配合呼吸,如同触诊肝脏一样,迎触脾尖,直至触到脾缘或左肋缘为止。在脾脏轻度肿大而仰卧位不易触到时,可嘱患者取右侧卧位,双下肢屈曲,此时用双手触诊则容易触到。

临床记录中,常将脾大分为轻、中、高三度。脾缘不超过肋下 2 cm 为轻度肿大;超过 2 cm,在脐水平线以上为中度肿大;超过脐水平线或前正中线则为高度肿大,即巨脾。

①脾脏轻度肿大:常见于急慢性肝炎、伤寒、粟粒型结核、急性疟疾、感染性心内膜炎及败血症等,一般质地柔软。②脾脏中度肿大:常见于肝硬化、疟疾后遗症、慢性淋巴细胞白血病、慢性溶血性黄疸、淋巴瘤、系统性红斑狼疮等,质地一般较硬。③脾脏高度肿大:表面光滑者见于慢性粒细胞性白血病、黑热病、慢性疟疾和骨髓纤维化等,表面不平滑而有结节者见于淋巴瘤和恶性组织细胞病。

3. 胆囊触诊 可用单手滑行触诊法或钩指触诊法进行。正常时胆囊隐存于肝之后,不能触及。胆囊肿大时方超过肝缘及肋缘,此时可在右肋缘下、腹直肌外缘处触到。肿大的胆囊一般呈梨形或卵圆形,有时较长,呈布袋形,表面光滑,张力较高,常有触痛,随呼吸上下移动。如肿大胆囊呈囊性感,并有明显压痛,常见于急性胆囊炎。胆囊肿大呈囊性感,无压痛者,见于壶腹周围癌。胆囊肿大,有实性感者,见于胆囊结石或胆囊癌。

胆囊疾病时,其肿大情况亦有不同,有时胆囊有炎症,但未肿大到肋缘以下,触诊不能查到胆囊,此时可探测胆囊触痛。检查时医生以左手掌平放于患者右胸下部,以拇指指腹勾压于右肋下胆囊点处,然后嘱患者缓慢深吸气,在吸气过程中发炎的胆囊下移时碰到用力按压的拇指,即可引起疼痛,此为胆囊触痛。如因剧烈疼痛而致吸气中止,称为 Murphy 征阳性。

4. 肾脏触诊　检查肾脏一般用双手触诊法。可采取平卧位或立位。卧位触诊右肾时,嘱患者两腿屈曲并做较深腹式呼吸。医生立于患者右侧,以左手掌托起其右腰部,右手掌平放在右上腹部,手指方向大致平行于右肋缘进行深部触诊右肾,于患者吸气时双手夹触肾脏。如触到光滑钝圆的脏器,可能为肾下极,如能在双手间握住更大部分,则略能感知其蚕豆状外形,握住时患者常有酸痛或类似恶心的不适感。触诊左肾时,左手越过患者腹前方从后面托起左腰部,右手掌横置于患者左上腹部,依前法双手触诊左肾。如患者腹壁较厚或配合动作不协调,以致右手难以压向后腹壁时,可采用下法触诊:患者吸气时,用左手向前冲击后腰部,如肾下移至两手之间时,则右手有被顶推的感觉;与此相反,也可用右手指向左手方向腰部做冲击动作,左手也可有同样的感觉而触及肾脏。如卧位未触及肾脏,还可让患者站立床旁,医生于患者侧面用两手前后联合触诊肾脏。肾下垂或游走肾,立位较易触到。

正常人肾脏一般不易触及,有时可触到右肾下极。身材瘦长者,肾下垂、游走肾或肾脏代偿性增大时,肾脏较易触到。在深吸气时能触到 1/2 以上的肾脏即为肾下垂。

当肾脏和尿路有炎症或其他疾病时,可在相应部位出现压痛点:①季肋点(前肾点):第 10 肋骨前端,右侧位置稍低,相当于肾盂位置。②上输尿管点:在脐水平线上腹直肌外缘。③中输尿管点:在髂前上棘水平腹直肌外缘,相当于输尿管第二狭窄处。④肋脊点:背部第 12 肋骨与脊柱的交角(肋脊角)的顶点。⑤肋腰点:第 12 肋骨与腰肌外缘的交角(肋腰角)顶点。

肋脊点和肋腰点是肾脏一些炎症性疾病,如肾盂肾炎、肾脓肿和肾结核等常出现的压痛部位。如炎症深隐于肾实质内,可无压痛而仅有叩击痛。季肋点压痛亦提示肾脏病变。上输尿管点或中输尿管点出现压痛,提示输尿管结石、结核或化脓性炎症。

5. 膀胱触诊　正常膀胱空虚时隐存于盆腔内,不易触到。只有当膀胱积尿,充盈胀大时,才越出耻骨上缘而在下腹中部触到。膀胱触诊一般采用单手滑行法。在仰卧屈膝情况下医生以右手自脐开始向耻骨方向触摸,触及肿块后应详察其性质,以便鉴别其为膀胱、子宫或其他肿物。膀胱增大多由积尿所致,呈扁圆形或圆形,触之为囊性感,不能用手推移。按压时憋胀有尿意,排尿或导尿后缩小或消失。借此可与妊娠子宫、卵巢囊肿及直肠肿物等鉴别。

膀胱胀大最多见于尿道梗阻(如前列腺肥大或癌)、脊髓病(如截瘫)所致的尿潴留。也见于昏迷患者、腰椎或骶椎麻醉后、手术后局部疼痛患者。如长期尿潴留致膀胱慢性炎症,导尿后膀胱亦常不能完全回缩。当膀胱有结石或肿瘤时,如果腹壁菲薄柔软,有时用双手触诊法,右手示指戴手套插入直肠内向前方推压,左手四指在耻骨联合上施压,可在腹腔的深处耻骨联合的后方触到肿块。

6. 胰腺触诊　胰腺位于腹膜后,位置深而柔软,故不能触及。在上腹部相当于第 1、2 腰椎处。当胰腺有病变时,则可在上腹部出现体征。在上腹中部或左上腹有横行呈带状的压痛及肌紧张,并涉及左腰部者,提示胰腺炎症;如起病急同时有左腰部皮下淤血而发蓝,则提示急性出血性坏死性胰腺炎。如在上腹部触及质硬而无移动性横行条索状的肿物时,应考虑为慢性胰腺炎。如呈坚硬块状,表面不光滑似有结节,则可能为胰腺癌。

(四)腹部肿块

1. 正常腹部可触到:①腹直肌肌腹及腱划;②腰椎椎体及骶骨岬;③乙状结肠粪块;④横结肠;⑤盲肠。

2. 异常肿块　如在腹部触到上述内容以外的肿块,则应视为异常,多有病理意义。触到这些肿块时需注意下列各点:

(1)部位:某些部位的肿块常来源于该部的脏器,如上腹中部触到肿块常为胃或胰腺的肿瘤、囊肿或胃内结石(可以移动)。右肋下肿块常与肝和胆有关。两侧腹部的肿块常为结肠的肿瘤。脐周或右下腹不规则,有压痛的肿块常为结核性腹膜炎所致的肠粘连。下腹两侧类圆形、可活动、具有压痛的肿块可能系腹腔淋巴结肿大,如位置较深、坚硬不规则的肿块则可能系腹膜后肿瘤。卵巢囊肿多有蒂,故可在腹腔内游走。腹股沟韧带上方的肿块可能来自卵巢及其他盆腔器官。

(2)大小:凡触及的肿块均应测量其上下(纵长)、左右(横宽)和前后径(深厚)。也可以用公认大小的实物作比喻,如拳头、鸡蛋、核桃等。

(3)形态:触到肿块应注意其形状、轮廓、边缘和表面情况。圆形且表面光滑的肿块多为良性,以囊肿或淋巴结居多。形态不规则、表面凸凹不平且坚硬者,应多考虑恶性肿瘤、炎性肿物或结核性肿块。索条状或管状肿物、短时间内形态多变者,多为蛔虫团或肠套叠。如在右上腹触到边缘光滑的卵圆形肿物,应疑为胆囊积液。左上腹肿块有明显切迹多为脾脏。

(4)质地:肿块若为实质性的,其质地可能柔韧、中等硬或坚硬,见于肿瘤、炎性或结核浸润块,如胃癌、肝癌、回盲部结核等。肿块若为囊性,质地柔软,见于囊肿、脓肿,如卵巢囊肿、多囊肾等。

(5)压痛:炎性肿块有明显压痛。如位于右下腹的肿块压痛明显,常为阑尾脓肿、肠结核或 Crohn 病等。与脏器有关的肿瘤压痛可轻重不等。

(6)搏动:消瘦者可以在腹部见到或触到动脉的搏动。如在腹中线附近触到明显的膨胀性搏动,则应考虑腹主动脉或其分支的动脉瘤。有时尚可触及震颤。

(7)移动度:如果肿块随呼吸而上下移动,多为肝、脾、胃、肾或其肿物,如果肿块能用手推动者,可能来自胃、肠或肠系膜。移动度大的多为带蒂的肿物或游走的脏器。局部炎性肿块或脓肿及腹腔后壁的肿瘤,一般不能移动。

此外,还应注意所触及的肿块与腹壁和皮肤的关系,以区别腹腔内外的病变。

(五)液波震颤

腹腔内有大量游离液体时,如用手指叩击腹部,可感到液波震颤,或称波动感。检查时患者平卧,医生以一手掌面贴于患者一侧腹壁,另一手四指并拢屈曲,用指端叩击对侧腹壁(或以指端冲击式触诊),如有大量液体存在,则贴于腹壁的手掌有被液体波动冲击的感觉,即波动感。为防止腹壁本身的震动传至对侧,可让另一人将手掌尺侧缘压于脐部腹中线上,即可阻止。用此法检查腹腔积液时,需有 3000 mL 以上液量才能查出,不如移动性浊音敏感。

四、叩诊

腹部叩诊的主要作用在于叩知某些脏器的大小和叩痛,胃肠道充气情况,腹腔内有无积气、积液和肿块等。叩诊多采用间接叩诊法。腹部叩诊内容如下。

(一)腹部叩诊音

正常情况下,腹部叩诊大部分区域均为鼓音,只有肝、脾所在部位,增大的膀胱和子宫占据的部位,以及两侧腹部近腰肌处叩诊为浊音。叩诊可从左下腹开始逆时针方向至右下腹部,再至脐部,借此可获得腹部叩诊音的总体印象。

(二)肝脏及胆囊叩诊

叩诊可确定肝上、下界,一般都是沿右锁骨中线、右腋中线和右肩胛线,由肺区向下叩向腹部。当由清音转为浊音时,即为肝上界,又称肝相对浊音界。再向下叩 1～2 肋间,则浊音变为实音,为肝绝对浊音界(亦为肺下界)。确定肝下界时,最好由腹部鼓音区沿右锁骨中线或正中线向上叩,由鼓音转为浊音处即是。

①肝浊音界扩大见于肝癌、肝脓肿、肝炎、肝淤血和多囊肝等。②肝浊音界缩小见于急性重型肝炎、肝硬化和胃肠胀气等。③肝浊音界消失代之以鼓音者,多由于肝表面覆有气体所致,是急性胃肠穿孔的一个重要征象。

胆囊位于深部,且被肝脏遮盖,临床上不能用叩诊检查其大小,仅能检查胆囊区有无叩击痛,胆囊区叩击痛为胆囊炎的重要体征。

（三）胃泡鼓音区及脾叩诊

胃泡鼓音区（Traube's鼓音区）位于左前胸下部肋缘以上，约呈半圆形，为胃底穹窿含气而形成。其上界为横膈及肺下缘，下界为肋弓，左界为脾脏，右界为肝左缘。正常情况下胃泡鼓音区应该存在，大小则受胃内含气量的多少和周围器官组织病变的影响，此区明显缩小或消失可见于中、重度脾大和左侧胸腔积液、心包积液、肝左叶肿大，也见于急性胃扩张或溺水患者。

当脾脏触诊不满意或在左肋下触到很小的脾缘时，宜用脾脏叩诊进一步检查脾脏大小。脾浊音区的叩诊宜采用轻叩法，在左腋中线上进行。正常时在左腋中线第9～11肋之间叩到脾浊音，其长度为4～7 cm，前方不超过腋前线。脾浊音区扩大见于各种原因所致脾大。脾浊音区缩小见于左侧气胸、胃扩张、肠胀气等。

（四）移动性浊音

患者取仰卧位，医生自腹中部脐水平面开始向患者左侧叩诊，发现浊音时，板指固定不动，嘱患者右侧卧，再度叩诊，如呈鼓音，表明浊音移动。同样方法向右侧叩诊，叩得浊音后嘱患者左侧卧，以核实浊音是否移动。这种因体位不同而出现浊音区变动的现象，称移动性浊音。这是发现有无腹腔积液的重要检查方法。当腹腔内游离腹腔积液在1000 mL以上时，即可查出移动性浊音。

（五）肾脏叩诊

主要用于检查肾脏病变。检查时，患者取坐位或侧卧位，医生用左手掌平放在其肋脊角处（肾区），右手握拳用由轻到中等的力量叩击左手背。正常时肋脊角处无叩击痛，当有肾炎、肾盂肾炎、肾结石、肾结核及肾周围炎时，肾区有不同程度的叩击痛。

（六）膀胱叩诊

当膀胱触诊结果不满意时，可用叩诊来判断膀胱膨胀的程度。膀胱空虚时，因耻骨上方有肠管存在，叩诊呈鼓音，叩不出膀胱的轮廓。当膀胱内有尿液充盈时，耻骨上方叩诊呈圆形浊音区。女性在妊娠时子宫增大、子宫肌瘤或卵巢囊肿时，在该区叩诊也呈浊音，应予鉴别。排尿或导尿后复查，如浊音区转为鼓音，即为尿潴留所致膀胱增大。

五、听诊

将听诊器膜型体件置于腹壁上，全面听诊各区，尤其注意上腹部、中腹部、腹部两侧及肝、脾各区。听诊内容主要有肠鸣音、血管杂音、摩擦音和搔弹音等。妊娠5个月以上的妇女还可在脐下方听到胎儿心音（120～160次/分）。

（一）肠鸣音

肠蠕动时，肠管内气体和液体随之流动，产生一种断断续续的咕噜声（或气过水声），称为肠鸣音。在正常情况下，肠鸣音每分钟4～5次，肠蠕动增强时，肠鸣音达每分钟10次以上，但音调不特别高亢，称肠鸣音活跃，见于急性胃肠炎、服泻药后或胃肠道大出血时。如次数多且肠鸣音响亮、高亢，甚至呈叮当声或金属音，称肠鸣音亢进，见于机械性肠梗阻。如持续听诊3～5 min未听到肠鸣音，用手指轻叩或搔弹腹部仍未听到肠鸣音，称为肠鸣音消失，见于急性腹膜炎或麻痹性肠梗阻。

（二）振水音

检查时患者仰卧，医生以一耳凑近上腹部，同时以冲击触诊法振动胃部，即可听到气、液撞击的声音，亦可将听诊器膜型体件置于上腹部进行听诊。正常人在餐后或饮入大量液体时可有上腹部振水音，但若在清晨空腹或餐后6～8 h以上仍有此音，则提示幽门梗阻或胃扩张。

（三）血管杂音

血管杂音有动脉性和静脉性杂音。动脉性杂音常在腹中部或腹部两侧。腹中部的收缩期血管杂音

（喷射性杂音）常提示腹主动脉瘤或腹主动脉狭窄。前者可触到该部搏动的肿块，后者则搏动减弱，下肢血压低于上肢，严重者触不到足背动脉搏动。如收缩期血管杂音在左、右上腹，常提示肾动脉的狭窄，可见于年轻的高血压患者。如该杂音在下腹两侧，应考虑髂动脉狭窄。

第六节　肛门、直肠和生殖器检查

肛门、直肠和生殖器的检查是全身体格检查的一部分，全面正确的检查对临床诊断和治疗具有重要意义。但在临床实践中，非专科医生对该项检查的意义认识不足，且因有的患者不愿接受检查，故常被忽视，以致发生误诊或漏诊，延误治疗，造成严重后果。因此，对有检查指征的患者应对其说明检查的目的、方法和重要性，使之接受并配合检查。男医生检查女患者时，须有女医务人员在场。

一、男性生殖器检查

男性生殖器包括阴茎、阴囊、前列腺和精囊等。先检查外生殖器阴茎及阴囊，后检查内生殖器前列腺及精囊。

（一）阴茎

阴茎为前端膨大的圆柱体，分头、体、根三部分。正常成年人阴茎长 7～10 cm，其检查顺序如下。

1. 包皮　阴茎的皮肤在阴茎颈前向内翻转覆盖于阴茎表面称为包皮。成年人包皮不应掩盖尿道口。翻起包皮后应露出阴茎头，若翻起后仍不能露出尿道外口或阴茎头者称为包茎。见于先天性包皮口狭窄或炎症、外伤后粘连。若包皮长度超过阴茎头，但翻起后能露出尿道口或阴茎头，称包皮过长。包皮过长或包茎易引起尿道外口或阴茎头感染、嵌顿；污垢在阴茎颈部易于残留，常被视为阴茎癌的重要致病因素之一。故提倡早期手术处理。

2. 阴茎头与阴茎颈　阴茎前端膨大部分称为阴茎头，俗称龟头。在阴茎头、颈交界部位有一环形浅沟，称为阴茎颈或阴茎头冠。检查时应将包皮上翻暴露全部阴茎头及阴茎颈，观察其表面的色泽及有无充血、水肿、分泌物及结节等。正常阴茎头红润、光滑，如有硬结并伴有暗红色溃疡、易出血或融合成菜花状，应考虑阴茎癌的可能性。

3. 尿道口　检查尿道口时医生用示指与拇指，轻轻挤压龟头使尿道张开，观察尿道口有无红肿、分泌物及溃疡。

4. 阴茎大小与形态　成年人阴茎过小呈婴儿型阴茎，见于垂体功能或性腺功能不全患者；在儿童期阴茎过大呈成人型阴茎，见于性早熟，如促性腺激素过早分泌。

（二）阴囊

为腹壁的延续部分，囊壁由多层组织构成。阴囊内中间有一隔膜将其分为左右两个囊腔，每囊内含有精索、睾丸及附睾。检查时患者取站立位或仰卧位，两腿稍分开。先观察阴囊皮肤及外形，后进行阴囊触诊，方法是医生将双手的拇指置于患者阴囊前面，其余手指放在阴囊后面，起托护作用，拇指做来回滑动触诊，可双手同时进行。也可用单手触诊。阴囊检查按以下顺序进行。

1. 阴囊皮肤及外形　正常阴囊皮肤呈深暗色，多皱褶。视诊时注意观察阴囊皮肤有无皮疹、脱屑溃烂等损害，观察阴囊外形有无肿胀、肿块。阴囊常见病变如下。

（1）阴囊湿疹：阴囊皮肤增厚呈苔藓样，并有小片鳞屑；或皮肤呈暗红色、糜烂，有大量浆液渗出，有时形成软痂，伴有顽固性奇痒，此种改变为阴囊湿疹的特征。

（2）阴囊水肿：阴囊皮肤常因水肿而紧绷，可为全身性水肿的一部分，如肾病综合征。也可为局部因素所致，如局部炎症或过敏反应、静脉血或淋巴液回流受阻等。

（3）阴囊象皮肿：阴囊皮肤水肿粗糙、增厚如象皮样，称为阴囊象皮肿或阴囊象皮病。多为血丝虫病引起的淋巴管炎或淋巴管阻塞所致。

（4）阴囊疝：指肠管或肠系膜经腹股沟管下降至阴囊内所形成；表现为一侧或双侧阴囊肿大，触之有囊样感，有时可推回腹腔。但患者用力咳嗽使腹腔内压增高时可再降入阴囊。

（5）鞘膜积液：正常情况下鞘膜囊内有少量液体，当鞘膜本身或邻近器官出现病变时，鞘膜液体分泌增多，而形成积液，此时阴囊肿大触之有水囊样感。不同病因所致鞘膜积液有时难以鉴别，如阴囊疝与睾丸肿瘤，透光试验有助于二者的鉴别。透光试验方法简便易行，方法是用不透明的纸片卷成圆筒，一端置于肿大的阴囊部位，对侧阴囊以电筒照射，从纸筒另一端观察阴囊透光情况。也可把房间关暗，用电筒照射阴囊后观察。鞘膜积液时，阴囊呈橙红色均质的半透明状，而阴囊疝和睾丸肿瘤则不透光。

2. 精索　精索在左、右阴囊腔内各有一条，位于附睾上方，检查时医生用拇指和示指触诊精索，从附睾摸到腹股沟环。正常精索呈柔软的索条状，无压痛。若呈串珠样肿胀，见于输精管结核；若有挤压痛且局部皮肤红肿多为精索急性炎症；精索有蚯蚓团样感多为精索静脉曲张所致。

3. 睾丸　左、右各一，椭圆形，表面光滑柔韧。检查时医生用拇指和示、中指触诊睾丸时注意其大小、形状、硬度及有无触压痛等，并做两侧对比。睾丸急性肿痛、压痛明显者，见于急性睾丸炎，常继发于流行性腮腺炎、淋病等。睾丸慢性肿痛多由结核引起；一侧睾丸肿大、质硬并有结节，应考虑睾丸肿瘤或白血病细胞浸润。睾丸萎缩可因流行性腮腺炎或外伤后遗症及精索静脉曲张所引起；睾丸过小多见于肥胖性生殖无能症等。

4. 附睾　是储存精子和促进精子成熟的器官，位于睾丸后外侧，上端膨大为附睾头，下端细小如囊锥状，为附睾尾。检查时医生用拇指和示、中指触诊。触诊时应注意附睾大小，有无结节和压痛；急性炎症时肿痛明显，且常伴有睾丸肿大，附睾与睾丸分界不清；慢性附睾炎则附睾肿大而压痛轻。

（三）前列腺

前列腺位于膀胱下方、耻骨联合后约 2 cm 处，形状像前后稍扁的栗子，其上端宽大，下端窄小，后面较平坦。正中有纵行浅沟。尿道从前列腺中纵行穿过，将其分为左、右两叶，排泄管开口于尿道前列腺部。检查时患者取肘膝卧位，跪卧于检查台上，也可采用右侧卧位或站立弯腰位。医生示指戴指套（或手套），指端涂以润滑剂，徐徐插入肛门，向腹侧触诊。正常前列腺质韧而有弹性，左、右两叶之间可触及正中沟。良性前列腺肥大时正中沟消失，表面光滑有韧感，无压痛及粘连，多见于老年人。前列腺肿大且有明显压痛，多见于急性前列腺炎；前列腺肿大、质硬、无压痛，表面有硬结节者多为前列腺癌。前列腺触诊时可同时做前列腺按摩留取前列腺液做化验检查。

（四）精囊

精囊位于前列腺外上方，为菱锥形囊状非成对的附属性腺，其排泄管与输精管末端汇合成射精管。正常时，肛诊一般不易触及精囊。精囊病变常继发于前列腺。

二、女性生殖器检查

女性生殖器包括内外两部分，如全身性疾病疑有局部表现时可做外生殖器检查，疑有妇产科疾病时应由妇产科医生进行检查。检查时患者应排空膀胱，暴露下身，仰卧于检查台上，两腿外展、屈膝，医生戴无菌手套进行检查。检查顺序与方法如下。

（一）外生殖器

1. 阴阜　位于耻骨联合前面，为皮下脂肪丰富、柔软的脂肪垫。性成熟后皮肤有阴毛，呈倒三角形分布，为女性第二性征。若阴毛先浓密后脱落而明显稀少或缺如，见于性功能减退症或席汉病等；阴毛明显增多，呈男性分布，多见于肾上腺皮质功能亢进。

2. 大阴唇　为一对纵行长圆形隆起的皮肤皱襞，皮下组织松软，富含脂肪及弹力纤维。性成熟后表面有阴毛，未生育妇女两侧大阴唇自然合拢遮盖外阴；经产妇两侧大阴唇常分开；老年人或绝经后则常萎缩。

3. 小阴唇　位于大阴唇内侧,为一对较薄的皮肤皱襞,两侧小阴唇常合拢遮盖阴道外口。小阴唇表面光滑,呈浅红色或褐色,前端融合后包绕阴蒂,后端彼此会合形成阴唇系带。小阴唇炎症时常有红肿疼痛。局部色素脱失见于白斑症;若有结节、溃烂应考虑癌变可能。如有乳突状或蕈样突起见于尖锐湿疣。

4. 阴蒂　为两侧小阴唇前端会合处与大阴唇前连合之间的隆起部分,阴蒂过小见于性发育不全;过大应考虑两性畸形;红肿见于外阴炎。

5. 阴道前庭　为两侧小阴唇之间的菱形裂隙,前部有尿道口,后部有阴道口。前庭大腺分居于阴道口两侧,如黄豆粒大,开口于小阴唇与处女膜的沟内。如有炎症则局部红肿、硬痛并有脓液溢出。肿大明显而压痛轻,可见于前庭大腺囊肿。

(二) 内生殖器

1. 阴道　为生殖通道,正常前后壁相互贴近,内腔狭窄,但富于收缩和伸展性。

2. 子宫　为中空的肌质器官,位于骨盆腔中央,呈倒梨形。正常宫颈表面光滑,妊娠时质软,呈紫色,检查时应注意宫颈有无充血、糜烂、肥大及息肉。环绕宫颈周围的阴道分前后、左右穹窿,后穹窿最深,为诊断性穿刺的部位。正常成年未孕子宫长约 7.5 cm,宽约 4 cm,厚约 2.5 cm;产后妇女子宫增大,触之较韧,光滑无压痛,子宫体积匀称性增大见于妊娠;非匀称性增大见于各种肿瘤。

3. 输卵管　长 8～14 cm。正常输卵管表面光滑、质韧无压痛。输卵管肿胀、增粗或有结节,弯曲或僵直,且常与周围组织粘连、固定,明显触压痛者,多见于急、慢性炎症或结核。明显肿大可为输卵管积脓或积水。双侧输卵管病变,管腔变窄或梗阻,则难以受孕。

4. 卵巢　为一对扁椭圆形性腺,成人女性的卵巢约 4 cm×3 cm×1 cm 大小,表面光滑、质软。

三、肛门与直肠检查

直肠全长 12～15 cm,下连肛管。肛管下端在体表的开口为肛门,位于会阴中心体与尾骨尖之间。肛门与直肠的检查方法简便,常能发现许多有重要临床价值的体征。

(一) 检查体位

检查肛门与直肠时可根据病情需要,让患者采取不同的体位,以便达到所需的检查目的,常用的体位如下。

1. 肘膝位　患者两肘关节屈曲,置于检查台上,胸部尽量靠近检查台,两膝关节屈曲成直角跪于检查台上,臀部抬高。此体位最常用于前列腺、精囊及内镜检查。

2. 左侧卧位　患者取左侧卧位,右腿向腹部屈曲,左腿伸直,臀部靠近检查台右边。医生位于患者背后进行检查。该体位适用于病重、年老体弱或女性患者。

3. 仰卧位或截石位　患者仰卧于检查台上,臀部垫高,两腿屈曲、抬高并外展。适用于重症体弱患者或膀胱直肠窝的检查,亦可进行直肠双合诊,即右手示指在直肠内,左手在下腹部,双手配合,以检查盆腔脏器的病变情况。

4. 蹲位　患者下蹲呈排大便的姿势,屏气向下用力。适用于检查直肠脱出、内痔及直肠息肉等。

肛门与直肠检查所发现的病变如肿块、溃疡等应按时针方向进行记录,并注明检查时患者所取体位。肘膝位时肛门后正中点为 12 点钟位,前正中点为 6 点钟位,而仰卧位的时钟位则与此相反。

(二) 检查方法

肛门与直肠的检查方法以视诊、触诊为主,辅以内镜检查。

1. 视诊　医生用手分开患者臀部,观察肛门及其周围皮肤颜色及皱褶,正常颜色较深,皱褶自肛门向外周呈放射状。让患者提肛收缩肛门时括约肌皱褶更明显,做排便动作时皱褶变浅。还应观察肛门周围有无脓血、黏液、肛裂、外痔、瘘管口或脓肿等。

(1) 肛门闭锁与狭窄:肛门闭锁与狭窄多见于新生儿先天性畸形;因感染、外伤或手术引起的肛门狭窄,常可在肛周发现瘢痕。

（2）肛门周围瘢痕与红肿：肛门周围瘢痕,多见于外伤或手术后；肛门周围有红肿及压痛,常为肛门周围炎症或脓肿。

（3）肛裂：肛管下段（齿状线以下）深达皮肤全层的纵行及梭形裂口或感染性溃疡。患者自觉排便时疼痛,排出的粪便周围常附有少许鲜血。检查时肛门常可见裂口,触诊时有明显触压痛。

（4）痔：直肠下端黏膜下或肛管边缘皮下的内痔静脉丛或外痔静脉丛扩大和曲张所致的静脉团。多见于成年人,患者常有大便带血、痔块脱出、疼痛或瘙痒感。内痔位于齿状线以上。表面被直肠下端黏膜所覆盖,在肛门内口可查到柔软的紫红色包块,排便时可突出肛门口外；外痔位于齿状线以下,表面被肛管皮肤所覆盖,在肛门外口可见紫红色柔软包块；混合痔是齿状线上、下均可发现紫红色包块,下部被肛管皮肤所覆盖；具有外痔与内痔的特点。

（5）肛门直肠瘘：简称肛瘘,有内口和外口,内口在直肠或肛管内,瘘管经过肛门软组织开口于肛门周围皮肤,肛瘘多为肛管或直肠周围脓肿与结核所致,不易愈合,检查时可见肛门周围皮肤有瘘管开口,有时有脓性分泌物流出,在直肠或肛管内可见瘘管的内口或伴有硬结。

（6）直肠脱垂：又称脱肛,是指肛管、直肠或乙状结肠下端的肠壁,部分或全层向外翻而脱出于肛门外。

2. 触诊　肛门和直肠触诊通常称为肛诊或直肠指诊。患者可采取肘膝位、左侧卧位或仰卧位等。触诊时医生右手示指戴指套或手套,并涂以润滑剂,如肥皂液、凡士林、液体石蜡后,将示指置于肛门外口轻轻按摩,等患者肛门括约肌适应放松后,再徐徐插入肛门、直肠内。先检查肛门及括约肌的紧张度,再检查肛管及直肠的内壁。注意有无压痛及黏膜是否光滑,有无肿块及搏动感。男性还可触诊前列腺与精囊,女性则可检查子宫颈、子宫、输卵管等。必要时配用双合诊。对以上器官的疾病诊断有重要价值,此外,对盆腔的其他疾病如阑尾炎、髂窝脓肿也有诊断意义。

直肠指诊时应注意有无以下异常改变：①直肠剧烈触痛,常因肛裂及感染引起；②触痛伴有波动感,见于肛门、直肠周围脓肿；③直肠内触及柔软、光滑而有弹性的包块常为直肠息肉；④触及坚硬、凹凸不平的包块,应考虑直肠癌；⑤指诊后指套表面带有黏液、脓液或血液,应取其涂片镜检或做细菌学检查。如直肠病变病因不明,应进一步做内镜检查,如直肠镜和乙状结肠镜,以助鉴别。

第七节　脊柱与四肢检查

一、脊柱检查

脊柱是支撑体重、维持躯体各种姿势的重要支柱,并作为躯体活动的枢纽。脊柱有病变时表现为局部疼痛、姿势或形态异常以及活动度受限等。脊柱检查时患者可处站立位和坐位,按视、触、叩的顺序进行。

（一）脊柱弯曲度

1. 生理性弯曲　正常人直立时,脊柱从侧面观察有四个生理弯曲,即颈段稍向前凸、胸段稍向后凸、腰椎明显向前凸、骶椎则明显向后凸。让患者取站立位或坐位,从后面观察脊柱有无侧弯。轻度侧弯时需借助触诊确定,检查方法是检查者用示、中指或拇指沿脊椎的棘突以适当的压力往下划压,划压后皮肤出现一条红色充血痕,以此痕为标准,观察脊柱有无侧弯。正常人脊柱无侧弯。

2. 病理性变形

（1）脊柱后凸：脊柱过度后弯称为脊柱后凸,也称为驼背,多发生于胸段脊柱。脊柱胸段后凸常见于佝偻病、结核、强直性脊柱炎、脊椎退行性变等。

（2）脊柱前凸：脊柱过度向前凸出性弯曲，称为脊柱前凸。多发生在腰椎部位，患者腹部明显向前突出，臀部明显向后突出，多由于晚期妊娠、大量腹腔积液、腹腔巨大肿瘤、第五腰椎向前滑脱、患者髋关节结核及先天性髋关节后脱位等所致。

（3）脊柱侧凸：脊柱离开后正中线向左或右偏曲称为脊柱侧凸。根据侧凸的性状分为姿势性和器质性两种。

①姿势性侧凸：无脊柱结构的异常。姿势性侧凸的原因有：a.儿童发育期坐、立姿势不良；b.代偿性侧凸可因一侧下肢明显短于另一侧所致；c.坐骨神经性侧凸，多因椎间盘突出；d.脊髓灰质炎后遗症等。

②器质性侧凸：脊柱器质性侧凸的特点是改变体位不能使侧凸得到纠正。其病因有先天性脊柱发育不全、肌肉麻痹、营养不良、慢性胸膜肥厚、胸膜粘连及肩部或胸廓的畸形等。

（二）脊柱活动度

1. 正常活动度 正常人脊柱有一定活动度，但各部位活动范围明显不同。颈椎段和腰椎段的活动范围最大；胸椎段活动范围最小；骶椎和尾椎已融合成骨块状，几乎无活动性。

检查脊柱的活动度时，应让患者做前屈、后伸、侧弯、旋转等动作，以观察脊柱的活动情况及有无变形。已有脊柱外伤可疑骨折或关节脱位时，应避免脊柱活动，以防止损伤脊髓。正常人直立、骨盆固定的条件下，颈段、胸段、腰段的活动范围参考值见表3-13。

表 3-13 颈、胸、腰椎及全脊椎活动范围

	前 屈	后 伸	左 右 侧 弯	旋转度（一侧）
颈椎	35°～45°	35°～45°	45°	60°～80°
胸椎	30°	20°	20°	35°
腰椎	75°～90°	30°	20°～35°	30°
全脊柱	128°	125°	73.5°	115°

注：由于年龄、活动训练以及脊柱结构差异等因素，脊柱运动范围存在较大的个体差异。

2. 活动受限 检查脊柱颈段活动度时，医生固定患者肩部，嘱患者做前屈、后仰、侧弯及左右旋转，颈及软组织有病变时，活动常不能达以上范围，否则有疼痛感，严重时出现僵直。

（1）脊柱颈椎段活动受限常见于：①颈部肌纤维织炎及韧带受损；②颈椎病；③结核或肿瘤浸润；④颈椎外伤、骨折或关节脱位。

（2）脊柱腰椎段活动受限常见于：①腰部肌纤维织炎及韧带受损；②腰椎椎管狭窄；③椎间盘突出；④腰椎结核或肿瘤；⑤腰椎骨折或脱位。

（三）脊柱压痛与叩击痛

1. 压痛 脊柱压痛的检查方法是嘱患者取端坐位，身体稍向前倾。检查者以右手拇指从枕骨粗隆开始自上而下逐个按压脊椎棘突及椎旁肌肉，正常时每个棘突及椎旁肌肉均无压痛。如有压痛，提示压痛部位可能有病变，并以第七颈椎棘突为标志计数病变椎体的位置。除颈椎外，颈旁组织的压痛也提示相应病变，如落枕时斜方肌中点处有压痛；胸腰椎病变如结核、椎间盘突出及外伤或骨折，均在相应脊椎棘突有压痛；若椎旁肌肉有压痛，常为腰背肌纤维炎或劳损所致。

2. 叩击痛 常用的脊柱叩击方法有两种。

（1）直接叩击法：用中指或叩诊锤垂直叩击各椎体的棘突，多用于检查胸椎与腰椎。颈椎疾病，特别是颈椎骨关节损伤时，因颈椎位置深，一般不用此法检查。

（2）间接叩击法：嘱患者取坐位，医生将左手掌置于其头部，右手半握拳以小鱼际肌部位叩击左手背，了解患者脊柱各部位有无疼痛。如疼痛阳性，见于脊柱结核、脊椎骨折及椎间盘突出等。叩击痛的部位多为病变部位。如有颈椎病或颈椎间盘脱出症，间接叩诊时可出现上肢的放射性疼痛。

二、四肢与关节检查

四肢及其关节的检查通常运用视诊与触诊,两者相互配合,特殊情况下采用叩诊和听诊。四肢检查除大体形态和长度外,应以关节检查为主。

(一) 上肢

1. 长度 双上肢长度可用目测,嘱被检者双上肢向前,手掌并拢,比较其长度,也可用带尺测量肩峰至中指指尖的距离,为全上肢长度。上臂长度则从肩峰至尺骨鹰嘴的距离。前臂长度测量是从鹰嘴突至尺骨茎突的距离。双上肢长度正常情况下等长,长度不一见于先天性短肢畸形、骨折重叠和关节脱位等。如肩关节脱位时,患侧上臂长于健侧,肱骨颈骨折患侧短于健侧。

2. 肩关节

(1) 外形:嘱被检者脱去上衣,取坐位,在良好的照明情况下,观察双肩姿势外形有无倾斜。正常双肩对称,双肩呈弧形,如肩关节弧形轮廓消失,肩峰突出,称"方肩",见于肩关节脱位或三角肌萎缩。两侧肩关节一高一低,颈短耸肩,见于先天性肩胛高耸症及脊柱侧弯。锁骨折,远端下垂,使该侧肩下垂,肩部突出畸形如戴肩章状,见于外伤性肩锁关节脱位,锁骨外端过度上翘所致。

(2) 运动:嘱患者做自主运动,观察有无活动受限,或检查者固定肩胛骨,另一手持前臂进行多个方向的活动。肩关节周围炎时,关节各方向的活动均受限,称冻结肩。肩关节外展开始即痛,但仍可外展,见于肩关节炎。

(3) 压痛点:肩关节周围不同部位的压痛点,对鉴别诊断很有帮助,肱骨结节间的压痛见于肱二头肌长头腱鞘炎,肱骨大结节压痛可见于冈上肌肌腱损伤。肩峰下内方有触痛,可见于肩峰下滑囊炎。

3. 肘关节

(1) 形态:正常肘关节双侧对称、伸直时肘关节轻度外翻,肘部骨折、脱位可引起肘关节外形改变,如髁上骨折时,可见肘窝上方突出,为肱骨下端向前移位所致;桡骨头脱位时,肘窝外下方向桡侧突出。

(2) 运动:肘关节活动正常时屈 135°～150°,伸 10°,旋前(手背向上转动)80°～90°,旋后(手背向下转动)80°～90°。

(3) 触诊:注意肘关节周围皮肤温度,有无肿块、肱动脉搏动,桡骨小头是否压痛,滑车淋巴结是否肿大。

4. 腕关节及手

(1) 外形:手的功能位置为腕背伸 30°并稍偏尺侧,拇指于外展时掌呈屈曲位,其余各指屈曲,呈握茶杯姿势,手的自然休息姿势呈半握拳状,腕关节稍背伸约 20°,向尺侧倾斜约 10°,拇指尖靠达示指关节的桡侧,其余四指呈半屈曲状,屈曲程度由示指向小指逐渐增大,且各指尖均指向舟骨结节处。

(2) 局部肿胀与隆起:腕关节肿胀可因外伤、关节炎、关节结核而肿胀,腕关节背侧或旁侧局部隆起见于腱鞘囊肿,腕背侧肿胀见于腕肌肌腱腱鞘炎或软组织损伤。

(3) 畸形:腕部手掌的神经、血管、肌腱及骨骼的损伤或先天性因素及外伤等均可引起畸形,常见的有:①腕垂症:桡神经损伤所致。②猿掌:正中神经损伤。③爪形手:手指呈鸟爪样,见于尺神经损伤、进行性肌萎缩、脊髓空洞症和麻风等。④餐叉样畸形:见于 colles 骨折。

(4) 杵状指(趾):手指或足趾末端增生、肥厚、增宽、增厚,指甲从根部到末端拱形隆起呈杵状。杵状指(趾)常见于:①呼吸系统疾病,如慢性肺脓肿、支气管扩张和支气管肺癌;②某些心血管疾病,如发绀型先天性心脏病、亚急性感染性心内膜炎;③营养障碍性疾病,如肝硬化。

(5) 匙状甲:又称反甲,特点为指甲中央凹陷,边缘翘起,指甲变薄,表面粗糙有条纹,常见于缺铁性贫血和高原疾病,偶见于风湿热及甲癣。

(二) 下肢

下肢包括臀、大腿、膝、小腿、踝和足。检查下肢时应充分暴露以上部位,双侧对比先做一般外形检查,如双下肢长度是否一致,可用尺测量或双侧对比。一侧肢体缩短见于先天性短肢畸形、骨折或关节脱位。观察双下肢外形是否对称,有无静脉曲张和肿胀。一侧肢体肿胀见于深层静脉血栓形成;肿胀并有皮肤灼热、发红肿胀,见于蜂窝织炎或血管炎。观察双下肢皮肤有无出血点、皮肤溃疡及色素沉着,下肢慢性溃疡时常有皮肤色素沉着,然后做下肢各关节的检查。

1. 髋关节

(1)视诊:

①跛行:a. 疼痛性跛行:髋关节疼痛不敢负重行走,患肢膝部微屈,轻轻落下,足尖着地,然后迅速改换健肢负重,步态短促不稳,见于髋关节结核,暂时性滑膜炎,股骨头无菌性坏死等。b. 短肢跛行:以足尖落地或健侧下肢屈膝跳跃状行走,一侧下肢缩短 3 cm 以上则可出现跛行,见于小儿麻痹症后遗症。

②畸形:患者取仰卧位,双下肢伸直,使病侧髂前上棘连线与躯干正中线保持垂直,腰部放松,腰椎放平贴于床面,观察关节有无畸形,如果有,多为髋关节脱位、股骨干及股骨头骨折错位。

(2)触诊:

①压痛:髋关节位置深,只能触诊其体表位置。腹股沟韧带中点后下 1 cm,再向外 1 cm,触及此处有无压痛及波动感。髋关节有积液时有波动感,如此处硬韧饱满,可能为髋关节前脱位;若该处空虚,可能为后脱位。

②活动度:髋关节检查方法及活动范围见表 3-14。

表 3-14 髋关节检查方法及活动范围

检查内容	检查方法	活动度
屈曲	患者仰卧,医生一手按压髂嵴,另一手将屈曲膝关节推向前胸	130°～140°
后伸	患者俯卧,医生一手按压臀部,另一手握小腿下端,屈膝 90°后上提	15°～30°
内收	仰卧,双下肢伸直,固定骨盆,一侧下肢自中立位向对称下肢前面交叉内收	20°～30°
外展	患者仰卧,双下肢伸直,固定骨盆,使一侧下肢自中立位外展	30°～45°
旋转	患者仰卧,下肢伸直,髌骨及足尖向上,医生双手放于患者大腿下部和膝部,旋转大腿,也可让患者屈髋屈膝 90°,医生一手扶患者臀部,另一手握踝部,向相反方向运动,小腿做外展、内收动作时,髋关节则为外旋、内旋	45°

(3)叩诊:患者下肢伸直,医生以拳叩击足跟,如髋部疼痛,则示髋关节炎或骨折。

(4)听诊:令患者做屈髋和伸髋动作,可闻及大粗隆上方有明显的"咯噔"声,系紧张肥厚的阔筋膜张肌与股骨大粗隆摩擦声。

2. 膝关节

(1)视诊:

①膝外翻:令患者暴露双膝关节,处站立位及平卧位进行检查,直立时双腿并拢,二股骨内髁及二胫骨内踝可同时接触,如两踝距离增宽,一小腿向外偏斜,双下肢呈"X"状,称"X"形腿,见于佝偻病。

②膝内翻:直立时,患者双股骨内髁间距增大,小腿向内偏斜,膝关节向内形成角度,双下肢形成"O"状,称"O"形腿,见于小儿佝偻病。

(2)触诊:

①压痛:膝关节发炎时,双膝眼处压痛;髌骨软骨炎时髌骨两侧有压痛;膝关节间隙压痛提示半月板损伤;侧副韧带损伤,压痛点多在韧带上下两端的附着处;胫骨结节骨骺炎时,压痛点位于髌韧带在胫骨的止点处。

②浮髌试验:患者取平卧位,下肢伸直放松,医生一手虎口卡于患膝髌骨上极,并加压压迫髌上囊,使关节液集中于髌骨底面,另一手示指垂直按压髌骨并迅速抬起时髌骨与关节面有碰触感,松手时髌骨浮起,按压即为浮髌试验阳性,提示有中等量(50 mL)以上关节积液。

3. 踝关节与足

（1）视诊：踝关节与足部检查一般让患者站立或取坐位时进行，有时需患者步行，从步态观察正常与否。足部常见畸形有如下几种。

①扁平足：足纵弓塌陷，足跟外翻，前半足外展，形成足旋前畸形，横弓塌陷，前足增宽，足底前部形成胼胝。

②弓形足：足纵弓高起，横弓下陷，足背隆起，足趾分开。

③马蹄足：踝关节跖屈，前半足着地，常因跟腱挛缩或腓总神经麻痹引起。

④足内翻：跟骨内旋，前足内收，足纵弓高度增加，站立时足不能踏平，外侧着地，常见于小儿麻痹后遗症。

⑤足外翻：跟骨外旋，前足外展，足纵弓塌陷，舟骨突出，扁平状，跟腱延长线落在跟骨内侧，见于胫前、胫后肌麻痹。

（2）触诊：内外踝骨折、跟骨骨折、韧带损伤局部均可出现压痛，第二、三跖骨头处压痛，见于跖骨头无菌性坏死；第二、三跖骨干压痛，见于疲劳骨折；跟腱压痛，见于跟腱腱鞘炎；足跟内侧压痛，见于跟骨骨棘或跖筋膜炎。

第八节　神经系统检查

掌握神经系统的基本检查方法，能获取对疾病的定位与定性诊断信息，是医学生临床教学中不可缺少的部分。在进行神经系统检查时，首先要确定患者对外界刺激的反应状态，即意识状态。本章中的许多检查均要在患者意识清晰状态下完成。完成神经系统检查常需具备的检查工具有叩诊锤、棉签、大头针、音叉、双规仪、试管、电筒、眼底镜以及嗅觉、味觉、失语测试用具等。

一、脑神经检查

脑神经共 12 对，检查脑神经对颅脑病变的定位诊断极为重要。检查时应按序进行，以免遗漏，同时注意双侧对比。

（一）嗅神经

系第 1 对脑神经。让患者辨别嗅到的各种气味。

（二）视神经

系第 2 对脑神经。检查包括视力检查、视野检查和眼底检查。

（三）动眼神经、滑车神经、展神经

动眼神经、滑车神经、展神经分别为第 3、4、6 对脑神经，共同支配眼球运动，合称眼球运动神经，可同时检查。检查时需注意眼裂外观、眼球运动、瞳孔及对光反射、调节反射等。

（四）三叉神经

系第 5 对脑神经，是混合性神经。感觉神经纤维分布于面部皮肤、眼、鼻、口腔黏膜；运动神经纤维支配咀嚼肌、颞肌和翼状内外肌。

（五）面神经

系第 7 对脑神经，主要支配面部表情肌和司舌前 2/3 味觉功能。

（六）位听神经

系第 8 对脑神经，包括前庭及耳蜗两种感觉神经。

（七）舌咽神经、迷走神经

舌咽神经、迷走神经系第 9、10 对脑神经,两者在解剖与功能上关系密切,常同时受损。

（八）副神经

系第 11 对脑神经,支配胸锁乳突肌及斜方肌。检查时注意肌肉有无萎缩,嘱患者做耸肩及转头运动时,检查者给予一定的阻力,比较两侧肌力。副神经受损时,向对侧转头及同侧耸肩无力或不能,同侧胸锁乳突肌及斜方肌萎缩。

（九）舌下神经

系第 12 对脑神经。检查时嘱患者伸舌,注意观察有无伸舌偏斜、舌肌萎缩及肌束颤动。单侧舌下神经麻痹时伸舌舌尖偏向病侧,双侧麻痹者则不能伸舌。

二、运动功能检查

运动包括随意运动和不随意运动,随意运动由锥体束司理,不随意运动(不自主运动)由锥体外系和小脑司理。运动功能检查包括肌力、肌张力、不自主运动、共济运动等。

（一）肌力

肌力是指肌肉运动时的最大收缩力。检查时令患者做肢体伸屈动作,检查者从相反方向给予阻力,测试患者对阻力的克服力量,并注意两侧比较。

1. 肌力的记录　采用 0～5 级的六级分级法。

0 级　完全瘫痪,测不到肌肉收缩。

1 级　仅测到肌肉收缩,但不能产生动作。

2 级　肢体在床面上能水平移动,但不能抵抗自身重力,即不能抬离床面。

3 级　肢体能抬离床面,但不能抗阻力。

4 级　能做抗阻力动作,但不完全。

5 级　正常肌力。

2. 临床意义　不同程度的肌力减退可分别称为完全性瘫痪和不完全性瘫痪(轻瘫)。不同部位或不同组合的瘫痪可分别命名为:①单瘫:单一肢体瘫痪,多见于脊髓灰质炎。②偏瘫:为一侧肢体(上、下肢)瘫痪,常伴有同侧颅神经损害,多见于颅内病变或脑卒中。③交叉性偏瘫:为一侧肢体瘫痪及对侧颅神经损害,多见于脑干病变。④截瘫:为双侧下肢瘫痪,是脊髓横贯性损伤的结果,见于脊髓外伤、炎症等。

（二）肌张力

肌张力是指静息状态下的肌肉紧张度和被动运动时遇到的阻力,其实质是一种牵张反射,即骨骼肌受到外力牵拉时产生的收缩反应,这种收缩是通过反射中枢控制的。检查时嘱患者肌肉放松,检查者根据触摸肌肉的硬度以及伸屈其肢体时感知肌肉对被动伸屈的阻力做判断。

1. 肌张力增高　触摸肌肉,有坚实感,伸屈肢体时阻力增加。可表现为:①痉挛状态:在被动伸屈其肢体时,起始阻力大,终末突然阻力减弱,也称折刀现象,为锥体束损害现象。②铅管样强直:即伸肌和屈肌的肌张力均增高,做被动运动时各个方向的阻力增加是均匀一致的,为锥体外系损害现象。

2. 肌张力降低　肌肉松软,伸屈其肢体时阻力低,关节运动范围扩大,见于下运动神经元病变(如周围神经炎、脊髓前角灰质炎等)、小脑病变和肌源性病变等。

（三）不自主运动

不自主运动是指患者意识清楚的情况下,随意肌不自主收缩所产生的一些无目的的异常动作,多为锥体外系损害的表现。

1. 震颤　为两组拮抗肌交替收缩引起的不自主动作,可有以下几种类型:①静止性震颤:静止时表现明显,而在运动时减轻,睡眠时消失,常伴肌张力增高,见于震颤麻痹。②意向性震颤:又称动作性震颤,震颤在休息时消失,动作时发生,愈近目的物愈明显,见于小脑疾病。

2. 舞蹈样运动 为面部肌肉及肢体的快速、不规则、无目的、不对称的不自主运动,表现为做鬼脸、转颈、耸肩、手指间断性伸屈、摆手和伸臂等舞蹈样动作,睡眠时可减轻或消失,多见于儿童期脑风湿性病变。

3. 手足徐动 为手指或足趾的一种缓慢持续的伸展扭曲动作,见于脑性瘫痪、肝豆状核变性和脑基底节变性。

（四）共济运动

机体任一动作的完成均依赖于某组肌群协调一致的运动,称共济运动。这种协调主要靠小脑的功能以协调肌肉活动、维持平衡和帮助控制姿势;也需要运动系统的正常肌力,前庭神经系统的平衡功能,眼睛、头、身体动作的协调,以及感觉系统对位置的感觉共同参与作用。这些部位的任何损伤均可导致共济失调。

1. 指鼻试验 嘱患者先以示指接触其前方0.5 m处检查者的示指,再以示指触自己的鼻尖,由慢到快,先睁眼、后闭眼,重复进行。小脑半球病变时同侧指鼻不准;如睁眼时指鼻准确,闭眼时出现障碍则为感觉性共济失调。

2. 跟-膝-胫试验 嘱患者仰卧,上抬一侧下肢,将足跟置于另一下肢膝盖下端,再沿胫骨前缘向下移动,先睁眼、后闭眼重复进行。小脑损害时,动作不稳;感觉性共济失调者闭眼时足跟难以寻到膝盖。

3. 其他 ①快速轮替动作:嘱患者伸直手掌并以前臂做快速旋前旋后动作,或一手用手掌、手背连续交替拍打对侧手掌,共济失调者动作缓慢、不协调。②闭目难立征:嘱患者足跟并拢站立,闭目,双手向前平伸,若出现身体摇晃或倾斜则为阳性,提示小脑病变。如睁眼时能站稳而闭眼时站立不稳,则为感觉性共济失调。

三、感觉功能检查

检查时,患者必须意识清晰,检查前让患者了解检查的目的与方法,以取得充分合作。检查时要注意左右侧和远近端部位的差别。感觉功能检查主观性强,易产生误差。因此检查时必须注意嘱患者闭目,以避免主观或暗示作用。如果患者无神经系统疾病的临床症状或其他体征,感觉功能的检查可以简要地分析远端指、趾的正常感觉是否存在,检查仅仅选择触觉、痛觉和震动觉。否则,患者需依次进行下列的感觉功能检查。

（一）浅感觉检查

1. 痛觉 用别针的针尖均匀地轻刺患者皮肤,询问患者是否疼痛。为避免患者将触觉与痛觉混淆,应交替使用别针的针尖和针帽进行检查比较。注意两侧对称比较,同时记录痛感障碍类型（正常、过敏、减退或消失）与范围。痛觉障碍见于脊髓丘脑侧束损害。

2. 触觉 用棉签轻触患者的皮肤或黏膜,询问有无感觉。触觉障碍见于脊髓丘脑前束和后索病损。

3. 温度觉 用盛有热水（40～50 ℃）或冷水（5～10 ℃）的玻璃试管交替接触患者皮肤,嘱患者辨别冷、热感。温度觉障碍见于脊髓丘脑侧束损害。

（二）深感觉检查

1. 运动觉 检查者轻轻夹住患者的手指或足趾两侧,向上或向下移动,令患者根据感觉说出"向上"或"向下"。运动觉障碍见于后索病损。

2. 位置觉 检查者将患者的肢体摆成某一姿势,请患者描述该姿势或用对侧肢体模仿,位置觉障碍见于后索病损。

3. 震动觉 用震动着的音叉（128 Hz）柄置于骨突起处（如内、外踝,手指,桡尺骨茎突、胫骨、膝盖等）,询问有无震动感觉,判断两侧有无差别,障碍见于后索病损。

（三）复合感觉检查

复合感觉是大脑综合分析的结果,也称皮质感觉。

1. 皮肤定位觉 检查者以手指或棉签轻触患者皮肤某处,让患者指出被触部位。该功能障碍见于皮质病变。

2. 两点辨别觉 以钝脚分规轻轻刺激皮肤上的两点(小心不要造成疼痛),检测患者辨别两点的能力,再逐渐缩小双脚间距,直到患者感觉为一点时,测其实际间距,两侧比较。正常情况下,手指的辨别间距是 2 mm,舌是 1 mm,脚趾是 3~8 mm,手掌是 8~12 mm,后背是 40~60 mm。检查时应注意个体差异,必须两侧对照。当触觉正常而两点辨别觉障碍时则为额叶病变。

3. 实体觉 嘱患者用单手触摸熟悉的物体,如钢笔、钥匙、硬币等,并说出物体的名称。先测功能差的一侧,再测另一手。功能障碍见于皮质病变。

4. 体表图形觉 在患者的皮肤上画图形(方、圆、三角形等)或写简单的字(一、二、十等),观察其能否识别,须双侧对照。如有障碍,常为丘脑水平以上病变。

四、神经反射检查

神经反射由反射弧完成,反射弧包括感受器、传入神经元、中枢、传出神经元和效应器等。反射弧中任一环节有病变都可影响反射,使其减弱或消失;反射又受高级神经中枢控制,如锥体束以上病变,可使反射活动失去抑制而出现反射亢进。反射包括生理反射和病理反射,根据刺激的部位,又可将生理反射分为浅反射和深反射两部分。

(一) 浅反射

浅反射系刺激皮肤、黏膜或角膜等引起的反应。

1. 角膜反射 嘱受检者睁眼向内侧注视,以捻成细束的棉絮从其视野外接近并轻触外侧角膜,避免触及睫毛。正常反应为被刺激侧迅速闭眼,称为直接角膜反射。如刺激一侧角膜,对侧也出现眼睑闭合反应,称为间接角膜反射。直接角膜反射消失、间接角膜反射存在,见于患侧面神经瘫痪;直接与间接角膜反射均消失见于三叉神经病变。

2. 腹壁反射 检查时,患者仰卧,下肢稍屈曲,使腹壁松弛,然后用钝头竹签分别沿肋缘下(胸髓 7~8 节)、脐平(胸髓 9~10 节)及腹股沟上(胸髓 11~12 节)的方向,由外向内轻划两侧腹壁皮肤,正常反应是上、中、下部局部腹肌收缩,分别称为上、中、下腹壁反射。反射消失分别见于上述不同平面的胸髓病损。双侧上、中、下部反射均消失见于昏迷和急性腹膜炎患者。一侧上、中、下部腹壁反射均消失见于同侧锥体束病损。肥胖、老年及经产妇由于腹壁过于松弛也会出现腹壁反射减弱或消失,应予以注意。

3. 提睾反射 竹签由下而上轻划股内侧上方皮肤,可引起同侧提睾肌收缩,睾丸上提。双侧反射消失为腰髓 1~2 节病损所致。一侧反射减弱或消失见于锥体束损害。局部病变如腹股沟疝、阴囊水肿等也可影响提睾反射。

4. 跖反射 患者仰卧,下肢伸直,检查者手持患者踝部,用钝头竹签划足底外侧,由足跟向前至近小趾根部的隆起处转向内侧,正常反应为足跖屈曲(即 Babinski 征阴性)。反射消失为骶髓 1~2 节病损。

5. 肛门反射 用大头针轻划肛门周围皮肤,可引起肛门外括约肌收缩。反射障碍为骶髓 4~5 节或肛尾神经病损所致。

(二) 深反射

刺激骨膜、肌腱经深部感受器完成的反射称深反射,又称腱反射。检查时患者要合作,肢体肌肉应放松。检查者叩击力量要均等,两侧要对比。反射强度通常分为以下几级:

0级:反射消失。

1+级:肌肉收缩存在,但无相应关节活动,为反射减弱。

2+级:肌肉收缩并导致关节活动,为正常反射。

3+级:反射增强,可为正常或病理状况。

4+级:反射亢进并伴有阵挛,为病理状况。

1．肱二头肌反射　患者前臂屈曲，检查者以左拇指置于患者肘部肱二头肌肌腱上，然后右手持叩诊锤叩击左拇指，可使肱二头肌收缩，前臂快速屈曲。反射中枢为颈髓5～6节。

2．肱三头肌反射　患者外展前臂，半屈肘关节，检查者用左手托住其前臂，右手用叩诊锤直接叩击鹰嘴上方的肱三头肌肌腱，可使肱三头肌收缩，引起前臂伸展。反射中枢为颈髓6～7节。

3．桡骨膜反射　被检者前臂置于半屈半旋前位，检查者以左手托住其前臂，并使腕关节自然下垂，随即以叩诊锤叩桡骨茎突，可引起肱桡肌收缩，发生屈肘和前臂旋前动作。反射中枢在颈髓5～6节。

4．膝反射　坐位检查时，患者小腿完全松弛下垂，与大腿成直角；卧位检查时，患者仰卧，检查者以左手托起其膝关节使之屈曲约120°，用右手持叩诊锤叩击膝盖髌骨下方股四头肌肌腱，可引起小腿伸展。反射中枢在腰髓2～4节。

5．跟腱反射　又称踝反射。患者仰卧，髋及膝关节屈曲，下肢取外旋外展位。检查者左手将患者足部背屈成直角，以叩诊锤叩击跟腱，反应为腓肠肌收缩，足向跖面屈曲。反射中枢为骶髓1～2节。

6．阵挛　在锥体束以上病变，深反射亢进时，用力使相关肌肉处于持续性紧张状态，该组肌肉发生节律性收缩，称为阵挛，常见的有以下两种。

（1）踝阵挛：患者仰卧，髋与膝关节稍屈，医生一手持患者小腿，一手持患者足掌前端，突然用力使踝关节背屈并维持之。阳性表现为腓肠肌与比目鱼肌发生连续性节律性收缩，而致足部呈现交替性屈伸动作，系腱反射极度亢进。

（2）髌阵挛：患者仰卧，下肢伸直，检查者以拇指与示指控住其髌骨上缘，用力向远端快速连续推动数次后维持推力。阳性反应为股四头肌发生节律性收缩，使髌骨上下移动，意义同上。

（三）病理反射

病理反射指锥体束病损时，大脑失去了对脑干和脊髓的抑制作用而出现的异常反射。1岁半以内的婴幼儿由于神经系统发育未完善，也可出现这种反射，不属于病理性。

1．巴宾斯基征　体位与检查跖反射一样，用竹签沿患者足底外侧缘，由后向前至小趾近跟部并转向内侧，阳性反应为拇背伸，余趾呈扇形展开。

2．奥本海姆征　检查者用拇指及示指沿患者胫骨前缘用力由上向下滑压，阳性表现同巴宾斯基征。

3．戈登征　检查时用手以一定力量捏压腓肠肌，阳性表现同巴宾斯基征。

4．霍夫曼征　通常认为是病理反射，但也有认为是深反射亢进的表现，反射中枢为颈髓7节～胸髓1节。检查者左手持患者腕部，然后以右手中指与示指夹住患者中指并稍向上提，使腕部处于轻度过伸位。以拇指迅速弹刮患者的中指指甲，引起其余四指掌屈反应则为阳性。

（四）脑膜刺激征

脑膜刺激征为脑膜受激惹的体征，见于脑膜炎、蛛网膜下腔出血和颅内压增高等。

1．颈强直　患者仰卧，检查者以一手托患者枕部，另一只手置于胸前做屈颈动作。如做这个被动屈颈检查时患者感觉到抵抗力增强，即为颈部阻力增高或颈强直。在除外颈椎或颈部肌肉局部病变后，即可认为有脑膜刺激征。

2．克尼格征　患者仰卧，一侧下肢髋、膝关节屈曲成直角，检查者将患者小腿抬高伸膝。正常人膝关节可伸达135°以上。如伸膝受阻且伴疼痛与屈肌痉挛，则为阳性。

3．布鲁津斯基征　患者仰卧，下肢伸直，检查者一手托起患者枕部，另一手按于其胸前。当头部前屈时，双髋与膝关节同时屈曲则为阳性。

（焦　磊　沈娇娇　李秀霞）

第二篇

辅助检查及其他

FUZHUJIANCHAJIQITA

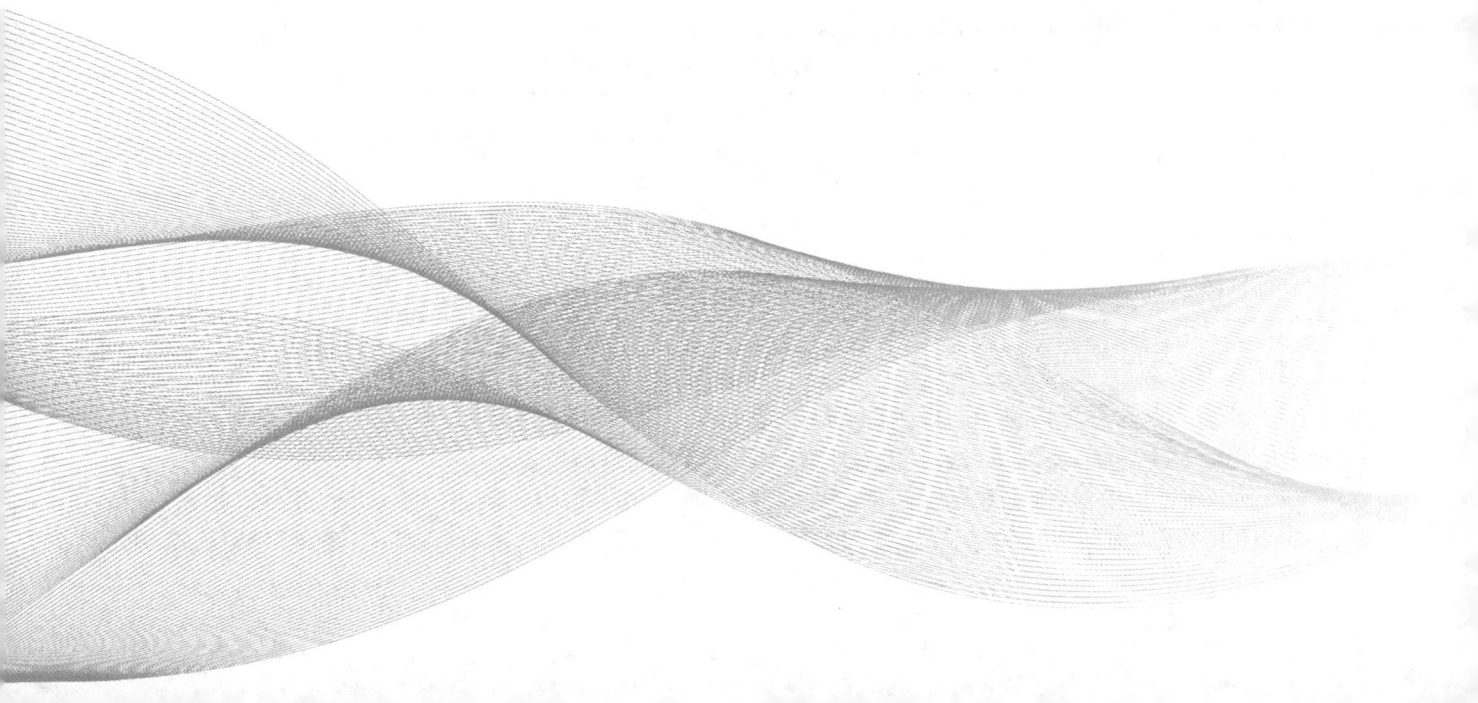

第四章 实验室检查

扫码看课件

学习目标

1. 识记 能够准确说出血液、尿液、脑脊液、粪便以及临床常用生物化学检查的常规项目;能简要描述各种检查项目的正常值;能简要说出各种检查项目发生异常时常见的临床意义。

2. 理解 能够用自己的语言描述血液一般检查不同变化的临床意义;明确典型病例的临床特点,并可分析其异常改变的原因。

3. 应用 能够自觉将医疗规范与康复理念贯穿于疾病治疗的全过程;能用所学知识与技能协助主治医生对患者的疾病康复进行指导。

第一节 血液一般检查

血液一般检验是指血液检验项目中最基础及最常用的检验,主要包括红细胞检测、白细胞检测和血小板检测。

一、红细胞检测

红细胞是血液中数量最多的有形成分,其主要生理功能是作为携氧或二氧化碳的呼吸载体和维持酸碱平衡等。

【参考值】

健康人群红细胞和血红蛋白参考值见表 4-1。

表 4-1 健康人群红细胞和血红蛋白参考值

对象	红细胞	血红蛋白
男性	$(4.3 \sim 5.8) \times 10^{12}/L$	$120 \sim 160 \ g/L$
女性	$(3.8 \sim 5.1) \times 10^{12}/L$	$110 \sim 150 \ g/L$
新生儿	$(6.0 \sim 7.0) \times 10^{12}/L$	$180 \sim 190 \ g/L$
儿童	$(4.2 \sim 5.2) \times 10^{12}/L$	$120 \sim 140 \ g/L$

【临床意义】

1) 红细胞及血红蛋白增多 多次检测成年男性红细胞 $>6.0 \times 10^{12}/L$,血红蛋白 $>170 \ g/L$;成年女性红细胞 $>5.5 \times 10^{12}/L$,血红蛋白 $>160 \ g/L$ 为红细胞及血红蛋白增多。

(1) 生理性增多:红细胞数量受到许多生理因素影响,但与相同年龄、性别人群的参考值相比,一般在正常值 $\pm 20\%$ 以内。主要见于机体缺氧,如新生儿(增 35%)、高山居民(增 14%)、登山运动员、剧烈运动和体力劳动时等。

(2)病理性增多:分为以下两种。

①相对性增多:暂时性血液浓缩如呕吐、高热、腹泻、多尿、多汗、大面积烧伤等。

②绝对性增多:包括继发于组织缺氧的促红细胞生成素代偿性增高,如严重慢性心肺疾病、发绀性先天性心脏病、异常血红蛋白病等;促红细胞生成素非代偿性增高,如与某些肿瘤和肾脏有关的疾病(如肾癌、肝细胞癌、子宫肌瘤、卵巢癌、肾胚胎瘤、肾积水、多囊肾等)。原发性红细胞增多如真性红细胞增多症、良性家族性红细胞增多症等。

2)红细胞及血红蛋白减少

(1)生理性减少:常见于婴幼儿及15岁以前的儿童、妊娠中晚期妇女以及部分老年人。

(2)病理性减少:常见于各种类型的贫血。可根据血红蛋白水平,将贫血进行分级(表4-2)。

表4-2 贫血分级

性　　别	轻度贫血	中度贫血	重度贫血	极重度贫血
男(女)性	Hb<120 g/L	Hb<90 g/L	Hb<60 g/L	Hb<30 g/L

3)红细胞形态改变　正常红细胞形态为双凹圆盘形,大小基本一致。染色后中央呈淡染区,四周呈浅橘色,为细胞直径的 $1/3\sim2/5$。病理情况下,外周血中的红细胞异常包括大小、形态、结构和染色反应异常。

二、白细胞检测

(一) 白细胞分类与计数

1. 白细胞分类　见表4-3。

表4-3 白细胞分类计数参考值

细胞类型	百分数/(%)	绝对值/($\times10^9$/L)
中性杆状核粒细胞(st)	0~5	0.04~0.05
中性分叶核粒细胞(sg)	50~70	2~7
嗜酸性粒细胞(E)	0.5~5	0.05~0.5
嗜碱性粒细胞(B)	0~1	0~0.1
淋巴细胞(L)	20~40	0.8~4
单核细胞(M)	3~8	0.12~0.8

2. 白细胞参考值　见表4-4。

表4-4 白细胞参考值

项　目	成　人	儿　童	新　生　儿
WBC 计数	(4~10)×10^9/L	(5~12)×10^9/L	(15~20)×10^9/L

成人白细胞总数大于正常值 10×10^9/L 称为白细胞增多,低于正常值 4×10^9/L 称为白细胞减少。白细胞数量的变化主要受中性粒细胞的影响,淋巴细胞等数量的改变也会引起白细胞总数的变化。

(二) 中性粒细胞

在外周血可分为中性杆状核粒细胞和中性分叶核粒细胞两类。

【临床意义】

(1)中性粒细胞增多:生理情况下,中性粒细胞增多常可见于妊娠后期及分娩时、饱餐或淋浴后、剧烈运动后,严寒或酷暑也可以使其增高,一般情况下下午比早上高。病理性增高常见于:①急性感染,最常见的原因;②外伤、大面积烧伤、急性心梗、较大手术后等导致严重组织损伤;③急性中毒;④急性大出血;⑤白血病、骨髓异常增生性疾病、恶性肿瘤。

（2）中性粒细胞减少:中性粒细胞绝对值低于 $1.5 \times 10^9/L$ 称为粒细胞减少症,低于 $0.5 \times 10^9/L$ 称为粒细胞缺乏症。常见于:①感染,如伤寒、副伤寒杆菌等革兰阴性菌感染;②血液系统疾病;③理化因素损伤;④单核巨噬细胞系统功能亢进;⑤自身免疫系统疾病。

（3）中性粒细胞核象变化。

①核左移:周围血中出现杆状核粒细胞,晚、中、早幼粒细胞等不分叶粒细胞增多超过 5％时,称为核左移。常见于感染、急性失血、急性溶血或急性中毒等。

②核右移:周围血中细胞核出现 5 叶或更多叶的中性粒细胞,其数量超过 3％,称为核右移。主要见于造血功能衰退以及巨幼细胞贫血。

（4）中性粒细胞形态异常:①中性粒细胞可出现细胞大小不均匀、中毒颗粒、空泡、杜勒小体、核变性等中毒性或退行性变化,见于中性粒细胞中毒性改变;②细胞核分叶过多,多见于抗代谢类药物使用后以及巨幼细胞贫血;③棒状小体,见于急性白血病。

（三）嗜酸性粒细胞

嗜酸性粒细胞与免疫系统关系密切。嗜酸性粒细胞主要存在于骨髓和组织中,外周血中很少,仅占全身嗜酸性粒细胞总数 1％左右。

【临床意义】

（1）嗜酸性粒细胞增多:成人外周血嗜酸性粒细胞绝对值大于 $0.5 \times 10^9/L$ 称为嗜酸性粒细胞增多。①轻度增多:$(0.5 \sim 1.5) \times 10^9/L$。②中度增多:$(1.5 \sim 5.0) \times 10^9/L$。③重度增多:$5.0 \times 10^9/L$ 以上。临床上常见于过敏性疾病及寄生虫感染,为 T 淋巴细胞(简称 T 细胞)介导的反应性嗜酸性粒细胞增多;亦常见于某些恶性肿瘤、骨髓增殖性疾病。

（2）嗜酸性粒细胞减少:成人外周血嗜酸性粒细胞绝对值 $<0.05 \times 10^9/L$ 称为嗜酸性粒细胞减少。主要见于伤寒、副伤寒初期;烧伤、大手术等应激反应期;长期运用肾上腺皮质激素后,临床作用较小。

（四）嗜碱性粒细胞

其形态和功能与肥大细胞相似,主要参与超敏反应。嗜碱性粒细胞计数常用于慢性粒细胞白血病与类白血病反应的鉴别以及观察变态反应。其正常值为 $(0 \sim 0.1) \times 10^9/L$。

【临床意义】

（1）嗜碱性粒细胞增多:常见于过敏性疾病、血液病、恶性肿瘤以及糖尿病、水痘、流感、天花等。

（2）嗜碱性粒细胞减少:无明显临床意义。

（五）淋巴细胞

淋巴细胞主要分为 T 细胞、B 细胞和自然杀伤细胞三大类,是人体主要的免疫细胞。正常值为 $(0.8 \sim 4) \times 10^9/L$。

【临床意义】

（1）淋巴细胞增多:指外周血淋巴细胞绝对值增高,即成人大于 $4.0 \times 10^9/L$,其数量受某些生理因素的影响,如午后和晚上比早晨高;出生 1 周后婴儿的淋巴细胞可达 50％以上,可持续至 6～7 岁,后逐渐降至成人水平。淋巴细胞病理性增多的原因和意义见表 4-5。

表 4-5　淋巴细胞病理性增多的原因和意义

原　　因	意　　义
感染性疾病	典型急性细菌感染的恢复期,某些病毒所致急性传染病,某些慢性感染如结核病恢复期或慢性期等

续表

原 因	意 义
肿瘤性疾病	原始及幼稚淋巴细胞增多为主,见于急性淋巴细胞白血病、慢性淋巴细胞白血病急性变;成熟淋巴细胞增多为主,见于慢性淋巴细胞白血病、淋巴细胞性淋巴肉瘤等
组织移植术后	排斥前期淋巴细胞绝对值即增高,可作为监测组织或器官移植排异反应的指标之一
其他	再生障碍性贫血、粒细胞减少症及粒细胞缺乏症时淋巴细胞相对增高

(2)淋巴细胞减少:指外周血淋巴细胞绝对值减少,即成人$<1.0\times10^9$/L。淋巴细胞减少的原因及意义见表4-6。

表 4-6 淋巴细胞减少的原因及意义

原因或疾病	意 义
流行性感冒	流行性感冒恢复期,出现典型的淋巴细胞减少
HIV感染	可选择性地破坏$CD4^+$细胞,导致$CD4^+$细胞明显减少,$CD4^+$/$CD8^+$比例倒置
结核病	早期淋巴细胞减少,伴$CD4^+$细胞明显减少。若治疗有效,淋巴细胞可正常
药物治疗	烷化剂(环磷酰胺等)可引起白细胞重度减少,伴淋巴细胞明显减低。停止治疗后,淋巴细胞减少可持续数年
放射治疗	可破坏淋巴细胞,每天低剂量放射治疗比每周2次大剂量放射治疗产生的破坏力更强
免疫性疾病	系统性红斑狼疮、类风湿性关节炎、混合性结缔组织病、多发性肌炎患者,因机体产生抗淋巴细胞抗体,导致淋巴细胞破坏,淋巴细胞减少。减少程度与抗体滴度相关
先天性免疫缺陷症	各种类型的重症联合免疫缺陷、运动性毛细血管扩张症、营养不良或锌缺乏,可引起不同程度的淋巴细胞减少

三、血小板的检测

血小板具有维持血管内皮完整性的功能以及黏附、聚集、释放、促凝和血块收缩的功能,是止血凝血检查最常用的试验。正常值$(100\sim300)\times10^9$/L。

【临床意义】

(1)血小板减少:小于100×10^9/L称血小板减少。常见于血小板生成障碍(再生障碍性贫血、急性白血病、骨髓纤维化晚期等);血小板破坏或消耗过多(原发性血小板减少性紫癜、红斑狼疮、恶性淋巴瘤等);血小板分布异常(肝硬化、大量输入库存血等)。

(2)血小板增多:大于300×10^9/L称血小板增多。常见于骨髓增生性疾病(真性红细胞增多症、原发性血小板增多症等);反应性增多(急性溶血、急性感染、某些恶性肿瘤等)。

第二节 尿液和肾功能检查

一、尿液检查

尿液的一般检测包括:一般性状检测(尿量、气味、外观、比重、酸碱度等);化学检测(尿蛋白、尿糖、尿酮体、尿胆红素、尿胆原等);尿沉渣的检测(细胞、管型、结晶体等)。

尿液标本是否可以正确收集直接关系着检验的可靠性。成年女性留尿时应避开经期。放置尿液标本的容器应注意清洁。取尿后半小时内送检。

（一）一般性状检测

1. 尿量 肾小球滤过率（GFR）与肾小管重吸收在尿的形成中起决定作用。因此每日排出的尿量可间接反映二者相应的功能。成人正常尿量为每日 1000～2000 mL。

【临床意义】

（1）尿量增多：每日尿量超过 2000 mL。见于：①应用利尿药物或水分摄入过多引起的暂时性多尿；②糖尿病、尿崩症；③慢性肾盂肾炎、慢性肾衰早期、慢性间质性肾炎等。

（2）尿量减少：每日尿量小于 400 mL，或每小时尿量小于 17 mL。若每日尿量小于 100 mL，则为无尿。包括：①肾前性少尿：常见于心衰、休克、脱水、血容量减少等。②肾性少尿：常见于肾实质性改变。③肾后性少尿：常见于结石、尿道狭窄、肿瘤压迫等。

2. 尿液外观 正常新鲜尿液外观清澈透明。病理性尿液外观可表现为以下几种情况。

（1）血尿：每升尿液中含血量超过 1 mL，即可出现淡红色，称为肉眼血尿。镜检时每个高倍镜视野红细胞数量平均超过 3 个，称为镜下血尿。多见于泌尿系统炎症、结石、肿瘤、结核外伤等，血液系统疾病如血友病、血小板减少性紫癜也可出现血尿。

（2）血红蛋白尿及肌红蛋白尿：当尿液中含有血红蛋白或肌红蛋白时，隐血试验呈浓茶色或酱油色。血红蛋白尿常见于严重的血管内溶血；肌红蛋白尿常见于挤压综合征，正常人剧烈运动后可偶见肌红蛋白尿。

（3）胆红素尿：呈豆油样改变，震荡后出现不易消失的黄色泡沫。常见于黄疸的患者。

（4）脓尿和菌尿：尿液呈白色混浊（脓尿）或云雾状（菌尿），加热加酸后不能消失。常见于泌尿系统感染。

（5）乳糜尿和脂肪尿：尿液呈牛奶状（乳糜尿）或混有脂肪小滴（脂肪尿）。乳糜尿可见于丝虫病或肾周围淋巴管梗阻。脂肪尿可见于脂肪挤压损伤、骨折、肾病综合征等患者。

3. 气味 新鲜尿液出现氨味，常见于尿潴留或慢性膀胱炎；尿液出现蒜味，常见于有机磷中毒的患者；尿液出现烂苹果味，常为糖尿病酮症酸中毒；尿液出现鼠臭味，常为苯丙酮尿症。

4. 酸碱反应 正常尿液 pH 值保持在 4.5～8.5 之间，平均为 6.5。

【临床意义】

尿液的酸碱度受饮食结构影响较大，食肉者尿液多偏酸性，食素者尿液多偏碱性。

（1）尿 pH 值降低：常见于高热、酸中毒、白血病、痛风、服用氯化铵、维生素 C 等药物。

（2）尿 pH 值增高：可见于剧烈呕吐、碱中毒、尿潴留、肾小管性酸中毒的患者。

（3）药物干预：氯化铵可以酸化尿液。促使碱性药物从尿液中排出；碳酸氢钠可以碱化尿液，促使酸性药物中毒时从尿中排出。

5. 尿液比重 成人尿液比重在 1.015～1.025 之间。

【临床意义】

（1）尿比重升高：可见于肾前性少尿、肾病综合征、糖尿病等导致血容量不足的疾病。

（2）尿比重降低：可见于慢性肾衰、尿崩症，慢性肾小球肾炎或大量饮水等。

（二）化学检测

1. 尿蛋白 尿蛋白定性试验为阴性，定量试验为每天 0～80 mg。当尿蛋白定性试验为阳性或定量试验每天大于 150 mg，称为蛋白尿。

【临床意义】

（1）生理性蛋白尿：见于剧烈运动、寒战、高热、精神紧张等。

（2）病理性蛋白尿：多见于肾脏及肾外的器质性病变，蛋白尿持续出现。①肾小球性蛋白尿：常见于肾病综合征、肾小球肾炎等原发性肾小球损害性疾病；以及糖尿病、高血压、系统性红斑狼疮等继发性肾小球损害性疾病。②肾小管性蛋白尿:常见于中毒或炎症的患者。③混合性蛋白尿:肾小球肾炎或肾盂肾炎后期,以及糖尿病等同时累及肾小球肾小管的全身性疾病。④溢出性蛋白尿:溶血性贫血和挤压综合征引发的血红蛋白尿、肌红蛋白尿。⑤组织性蛋白尿:为肾组织破坏或肾小管分泌蛋白增多所致。⑥假性蛋白尿:见于膀胱炎、尿道炎、尿内掺入白带等情况。

2. 尿糖　正常成年人尿糖定性试验为阴性,定量试验为每天 0.56~5.0 mmol。

【临床意义】

(1) 血糖增高性糖尿:常见于糖尿病患者,其他疾病可见于库欣综合征、甲亢、胰腺炎等。

(2) 血糖正常性糖尿:又称为肾性糖尿,如慢性肾炎、肾病综合征、家族性糖尿等。

(3) 暂时性糖尿:多为生理性糖尿,如大量摄入碳水化合物或大量使用葡萄糖。也见于脑出血、颅脑外伤、急性心梗等应激反应后。

3. 酮体　正常情况下尿酮体呈阴性。

【临床意义】

(1) 糖尿病性酮尿:是糖尿病性昏迷前的重要指标,多伴有酮症酸中毒,血糖、尿糖也均升高,应予以重视。

(2) 非糖尿病性酮尿:可见于糖代谢障碍,如腹泻、严重呕吐、高热、过分节食、妊娠剧吐、肝硬化等疾病。

4. 尿胆红素与尿胆原　正常人尿胆红素定性试验为阴性,定量≤2 mg/L;尿胆原定性试验为阴性或弱阳性,定量≤10 mg/L。

【临床意义】

(1) 尿胆红素增加:多见于梗阻性黄疸;胆汁淤积;高胆红素血症的患者。

(2) 尿胆原增加:多见于肝细胞性黄疸以及溶血性黄疸。

(3) 尿胆原减少:主要见于阻塞性黄疸。

(三) 尿沉渣检测

本部分尿沉渣检测主要介绍管型检测。管型是在肾小管、集合管中由蛋白质、细胞或细小碎片凝固而成的蛋白聚体。通过管型的测定,可以反映肾小球滤过功能的程度。常见管型及其临床意义如下。

1. 透明管型　为无色、透明的圆柱状体。老年人可于晨尿中见到;剧烈运动、重体力劳动、麻醉、使用利尿剂后可一过性增多。肾病综合征、心衰、恶性高血压、慢性肾炎的患者可有增多。

2. 颗粒管型　可分为粗颗粒管型(如慢性肾炎、肾盂肾炎、药物中毒等)和细颗粒管型(见于慢性肾炎与急性肾小球肾炎后期)。

3. 细胞管型　常见类型包括:肾小管上皮细胞管型(于多种原因所致的肾小管损伤中出现);红细胞管型(多提示肾小球出血);白细胞管型(见于肾盂肾炎、间质性肾炎等);混合细胞管型(可见于各种肾小球疾病)。

4. 蜡样管型　提示肾小管严重变形坏死,预后不良。

5. 脂肪管型　慢性肾小球肾炎急性发作,肾病综合征等肾小管损伤性患者可见。

二、肾小球功能检查

(一) 内生肌酐清除率(Ccr)

肌酐是肌酸的代谢产物,成人体内肌酐约 98% 存在于肌肉中,大部分肌酐通过肾小球滤过,不被肾小管重吸收,正常成人肌酐量为 80~120 mL/min。老年人略减少。

【临床意义】

(1) 判断肾小球损害的敏感指标:当肌酐测定值低于 50 mL/min,因肾脏强大的储备能力,血肌酐、尿素氮仍可在正常范围内,因此内生肌酐清除率是反应肾小球滤过率的敏感指标。

（2）评估肾功能的损害程度：第一期（肾衰竭代偿期）Ccr51～80 mL/min；第二期（肾衰竭失代偿期）Ccr20～50 mL/min；第三期（肾衰竭期）Ccr10～19 mL/min；第四期（尿毒症期）Ccr＜10 mL/min。当Ccr30～40 mL/min 时应开始限制蛋白质的摄入；Ccr＜30 mL/min 时，利尿药无效，不宜使用；Ccr＜10 mL/min 应结合临床采取肾替代治疗。Ccr 还可作为肾衰竭时服用需经肾排出药物的使用指标，根据其程度随时调节药物剂量和用药时间间隔。

（二）血肌酐（Scr）

血肌酐主要由肾小球滤过排出体内，肾小管基本不重吸收。因此在外源性肌酐摄入量稳定的情况下，血肌酐浓度可以作为评估肾小球滤过率受损的指标，敏感性较血尿素氮测定好，但并非早期诊断指标。正常值：全血肌酐为 88.4～176.8 μmol/L；血清或血浆肌酐，男性为 53～106 μmol/L，女性为 44～97 μmol/L。

【临床意义】

（1）血肌酐升高：见于各种原因引起的肾小球滤过功能减退。①急性肾衰，血肌酐的进行性升高可作为器质性损害的指标，可伴有少尿或无少尿。②慢性肾衰血肌酐的升高程度可反映疾病的严重程度，代偿期 Scr＜178 μmol/L，失代偿期 Scr＞178 μmol/L，肾衰期 Scr＞445 μmol/L。

（2）辅助鉴别肾前性少尿与肾实质性少尿：器质性肾衰竭 Scr＞200 μmol/L；肾前性少尿 Scr 多小于 200 μmol/L，如心衰、脱水、肾病综合征等。

（3）老年人、消瘦者，肌酐可能偏低，因此血肌酐一旦上升，需警惕肾功能减退。

（三）血尿素氮测定（BUN）

血尿素氮是蛋白质代谢的终末产物，正常情况下 30％～40％被肾小管重吸收，肾小管有少量排泌，因此当肾实质损伤时，肾小球滤过率降低，可使血尿素氮增加，因此可通过测定血尿素氮来观察肾小球的滤过功能。参考值为 3.2～7.1 mmol/L。

【临床意义】

血尿素氮升高可见于：

（1）器质性功能损伤：如各种原发性肾小球肾炎、肾盂肾炎、肾肿瘤、多囊肾等所致的肾衰竭等。肾衰竭代偿期 GFR 下降为 50 mL/min，血 BUN＜9 mmol/L；失代偿期，血 BUN＞9 mmol/L；肾衰竭期，血 BUN＞20 mmol/L。

（2）肾前性少尿：严重的脱水、大量腹腔积液、心衰等疾病可导致血容量不足，影响深血流灌注从而出现少尿。此时，BUN 升高，但 Cr 升高不明显，BUN/Cr（mg/dl）＞10∶1，称肾前性氮质血症。经扩容后，BUN 可自行下降。

（3）蛋白质分解或摄入过多：常见于急性传染病、高热、上消化道出血、大手术、大面积烧伤等。一般血肌酐不升高，病情好转后，BUN 可下降。

（4）血 BUN 还可以作为评估肾衰患者透析效果的指标。

（四）肾小球滤过率测定

肾小球滤过率（GFR）是评估肾小球功能的主要指标。参考值为总 GFR 80～120 mL/min。

【临床意义】

年龄、性别、体重、妊娠均可影响 GFR，因此在诊断时需注意这些因素。可同时观察左右肾位置、形态与大小，也可结合临床初步提示肾血管有无栓塞。

（1）GFR 降低常见于：甲状腺功能减退、肾衰、肾小球功能不全、糖尿病与高血压晚期等。

（2）GFR 升高常见于：糖尿病肾病早期、肢端肥大症、巨人症等。

第三节　粪便和脑脊液检查

一、粪便检查

粪便检查对了解消化道及肝脏、胆囊、胰腺等器官病变,以及胃肠、胰腺功能有重要的价值。

【标本采集】

(1) 盛放标本的容器要保持干燥、清洁。若做细菌学检查,需立即送检。

(2) 外观无异常的粪便应多点取样;混有脓血的粪便,应挑选脓血处做涂片检查。

(3) 对某些寄生虫检查,需三送三检。

(4) 若检测阿米巴滋养体等寄生虫,需在收集标本 30 min 内送检,并注意保暖。

(5) 做粪便隐血试验前,患者需禁服铁剂和维生素 C,以及素食三日,防止出现假阳性。

(6) 无粪便又必须检查时,可通过肛门指诊采样。

(一) 一般性状检查

(1) 量:正常人每日排便一次,与进食种类、进食量以及消化系统功能有关,100~300 g。

(2) 颜色与性状:正常粪便为黄褐色圆柱形软便,胎儿粪便为黄色或金黄色糊状。病理改变可见:①鲜血便:多见于下消化道出血,如直肠息肉、直肠癌、肛裂、痔疮等。②柏油样便:常见于上消化道出血,或摄入较多动物血、肝及口服铁剂等。③白色陶土样便:见于胆管阻塞的患者。④脓性及脓血便:可见于痢疾、溃疡性结肠炎、结肠癌或直肠癌等。⑤米泔样便:多见于重症霍乱、副霍乱患者。⑥稀糊状或水样便:见于各种感染性或非感染性腹泻。

(3) 气味:正常粪便臭味来源于蛋白质的分解产物,肉食者味重,素食者味轻。出现恶臭时可见慢性肠炎、胰腺疾病、结肠癌或直肠癌等。血腥臭味可见于阿米巴肠炎。酸臭味一般表现为消化不良。

(二) 显微镜检查

(1) 白细胞:正常粪便中几乎看不到。常见于小肠炎、细菌性痢疾、过敏性肠炎等。

(2) 红细胞:正常粪便中无红细胞,当消化道出血、痢疾、结肠或直肠病变时可见。

(3) 巨噬细胞:见于细菌性痢疾与溃疡性结肠炎。

(4) 肠黏膜上皮细胞:正常粪便中没有,结肠炎、假膜性结肠炎时可增多。

(5) 肿瘤细胞:常见于乙状结肠癌、直肠癌患者。

(6) 食物残渣:腹泻、慢性胰腺炎、胰腺功能不全的患者粪便中可见淀粉颗粒;急、慢性胰腺炎,胰头癌患者脂肪小滴增加。胃蛋白酶缺乏患者的粪便中多出现结缔组织。

(7) 寄生虫与寄生虫卵:感染阿米巴、鞭毛虫、孢子虫、纤毛虫时可从粪便中看到相应病原体;吸虫、绦虫、线虫等感染更多看见虫体或虫卵。

(三) 化学检查

在我国粪便隐血试验作为肠道系统的普查试验,常用免疫方法检测,灵敏度高特异性好。

【临床意义】

粪便隐血试验对消化道出血的鉴别诊断有一定作用。消化性溃疡,阳性率为 40%~70%,间歇阳性;消化道恶性肿瘤,阳性率可达 95%,呈持续阳性;急性胃黏膜病变、克罗恩病、溃疡性结肠炎、流行性出血热等均为阳性。

(四) 细菌学检查

粪便中的大肠杆菌、肠球菌、厌氧菌等为正常菌群;产气杆菌、铜绿假单胞菌、变形杆菌为过路菌;此外还有少量芽孢菌和酵母菌。以上细菌出现均无临床意义。肠道致病菌检测主要通过粪便直接涂片和细菌培养两种方法进行。

二、脑脊液检查

生理状态下血脑屏障对一些物质具有选择通透性,可维持中枢神经系统内环境的相对稳定。脑脊液的检查可以辅助对神经系统疾病进行诊断。

【标本采集】

(1)脑脊液标本一般通过腰椎穿刺术获得,穿刺后先做压力测定,了解蛛网膜下腔有无阻塞。

(2)将脑脊液标本收集于 3 支无菌试管中。如怀疑恶性肿瘤,可多取 1 支试管做脱落细胞学检查。

(3)标本取好后应立即送检。

(一)一般性状检查

1. 颜色　正常脑脊液无色透明。

(1)红色:常因出血引起,见于穿刺损伤、蛛网膜下腔或脑室出血。

(2)黄色:又称黄变症,可见于蛛网膜下腔出血、脑脊液中胆红素升高。

(3)乳白色:多见于化脓性脑膜炎时,脑脊液中白细胞增多所致。

(4)微绿色:见于铜绿假单胞菌感染。

2. 透明度　正常脑脊液清澈透明。若轻度混浊,可见于流行性乙型脑膜炎、神经性梅毒、病毒性脑膜炎;毛玻璃样混浊可见于结核性脑膜炎;乳白色混浊多见于化脓性脑膜炎。

3. 凝固物　渗出性炎症时,脑脊液中纤维蛋白原及细胞数量增多,可呈凝块或薄膜。

4. 压力　脑脊液压力升高见于过度紧张、脑膜炎、充血性心力衰竭等情况。压力降低可见于脱水、循环衰竭、脑脊液漏患者。

(二)化学检查

1. 蛋白质检查　病理状况下脑脊液中蛋白质增多,可通过蛋白定性试验或蛋白定量试验来测定,可以辅助神经系统疾病的诊断。

【临床意义】

蛋白质含量增多:可见于脑神经系统病变使血脑屏障通透性增加,如脑膜炎(化脓性脑膜炎显著增加;结核性脑膜炎中度增加;病毒性脑膜炎轻度增加)、出血、内分泌或代谢性疾病、药物中毒等。也可见于脑部肿瘤等因素引起的脑脊液循环障碍;或鞘内免疫球蛋白合成增加伴脑脊液通透性增加。

2. 葡萄糖检查　脑脊液中的葡萄糖来自血糖,正常值为 $2.5 \sim 4.5$ mmol/L。

【临床意义】

(1)化脓性脑膜炎,脑脊液中含糖量显著减少或缺如。

(2)结核性脑膜炎,不如化脓性脑膜炎脑脊液中含糖量减少明显。

(3)累及脑膜的肿瘤、梅毒性脑膜炎、风湿性脑膜炎等疾病均可出现不同程度的含糖量减少。

3. 氯化物检查　正常情况下脑脊液中氯化物含量比血浆中氯化物含量约高 20%,其正常值为 $120 \sim 130$ mmol/L。

【临床意义】

(1)结核性脑膜炎时脑脊液中的氯化物明显减少。

(2)化脓性脑膜炎不如结核性脑膜炎变化明显。

(3)大量呕吐、腹泻、脱水等可导致血氯降低,脑脊液中的氯化物也可减少。

第四节 临床常用生物化学检查

一、血糖

空腹血糖是诊断糖代谢紊乱的最常用和最重要的指标,正常值为 $3.9 \sim 6.1$ mmol/L。

血糖检测是目前诊断糖尿病的主要依据,也是判断糖尿病病情和控制程度的主要指标。

1. 血糖增高 血糖增高而又未达到诊断糖尿病标准时,称为空腹血糖过高;血糖超过 7.0 mmol/L 时称为高血糖症。

(1)生理性增高:餐后 $1 \sim 2$ h、高糖饮食、剧烈运动、情绪激动、倾倒综合征等。

(2)病理性增高:①各型糖尿病。②内分泌疾病:如甲状腺功能亢进症、巨人症、肢端肥大症、皮质醇增多症、嗜铬细胞瘤和胰高血糖素瘤等。③应激性因素:如颅内压增高、颅脑损伤、中枢神经系统感染、心肌梗死、大面积烧伤、急性脑血管病等。④药物影响:如噻嗪类利尿剂、口服避孕药、泼尼松等。⑤肝脏和胰腺疾病:如严重的肝病、坏死性胰腺炎、胰腺癌等。⑥其他:如高热、呕吐、腹泻、脱水、麻醉和缺氧等。

2. 血糖减低 血糖低于 3.9 mmol/L 时为血糖减低,当血糖低于 2.8 mmol/L 时称为低血糖症。①生理性减低,如饥饿、长期剧烈运动、妊娠期等;②胰岛素过多,如胰岛素用量过大、口服降糖药、胰岛 B 细胞增生或肿瘤等;③肾上腺皮质激素、生长激素缺乏;④肝糖原储存缺乏:如急性重型肝炎、急性肝炎、肝癌、肝淤血等;⑤消耗性疾病,如严重营养不良、恶病质等。

二、血脂

血脂包括胆固醇、甘油三酯、磷脂、游离脂肪酸及各类脂蛋白。血清脂质检测除了可作为脂质代谢紊乱及有关疾病的诊断指标外,还可协助诊断原发性胆汁性肝硬化、肾病综合征、肝硬化及吸收不良综合征等。

(一)总胆固醇测定

胆固醇检测的适应证有:①早期识别动脉粥样硬化的危险性。②使用降脂药物治疗后的监测。正常值 <5.2 mmol/L。

【临床意义】

(1)胆固醇增高见于:①动脉粥样硬化所致的心、脑血管疾病。②各种高脂蛋白血症、阻塞性黄疸、甲状腺功能减退症、类脂性肾病、肾病综合征、糖尿病等。③长期吸烟、饮酒、精神紧张和血液浓缩等。④应用某些药物,如环孢素、糖皮质激素、阿司匹林、口服避孕药等。

(2)胆固醇减低见于:①甲状腺功能亢进症。②严重的肝脏疾病,如肝硬化和急性重型肝炎。③贫血、营养不良和恶性肿瘤等。④应用某些药物,如雌激素、甲状腺激素、钙拮抗剂等。

(二)甘油三酯测定

甘油三酯检测的适应证有:①早期识别动脉粥样硬化的危险性和高脂血症的分类。②对低脂饮食和药物治疗的监测。正常值为 $0.56 \sim 1.70$ mmol/L。

【临床意义】

(1)甘油三酯增高见于:冠心病、原发性高脂血症、动脉粥样硬化症、肥胖症等。

(2)甘油三酯减低见于:严重的肝脏疾病、吸收不良、甲状腺功能亢进症(甲亢)、肾上腺皮质功能减退症等。

（三）血清脂蛋白检测

脂蛋白是血脂在血液中存在、转运及代谢的形式，利用超高速离心法和电泳法可将其分为不同的类型。超高速离心法根据密度不同将脂蛋白分为乳糜微粒、极低密度脂蛋白、低密度脂蛋白、高密度脂蛋白等。

1. 乳糜微粒　最大的脂蛋白。

2. 高密度脂蛋白（HDL）　血清中颗粒密度最大的一组脂蛋白。高密度脂蛋白增高对防止动脉粥样硬化、预防冠心病的发生有重要作用，水平高的个体患冠心病的危险性小，故 HDL 可用于评价发生冠心病的危险性。高密度脂蛋白减少常见于动脉粥样硬化、急性感染、糖尿病、慢性肾衰竭、肾病综合征，以及应用雄激素、β 受体阻滞剂和孕酮等药物。

3. 低密度脂蛋白　动脉粥样硬化的危险性因素之一。低密度脂蛋白水平增高与冠心病发病成正相关。

4. 极低密度脂蛋白　动脉粥样硬化和血栓形成的重要独立危险因子。检测脂蛋白对早期识别动脉粥样硬化的危险性具有重要价值。

三、甲状腺功能测定

（一）总三碘甲腺原氨酸（TT_3）

TT_3 是甲状腺激素对各种靶器官作用的主要激素。血清 TT_3 浓度反映甲状腺对周边组织的功能优于反映甲状腺分泌状态。TT_3 是查明早期甲亢、监控复发性甲亢的重要指标。TT_3 测定也可用于 T_3 型甲亢的查明和假性甲状腺毒诊断。正常参考值：0.45～1.37 ng/mL。

【临床意义】

TT_3 增高：甲亢，高甲状腺结合球蛋白（TBG）血症，医源性甲亢，甲亢治疗中及甲状腺功能减退症（甲减）早期 TT_3 呈相对性增高。

（二）总甲状腺素（TT_4）

TT_4 是甲状腺分泌的主要产物，也是构成下丘脑-垂体前叶-甲状腺调节系统完整性不可缺少的成分。TT_4 测定可用于甲亢、原发性和继发性甲减的诊断以及 TSH 抑制治疗的监测。正常参考值：4.5～12 μg/dL。

【临床意义】

TT_4 增高：甲亢，高 TBG 血症，急性甲状腺炎，亚急性甲状腺炎，急性肝炎，肥胖症等。

（三）游离三碘甲腺原氨酸（FT_3）/游离甲状腺素（FT_4）

FT_3、FT_4 是 T_3、T_4 的生理活性形式，是甲状腺代谢状态的真实反映。正常参考值：FT_3 1.45～3.48 pg/mL；FT_4 0.71～1.85 ng/dL。

【临床意义】

FT_3 含量对鉴别诊断甲状腺功能是否正常、亢进或低下有重要意义，对甲亢的诊断很敏感，是诊断 T_3 型甲亢的特异性指标。

FT_4 测定是临床常规诊断的重要部分，可作为甲状腺抑制治疗的监测手段。

（四）促甲状腺激素（TSH）

TSH 检测是查明甲状腺功能的初筛试验。TSH 是甲状腺癌术后或放射治疗以后采用甲状腺素抑制治疗监测的重要指标。正常参考值：0.49～4.67 mIU/L。

【临床意义】

①TSH 增高：原发性甲减，异位 TSH 分泌综合征（异位 TSH 瘤），垂体 TSH 瘤，亚急性甲状腺炎恢复期。②TSH 降低：继发性甲减，第三性（下丘脑性）甲减等。

（田　园）

第五章 器械检查

学习目标

1. 识记 心电图常规导联正确连接,测量方法及参考值;心电图的测量方法和正常参考值;肺功能检查的方法。

2. 理解 常见异常心电图特征表现。

3. 应用 能正确连接心电图导联;能用所学的知识对患者检查结果进行初步诊断。

扫码看课件

第一节 心电图检查

一、心电图导联

(一) 标准导联

最早使用的一种双极肢体导联(bipolar limb lead),反映两个肢体间的电位差(表5-1)。

表 5-1 标准导联正负电极的位置

标 准 导 联	正电极位置	负电极位置
Ⅰ	左上肢	右上肢
Ⅱ	左下肢	右上肢
Ⅲ	左下肢	左上肢

Ⅰ导联——左上肢连接正电极,右上肢连接负电极。

Ⅱ导联——左下肢连接正电极,右上肢连接负电极。

Ⅲ导联——左下肢连接正电极,左上肢连接负电极(图5-1)。

(二) 加压单极肢体导联

aVR、aVL、aVF 导联正负电极安放位置(表5-2,图5-2)。

表 5-2 aVR、aVL、aVF 导联正负电极安放位置

加压单极肢体导联	正电极位置	负电极位置
aVR	右上肢	左上肢＋左下肢
aVL	左上肢	右上肢＋左下肢
aVF	左下肢	左上肢＋右上肢

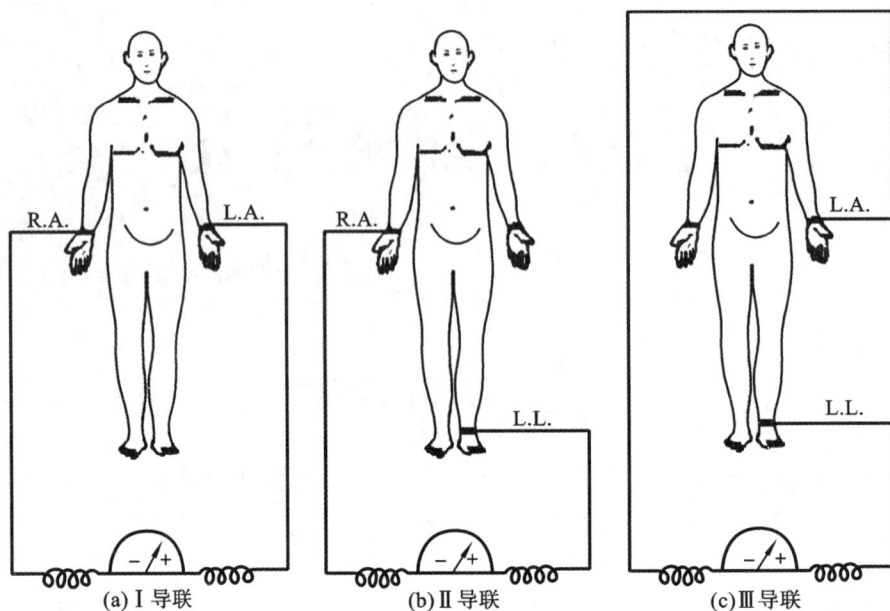

(a) Ⅰ导联　　　　　　　(b) Ⅱ导联　　　　　　　(c) Ⅲ导联

图 5-1　标准导联的电极位置及正负电极连接方式

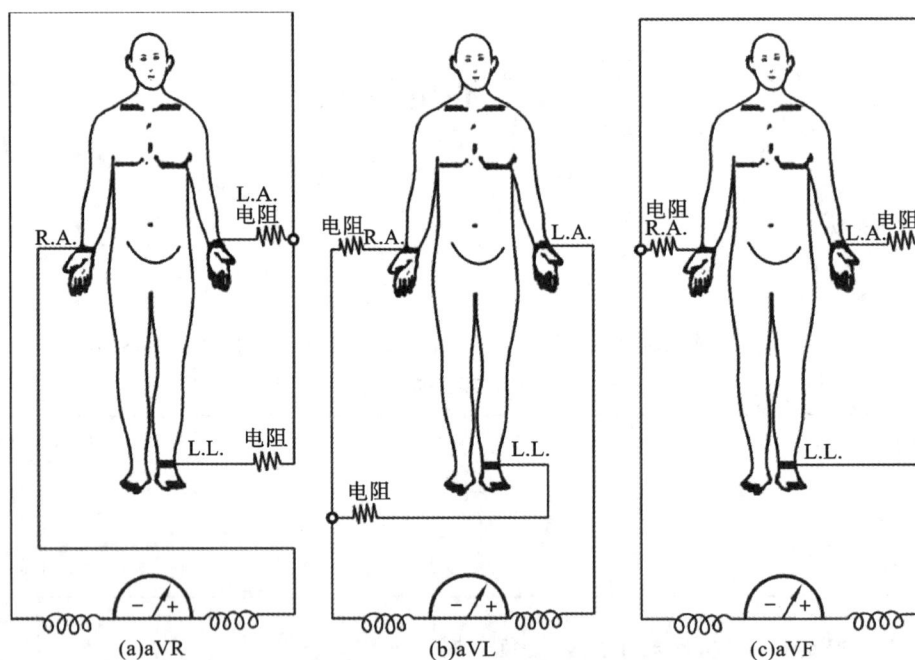

(a)aVR　　　　　　　(b)aVL　　　　　　　(c)aVF

图 5-2　加压单极肢体导联的电极位置及电极连接方式

(三)胸导联

胸壁导联(chest lead)连接心电图正电极,左上肢、左下肢、右上肢导线连接心电图负电极(表 5-3)。

表 5-3　胸导联正负电极位置

胸　导　联	正电极位置	负电极位置
V₁	胸骨右缘第 4 肋间	左上肢＋右上肢＋左下肢
V₂	胸骨左缘第 4 肋间	左上肢＋右上肢＋左下肢
V₃	V₂ 与 V₄ 连线的中点	左上肢＋右上肢＋左下肢
V₄	左第 5 肋间与锁骨中线相交处	左上肢＋右上肢＋左下肢

胸　导　联	正电极位置	负电极位置
V₅	左腋前线与 V₄ 水平线相交处	左上肢＋右上肢＋左下肢
V₆	左腋中线与 V₄ 水平线相交处	左上肢＋右上肢＋左下肢

二、心电图的测量和正常数据

(一) 心电图的测量方法

1. 心电记录纸的特点　心电记录纸上有纵横交错的小方格,小方格边长为 1 mm。纵横每 5 个小方格被划分为一个大方格,每个大方格内含有 25 个小方格(图 5-3)。

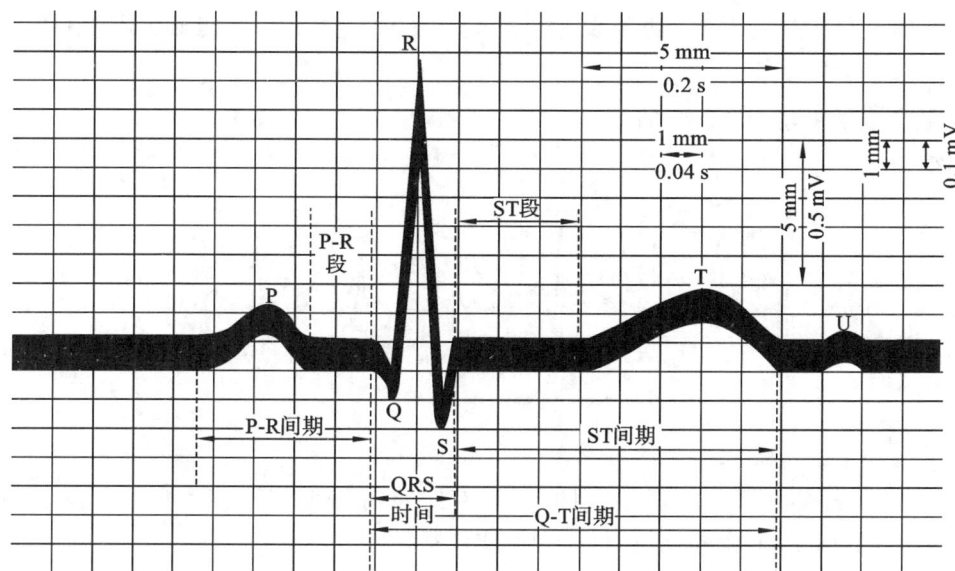

图 5-3　心电记录纸的记录单位

纵向距离:代表电压。若 1 mV 定准电压＝1 cm,则每小格＝0.1 mV;

横向距离:代表时间。若走纸速度＝25 mm/s,则每小格＝0.04 s,每大格＝0.2 s。

2. 心率计算

(1) 心律规则时:心率＝60/R-R(或 P-P)间期,如:R-R 间期为 0.8 s,则心率为 60/0.8 次/分＝75 次/分。

(2) 心律不规则:则需测量同一导联 5 个以上 R-R(或 P-P)间期,取其平均值,代入上述公式,计算出心率。

3. 心电轴　心脏电激动过程中产生的心电向量综合成一个总向量,这个总向量称为心电轴或平均心电轴。一般通过观察 Ⅰ 与 Ⅲ 导联 QRS 波群的主波方向,可以大致估计心电轴的偏移情况。如 Ⅰ 和 Ⅲ 导联 QRS 波群的主波都向上,心电轴在 0°～90°之间,表示电轴不偏;如 Ⅰ 导联的主波向上,Ⅲ 导联的主波向下,为电轴左偏;如 Ⅰ 导联的主波向下,Ⅲ 导联的主波向上,则为电轴右偏(图 5-4)。

4. 心脏转位方向

(1) 顺钟向转位:心脏沿其长轴(自心底部至心尖)顺钟向(自心尖观察)放置时,使右心室向左移,左心室则相应地被转向后,故自 V₁ 至 V₄,甚至 V₅、V₆ 均示右心室外膜 rs 波形,明显的顺钟向转位多见于右心室肥厚。

(2) 逆钟向转位:心脏绕其长轴逆钟向旋转时,使左心室向前向右移,右心室被转向后,故 V₃、V₄ 呈现

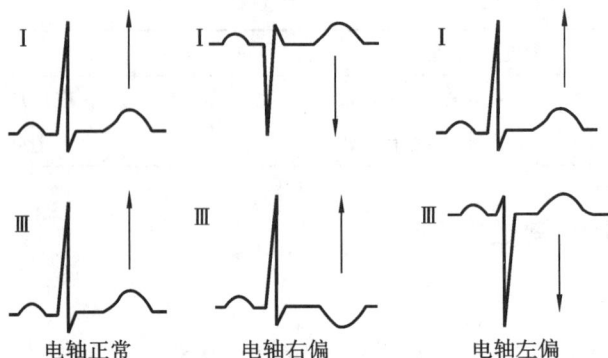

图 5-4　心电轴目测法示意图

左心室外膜 qr 型。显著逆钟向转位时,V₂也呈现 qr 型,需加做 V₂r 或 V₄R 才能显示出右心室外膜的波形,显著逆钟向转位多见左心室肥厚。

(二) 心电图各波段的特点及正常值

正常心电图见图 5-5。

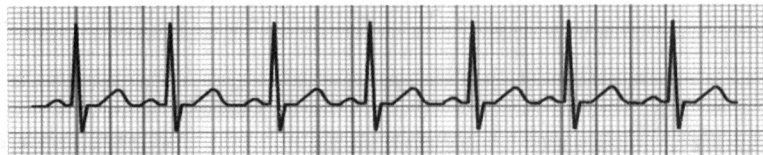

图 5-5　正常心电图

1. P 波

(1) 形态:正常 P 波形态在大部分导联上呈圆钝形,有时可有轻度切迹。P 波方向在 I、II、aVF、V₄～V₆导联向上,aVR 导联向下,其余导联呈双向、倒置或低平。

(2) 时间:0.06～0.11 s。

(3) 电压:肢体导联一般小于 0.25 mV,胸导联一般小于 0.2 mV。

(4) 临床意义:P 波的振幅和宽度超过上述范围即为异常,常表示心房肥大。P 波在 aVR 导联直立,II、III、aVF 导联倒置者称为逆行型 P 波,表示激动自房室交界区向心房逆行传导,常见于房室交界性心律,这是一种异位心律。

2. P-R 间期

(1) 正常范围:一般为 0.12～0.20 s。P-R 间期随心率与年龄而变化,年龄越大或心率越慢,其 P-R 间期越长。

(2) 临床意义:P-R 间期延长常表示激动通过房室交界区的时间延长,说明有房室传导障碍,常见于房室传导阻滞等。

3. QRS 波群

(1) QRS 波群时间:正常成人为 0.06～0.10 s,儿童为 0.04～0.08 s。V₁、V₂导联的室壁激动时间小于 0.03 s,V₅、V₆的室壁激动时间小于 0.05 s。QRS 波群时间或室壁激动时间延长常见于心室肥大或心室内传导阻滞等。

(2) QRS 波群振幅:从以下两方面进行介绍。

①肢体导联:a. aVL 不超过 1.2 mV,aVF 不超过 2.0 mV。如超过此值,可能为左心室肥大。b. aVR 不应超过 0.5 mV,超过此值,可能为右心室肥大。

②胸导联:V₁、V₂导联呈 rS 型、R/S<1,R$_{V_1}$ 一般不超过 1.0 mV。V₅、V₆导联主波向上,呈 qR、qRS、Rs 或 R 型,R 波不超过 2.5 mV,R/S>1。在 V₃导联,R 波同 S 波的振幅大致相等。正常人,自 V₁至 V₅、

R波逐渐增高,S波逐渐减小。

4. Q波 除aVR导联可呈QS或Qr型外,其他导联Q波的振幅不得超过同导联R波的1/4,时间不超过0.04 s,而且无切迹。正常V_1、V_2导联不应有Q波,但可呈QS波形。超过正常范围的Q波称为异常Q波,常见于心肌梗死等。

5. ST段 正常任一导联向下偏移都不应超过0.05 mV。超过正常范围常见于心肌缺血或劳损。正常向上偏移,在肢体导联及V_4~V_6不应超过0.1 mV,V_1~V_3不超过0.3 mV,超过正常范围多见于急性心肌梗死、急性心包炎等。

6. T波 在Ⅰ、Ⅱ、V_4~V_6导联直立,aVR导联倒置。其他导联可直立、双向或倒置。在以R波为主导联中,T波的振幅不应低于同导联R波的1/10,心前区导联的T波可高达1.2~1.5 mV。在QRS主波向上的导联中,T波低平或倒置,常见于心肌缺血、低血钾等。T波明显显著增高时见于心肌梗死超急性期及高血钾。

7. Q-T间期

(1)正常范围:同心率有密切关系。心率越快,Q-T间期越短。心率为60~100次/分时,Q-T间期为0.32~0.44 s。凡Q-T间期超过正常最高值0.03 s以上者称显著延长,不到0.03 s者称轻度延长。

(2)临床意义:Q-T间期延长见于心动过缓、心肌损害、心脏肥大、心力衰竭、低血钙、低血钾、冠心病、Q-T间期延长综合征、药物作用等。Q-T间期缩短见于高血钙、洋地黄作用、应用肾上腺素等。

8. U波

(1)正常范围:振幅很小,在心前区导联特别是V_3较清楚,可高达0.2~0.3 mV。U波明显增高常见于血钾过低、服用奎尼丁等。U波倒置见于冠心病或运动测验时。

(2)临床意义:U波增大时常伴有心室肌应激性增高,易诱发室性心律失常。

三、异常心电图

(一)心房肥大

心房肥大以P波的形态、时间、电压的改变为主。

1. 左心房肥大 多见于二尖瓣狭窄,故称"二尖瓣型P波",心电图表现见图5-6。

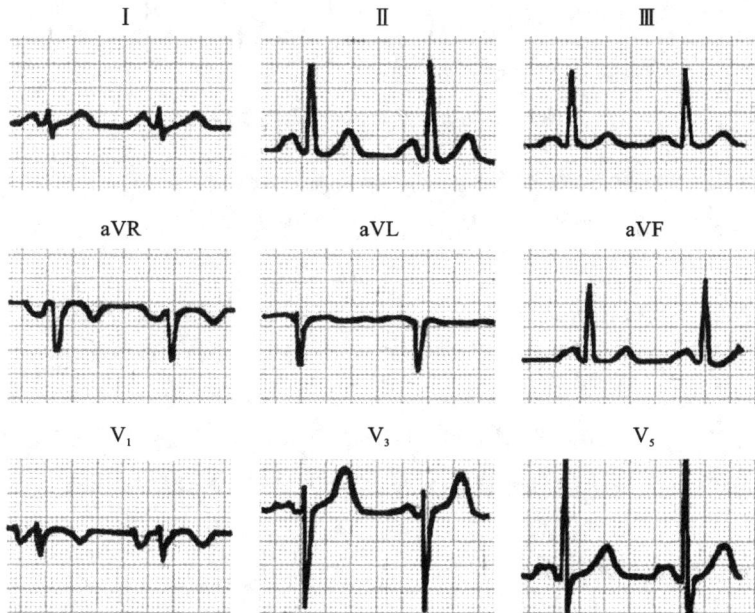

图5-6 左心房肥大的心电图表现

（1）心电图表现为 P 波增宽（＞0.11 s），常呈双峰型，双峰间期≥0.04 s，以在 V_1 导联上最为显著。

（2）V_1 导联 P 波垂直时，振幅≥0.15 mV；如 P 波呈双向时，其振幅代数和≥0.20 mV。

2. 右心房肥大　常见于慢性肺源性心脏病，故称"肺型 P 波"，心电图表现见图5-7。

（1）心电图表现为 P 波尖而高耸，其幅度＞0.25 mV，以 Ⅱ、Ⅲ、aVF 导联表现突出，也可见于某些先天性心脏病。

（2）V_1 导联常呈先正后负的双向波，将时间乘以电压的积称为 V_1 导联 P 波终末电势（$PtfV_1$）；左心房肥大时 $PtfV_1$≥0.04 mm·s。

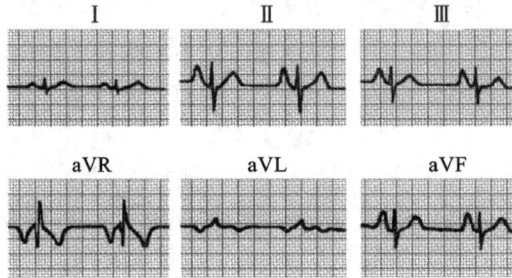

图 5-7　右心房肥大的心电图表现

（二）心室肥大

心电图表现为肥大侧的导联电压增高，除极时间延长，电轴偏移以及心脏缺血造成的继发性复极变化，包括左心室肥大（图 5-8）、右心室肥大（图 5-9）和双侧心室肥大（图 5-10）。

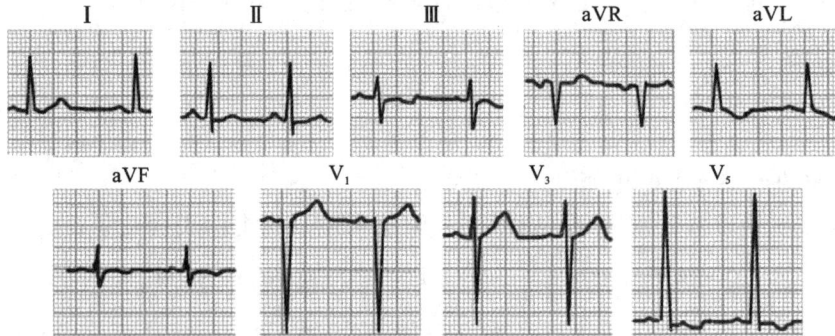

图 5-8　左心室肥大的心电图表现

（三）心肌缺血与 ST-T 异常改变

心肌缺血可导致复极顺序发生改变，在心电图中主要表现为 ST-T 改变。

1. T 波的变化

1）心内膜下心肌缺血　复极由外向内且缓慢，故产生与主波一致的高大 T 波。

2）心外膜下心肌缺血　复极由内向外，T 波倒置。

2. ST 段的变化

1）ST 段下移（≥0.05 mV）　①水平型下移（夹角等于 90°）；②下斜型下移（夹角大于 90°）；③上斜型下移（夹角小于 90°）。前两种对诊断心肌缺血具有意义，后一种见于心率较快时。

2）ST 段抬高

（1）弓背向上型，见于心梗及变异型心绞痛。

（2）弓背向下型，见于心包炎。

（3）U 波倒置，R 波为主体的导联中，若出现 U 波倒置应高度怀疑心肌缺血存在，但是 U 波倒置也可见于左心室肥大患者。

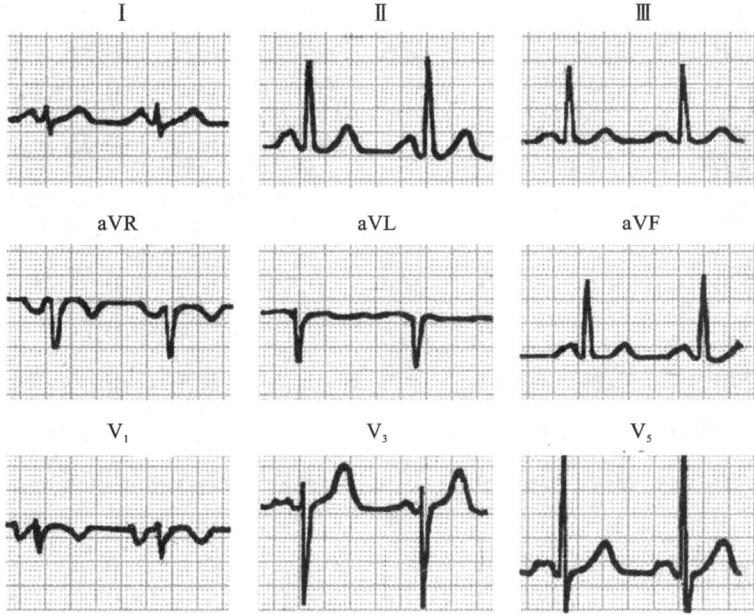

图 5-9　右心室肥大的心电图表现

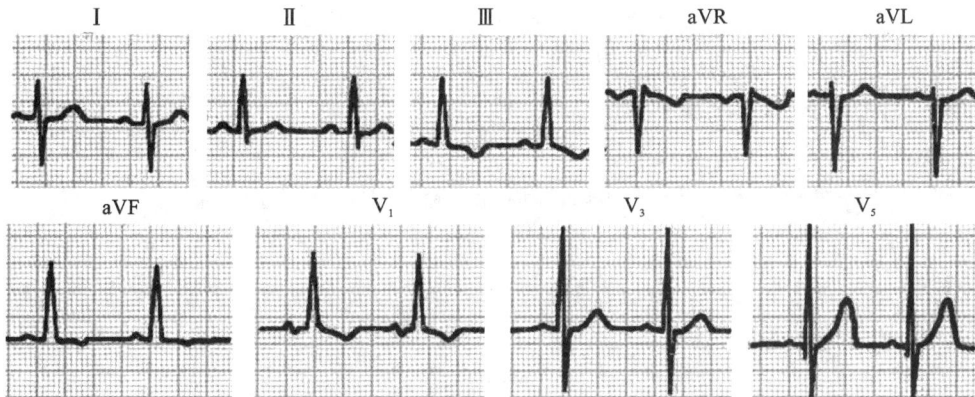

图 5-10　双侧心室肥大的心电图表现

3. Q-T 间期延长　心肌缺血严重时,心肌除极和复极速度会变慢,在心电图上出现 Q-T 间期延长。

4. 其他表现　也可出现房内传导阻滞、房室传导阻滞、束支传导阻滞、各种期前收缩和心动过速,房颤等。

（四）心肌梗死心电图表现

1. 基本图形　见图 5-11。

1）缺血型　T 波倒置、T 波高耸直立;心肌缺血发生在心外膜时,表现为 T 波倒置。

2）损伤型　典型特征为 ST 段抬高。ST 段逐渐抬高,并与高耸的 T 波相连,弓背向上高于基线的单向曲线。

3）坏死型　典型特征为病理性 Q 波。异常的 Q 波或 QS 波。

2. 心肌梗死图形演变及分期　心肌梗死(简称心梗)有一定的演变规律,根据其变化特点,分为四期(图 5-12)。

1）进展期　心肌梗死数分钟后出现 T 波高耸,ST 段斜行上移或弓背向上抬高,时间在 6 h 以内。

2）急性期　心肌梗死后 6 h 至 7 天。ST 段逐渐升高呈弓背型,并可与 T 波融合成单向曲线,此时可出现异常 Q 波,继而 ST 段逐渐下降至等电位线,直立的 T 波开始倒置,并逐渐加深。此期坏死型 Q 波、

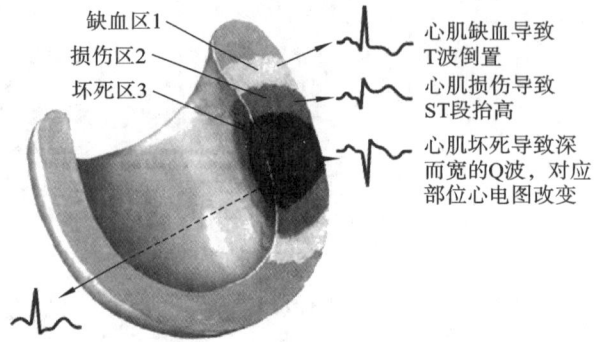

图 5-11　心肌缺血、损伤以及坏死的综合图形

缺血区1　损伤区2　坏死区3
心肌缺血导致 T 波倒置
心肌损伤导致 ST 段抬高
心肌坏死导致深而宽的Q波，对应部位心电图改变

图 5-12　急性心肌梗死的图形演变

损伤型 ST 段抬高及缺血性 T 波倒置可同时并存。

3）愈合期　心肌梗死后 7～28 天,抬高的 ST 段基本恢复至基线,坏死型 Q 波持续存在,缺血型 T 波由倒置较深逐渐变浅。

4）陈旧期　急性心肌梗死后 29 天及以后。ST 段和 T 波不再变化,常遗留下坏死的 Q 波,常持续存在。

3. 心肌梗死的定位诊断

1）前间壁心梗　$V_1 \sim V_3$ 出现梗死图形。

2）前壁心梗　$V_3 \sim V_5$ 出现梗死图形。

3）广泛前壁心梗　$V_1 \sim V_5$ 出现梗死图形。

4）下壁心梗　Ⅱ、Ⅲ、aVF 出现梗死图形。

5）高侧壁心梗　Ⅰ、aVL 出现梗死图形。

6）非 Q 波性心梗　各导联均无 Q 波,胸前导联呈现 ST 段下移,T 波倒置。

（五）心律失常

1. 正常窦性心律　正常窦性心律心电图特点见图 5-13:①窦性 P 波。②P-R 间期≥0.12 s。③心率:60～100 次/分。④R-R 间期相差<0.12 s。

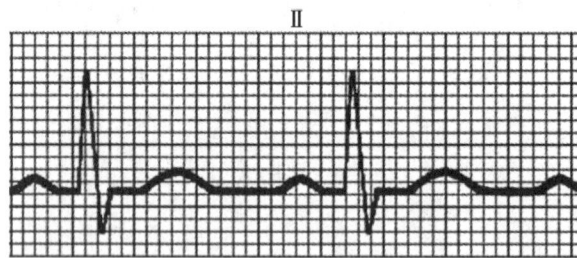

图 5-13　窦性心律心电图

2. 窦性心动过速　窦性心动过速心电图特点见图 5-14:①窦性 P 波,即 P 波在Ⅰ、Ⅱ、aVF、$V_3 \sim V_6$ 导联直立,aVR 导联倒置;②P-R 间期 0.12～0.20 s;③心率 100～160 次/分。

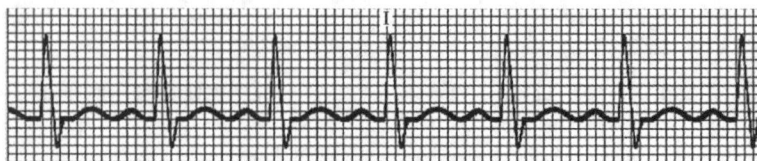

图 5-14　窦性心动过速心电图

3. 窦性心动过缓　窦性心动过缓心电图特点见图 5-15：①窦性心律；②心率在 60 次/分以下，通常不低于 40 次/分。

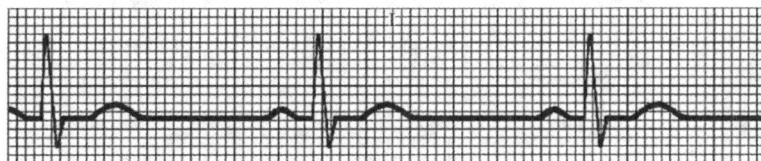

图 5-15　窦性心动过缓心电图

4. 房性期前收缩　房性期前收缩心电图特点见图 5-16：①提早出现的房性 P'波，形态与窦性 P 波不同；②P'-R 间期≥0.12 s；③房性 P'波后有正常形态的 QRS 波群；④代偿间歇不完全。

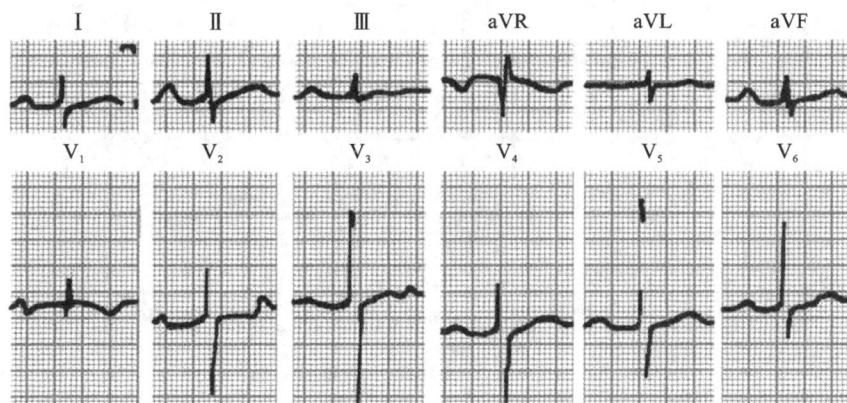

图 5-16　房性期前收缩心电图

5. 室性期前收缩　室性期前收缩心电图特点见图 5-17：①提早出现宽大畸形的 QRS-T 波群，其前无提早出现的异位 P 波；②QRS 时限常大于或等于 0.12 s；③T 波方向与 QRS 主波方向相反；④常有完全性代偿间歇。

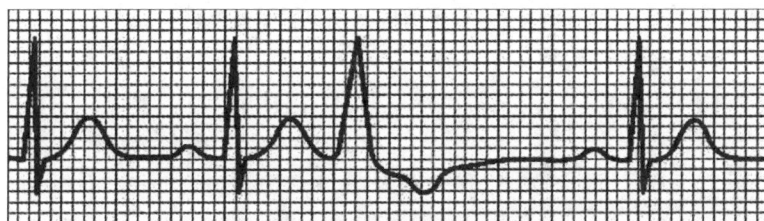

图 5-17　室性期前收缩心电图

6. 阵发性室上性心动过速　阵发性室上性心动过速心电图特点见图 5-18：①频率 150～250/分，节律规则；②QRS 波群形态基本正常，时间≤0.10 s；③ST-T 无变化，或发作时 ST 段下移和 T 波倒置。

7. 房室传导阻滞

1）一度房室传导阻滞　一度房室传导阻滞心电图特点见图 5-19：①窦性 P 波后均有 QRS 波群；②P-R 间期≥0.21 s。

2）二度Ⅰ型房室传导阻滞　二度Ⅰ型房室传导阻滞心电图特点见图 5-20：①P 波规律出现，P-R 间期进行性延长，直至发生心室漏搏；②漏搏后 P-R 间期又趋缩短，之后又逐渐延长，直至漏搏，周而复始；③QRS波群时间、形态大多正常。

3）二度Ⅱ型房室传导阻滞　二度Ⅱ型房室传导阻滞心电图特点见图 5-21：①P-R 间期恒定（正常或延长）；②部分 P 波后无 QRS 波群（发生心室漏搏）；③房室传导比例一般为 3：2、4：3 等。

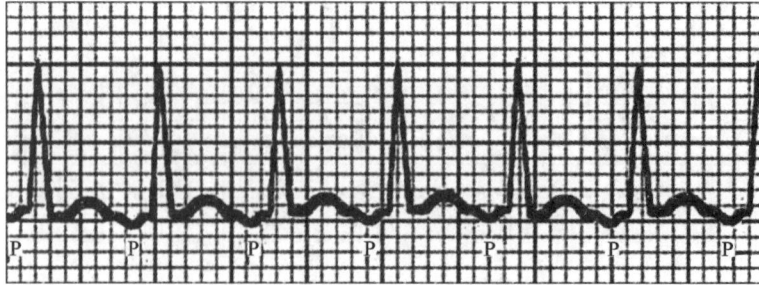

图 5-18　阵发性室上性心动过速心电图

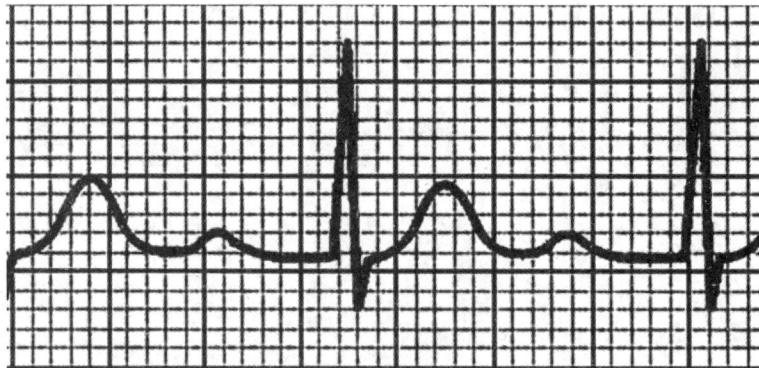

图 5-19　一度房室传导阻滞心电图

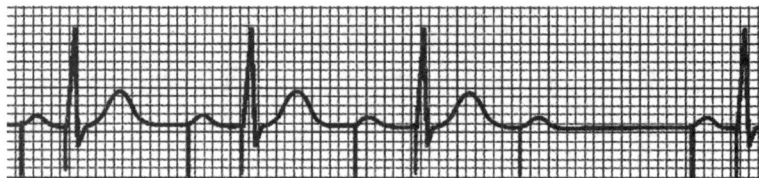

图 5-20　二度Ⅰ型房室传导阻滞心电图

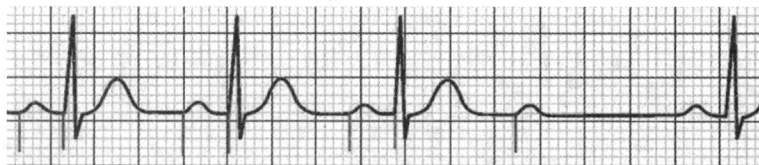

图 5-21　二度Ⅱ型房室传导阻滞心电图

4）三度房室传导阻滞　三度房室传导阻滞心电图特点见图 5-22：①P 波和 QRS 波群无固定关系，P-P 与 R-R 间距各有其固定的规律性；②心房率＞心室率；③QRS 波群形态正常或宽大畸形。

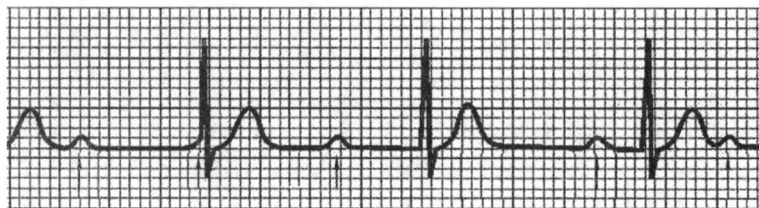

图 5-22　三度房室传导阻滞心电图

8．心房颤动　心房颤动（简称房颤）心电图特点见图 5-23：①P 波消失，代以大小不等、间距不均、形状各异的 F 波,频率为 350~600 次/分;②心室律绝对不规则,心室率通常在 120~180 次/分之间;③QRS 波群形态通常正常,当心室率过快时,发生室内差异性传导,QRS 波群增宽变形。

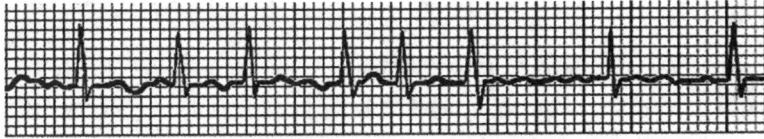

图 5-23　心房颤动心电图

9.心室颤动　心室颤动(简称室颤)心电图特点见图 5-24:①QRS-T 波群消失,出现形状不一、大小不等、极不规则的心室颤动波;②频率为 200~500 次/分。

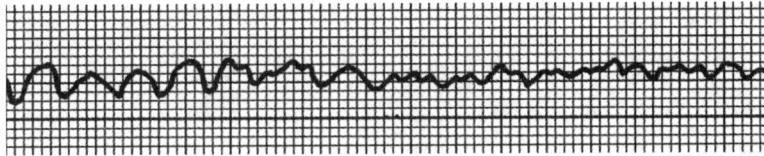

图 5-24　心室颤动心电图

第二节　肺功能检查

扫码看课件

一、肺容量

肺容量是指肺内容纳的气量,是呼吸道与肺泡的总容量,反映了外呼吸的空间。肺容量共有四个基础容积,即潮气量、补吸气量、补呼气量和残气量。基础容积互不重叠。由其中两个或两个以上基础容积构成四个肺容量,即深吸气量、肺活量、功能残气量和肺总量(图 5-25)。

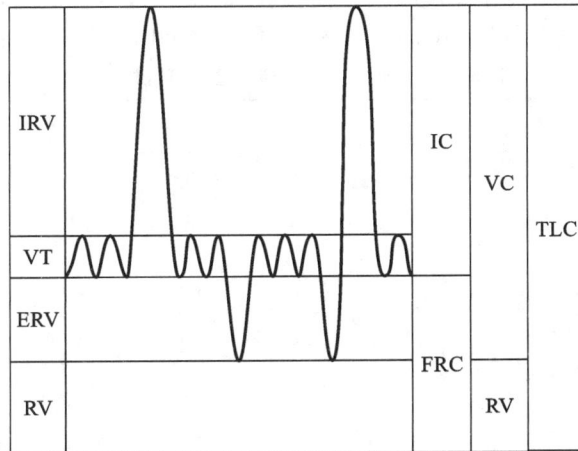

图 5-25　肺容积以及组成

(一)潮气量(VT)

潮气量(VT)是指在平静呼吸时,每次吸入或呼出的气量。正常人潮气量:8~15 mL/kg,潮气量与呼吸频率决定了每分通气量。

（二）补吸气量（IRV）

补吸气量（IRV）是指在平静吸气后，用力吸气所能吸入的最大气量，它是深吸气量中的一部分。

（三）深吸气量（IC）

深吸气量（IC）是指在平静呼气后，做最大吸气所能吸入的气量，由 VT 和 IRV 构成。IRV 及 IC 反映了肺和胸廓在静态时的最大膨胀度。深吸气量是最大通气量和肺活量的主要成分（约占肺活量的 75%），因此足够的深吸气量方能保证肺活量和最大通气量的正常。

（四）补呼气量（ERV）

补呼气量（ERV）是在平静呼气后，用力呼气所能呼出的最大气量。补呼气量反映了呼气肌和腹肌的力量。

（五）肺活量（VC）

肺活量（VC）是指深吸气后最大呼气所能呼出的气量，由 IC 和 ERV 构成。肺活量个体差异较大，故临床判断时均以实测值占预计值的百分比作为衡量指标。

（六）功能残气量（FRC）

功能残气量（FRC）是指在平静呼气后肺内所含的气量。由 ERV 和 RV 构成。功能残气位时吸气肌和呼气肌都处于松弛状态，肺泡内压力为零。功能残气量在生理上起着稳定肺泡气体分压的作用。

（七）残气量（RV）

残气量（RV）是指在深呼气后，肺内剩余的气量。其生理意义与功能残气量相同。临床上必须结合残气量占肺总量百分比（RV/TLC）进行综合分析以排除体表面积对残气量绝对值的影响。

（八）肺总量（TLC）

肺总量（TLC）是指在深吸气后肺内所含的总气量。由 VC 和 RV 构成。肺部或胸廓限制性疾病如肺不张、肺间质纤维化、气胸、胸腔积液以及神经肌肉疾病等可导致肺总量减少，阻塞性疾病如支气管哮喘、肺气肿等可引起肺总量增加。

（九）残气量占肺总量百分比（RV/TLC）

RV/TLC 可用于判断有无肺气肿以及肺气肿的程度（需残气量绝对值增加）。一般认为：正常人 RV/TLC≤35%，36%～45% 为轻度肺气肿，46%～55% 为中度肺气肿，≥56% 为重度肺气肿（表 5-4）。

表 5-4　我国成人肺容量及基本容积统计　　　　　　　　　　　　　　　　　　　单位：mL

项　　目	男	女
潮气量	603	487
补呼气量	880	590
深吸气量	3038	2166
肺活量	3898	2704
残气量	1387	1301
功能残气量	2270	1858

二、通气功能

通气功能的测定包括每分通气量、肺泡通气量、最大通气量、用力肺活量。

（一）每分通气量（VE）

每分通气量（VE）是指每分钟呼出或吸入的气量，即潮气量与呼吸频率的乘积。在静息状态时每分钟

通气量正常值为 $5\sim8$ L,男性约 6.6 L,女性约 5.0 L。若 VE>10 L 提示通气过度,若 VE<3 L 提示通气不足。一般来说,限制性肺疾病患者表现为浅快呼吸,而阻塞性疾病患者则呼吸相对深缓,呼气时间延长。

$$VE=潮气量(VT)\times呼吸频率(RR)$$

(二) 肺泡通气量(VA)

肺泡通气量(VA)一般为 $3\sim5.5$ L,正常人无效腔量/潮气量比值为 $0.13\sim0.40$。深慢呼吸的无效腔比例较浅速呼吸为小,因此潮气量大,呼吸频率小,对提高肺泡通气量有利。

(三) 最大通气量(MVV)

最大通气量(MVV)指在单位时间内以最深最快的呼吸所得到的通气量,通常以每分钟计算。正常人最大通气量应不小于预计值的 80%。$60\%\sim79\%$ 为轻度降低,$40\%\sim59\%$ 为中度降低,小于 40% 为重度降低。

(1) 最大通气量减少的原因:①气道阻力增加:如支气管哮喘等。②胸廓畸形或神经肌肉病变:脊柱后侧凸、格林巴利综合征等。③肺组织病变:肺水肿等。

(2) 通气储备功能考核:

$$通气储量=\frac{MVV-VE}{MVV}\times100\%$$

通气储量正常应大于 95%,小于 86% 为储备不佳,$60\%\sim70\%$ 为气急阈。

(四) 用力肺活量(FVC)

深吸气至 TLC 位后以最大力、最快速度呼出的全部气量。FEV_1 是最大吸气至 TLC 位、第一秒钟内用力呼出的气量,应用最广;FEV_1/FVC 简称一秒率,正常无论男女,均应>80%。

意义:气道阻塞疾病如重症慢性支气管炎、阻塞性肺气肿和支气管哮喘发作期时降低;肺纤维化时增高。

(五) 通气功能的判定

肺功能不全分级见表 5-5。

表 5-5　肺功能不全分级

	VC 或 MVV 实/预	FEV_1/FVC
基本正常	>80%	>70%
轻度减退	$70\%\sim80\%$	$60\%\sim70\%$
显著减退	$50\%\sim70\%$	$40\%\sim60\%$
严重减退	$21\%\sim50\%$	≤40%
呼吸衰竭	≤20%	—

1. 通气功能障碍分型(表 5-6)

表 5-6　通气功能障碍分型

	FEV_1/FVC	MVV	VC	气流指数	RV	TLC
阻塞性	↓↓	↓↓	↓或正常	<1.0	↑	正常或↑
限制性	↑或正常	↓或正常	↓↓	>1.0	↓或正常	↓
混合性	↓	↓	↓	±1.0	不定	不定

通气功能主要反映气道内径>2.0 mm 的大气道情况,阻塞性通气功能障碍以流速(FEV_1/FVC)降低为主,限制性通气功能障碍以肺容量(如 VC)减少为主。

2. 阻塞性肺气肿的判定(表 5-7)

表 5-7　阻塞性肺气肿的判定

	RV/TLC	平均肺泡氮浓度
无肺气肿	≤35%	2.47%
轻度肺气肿	36%～45%	4.43%
中度肺气肿	46%～55%	6.15%
重度肺气肿	≥56%	8.40%

三、换气功能

换气功能也就是气体交换过程,包括肺泡和血液之间、血液与组织细胞之间 O_2 和 CO_2 气体的交换,牵涉到肺通气分布、血流分布、通气/血流比例、弥散功能等。

弥散功能是指肺泡气和肺毛细血管中气体通过肺泡毛细血管膜由高分压向低分压移动的原则进行气体交换的过程。影响因素:相对分子质量、溶解度、肺泡毛细血管膜两侧气体分压差、弥散面积、弥散距离等。通过弥散 O_2 从肺泡进入肺毛细血管,CO_2 从肺毛细血管至肺泡进而排出体外。CO_2 弥散能力是 O_2 的 20 倍,故临床一般不存在 CO_2 的弥散功能障碍。任何可引起有效弥散面积减少或使有效弥散距离增加的疾病都将导致弥散量减少。

(1)有效弥散面积减少:肺切除、肺不张、气道阻塞、肺栓塞等。

(2)有效弥散距离增加:肺间质纤维化、结节病、肺泡细胞癌、石棉沉着病、肺水肿等。

弥散量与弥散膜两侧气体分压差也有关,增加吸入氧浓度使肺泡气氧浓度提高,肺泡-肺毛细血管氧分压差增大,弥散量增加,故由弥散功能障碍引起的低氧血症可通过氧疗进行纠正。

四、血气分析和酸碱测定

血气分析的目的是了解机体气体(O_2、CO_2)代谢与酸碱平衡状况。其标本采集的基本要求:合理的采血部位(桡动脉、肱动脉、股动脉),严格隔绝空气,在海平面大气压(760 mmHg、101.3 kPa)、安静状态下,排除心内及大血管之间的异常分流状况下,采集肝素抗凝血立即送检;吸氧者如病情允许应停吸 30 min,否则应标明给氧浓度与流量。

血气分析指标如下。

1. 动脉血氧分压(PaO_2)　动脉血氧分压是血液中物理溶解的 O_2 所产生的压力。正常人动脉血中溶解的氧量约 3 mL,PaO_2 为 95～100 mmHg。

意义:PaO_2 是判断机体无缺氧最有价值的指标。一般 $PaO_2 < 80$ mmHg,为低氧血症,$PaO_2 < 60$ mmHg,为呼吸衰竭,$PaO_2 < 50$ mmHg 有发绀表现。

2. 动脉血氧饱和度(SaO_2)　动脉血氧饱和度指动脉血氧与 Hb 结合的程度,一般每克 Hb 约合 1.34 mL 氧。正常 SaO_2 为 95%～98%,说明在正常情况下,动脉血中 Hb 并非全部合氧,而有一小部分变性 Hb(如高铁 Hb)。

意义:SaO_2 反映动脉血含氧情况,对判断有无缺氧不如 PaO_2 敏感。

SaO_2 与 PaO_2 相关,随 PaO_2 的增加而升高,但不是正相关,两者呈 S 形曲线,称氧合 Hb 解离曲线(ODC),分为平坦段和陡直段两部分。PaO_2 在 60 mmHg 以上,曲线平坦,在此段即使 PaO_2 有大幅度变化,SaO_2 的增减变化也很少,PaO_2 降至 57 mmHg 时,SaO_2 仍接近 90%。PaO_2 在 60 mmHg 以下,曲线陡直,PaO_2 稍降,SaO_2 即明显减少。在正常情况下 PaO_2 40 mmHg,相当于 SaO_2 75%。因此对重危患者,进行抢救时,必须使 SaO_2 始终保持在 90%,一旦稍降,即出现严重缺氧,甚至危及患者生命。

3. 肺泡-动脉血氧分压差($P(A-a)O_2$)　肺泡-动脉血氧分压差是反映肺换气(摄氧)功能的指标,能较早地反映肺部氧摄取情况,较 PaO_2 更敏感。正常为 $15\sim20$ mmHg,随年龄增加而增大,但上限不超过 30 mmHg。

4. 动脉血二氧化碳分压($PaCO_2$) 动脉血二氧化碳分压是动脉血中物理溶解的 CO_2 分子所产生的压力。正常 $35\sim45$ mmHg,平均为 40 mmHg。CO_2 为有氧代谢的最终产物,经血液运输至肺排出。CO_2 在血中存在有三种形式:物理溶解(其所产生气体张力即 $PaCO_2$)、化学结合(HCO_3^-)、水合形成碳酸(H_2CO_3)。

意义:

①结合 PaO_2 判断呼吸衰竭的类型和程度,$PaO_2<60$ mmHg、$PaCO_2$ 正常或降低,为Ⅰ型呼吸衰竭;$PaO_2<60$ mmHg,$PaCO_2>50$ mmHg,为Ⅱ型呼吸衰竭,肺性脑病时 $PaCO_2$ 一般应大于 70 mmHg。

②判断是否有呼吸性酸碱平衡失调,$PaCO_2>50$ mmHg,提示呼吸性酸中毒;$PaCO_2<35$ mmHg,提示呼吸性碱中毒。

③判断代谢性酸碱失衡的代偿反应,代谢性酸中毒时,经肺代偿后 $PaCO_2$ 降低,代谢性碱中毒经肺代偿后,$PaCO_2$ 升高。

④判断肺泡通气状态,$PaCO_2\uparrow$,提示肺泡通气不足;$PaCO_2\downarrow$,提示肺泡通气过度。

5. 碳酸氢(HCO_3^-) 反映机体酸碱代谢的指标。包括实际碳酸氢(AB)和标准碳酸氢(SB)。AB 正常范围 $22\sim27$ mmol/L,平均 24 mmol/L;正常情况下 AB=SB。

①呼吸性酸中毒,肾参与代偿反应(发病 $3\sim5$ 天后)后,$HCO_3^-\uparrow$,AB>SB。

②呼吸性碱中毒,肾参与代偿反应后,$HCO_3^-\downarrow$,AB<SB。

③代谢性酸中毒时,$HCO_3^-\downarrow$,AB$\downarrow$=SB$\downarrow$。

④代谢性碱中毒时,$HCO_3^-\uparrow$,AB$\uparrow$=SB$\uparrow$。

6. 剩余碱(BE) 剩余碱是在标准条件(38 ℃、$PaCO_2$ 40 mmHg、SaO_2 100%)下,将血液标本滴定至 pH 为 7.40 时所消耗酸或碱的量,表示全血/血浆中碱储备增加/减少的情况。正常范围为 $-2.3\sim+2.3$ mmol/L。

意义:与 SB 大致相同,由于测定时排除了呼吸性因素的影响,故其变化主要反映代谢性因素的变化。

7. 动脉血 pH 值 动脉血 pH 值是动脉血浆中氢离子浓度的负对数值,反映血液的酸碱度。正常范围:$7.35\sim7.55$,平均 7.45;相应 H^+ 浓度为 $35\sim45$ mmol/L,均值为 40 mmol/L。

意义:pH 值是判断酸碱平衡调节中机体代偿程度最重要指标。pH<7.35 为失代偿性酸中毒,存在酸血症;pH>7.55 为失代偿性碱中毒,存在碱血症;pH 为 $7.35\sim7.55$ 可能无酸碱失衡,或有代偿性酸碱失衡或复合性酸碱失衡。

8. 血浆二氧化碳结合力(CO_2CP) 二氧化碳结合力是静脉血标本在室温下分离血浆后,与含 5.5% CO_2 的气体或 $PaCO_2$ 400 mmHg、PaO_2 100 mmHg 的正常人肺泡气平衡后,测得的血浆中所含 CO_2 总量再减去物理溶解的 CO_2。

正常范围为 $22\sim31$ mmol/L,平均为 27 mmol/L。

意义:CO_2CP 主要反映血中呈结合状态存在的 CO_2,即 HCO_3^-,因此对判断代谢性酸碱失衡很有意义,而对判断呼吸性酸碱失衡价值不大,亦不敏感。

(徐建文)

第六章 医学影像学检查

1. **识记** 掌握常见病以及多发病的 X 线、CT 及 MRI 影像学表现。

2. **理解** 能够对呼吸系统、骨骼肌系统及神经系统常见病、多发病进行诊断;明确典型疾病的影像特点,并能做鉴别诊断。

3. **应用** 通过该课程的学习,学生在今后工作中应学会合理选择各种影像学方法,熟悉患者的基本病变的影像分析方法;医学影像学应用启发式方法引导学生思考问题、分析问题,培养学生科学的思维能力。

第一节 X 线成像

扫码看课件

一、X 线成像的原理

1. X 线的特性 X 线是不可见光,是一种波长很短的电磁波。在电磁辐射谱中,居 γ 射线与紫外线之间,比可见光的波长要短得多,肉眼看不见。X 线具有穿透性、荧光效应、感光效应、电离效应等特性。X 线之所以能使人体组织结构形成影像,除了以上特性外,还因为人体组织之间密度和厚度的差别。X 线图像是不同原子序数不同密度的叠加,在荧屏或 X 线片上形成黑白不同的影像。

2. 数字 X 线成像 数字 X 线成像分为计算机 X 线成像(CR)、数字 X 线荧光成像(DF)与数字 X 线摄影(DR)。数字 X 线成像无论在使用上还是检查效果上都优于传统 X 线。

3. 数字减影血管造影(DSA) DSA 是通过计算机把血管造影片上的骨与软组织的影像消除,仅在影像片上突出血管的一种摄影技术。这种图像较以往所用的常规脑血管造影所显示的图像,更清晰和直观,一些精细的血管结构亦能显示出来。

二、X 线图像特点

(1)X 线图像是由从黑到白不同灰度的灰阶图像组成,通常用密度的高低来表达影像的白与黑,X 线图像是某一部位不同密度和厚度组织结构叠加的影像。X 线影像具有放大,失真和伴影的特点。

(2)人体组织密度的差别是 X 线成像的基本条件。用密度的高与低表达影像的白与黑。物质的密度高,吸收的 X 线量多,X 线片上呈白影;物质的密度低,吸收的 X 线量少,X 线片上呈黑影。X 线图像是 X 线束穿透某一部位不同密度和厚度组织后的投影总和,是该穿透路径上各层投影相互叠加在一起的影像。

三、X 线检查技术

1. 普通检查 包括透视和 X 线摄影。

2. 特殊检查　包括软 X 线摄影、体层摄影、放大摄影和高千伏摄影等。

3. 造影检查　应用于循环系统造影检查；消化系统造影，如食管造影，胃、十二指肠常规造影，胃双重对比造影，小肠常规/双重对比造影，胆、胰管造影；泌尿生殖系统造影，如静脉肾盂造影，膀胱造影，尿道造影等。

四、X 线图像的解读

应按一定顺序进行全面系统的观察；结合诊断需要，重点观察。识别异常 X 线表现是做出疾病诊断的关键，前提是熟悉正常包括变异的 X 线表现，异常 X 线表现（受检结构形态和密度的改变）。解读要点：①病变的位置与分布。②病变的数目和形态。③病变的边缘。④病变的密度，均匀或不均匀，高于或低于正常组织。⑤邻近器官的改变，受压或受侵袭。⑥器官功能的变化，例如，胃肠道的蠕动和横膈的运动等。

第二节　胸部影像学检查

扫码看课件

一、气管及支气管疾病

（一）支气管扩张

1. X 线　以两下叶基底段、左肺舌叶和右肺中叶多见。柱状型支气管扩张有轨道征，即两条平行的线状阴影。囊状型支气管扩张形成多发囊腔阴影，多个囊腔阴影呈蜂窝状。合并感染时囊腔内有液平面，病变区支气管周围有大片阴影。

2. CT 检查　柱状型支气管扩张：表现为支气管内腔增宽，表现为轨道征。曲张型支气管扩张：支气管内腔不仅增宽，且凹凸不平，可呈念珠状。囊状型支气管扩张：支气管远端呈囊状膨大，成簇的囊状扩张形成葡萄串状阴影，内充满黏液时可见结节状影像。支气管的环形影像与相伴随行的肺动脉横断面相连形成"印戒征"。

（二）慢性支气管炎

1. X 线　肺纹理增多、增粗，支气管走形区可见互相平行的线状阴影，以两下肺为重。慢性支气管炎常合并肺气肿、肺大泡，肺大泡破裂后可形成气胸。

肺炎及支气管扩张征象：肺纹理边缘模糊及其周围不规则阴影、肺下野斑片状模糊阴影及大叶阴影，感染时支气管扩张管腔内存在液平面及管壁增厚。

2. CT 检查　支气管管壁增厚，常合并肺气肿、肺大泡。CT 检查的目的是鉴别肺间质性疾病和弥漫性疾病，以及排除肺癌。其影像表现同 X 线检查。

二、肺部疾病

（一）大叶性肺炎

1. 实变期 X 线　表现为密度均匀的致密影，炎症累及肺段表现为片状或三角形致密影，如病变仅累及肺叶表现为以叶间裂为界的大片致密阴影。有时实变的肺组织与含气的支气管相衬托，可见透明的支气管影，即支气管充气征。

2. 实变期 CT　可见肺内叶全部或大部分实变，部分病灶内含支气管气像。

（二）肺结核

肺结核分为五个类型：①原发性肺结核（Ⅰ型）；②血行播散型肺结核（Ⅱ型）；③继发性肺结核（Ⅲ型）；

④结核性胸膜炎(Ⅳ型);⑤其他肺外结核(Ⅴ型)。

1. 原发性肺结核(Ⅰ型) X线和CT检查表现为典型表现呈"哑铃"状,称为原发综合征。

2. 血行播散型肺结核(Ⅱ型) 分为急性粟粒型肺结核及慢性血行播散型肺结核。急性血行播散型肺结核X线表现为肺尖到肺底均匀分布的粟粒样结节影。慢性血行播散型肺结核X线表现为三不均,即大小不一、密度不同、分布不均的结节影,主要分布于两肺上中野。

3. 继发性肺结核(Ⅲ型) X线和CT检查表现可多种多样,一般为陈旧性病灶周围炎,多在上肺锁骨上、下区以及下叶背段,表现为边缘模糊的斑片及云絮状阴影,症状的发展过程较为复杂。浸润型肺结核还包括结核球及干酪性肺炎两种特殊类型的病变。

4. 结核性胸膜炎(Ⅳ型) X线和CT检查可见不同程度的液性密度区,位于厚壁与肺组织之间,胸腔积液可导致患侧肺组织受压。慢性者有胸膜广泛或局限性肥厚,可见胸膜钙化。CT检查更利于显示和诊断叶间、肺底积液或扁丘形和半月形包裹性积液。

扫码看课件

第三节　骨与关节影像学检查

一、骨的基本病变

1. 骨质疏松 指一定单位体积内正常钙化的骨组织减少,即骨组织的有机成分和钙盐成比例减少。X线表现主要是骨密度减低,骨皮质出现变薄分层,骨小梁变细、减少,但边界尚整齐。如骨折后患者、绝经后妇女、甲状旁腺功能亢进患者等。

2. 骨质软化 指一定单位体积内骨组织有机成分正常,而钙盐含量减少。X线表现骨密度减低,但骨小梁和骨皮质边缘模糊,严重出现骨骼变形,如佝偻病。

3. 骨质破坏 指正常骨质被病理组织代替所致。X线表现是骨质局限性密度减低,骨小梁消失(部分或者全部)、骨质破坏呈虫蚀状、筛网样密度减低影。在CT上,松质骨的破坏表现为斑片状骨小梁缺损区;骨皮质破坏表现为其内的筛孔样破坏和其内外表面的不规则虫蚀样改变。

4. 骨质增生硬化 指单位体积内骨量增多,常发生于长骨。这是由于成骨与破骨的平衡受到破坏所致,如:成骨增多、破骨减少;肿瘤成骨。X线、CT表现是骨质密度增高,皮质增厚、小梁增粗、增多,骨髓腔变窄或消失。

5. 骨膜反应 正常骨膜于X线不显影,骨膜受到刺激后,内层成骨细胞活动增加可导致骨膜增生。

6. 骨与软骨内钙化 指骨松质内或软骨内发生钙化或骨化,分为生理性和病理性。X线表现为颗粒状或小环状无结构的致密影,数量可不等,广泛分布或局限于某一区域。

7. 骨质坏死 指局部骨组织代谢停止,常为血供中断。死骨在X线及CT图像上表现为低密度坏死区内局限性密度增高影。常见慢性化脓性骨髓炎、骨梗死等。

8. 骨骼变形 指骨骼变形与骨骼大小改变同时存在,如:肿瘤使骨局部增大;发育畸形使一侧骨骼增大;巨人症、佝偻病、骨软化症和成骨不全等全身骨骼变形。

9. 周围软组织病变 指在正常的影像图像基础上,软组织内出现肿胀、萎缩、肿块、钙化、气体等影像征象。

二、关节的基本病变

1. 关节肿胀 指由于关节积液或关节囊及其周围软组织充血、水肿和炎症等所致。X线表现是关节周围软组织肿胀、密度增高,层次不清,大量关节积液可导致关节间隙增宽。常见于炎症、外伤等。

2. 关节破坏 指关节软骨及骨性关节面骨质被病理组织代替。影像学表现是骨性关节面骨质破坏,关节软骨破坏可导致关节间隙变窄,严重时可引起关节半脱位和变形。如类风湿性关节炎等。

3. 关节退行性变　早期始于软骨,导致软骨变性、坏死和溶解,并逐渐被纤维组织或纤维软骨代替。广泛软骨坏死可引起关节间隙狭窄,造成软骨下骨质囊变和骨性关节面骨质增生硬化,骨赘形成,关节囊肥厚、韧带骨化,一般不发生明显骨质破坏、无骨质疏松。常见于老年人、运动员等。

4. 关节强直　可分为骨性与纤维性两种。

(1)骨性强直是指关节骨端由骨组织所连接。X线表现为关节间隙消失,并见骨小梁通过。多见于急性化脓性关节炎愈合后。

(2)纤维性强直在X线上可见狭窄的关节间隙,但无骨小梁通过。多见于关节结核。

5. 关节脱位　组成关节的骨骼脱离、错位。分为完全脱位和半脱位。多为外伤性,也有先天性或病理性。

扫码看课件

第四节　中枢神经系统影像学检查

一、颅脑肿瘤

(一)星形细胞瘤

星形细胞瘤在脑胶质瘤中最常见,可发生于脑内任何部位及任何年龄,以青壮年多见,成人多发生于幕上,以额、颞叶多见,并可沿胼胝体侵及对侧。儿童多发生于小脑。按细胞分化程度不同分为四级:Ⅰ级分化良好;Ⅱ级属交界性肿瘤;Ⅲ、Ⅳ级分化不良,属恶性。

1. X线表现　头颅平片表现正常或只有颅内压增高改变。少数可出现钙化,帮助粗略定位。

2. CT表现

(1)Ⅰ、Ⅱ级星形细胞瘤:大多数表现为边界不清的脑内均匀的低密度灶,类似水肿;少数为混合低密度灶,常位于大脑一侧。增强扫描,Ⅰ级星形细胞瘤大多数无明显变化,肿瘤的CT值仅增加2~3Hu;少数肿瘤表现为囊壁和囊内间隔的轻微强化。Ⅱ级星形细胞瘤是一种交界性肿瘤,因此,既可以表现为Ⅰ级星形细胞瘤特征,也可以表现为Ⅲ、Ⅳ级星形细胞瘤的特征,可表现为不同程度强化。

(2)Ⅲ、Ⅳ级星形细胞瘤:CT平扫密度不均,常为两种甚至三种密度并存,可见出血,肿块形态不规则,边界不清,占位效应和瘤周水肿明显,多侵袭大脑深部。增强扫描边界清晰的不均匀明显强化,呈环状或花边状不规则强化。

(二)少突胶质细胞瘤

少突胶质细胞瘤为颅内最易发生钙化的脑肿瘤,男性发病率高于女性,绝大多数发生于幕上,极少数发生在幕下。

1. X线表现　显示肿瘤钙化。

2. CT表现　平扫示低密度、等密度、高密度或混杂密度肿块影,边界清晰,圆形或椭圆形,轮廓不规则,瘤周伴有轻度水肿。大部分肿块有钙化,呈特征性较强的条索状,部分肿块可有出血及囊变。增强扫描可无强化或轻度强化,恶性程度高者,水肿范围较大、增强较明显。

3. MRI检查　瘤体T_1WI低信号,T_2WI为高信号。钙化在T_1WI和T_2WI上均呈低信号。

(三)室管膜瘤

室管膜瘤起源于室管膜细胞,可发生于脑室系统的任何部分,以第四脑室最多见,发病高峰年龄为1~5岁。

1. X线表现　平片显示颅内压增高征象,部分亦可见瘤体点状钙化灶。

2. CT 表现 肿瘤多位于第四脑室内，为边界清晰的分叶状肿块，边界清，呈等密度或稍高密度。瘤内可有散在高密度点状钙化和低密度囊变区出血，一般不伴瘤周水肿。肿瘤较大时，可使脑干前移，小脑蚓部及小脑幕上移。增强扫描，肿瘤呈轻度或中度强化。

3. MRI 表现 瘤体 T_1WI 为低信号或等信号，T_2WI 为高信号。增强扫描强化方式与 CT 相似。

（四）脑膜瘤

脑膜瘤为常见的颅内肿瘤，仅次于神经上皮肿瘤，脑膜瘤起源于蛛网膜粒细胞，多为良性，肿瘤发生于颅内任何部位，大部分位于幕上，以大脑凸面和矢状窦旁多见。

1. X 线表现 平片可显示颅内肿瘤钙化，有助于定位。脑血管造影可显示肿瘤供血动脉、瘤体内部血管及被肿瘤推挤移位的脑血管。

2. CT 表现 肿瘤呈类圆形或椭圆形等密度或高密度影，边界清楚；以广基底与颅板或硬脑膜相连，多具有脑外肿瘤常见征象，引起颅骨增生硬化；囊变、出血、坏死少见；瘤周水肿轻或无，静脉或静脉窦受压时可出现中度或重度水肿；增强扫描肿瘤多呈明显均一强化，边缘锐利。

3. MRI 表现 肿瘤在 T_1WI 上呈等信号或稍高信号，T_2WI 呈等信号或高信号，内部信号不均匀，表现为颗粒状、斑点状，有时呈轮辐状。T_1WI 上，脑膜瘤周围可见低信号环，介于肿瘤与水肿之间，称为肿瘤包膜。

（五）垂体瘤

垂体瘤是鞍区最常见肿瘤，居颅内肿瘤第三位。根据大小不同可以分为微腺瘤（≤10 mm）和大腺瘤（＞10 mm）。根据有无激素分泌可分为功能性（占 75%）和无功能性（占 25%）两类。瘤体有包膜，呈圆形、椭圆形或分叶状，瘤内易发生囊变、出血，偶有钙化。

1. X 线表现 平片显示蝶鞍扩大，前后床突骨质吸收、破坏，鞍底下陷，偶见鞍内钙化。

2. CT 表现

（1）垂体微腺瘤：①直接征象显示不佳。②间接征象包括鞍底局限性下陷，或骨质吸收，垂体高度增加（垂体正常高度，男性＜7 mm，女性＜9 mm）且向上凸；垂体柄移位，垂体向外膨隆推压颈内动脉等。垂体微腺瘤使垂体内毛细血管床受压、移位，称血管丛征。

（2）垂体大腺瘤：肿瘤呈椭圆形或分叶状，边缘光滑，囊变、坏死区域呈低密度，出血呈高密度。肿瘤向上生长突破鞍膈，在冠状位上呈哑铃状，称为束腰征；向下可突破鞍底；侧方生长可见海绵窦被推移、破坏或包绕。增强扫描呈均匀显著强化。

3. MRI 表现

（1）垂体微腺瘤：一般用冠状面和矢状面薄层扫描。垂体微腺瘤 T_1WI 呈稍低信号，伴有出血时呈高信号，T_2WI 呈等信号或高信号，垂体高度增加，上缘膨隆，垂体柄偏移。用 Gd-DTPA 增强后肿瘤信号早期低于垂体，后期高于垂体。

（2）垂体大腺瘤：T_1WI 和 T_2WI 显示鞍内肿瘤向鞍上生长，信号强度与脑灰质相似或略低。肿瘤出现坏死囊变，T_1WI 信号略高于脑脊液。肿瘤出血，T_1WI 为高信号。

二、颅脑外伤

（一）硬膜下血肿

颅内出血积聚于硬脑膜与蛛网膜之间，称为硬膜下血肿，占全部颅内血肿的 50%～60%。好发于额、额颞部，由于蛛网膜无张力，且与硬脑膜结合不紧密，故血肿范围较广，呈新月形或半月形。根据血肿形成时间的长短可分为急性、亚急性和慢性硬膜下血肿三类。

1. X 线表现 脑血管造影可发现颅板下方的无血管区。

2. CT 表现 急性硬膜下血肿表现为颅骨与脑组织之间新月形均匀的高密度影，血肿范围广泛，不受颅缝限制，故占位效应显著；亚急性硬膜下血肿，形状不变，凝血溶解，但多为高、混杂密度或等密度，有时可见液-液平面;慢性硬膜下血肿呈梭形,为高、混杂、等或低密度。

3. MRI 表现　血肿呈新月形凹面向颅腔,血肿信号随期龄而异。急性者 T_1WI 呈等信号,T_2WI 呈低信号。随后 T_1WI 及 T_2WI 均可呈高信号。

(二)硬膜外血肿

硬膜外血肿是指外伤后积聚在颅骨与硬脑膜之间的血肿。绝大多数是由于颅骨骨折引起脑膜中动脉撕裂,形成急性硬膜外血肿。多位于颞、额顶和颞顶部,由于颅板与硬脑膜紧密相贴,故血肿范围较局限。硬膜外血肿占全部颅内血肿的 25%～30%,仅次于硬膜下血肿。

1. X 线表现　平片可见骨折线通过脑血管沟或静脉窦。脑血管造影可见对比剂由血管破裂处外溢。

2. CT 表现　平扫血肿表现为颅骨内板下双凸形高密度区,边界锐利,血肿范围一般不超过颅缝。血肿密度多均匀,血肿完全液化时血肿为低密度。可见占位效应,中线结构移位,侧脑室受压移位,可伴有骨折。

3. MRI 表现　血肿呈梭形,边界锐利。急性期血肿,T_1WI 呈等信号,T_2WI 呈低信号;亚急性期和慢性期血肿呈高信号。

三、脑血管病

(一)脑出血

脑出血属于出血性脑血管疾病,多继发于高血压脑动脉硬化、脑血管畸形等。出血可发生在脑实质、脑室内和蛛网膜下腔,多见于基底节或(和)丘脑。

1. X 线表现　血肿较大时,脑血管造影可表现为血管移位、拉直等占位性征。

2. CT 表现　急性期(<1 周)表现为脑实质内类圆形或不规则形高密度影,边界清楚,密度均匀,CT 值 50～80Hu,周围出现水肿带,有占位效应,出血灶可突入脑室或蛛网膜下腔。吸收期(2 周～2 个月)血肿密度逐渐降低,从周边开始,边缘不清,约 4 周后血肿演变为等密度灶,占位效应逐渐减轻。囊变期(>2 月)血肿区成为近似于脑脊液密度的边缘整齐的低密度囊腔。增强扫描,吸收期可呈环状强化。

(二)脑梗死

脑梗死是一种缺血性脑血管疾病,其发病率在脑血管疾病中占首位。好发于 50～60 岁以上且患有动脉硬化、高血脂、糖尿病者。

1. X 线表现　脑血管造影可显示闭塞血管,但不显示脑梗死区域。

2. CT 表现

(1)缺血性脑梗死:超急性期,CT 呈阴性,CT 灌注成像呈低灌注状态。急性期 CT 可出现动脉密度增高征,局部脑肿胀和脑实质密度减低征。亚急性期常规 CT 表现与急性期相同,可出现脑回状强化。慢性期 CT 呈低密度,与脑脊液相似。

(2)腔隙性脑梗死:好发于丘脑、内囊,半卵圆中心等。CT 平扫表现为边界清楚、直径小于 15 mm 的低密度灶。

(徐建文)

第七章　诊断思维和病历书写

学习目标

1. 识记　掌握病历书写的种类、格式和内容及各种记录的要点。

2. 理解　熟悉临床诊断的基本原则和常用思维方法；熟悉病历书写的基本规则、疾病诊断的步骤；了解病历书写的意义及相关法律法规。

3. 应用　具备病历书写的基本技能；能在上级医生指导下进行病史采集、体格检查、综合分析各种辅助检查及实验室检查结果。培养沟通技巧能，与患者及其家属进行有效沟通，正确进行告知义务；能从法律的角度重视、规范病历的书写。

诊断是医生将所获得的各种临床资料经过分析、评价、整理后，对患者所患疾病提出的一种符合临床思维逻辑的判断。诊断疾病是医生最重要也是最基本的临床实践活动。诊断疾病的过程是一个逻辑思维过程，也是医生认识疾病、认识疾病客观规律的过程。

第一节　诊　断　思　维

【诊断疾病的步骤】

诊断疾病的程序，应有四个步骤：①搜集临床资料；②分析、评价、整理资料；③提出初步诊断；④确立及修正诊断。

（一）搜集临床资料

1. 病史　症状是病史的主体。病史采集要全面系统、真实可靠，病史要反映出疾病的动态变化及个体特征。

2. 体格检查　在病史采集的基础上，应对患者进行全面、有序、重点、规范和正确的体格检查，所发现的阳性体征和阴性表现，都可以成为诊断疾病的重要依据。

3. 实验室及其他检查　在获得病史和体格检查资料的基础上，选择一些基本的必要的实验室检查和其他检查，无疑会使临床诊断更准确、可靠。

（二）分析、评价、整理资料

疾病表现是复杂多样的，患者因受神经类型、性格特点、文化素养、心理状态和社会因素等影响，所述病史不全面、不准确或有遗漏。医生必须对病史资料进行分析、评价和整理，使病史具有真实性、系统性和完整性，才能为正确诊断提供可靠的依据。

（三）提出初步诊断

在对各种临床资料进行分析、评价和整理以后，结合医生掌握的医学知识和临床经验，形成初步诊断。

初步诊断带有主观臆断的成分,这是由于在认识疾病的过程中,医生只发现了某些自己认为特异的征象。因此,初步诊断只能为疾病进行必要的治疗提供依据,为确立及修正诊断奠定基础。

（四）确立及修正诊断

初步诊断是否正确,也需要在临床实践中验证。临床上常常需要严密观察病情,随时发现问题,提出问题,查阅文献资料解决问题,或是开展讨论等,这在一些疑难病例的诊断和修正诊断过程中发挥重要作用。

【临床思维方法】

临床思维方法是医生认识疾病、判断疾病和治疗疾病等临床实践过程中采用的一种逻辑推理方法。诊断疾病过程中的临床思维就是将疾病的一般规律应用到判断特定个体所患疾病的思维过程。

（一）临床思维的两大要素

1. 临床实践　通过各种临床实践活动,如病史采集、体格检查、选择必要的实验室和其他检查以及诊疗操作等工作,细致而周密地观察病情,发现问题,分析问题,解决问题。

2. 科学思维　这是对具体的临床问题比较、推理、判断的过程,在此基础上建立疾病的诊断。

（二）临床诊断的思维方法

推理　医生获取临床资料或诊断信息之后到形成结论的中间思维过程。推理有前提和结论两个部分。推理不仅是一种思维方法,也是一种认识各种疾病的方法和表达诊断依据的手段。推理可帮助医生认识诊断依据之间的关系,正确认识疾病,提高医生的思维能力。

（三）诊断思维中应注意的问题

1. 现象与本质　现象指患者的临床表现,本质则为疾病的病理改变。在诊断分析过程中,要求现象能反映本质,现象要与本质统一。

2. 主要与次要　反映疾病本质的是主要临床资料,缺乏这些资料则临床诊断不能成立,次要资料虽然不能作为主要的诊断依据,但可为确立临床诊断提供旁证。

3. 局部与整体　局部病变可引起全身改变,因此不仅要观察局部变化,也要注意全身情况,不可"只见树木,不见森林"。

4. 典型与不典型　大多数疾病的临床表现易于识别,所谓的典型与不典型是相对而言的。

（四）诊断思维的基本原则

在疾病诊断过程中,必须遵循以下基本原则:①首先考虑常见病与多发病;②应考虑当地流行和发生的传染病与地方病;③尽可能以一种疾病去解释多种临床表现;④首先应考虑器质性疾病的存在;⑤首先应考虑可治性疾病的诊断;⑥医生必须实事求是地对待客观现象,不能仅仅根据自己的知识范围和局限的临床经验任意取舍;⑦以患者为整体,但要抓准重点、关键的临床现象。

（五）临床思维误区——常见诊断失误的原因

由于各种主客观的原因,临床诊断往往与疾病本质发生偏离而造成诊断失误,表现为误诊、漏诊、病因判断错误、疾病性质判断错误以及延误诊断等。临床上常见诊断失误的原因有以下几种。

（1）病史资料不完整、不确切,未能反映疾病进程和动态以及个体的特征,因而难以作为诊断的依据。亦可能由于资料失实,分析取舍不当,导致误诊、漏诊。

（2）观察不细致或检查结果误差较大。临床观察和检查中遗漏关键征象,不加分析地依赖检查结果或对检查结果解释错误,都可能得出错误的结论,这也是误诊的重要因素。

（3）先入为主,主观臆断,不能客观而全面地搜集、分析和评价临床资料。某些个案的经验或错误的印象占据了思维的主导地位,致使判断偏离了疾病的本质。

（4）医学知识不足,缺乏临床经验。对一些病因复杂、临床罕见疾病的知识匮乏,经验不足,未能及时有效地学习各种知识,是构成误诊的常见原因。

（5）其他如病情表现不典型，诊断条件不具备以及复杂的社会原因等，均可能是导致诊断失误的因素。

医学是一种不确定的科学，因为任何一种疾病的临床表现都各不相同。我们从实践中积累知识、从误诊中得到教训。只要我们遵照诊断疾病的基本原则，运用正确的临床思维方法就会减少诊断失误的发生。

第二节 病历书写的基本规则和要求

一、内容真实，书写及时

病历必须客观地、真实地反映病情和诊疗经过，不能臆想和虚构。内容真实，来源于认真仔细的问诊，全面细致的体格检查，辩证而客观的分析，及正确科学的判断。

（1）病历书写内容应客观、真实、准确、完整、重点突出、层次分明。

（2）书写病历应注意按各种文件完成时间的要求及时记录。门诊病历及时书写，急诊病历在接诊同时或处置完成后及时书写。住院病历，入院记录应于次日上级医生查房前完成，最迟应于患者入院后 24 h 内完成。危急患者的病历应及时完成，因抢救危急患者未能及时书写病历的，应在抢救结束后 6 h 内据实补记，并注明抢救完成时间和补记时间，详细记录患者初始生命状态和抢救过程，以及向患者及其亲属告知的重要事项等有关资料。

（3）各项记录应注明年、月、日，急诊、抢救等记录应注明至时、分，采用 24 小时制和国际记录方式。如 2003 年 7 月 6 日下午 3 时 8 分，可写成 2003-07-06，15:08（月、日、时、分为单位数时，应在数字前加 0）。

二、格式规范，项目完整

病历具有特定的格式。住院病历格式分为传统病历和表格病历两种，二者记录的格式和项目基本上是一致的。

（1）各种表格栏内必须按项认真填写，无内容者画"/"或"—"。每张记录用纸均须完整填写眉栏（患者姓名、住院号、科别、床号）及页码。

（2）度量衡单位一律采用中华人民共和国法定计量单位。书写内容要完整，项目应填全，不可遗漏。

（3）各种检查报告单应分门别类按日期顺序整理好归入病历。

三、表述准确，用词恰当

运用规范的汉语和汉字书写病历，使用通用的医学词汇和术语，力求精练、准确，语句通顺、标点正确。

（1）规范使用汉字，简化字、异体字以《新华字典》为准，不得自行杜撰。两位以上的数字一律用阿拉伯数字书写，一位数字一律用汉字。

（2）病历书写应当使用中文和医学术语。通用的外文缩写和无正式中文译名的症状、体征、疾病名称、药物名称可以使用外文。患者述及的既往所患疾病名称和手术名称应加引号。

（3）疾病诊断、手术、各种治疗操作的名称书写和编码应符合《国际疾病分类》（ICD-10、ICD-9-CM-3）的规范要求。

四、字迹工整，签名清晰

（1）病历书写字迹要清晰、工整，不可潦草，便于他人阅读。凡记录或上级医生修改后，必须注明日期和时间，并由相应医务人员签署全名，以示负责。

（2）病历书写应当使用蓝黑墨水、碳素墨水，需复写的资料可用蓝或黑色圆珠笔书写。

（3）各项记录书写结束时应在右下角签全名，字迹应清楚易认。

（4）某些医疗活动需要的"知情同意书"应由患者或是法定代理人签名。

五、审阅严格，修改规范

下级医生书写病历应由有执业资格的上级医生进行严格审阅和修改及签名。修改不等于涂改，应按照修改标准进行，我国卫生行政部门已对病历书写做出严格规范与要求，严禁涂改病历资料。

（1）实习医务人员、试用期医务人员（毕业后第一年）书写的病历，应当经过在本医疗机构合法执业的医务人员审阅、修改并签名，审查修改应保持原记录清楚可辨，并注明修改时间。修改病历应在 72 h 内完成。上级医生审核签名应在署名医生的左侧，并以斜线相隔。

（2）进修医务人员应当由接收进修的医疗机构根据其胜任本专业工作的实际情况认定后再书写病历。

（3）在书写过程中，若出现错字，错句，应在错字、错句上用双横线标示，不得采用刀刮、胶粘、涂黑、剪贴等方法抹去原来的字迹。

六、法律意识，尊重权利

在病历书写中应注意体现患者的知情权和选择权。医务人员应当将治疗方案、治疗目的、检查和治疗中可能发生的不良后果以及对可能出现的风险和预处理方案如实告知患者或家属，并在病历中详细记载下来，由患者或家属（法定代理人）签字确认，以保护患者的知情权。在病历中应将诊疗过程中应用新的治疗方法、输血、麻醉、手术等多种治疗手段，治疗中可能发生的不良后果，与患者或其家属充分协商的结果记录在案，患者对诊疗方法自主决定后应签字确认，充分体现患者的自主选择权。在充分尊重患者权利，贯彻"以人为本"的人文理念的同时，医务人员也收集了相关的证据，以保护医患双方的合法权利。按照相关规定有以下几点具体说明。

（1）对按照有关规定须取得患者书面同意方可进行的医疗活动（如特殊检查、特殊治疗、手术、实验性临床医疗等），应当由患者本人签署同意书。患者不具备完全民事行为能力时，应当由其法定代理人签字；患者因病无法签字时，应当由其近亲属签字，没有近亲属的，由其关系人签字；为抢救患者，在法定代理人或近亲属、关系人无法及时签字的情况下，可由医疗机构负责人或者被授权的负责人签字。

（2）因实施保护性医疗措施不宜向患者说明疾病情况的，应当将有关情况通知患者近亲属，由患者近亲属签署同意书，并及时记录。患者无近亲属的或者患者近亲属无法签署同意书的，由患者的法定代理人或者关系人签署同意书。

（3）医疗美容应由患者本人或监护人签字同意。

（沈娇娇）

第三篇

外科学概论

WAIKEXUEGAILUN

第八章　无菌术和手术基本操作

扫码看课件

🏥 **学习目标**

1. 识记　能够准确说出无菌术、灭菌、消毒的概念；能简要描述常用的灭菌法、消毒法；能简要说出手术进行中的无菌原则。

2. 理解　明确如何根据物品特性选择合适的消毒灭菌方法；明确手术基本操作技术。

3. 应用　能够自觉将无菌观念贯穿于疾病诊疗的全过程；能用所学知识对患者及其家属进行指导。

第一节　消毒与灭菌

♿ **任务引领**

患者，女性，25岁，初产妇，产后4周。1周前右侧乳房胀痛，近3天畏寒发热，乳房疼痛加重，呈搏动性，服"抗炎药"后无明显效果，情绪烦躁。

查体：T 39 ℃，P 150次/分，R 20次/分，BP 120/70 mmHg，右侧乳房肿大，外上象限可触及3 cm×4 cm×5 cm包块，边界清，压痛明显，有波动。

诊断为乳腺炎，拟进行"脓肿切开引流术"。

请完成以下任务：

1. 患者手术时，用何种消毒液进行皮肤消毒？手术后，如何进行手术器械的消毒、灭菌？

2. 更换敷料后，其敷料如何处理？

无菌术是针对感染来源和途径所采取的一种有效的预防措施，由灭菌法、消毒法和一定的操作规则及管理制度组成。无菌术是决定诊疗效果及手术成败的关键，对外科工作尤为重要。从理论上讲，灭菌是指用物理或化学的方法杀灭全部微生物，包括致病和非致病微生物以及芽孢，使之达到无菌状态。经过灭菌处理后，未被污染的物品，称无菌物品；未被污染的区域，称无菌区域。消毒是指杀死病原微生物和其他有害微生物，但不要求杀灭或清除所有的微生物（如芽孢等）。

一、灭菌法

（一）高压蒸汽灭菌法

用高温加高压灭菌，不仅可杀死一般的细菌、真菌等微生物，对芽孢、孢子也有杀灭效果，是最可靠、应用最普遍的物理灭菌法。主要用于耐高温的物品,如手术衣、金属器械、玻璃、搪瓷、敷料、橡胶及一些药物等的灭菌。高压蒸汽灭菌器的类型和样式较多,根据排放冷空气的方式与程度分为下排气式和预真空式高压蒸汽灭菌器两类。下排气式高压蒸汽灭菌器是普遍应用的灭菌设备,当压力达到 104.0～137.3 kPa 时,温度可达 121～126 ℃,维持 30 min 时,即能杀灭包括具有顽强抵抗力的细菌芽孢在内的一切微生物。预真空式高压蒸汽灭菌法,先抽吸灭菌器内的空气使其呈真空状态,然后由中心供气系统将蒸汽直接输入灭菌室,这样可以保证灭菌室内的蒸汽分布均匀,整个灭菌过程所需时间可缩短,对物品的损害程度最轻。当蒸汽压力达到 205.8 kPa,温度达 132 ℃ 或以上并维持 10 min 时,即可杀死包括具有顽强抵抗力的芽孢、孢子在内的一切微生物。

使用高压蒸汽灭菌器的注意事项:①包裹不应过大、过紧,一般应小于 30 cm×30 cm×40 cm;②高压蒸汽灭菌器内的包裹不要排得太密,以免妨碍蒸汽透入,影响灭菌效果;③压力、温度和时间达到要求时,指示带上和化学指示剂应出现已灭菌的色泽或状态;④易燃,易爆物品,如碘仿、苯类等,禁用高压蒸汽灭菌;⑤锐性器械,如刀、剪不宜用此法灭菌,以免变钝;⑥瓶装液体灭菌时,要用玻璃纸和纱布包扎瓶口,如有橡皮塞时,应插入针头排气;⑦应有专人负责,每次灭菌前,检查安全阀的性能,以防压力过高发生爆炸,保证安全使用;⑧注明灭菌日期和物品保存时限,灭菌后物品有效期为 1～2 周。

(二)煮沸灭菌法

煮沸灭菌法是应用最早的消毒方法,适用于耐湿、耐高温的物品,如金属器械、玻璃制品、搪瓷、棉织品、橡胶类等物品灭菌。将物品洗刷干净全部浸没在水中加热,煮沸并持续 15～20 min,一般细菌即可被杀灭,而带芽孢的细菌需煮沸 1～2 h,如破伤风杆菌、气性坏疽杆菌。高原地区气压低、沸点低,故海拔高度每增高 300 m,需延长煮沸灭菌时间 2 min,可应用压力锅进行煮沸灭菌。将碳酸氢钠加入水中,配成 1%～2% 的碱性溶液,沸点可达到 105 ℃,除增强杀菌效果外,还有防锈去污作用。

注意事项:①消毒前,应将物品洗净,易损坏的物品用纱布包好再放入水中,以免沸腾时互相碰撞;②为了达到灭菌目的,物品必须完全浸没在沸水中;③缝线和橡胶类物品的灭菌应于水煮沸后放入,持续煮沸 10 min 即可取出,煮沸过久会影响物品质量;④煮沸器的锅盖应盖好,以保持沸水的温度;⑤灭菌时间应从水煮沸后计算,若中途放入其他物品,则灭菌时间应重新计算;⑥消毒物品若无外包装,消毒后取出和放置时应慎防再污染;对已灭菌的无包装的医疗器材,取用和保存时应严格按无菌操作要求进行。

(三)干烤法

利用干烤箱,160～180 ℃ 加热 2 h,可杀死一切微生物,包括芽孢。主要用于金属物品、玻璃器皿、瓷器等的灭菌。

(四)火烧法

将器械置于搪瓷或金属盆中,倒入少许 95% 酒精,点火直接燃烧,也可达到灭菌目的。但此法常使锐利器械变钝,又可使器械失去原有光泽,因此只适用于金属器械在紧急情况下应用。

二、化学消毒法

化学消毒法是利用化学药物抑制微生物生长繁殖或杀灭微生物的方法。常用的方法有浸泡法、喷雾法、甲醛蒸汽熏蒸法。

(一)浸泡法

将需消毒的物品清洁擦干后,浸没在标准浓度的消毒液中消毒规定的时间,以达到消毒灭菌的目的,用于耐湿不耐热的物品、器械的消毒,如人的体表、锐利器械、化学纤维制品等。常用于浸泡消毒的化学灭菌剂和消毒剂有下列几种。

1. 2%戊二醛溶液　具有广谱高效杀菌作用,用于不耐高温的金属器械、医疗仪器、内镜等。消毒时间为 30 min,灭菌时间为 10 h。浸泡金属类器械需加入 0.5％亚硝酸钠防锈。消毒液宜每周更换一次。因其对皮肤有刺激作用,接触时应戴手套,灭菌后的物品使用前应用无菌蒸馏水冲洗。

2. 70％~75％酒精　可使细菌蛋白脱水、凝固变性而使细菌死亡。常用于皮肤、物品表面擦拭消毒,也可用于已消毒过的物品浸泡,以维持其消毒状态。酒精易挥发,应定期测定有效浓度。

3. 10％甲醛溶液　浸泡时间为 20~30 min。适用于输尿管、导管等树脂类、塑料类以及有机玻璃制品的消毒。

4. 1∶1000 苯扎溴铵(新洁尔灭)　破坏细胞膜使菌体死亡。常用于皮肤和金属器械的消毒,也可用于内镜消毒。0.1％苯扎溴铵用于皮肤消毒时溶液浸泡时间为 30 min。

5. 1∶1000 氯己定(洗必泰)　溶液浸泡时间为 30 min。抗菌作用比苯扎溴铵强。

注意事项:①浸泡前,器械应去污、擦净油脂;②拟予消毒的物品应全部浸入溶液内;③剪刀等有轴节的器械,消毒时应把轴节张开;④管、瓶类物品的内表面亦应浸泡在消毒液中;⑤因各类消毒液对机体组织均有损害作用,使用前,需用灭菌生理盐水将消毒液冲洗干净。

(二)喷雾法

用喷雾器将化学消毒剂均匀喷洒,使消毒剂弥散,在标准浓度内达到消毒作用。可用于空气和物品表面的消毒。

(三)甲醛蒸汽熏蒸法

常用于物体表面、对湿热敏感、不耐高温和高压的医疗器械的消毒灭菌。将甲醛溶液倒入高锰酸钾中,产生蒸汽进行熏蒸 1 h 即可达消毒目的,但灭菌需 6~12 h。甲醛有致癌作用,消毒后要用大量无菌生理盐水冲洗,以除去残留的甲醛气体。

三、紫外线消毒

紫外线可直接杀菌,紫外线照射后,可使空气中的氧电离产生具有较强杀菌作用的臭氧,可以杀灭悬浮在空气中和依附于物体表面的微生物。适应于手术室、隔离病房、治疗室、病房等的消毒。

第二节　手术基本操作

任 务 引 领

　　患者,男性,32 岁,以急性阑尾炎入院。阑尾切除术后 4 天,患者体温升高,诉伤口疼痛。体格检查:T 39.1 ℃,P 110 次/分,R 22 次/分,BP 115/60 mmHg。神志清楚,手术切口及周围皮肤红、肿,皮温高,有黄色渗出液。WBC $13.6×10^9$/L。患者自诉住院期间经常失眠,并多次以住院花费过多,经济困难为理由,向医护人员要求出院。

　　请完成以下任务:

　　1. 引起患者出现切口感染的因素有哪些?

　　2. 为避免术后感染,手术人员应做哪些准备?

一、手术人员的术前准备

（一）一般准备

手术人员进手术室后，应更换手术室准备的清洁鞋、衣、裤、戴好帽子和口罩。帽子要盖住全部头发，口罩要遮住鼻孔。剪短指甲，并去除甲缘下的积垢。手或手臂皮肤有破损或有化脓性感染时，不能参加手术。

（二）手臂的清洁与消毒

手臂的清洁与消毒包括刷手、用消毒剂涂擦双手和前臂。手臂消毒仅能清除皮肤表面的细菌，并不能消灭藏在皮肤深处的细菌，在手术过程中，这些深藏的细菌可逐渐移到皮肤表面。所以，在手臂消毒后，还要戴上一次性橡胶手套、穿无菌手术衣，以防止细菌污染手术伤口。

（1）刷手法。肥皂液刷手沿用已久，并通过实践证实安全可靠，近年来也有用灭菌剂刷手。刷手是基本的和必须遵守的一项术前准备工作。①先用肥皂进行一般洗手，再用无菌手刷蘸取肥皂液刷洗手臂，从手指到肘上 10 cm，两手和手臂交替刷洗，特别要注意甲缘、甲沟、指蹼等处。一次刷完后，手指位于肘部上方，用清水冲洗手臂上的肥皂液。如此反复 3 次，共约 10 min；②用无菌巾依次擦干手和肘部，擦过肘部的毛巾不能再擦手部。或用吹干机吹干手臂。

（2）用消毒剂涂擦双手和双前臂，并保持拱手姿势。手臂不应下垂，也不可接触未经消毒灭菌的物品，否则，必须重新洗手。接着穿无菌手术衣和戴无菌手套。现很多医院改用了新型消毒剂，消毒过程虽简化但却同样有效。各种消毒剂的使用要求会有些不同，但都强调消毒前的皮肤清洁步骤的重要性，不能忽视。

（三）穿无菌手术衣和戴无菌手套

1. 穿无菌手术衣　手臂消毒后，取出无菌手术衣，并注意衣服的折法，站立于较空地方，认清衣服的上、下和反面。提住衣领二角，松开手术衣，反面朝向自己，两手插入袖管，两臂前伸，让巡回护士协助穿上手术衣，不可赤手自己拉衣袖。向前稍弯腰，使腰带悬空，两手交叉，提取腰带中下段向后递，由巡回护士在身后将腰带收紧。

2. 戴无菌手套　取出手套夹内无菌滑石粉包，轻轻地敷擦双手，一只手从手套夹内捏住手套套口翻折部分，将手套取出。先用一只手插入对应手套内，注意勿触及手套外面，再用已戴好手套的手指插入另一只手套的翻折部，协助另一只手插入手套内。已戴手套的手不可触另一只手的皮肤。将手套翻折部翻回盖住手术衣袖口。用无菌生理盐水冲净手套外面的滑石粉，冲洗时双手不可低于脐部，避免冲洗水反溅，污染手套。

二、患者手术区的准备

患者术前手术区域的准备可以消灭拟做切口处及其周围皮肤上的细菌，保持手术视野清洁，减少手术感染。手术不同，患者手术区域皮肤的准备也不同。一般外科手术，患者可在手术前一天下午洗浴，并用肥皂清洗皮肤。如皮肤上有油脂或胶布粘贴的残迹，可用松节油和 75% 酒精擦净。目前国内普遍使用碘伏（或安尔碘）作为皮肤消毒剂。碘伏属中效消毒剂，不刺激皮肤亦不损伤黏膜，在有效浓度内极少引起皮肤过敏，可直接用于皮肤、黏膜和切口消毒。方法简单，用 0.5% 碘伏涂擦患者手术区域两遍即可。

注意事项：①一般以手术切口为中心向四周涂擦。如为感染伤口或会阴肛门等处手术，应从外周向感染伤口或会阴肛门处涂擦；②手术区皮肤消毒的范围，要包括切口周围至少 15 cm 的区域；③面部及会阴部皮肤消毒，可用 0.5% 碘伏、1∶1000 氯己定或稀释的氯苄烷铵酊剂；④皮肤、黏膜消毒前应做好清洁处理，否则影响消毒效果。

三、手术中的无菌原则

在手术过程中,器械和物品灭菌、消毒,手术人员洗手、消毒、穿无菌手术衣和戴无菌手套,患者手术区消毒和铺盖无菌布单,为手术提供了一个无菌操作的环境。但是,在手术进行中,如果没有一定的规章来保持这种无菌环境,已经灭菌和消毒的物品或手术区域仍有可能受到污染和引起伤口感染。因此参加手术的人员必须认真执行无菌操作规则。

(1)手术人员穿无菌手术衣和戴无菌手套之后,手不能接触背部、腰部以下和肩部以上部位,同样,也不能接触手术台边缘以下的布单。

(2)不可在手术人员的背后传递手术器械及用品。掉落到无菌巾或手术台边以外的器械物品,不准拾回再用。

(3)非洗手人员不可接触已消毒灭菌的物品,洗手人员面对面,面向消毒的手术区域,只能接触已消毒的物品。

(4)手术中如手套破损或接触到有菌地方,应更换无菌手套。如前臂或肘部触碰有菌地方,应更换无菌手术衣或加套无菌袖套。如无菌布单等物已被湿透,其无菌隔离作用不再完整,应加盖干的无菌布单。

(5)在手术过程中,同侧手术人员如需调换位置,其中一人应先退后一步,背对背地转身到达另一位置,以防触及对方背部。

(6)手术开始前要清点器械、敷料,手术结束时,检查胸、腹等体腔,待核对器械、敷料数无误后,才能关闭切口,以免异物遗留腔内。

(7)切口边缘应以无菌大纱布垫或手术巾遮盖,并用巾钳或缝线固定,仅显露手术切口。术前手术区粘贴无菌塑料薄膜可达到相同目的。

四、手术基本操作

手术基本操作主要包括切开、分离、止血、打结和缝合等。

(一)切开

1.理想的切口 手术切口应:①接近病变部位,显露充分,有利于手术操作,便于延长切口;②减少组织创伤,尽可能避开重要的神经、血管,有利于组织愈合;③适合局部解剖和生理特点。

2.手术刀的执法 包括弓式、抓持式、执笔式、反挑式。切开皮肤前固定皮肤,刀腹与皮肤垂直,用力均匀地一次性切开皮肤及皮下组织。

(二)分离

1.锐性分离 用刀或剪对组织进行切开、剪开,用于较致密组织的切开,必须在直视下进行。

2.钝性分离 利用血管钳、刀柄、剥离纱球或手术者手指在组织间隙和疏松组织间进行分离,忌粗暴。

(三)止血

手术中常用的止血方法有压迫止血、结扎止血、电凝止血和应用止血药物止血等。

(四)打结

手术中常使用的打结的种类有方结、三重结、多重结及外科结。

(五)缝合

缝合的基本原则:①要保证缝合创面或伤口的良好对合;②注意缝合处的张力;③缝合线和缝合针的选择要适宜。常见缝合方法如下。

1.单纯缝合法

(1)单纯间断缝合:操作简单,应用最多,每缝一针单独打结,多用在皮肤、皮下组织、肌肉、腱膜的缝合,尤其适用于有感染的创口缝合。

（2）连续缝合法:在第一针缝合后打结,继而用该缝线缝合整个创口,结束前的一针,将重线尾拉出留在对侧,双线与重线尾打结。

（3）连续锁边缝合法:操作省时,止血效果好,缝合过程中每次将线交错,多用于胃肠道断端的关闭,皮肤移植时的缝合。

（4）"8"字缝合:由两个间断缝合组成,缝扎牢固省时,如筋膜的缝合。

2. 内翻缝合法　使创缘部分组织内翻,外面保持平滑,多用于胃肠道吻合和膀胱的缝合。

（1）间断垂直褥式内翻缝合法:又称伦孛特缝合法,常用于胃肠道吻合时缝合浆肌层。

（2）间断水平褥式内翻缝合法:又称何尔斯得缝合法,多用于胃肠道浆肌层缝合。

（3）连续水平褥式浆肌层内翻缝合法:又称库兴氏缝合法,如胃肠道浆肌层缝合。

（4）荷包缝合法:在组织表面以环形连续缝合一周,结扎时将中心内翻包埋,表面光滑,有利于愈合。常用于胃肠道小切口或针眼的关闭、阑尾残端的包埋、造瘘管在器官的固定等。

3. 外翻缝合法　使创缘外翻,被缝合或吻合的空腔内面保持光滑,如血管的缝合或吻合。

（1）间断垂直褥式外翻缝合法,用于松弛皮肤的缝合。

（2）间断水平褥式外翻缝合法,多用于皮肤缝合等。

（3）连续水平褥式外翻缝合法,多用于血管壁吻合等。

（何　明）

第九章　外科患者的体液失衡

学习目标

1. 识记　能够准确说出各型缺水的病因、临床表现、诊断和治疗要点;掌握代谢性酸(碱)中毒的表现、诊断及处理原则;能简要说出体液平衡及调节的基本原理。

2. 理解　能够用自己的语言描述高钾血症的病因、临床表现、诊断和治疗要点;明确代谢性酸(碱)中毒的原因。

3. 应用　能够初步判断患者水、电解质及酸碱失衡的类型及程度;能用所学知识对体液平衡失调的患者进行初步处理。

第一节　水、电解质平衡失调

任务引领

患者,男性,50岁,阵发性腹痛、呕吐、腹胀3天,以急性肠梗阻入院。患者感口渴、心慌、四肢无力。体格检查:体重60 kg,精神萎靡,眼窝凹陷,口唇黏膜干燥,皮肤弹性差,HR 112次/分,脉弱,BP 80/55 mmHg,R 30次/分。实验室检查:红细胞计数,血红蛋白含量和血细胞比容均增高,血清钠138 mmol/L,血清钾3.0 mmol/L,尿量20 mL/h。

请您完成以下任务:

1. 该患者是否存在体液失调? 列出该患者可能存在的体液失调诊断。

2. 根据患者情况应采取什么处理措施?

体液的平衡取决于机体的出入水量、电解质的摄入和分布、酸碱的调节,这些体液的比例既维持相对恒定,又不断转变,各部分体液之间处于动态平衡。机体通过一定的机制维持正常的体液代谢,其内的水与电解质也处于动态平衡。

一、体液的平衡

(一) 水的平衡

1. 体液含量与分布　体液的含量随性别、年龄和体重而异。正常成年男性体液总量占体重60%,女性占55%,婴儿占70%(新生儿可达80%)。体液可分为细胞内液和细胞外液,存在于细胞内的称为细胞内液,约占体重的 40%;存在于细胞外的称为细胞外液。细胞外液又分为存在于组织细胞之间的组织间液(包括淋巴液和脑脊液)和血液的血浆。前者约占体重的 16%,后者约占体重的 5%。

2. 24 h 液体出入量 正常成人 24 h 液体出入量 2000~2500 mL。水主要经口摄入,排出途径有:①无形失水:正常皮肤和呼吸蒸发的水分,每日约 850 mL。②尿液:正常人每日尿量 1000~1500 mL。③粪便:约 150 mL 随粪便排出。④内生水:约 300 mL,一般可忽略不计,但急性肾衰竭患者需严格限制入水量,必须将内生水计入 24 h 液体出入量。

(二)电解质的平衡

细胞外液中最主要的阳离子是 Na^+,主要阴离子包括 Cl^-、HCO_3^- 及少量蛋白质。细胞内液中的主要阳离子是 K^+ 和 Mg^{2+},主要阴离子是 HPO_4^{2-}。正常情况下,每日摄入氯化钠 5~9 g,氯化钾 2~3 g,可以大致维持 Na^+、K^+、Cl^- 的平衡。水、电解质、非电解质(如葡萄糖、尿素等)和蛋白质的正常分布共同维持血浆渗透压在 290~310 mmol/L 范围内,血浆渗透压的稳定对维持细胞内、外液平衡具有重要的意义。

(三)酸碱的平衡

一个酸碱度适宜的体液环境可以维持人体正常的生理活动和代谢功能,正常 pH 在 7.35~7.45 之间。人体在代谢过程中不断产生各种酸性与碱性物质,机体通过体液的缓冲系统、肾调节、呼吸调节的作用,维持人体酸碱的平衡。

1. 缓冲系统 血液中的缓冲系统以 HCO_3^- / H_2CO_3 最重要。当 HCO_3^- / H_2CO_3 的比值为 20∶1 时,血液的 pH 保持在 7.4。

2. 肾调节 肾在酸碱平衡调节系统中作用最为重要。肾脏调节酸碱平衡的机制为肾小管上皮细胞可排出 H^+,重吸收 Na^+ 和保留 HCO_3^-,以维持正常的血浆 HCO_3^- 的浓度。

3. 呼吸调节 肺对酸碱平衡的调节作用主要是排出 CO_2,使血液中的 H_2CO_3 维持在正常范围内。当动脉血二氧化碳分压($PaCO_2$)超过 40 mmHg 时,呼吸中枢兴奋,呼吸加深加快,大量 CO_2 排出,从而调节血液中 H_2CO_3 浓度。当动脉血氧分压(PaO_2)降低时,呼吸变慢变浅以减少 CO_2 排出。

二、体液的失衡

机体通过内在调节机制和代偿能力维持体液的平衡。当机体在病理状态下(如疾病、创伤等)会导致水和钠的摄取或排出出现异常,体液的动态平衡将会破坏。水和钠的代谢失衡主要有体液容量不足(缺水、缺钠)和体液容量过多(水中毒)两大类。

(一)等渗性缺水

等渗性缺水又称急性缺水或混合性缺水。外科患者最易发生这种缺水,所以又称外科失水。水和钠成比例地丧失,血清钠浓度维持在 135~150 mmol/L,细胞外液的渗透压也保持正常。

1. 病因 消化液的急性丧失,如肠外瘘、急性腹泻、大量呕吐等,以及体液丧失在不参与循环的体腔、感染区或软组织内,如腹腔内或腹膜后感染、肠梗阻、烧伤等。

2. 临床表现

(1)患者有恶心、厌食、乏力、尿少等,但口渴不明显。

(2)短期内体液的丧失达到体重的 5% ,即丧失细胞外液的 25% 时,患者会出现口舌干燥,眼窝凹陷,皮肤干燥、松弛,脉搏细速、肢端湿冷、血压不稳定或下降等血容量不足的症状。

(3)当体液丧失达到体重的 6%~7% 时,相当于丧失细胞外液的 30%~35% ,除以上症状外,患者还会出现神志不清、高热、惊厥、躁动、休克、昏迷。

3. 诊断 主要依据病史和临床表现进行诊断。实验室检查可发现红细胞计数、血红蛋白量和血细胞比容均明显增高,表示有血液浓缩;血清钠和氯等一般无明显降低;尿比重增高;必要时做血气分析可判断是否有酸(碱)中毒存在。

4. 治疗

（1）积极治疗原发疾病。

（2）针对细胞外液量的减少，用平衡盐溶液或等渗盐水尽快补充血容量。常用的平衡盐溶液为碳酸氢钠和 0.9％氯化钠溶液（1.25％碳酸氢钠溶液和 0.9％氯化钠溶液体积之比为 1∶2）的混合液与乳酸钠和复方氯化钠溶液（1.86％乳酸钠溶液和复方氯化钠溶液体积之比为 1∶2）两种。

（3）患者出现脉搏细速和血压下降等症状时，常表示细胞外液的丧失量已达体重的 5％，可先从静脉给患者快速滴注上述溶液约 300 mL（按体重 60 kg 计算），以恢复血容量。

（4）在纠正缺水后，钾的排泄有所增加，血清 K^+ 浓度也会因细胞外液量增加而被稀释降低，故应注意低钾血症的发生。一般应在尿量达 40 mL/h 后，开始补钾。

（二）低渗性缺水

低渗性缺水又称慢性缺水或继发性缺水。水和钠同时缺失，但缺水少于缺钠，故血清钠浓度低于正常范围，细胞外液呈低渗状态。

1. 病因

（1）胃肠道消化液持续性丧失，如反复呕吐、长期胃肠减压引流或慢性肠梗阻，导致大量钠随消化液排出。

（2）烧伤后大创面的慢性渗液。

（3）应用排钠利尿剂如氯噻酮、依他尼酸（利尿酸）等时，未注意补给适量的钠盐，导致体内缺钠多于缺水。

（4）等渗性缺水治疗时补充水分过多。

2. 临床表现　根据缺钠程度不同，常见症状有头晕、视物模糊、软弱无力、脉搏细速，严重者神志不清、肌肉痉挛性疼痛、肌腱反射减弱、昏迷等，根据缺钠程度，将低渗性缺水分为三度。

（1）轻度缺钠：血清钠浓度在 130～135 mmol/L，患者表现为乏力、头晕、手足麻木，口渴和尿少不明显，尿中 Na^+ 减少。

（2）中度缺钠：血清钠浓度在 120～130 mmol/L，患者除上述症状外，可出现恶心、呕吐、脉搏细速、血压不稳或下降、淡漠表情、尿量减少，尿中几乎不含钾、氯。

（3）重度缺钠：血清钠浓度在 120 mmol/L 以下，除上述症状外，患者表现神志不清、抽搐、腱反射减弱或消失，严重时出现昏迷和休克。

3. 诊断　根据患者有上述特点的体液丧失病史和临床表现，可初步做出低渗性缺水的诊断。进一步可做如下检查：①尿液检查，尿比重常在 1.010 以下，尿 Na^+、Cl^- 常明显减少；②血清钠浓度测定，血清钠浓度低于 135 mmol/L，表明有低钠血症；③红细胞计数、血红蛋白含量、血细胞比容及血尿素氮值均有增高。

4. 治疗

（1）积极处理原发病，针对细胞外液缺钠多于缺水和血容量不足的情况，采用含盐溶液或高渗盐水静脉输注，以纠正细胞外液的低渗状态和补充血容量。

（2）补充钠盐，需补充的钠盐量（mmol）＝［血钠正常值（mmol/L）－血钠测得值（mmol/L）］×体重（kg）×0.6（女性为 0.5）。

（3）重症缺钠并发休克患者，应先补充血容量，按胶体∶晶体＝1∶（2～3）的比例快速静脉输注，以改善微循环和组织脏器的血液灌注，纠正休克。然后再输注 5％氯化钠溶液 200～300 mL，补充血钠，提高细胞外液容量和渗透压。但应严格控制滴速，每小时不能超过 150 mL。之后根据病情及血钠浓度的改变决定是否继续输入高渗溶液或改用等渗盐水。

（三）高渗性缺水

高渗性缺水又称原发性缺水。水和钠虽同时缺失，但缺水多于缺钠，故血清钠浓度高于正常范围，细胞外液呈高渗状态。

1. 病因　患者摄入水分不够,如吞咽困难;或水分丧失过多,如高热大量出汗(汗中含氯化钠0.25%)、大面积烧伤暴露疗法、糖尿病病情未控制致大量尿液排出等。

2. 临床表现　根据缺水程度一般将高渗性缺水分为三度。

(1)轻度缺水:除口渴外,无其他症状。缺水量为体重的 2%~4%。

(2)中度缺水:极度口渴,乏力、尿少和尿比重增高,唇舌干燥,皮肤弹性差,眼窝凹陷,常出现烦躁。缺水量为体重的 4%~6%。

(3)重度缺水:除上述症状外,出现躁狂、幻觉、谵妄,甚至昏迷等脑功能障碍的症状。缺水量超过体重的 6%。

3. 诊断　病史和临床表现有助于高渗性缺水的诊断。实验室检查的异常包括:①尿比重增高;②红细胞计数、血红蛋白含量、血细胞比容轻度增高;③血清钠浓度在 150 mmol/L 以上。

4. 治疗

(1)尽早去除病因。

(2)轻、中度缺水可口服补液,不能经口补充者,可以经静脉滴注 5% 葡萄糖溶液或 0.45% 氯化钠溶液。

(3)因血液浓缩,体内总钠量仍有减少,故补水的同时应适当补充钠盐。

(4)尿量达 40 mL/h 后应补充钾盐。

(5)经补液后若仍存在酸中毒,可酌情补给碳酸氢钠溶液。

(四)水中毒

水中毒指机体摄入或输入水过多,导致水在体内潴留,引起血液渗透压下降和循环血量增多,又称稀释性低钠血症。水中毒发生较少,仅在抗利尿激素分泌过多或肾功能不全的情况下,机体摄入水分过多或接受过多的静脉输液,造成水在体内蓄积,导致水中毒。

1. 病因

(1)摄入或输入过多不含电解质的液体,如输液过多、过快或大量清水洗胃、灌肠。

(2)肾功能不全时,肾脏的排水能力降低,容易发生水中毒,特别是急性肾衰竭少尿期或慢性肾衰竭晚期对水的摄入未加控制者。

(3)抗利尿激素分泌过多,使肾远曲小管和集合管重吸收水增强,肾排水能力降低。

2. 临床表现

(1)急性水中毒:发病急,由于细胞内外液量增多,且颅腔和椎管无弹性,脑细胞水肿易造成颅内压增高症状,如头痛、失语、精神错乱、定向力失常、嗜睡、躁动、谵妄,甚至昏迷,进一步发展,有发生脑疝的可能,严重者可致呼吸、心搏骤停。

(2)慢性水中毒:症状一般不明显,往往被原发性疾病的症状所掩盖,可有软弱无力、恶心呕吐、嗜睡等。

3. 诊断　根据病史及临床表现一般多可诊断,由于血液稀释,实验室检查可发现红细胞计数、血红蛋白含量、血细胞比容和血浆蛋白量均有降低,血清钠、氯浓度也降低。

4. 治疗　对于水中毒,预防重于治疗。对肾功能不全和容易发生抗利尿激素分泌过多的患者,应严格掌握入水量,以预防水中毒的发生。一旦发生水中毒,轻度患者应停止摄入水分,当机体排出多余的水分后,可自行恢复。对严重水中毒患者,除立即禁水外,还应采用利尿剂促进水分的排出。

三、电解质平衡失调

K^+ 是细胞内液中的主要阳离子,机体内钾总量的 98% 分布在细胞内。细胞外液含钾量很少,血清钾浓度仅为 3.5~5.5 mmol/L,但具有极其重要的生理作用。钾主要来源于食物,正常成人每天需钾盐2~

3 g。

（一）低钾血症

血清钾浓度低于 3.5 mmol/L 表示有低钾血症。

1. 病因　①钾摄入不足;②钾丢失过多;③钾向组织内转移。

2. 临床表现

（1）肌无力:为最早表现,一般先出现四肢肌肉软弱无力,以后延及躯干和呼吸肌。还可有腱反射减退或消失,严重时出现软瘫。

（2）消化道症状:患者有厌食、恶心、呕吐和腹胀、肠蠕动消失等肠麻痹表现。

（3）心电图改变:心脏受累主要表现为传导阻滞和节律异常。

（4）反常性酸性尿。

3. 诊断　主要根据病史和临床表现。血清钾浓度低于 3.5 mmol/L 有诊断意义。心电图检查可作为辅助性诊断手段。

4. 治疗　积极治疗原发疾病。通常采用分次补钾,边治疗边观察的方法。口服钾是安全有效的方法,也可补充富含钾的食物,如蛋、肉、牛奶和新鲜水果。静脉补钾注意点如下:①尿畅补钾:尿量必须在 40 mL/h 以上时。②总量限制:一般禁饮食患者而无其他额外失钾者,每天可补生理需要量氯化钾 2～3 g,对一般性缺钾患者(血钾在 3～3.5 mmol/L),每天补氯化钾总量 4～5 g,严重缺钾者(血钾多在 3 mmol/L 以下),每天补氯化钾总量不宜超过 8 g。③浓度不高:静脉滴注的液体中,钾盐浓度不可超过 0.3%。④滴速勿快:成人静脉滴注速度不要超过每分钟 60 滴,禁止直接静脉注射氯化钾溶液。⑤严密监测:经静脉补钾过程中应检测血清钾和心电图的变化,以防造成高钾血症。

（二）高钾血症

血清钾浓度超过 5.5 mmol/L 时,即称为高钾血症。

1. 病因　①钾摄入过多;②钾排出减少;③细胞内钾的移出。

2. 临床表现　轻度高血钾时,可有短暂性的神经肌肉兴奋性增高,不易观察到。若继续加重可出现腱反射减弱或消失、严重呼吸困难和弛缓性瘫痪。血钾抑制心肌,使其兴奋性、传导性、收缩性下降,造成心搏迟缓、心跳无力,严重者可致心跳停止在舒张末期。心电图异常改变,早期改变为 T 波高而尖、Q-T 间期延长,随后出现 QRS 增宽,P-R 间期延长。

3. 诊断　高钾血症缺乏典型的临床表现,有引起高钾血症病因的患者,当出现无法用原发病解释的临床表现时,应考虑有高钾血症的可能。应立即做血钾浓度测定,血钾浓度超过 5.5 mmol/L 即可确诊。心电图有辅助诊断价值。

4. 治疗原则　高钾血症有导致心搏骤停的危险,因此一经诊断,应尽快处理原发疾病和改善肾功能。为降低血钾浓度,应停止一切含钾的食物、饮料和含钾盐药物的摄入。还应采取以下措施:①促使钾转入细胞内;②应用阳离子交换树脂;③透析疗法;④对抗心律失常。

（三）低钙血症

血清钙浓度的正常范围为 2.25～2.75 mmol/L,当人体内的血清钙浓度<2 mmol/L,可引起神经肌肉兴奋性增高,所产生的症状称低钙血症。

1. 病因　①常见于急性重症胰腺炎、坏死性筋膜炎、消化道瘘;②医源性甲状旁腺损伤,如甲状腺手术切除甲状旁腺或颈部放射治疗损伤甲状旁腺;③降钙素分泌增多,如甲状腺髓样癌,低蛋白血症导致结合钙降低等;④大量输血时输入大量枸橼酸钠可结合血清钙离子,导致低钙血症。

2. 临床症状　临床表现主要由神经肌肉的兴奋性增强所引起,有口周和指(趾)尖麻木及针刺感、手足抽搐、腱反射亢进、耳前叩击试验阳性和束臂试验阳性。术中大量输血导致低血钙时,手术野渗血可增多。

3. 治疗　血钙浓度低于 2 mmol/L 有诊断价值。应治疗原发疾病。为缓解症状,可用 10％葡萄糖酸钙溶液 10～20 mL 或 5％氯化钙溶液 20 mL 静脉注射,必要时 8～12 h 后再重复注射。长期治疗患者可口服钙剂,同时补充维生素 D 或双氢速甾醇。大量输血时,每输 500～100 mL 血液后应补充 10％葡萄糖酸钙溶液 10～20 mL。应注意纠正可能同时存在的碱中毒。

第二节　酸碱平衡失调

任务引领

患者,女性,46 岁,患糖尿病十余年,因昏迷入院。

体格检查:BP 90/40 mmHg,P 101 次/分,呼吸深大、28 次/分。

实验室检查:血糖 10.1 mmol/L,K^+ 5.6 mmol/L,Na^+ 160 mmol/L,Cl^- 104 mmol/L;pH 7.13,$PaCO_2$ 30 mmHg,AB 9.9 mmol/L,SB 10.9 mmol/L,BE 18.0 mmol/L,尿酮体(＋＋＋)、糖(＋＋＋)、酸性。

辅助检查:心电图出现传导阻滞表现。

请完成以下任务:

1. 该患者发生了何种酸碱平衡紊乱?原因和机制是什么?

2. 导致心电图出现异常的原因是什么?

人体内各种体液必须具有适宜的酸碱度,这是维持正常生理活动的重要条件之一。机体可通过一系列的调节作用,最后将多余的酸性或碱性物质排出体外,达到酸碱平衡。原发性酸碱平衡失调有代谢性酸中毒、代谢性碱中毒、呼吸性酸中毒和呼吸性碱中毒四种。有时可同时存在两种以上的原发性酸碱平衡失调,为混合型酸碱平衡失调。

一、代谢性酸中毒

代谢性酸中毒是最常见的一种酸碱平衡紊乱,常因细胞外液 H^+ 增加或 HCO_3^- 丢失,引起原发性 HCO_3^- 降低(＜21 mmol/L)和 pH 降低(＜7.35)。

（一）病因

1. 酸性物质过多　高热、休克、严重感染、糖尿病以及心肺复苏后组织缺血缺氧,可使丙酮酸及乳酸大量产生,发生乳酸性酸中毒。大量应用酸性药物如氯化铵、精氨酸等也会引起代谢性酸中毒。

2. 碱性物质丢失过多　严重腹泻、肠瘘、胃肠减压等使大量碱性物质丢失。

3. 排酸障碍　急性肾衰竭、肾功能不全导致不能将 H^+ 排出体外。

（二）临床表现

1. 心血管系统酸中毒　严重酸中毒可以伴随心律失常、心动过速或过缓,酸中毒对小动脉及静脉均有影响,但以静脉更为明显,主要表现为持续性静脉收缩。

2. 呼吸代偿　呼吸深快,有酮味。可使 CO_2 呼出增多,$PaCO_2$ 下降,酸中毒获得一定程度的代偿。

3. 胃肠系统　可以出现轻微腹痛、腹泻、恶心、呕吐、胃纳下降等。

4. 中枢神经系统　酸中毒对中枢神经系统有抑制作用,重症患者有疲乏、眩晕、嗜睡,严重者神志不清或昏迷。

（三）诊断

根据患者有严重腹泻、肠瘘或休克等病史，又有深而快的呼吸，即应怀疑有代谢性酸中毒。做血气分析可以明确诊断，并可了解代偿情况和酸中毒的严重程度。

（四）治疗

1. 病因治疗 积极治疗原发病是纠正代谢性酸中毒的关键。

2. 碱性药物 碳酸氢钠是临床上最常用碱性药物。对于 HCO_3^- 低于 15 mmol/L 的酸中毒患者，应在输液的同时用碱剂治疗。

3. 并发症治疗 应及时处理酸中毒时的高钾血症和患者失钾时的低钾血症。酸中毒常伴有高钾血症，但需注意，有的代谢性酸中毒患者因有失钾情况存在，虽有酸中毒但伴随着低血钾。纠正其酸中毒时血清钾浓度更会进一步下降引起严重甚至致命的低血钾。

二、代谢性碱中毒

体内 H^+ 丢失或 HCO_3^- 增多可引起代谢性碱中毒。

（一）病因

1. 酸性胃液丧失过多 如严重呕吐，长期胃肠减压等，是代谢性碱中毒的常见的原因。

2. 碱性物质摄入过多 如长期服用碱性药物、补碱过多、大量输注库存血（抗凝剂入血后可转化成 HCO_3^-）等。

3. 缺钾 如低钾血症时，K^+ 从细胞内移出细胞外，同时 Na^+、H^+ 进入细胞内，造成细胞内酸中毒，细胞外碱中毒。

4. 利尿药 使用呋塞米和依他尼酸等。

（二）临床表现

（1）呼吸浅而慢，是呼吸系统对代谢性碱中毒的代偿现象，借助于浅而慢的呼吸，得以增加肺泡内的 $PaCO_2$，起到一定代偿作用。

（2）恶心、呕吐、头痛、精神抑郁，严重者可发生昏迷致死。

（3）可能有缺钾的症状，晚期可因游离钙减少，发生手足搐搦。

（4）尿少，呈碱性。如已发生钾缺乏，可能出现酸性尿的矛盾现象，应特别注意。

（三）诊断

可通过病史、临床表现和实验室检查确诊。常用血气分析检测、氧分压、氧饱和度检测，根据血气分析 HCO_3^-、pH 值、BE 等检查结果，即可以初步判定是否有代谢性碱中毒。

（四）治疗

着重于原发疾病的治疗。对丧失胃液所致的代谢性碱中毒，可输注等渗盐水或葡萄糖盐水，恢复细胞外液量和补充 Cl^-，纠正低氯性碱中毒，使 pH 值恢复正常。碱中毒时几乎都伴发低钾血症，故须考虑同时补给 KCl 溶液。治疗严重碱中毒时可用盐酸的稀释溶液。

三、呼吸性酸中毒

呼吸性酸中毒是指肺泡通气功能减弱，不能充分排出体内生成的 CO_2，以致血液的 $PaCO_2$ 增高，引起高碳酸血症。

（一）病因

全身麻醉过深、镇静剂过量、心搏骤停、气胸、急性肺水肿、支气管痉挛、喉痉挛和呼吸机使用不当等原因，可使肺泡通气不足，引起急性、暂时性的高碳酸血症。肺组织广泛纤维化、重度肺气肿等慢性阻塞性肺部疾病,可使肺的换气功能障碍或肺泡通气-灌流比例失调,引起 CO_2 在体内潴留,导致高碳酸血症。

(二)临床表现和诊断

急性严重呼吸性酸中毒表现为呼吸急促、呼吸困难和明显的神经系统症状,如头痛、视物模糊、烦躁不安,甚至出现震颤、意识模糊、谵妄和昏迷。体检可发现视乳头水肿、脑脊液压力增高和心律失常等。呼吸性酸中毒的症状常被原发性疾病所掩盖。根据病因和实验室检查,若血浆 $PaCO_2 > 6$ kPa(45 mmHg),则考虑呼吸性酸中毒。此外,应判断 HCO_3^- 的代偿程度。若 $PaCO_2$ 上升 1.33 kPa(10 mmHg),HCO_3^- 上升 3 mmol,则为慢性呼吸性酸中毒;若 HCO_3^- 仅上升 1 mmol,则为急性呼吸性酸中毒或混合型酸碱失衡。

(三)治疗

尽可能地增加肺泡通气,恢复弥散功能,治疗原发病。急性呼吸性酸中毒时,最有效的方法是气管内插管、机械通气。若因吗啡等药物导致的呼吸抑制者,可用纳洛酮静脉注射。慢性呼吸性酸中毒时,重在治疗原发病。机械通气疗法宜保守使用。

四、呼吸性碱中毒

呼吸性碱中毒是指肺泡通气过度,体内生成的 CO_2 排出过多,以致 $PaCO_2$ 降低,引起低碳酸血症。

(一)病因

引起肺泡通气过度的原因较多,有癔症、精神过度紧张、发热、创伤、感染、中枢神经系统疾病、轻度肺水肿、低氧血症、肝功能衰竭和使用呼吸机不当等。急性呼吸窘迫综合征的早期常有呼吸性碱中毒。慢性呼吸性碱中毒在外科患者中比较少见。

(二)临床表现和诊断

临床表现呼吸由深快转为浅快、短促,甚至间断叹息样呼吸,提示预后不良。由于组织缺氧,患者有头痛、头晕及精神症状。由于血清游离钙降低引起感觉异常,如口周和四肢麻木及针刺感,甚至搐搦、痉挛等。

实验室检查:血 pH 值升高,$PaCO_2$、CO_2CP 降低等。

(三)治疗

(1)积极治疗原发病,在治疗原发病的过程中呼吸性碱中毒多能逐渐恢复。

(2)对过度肺泡通气的患者吸入含 5%CO_2 的氧气。

(3)对癔症及神经质患者或精神紧张易激动者,可用较大的纸袋,罩于其鼻、口上,进行再呼吸,以增加 $PaCO_2$,刺激呼吸中枢,导入正常呼吸。

(4)胸、腹部手术后咳痰时,因怕痛不敢深吸气,致使呼气时间长于吸气,从而发生呼吸性碱中毒时,亦可采用纸袋再呼吸法,或采取暂时强迫闭气的方法。

(5)手足搐搦者应适量补给钙剂,可缓注 10%葡萄糖酸钙。

(何　明)

第十章 外科休克

学习目标

1. **识记** 能说出外科休克的概念及分类;能说出外科休克的主要临床表现及治疗原则。
2. **理解** 能理解各期微循环变化的发生机制;能明确低血容量性休克的病因及预防。
3. **应用** 能够及时发现早期休克的患者并及时处理;能运用所学知识采取积极措施防治休克。

任务引领

患者,男性,50 岁,上腹部被汽车撞伤 3 h 急诊入院。患者腹痛剧烈,并感头晕、乏力、口渴,烦躁不安。

查体:T 36 ℃,P 110 次/分,R 24 次/分,BP 75/45 mmHg。神志模糊,急性病容,腹式呼吸减弱,左季肋部见 4 cm×6 cm 大小淤斑、局部压痛明显,以左上腹为甚,移动性浊音(＋),肠鸣音弱。腹穿:左下腹抽出暗红不凝固血液。

诊断为外伤性脾破裂。

请完成以下任务:

1. 患者发生了何种休克?
2. 治疗措施及注意事项是什么?

休克是一种由多种原因引起机体有效循环血量减少、组织灌注不足,导致细胞代谢紊乱和功能受损等病理生理改变的综合征。氧供应不足和机体对氧需求增加导致氧代谢障碍是休克的本质。

一、病因及分类

引起休克的病因很多,外科休克患者多由失血、创伤或感染等原因引起。休克按病因可分为低血容量性休克、感染性休克、心源性休克、神经性休克、过敏性休克五类。其中低血容量性和感染性休克为外科休克中常见的类型。

1. 低血容量性休克 常因大量出血或体液积聚在组织间隙导致有效循环量降低所致。其包括创伤性休克和失血性休克。

(1)创伤性休克:因各种损伤(骨折、挤压综合征)及大手术引起血液和血浆的同时丢失而引起。

(2)失血性休克:因大血管破裂或脏器(肝、脾、肾)破裂出血而引起。

2. 感染性休克 主要由于细菌及毒素作用所造成。常继发于以释放内毒素为主的革兰阴性杆菌感染,如急性化脓性腹膜炎、急性梗阻性化脓性胆管炎、绞窄性肠梗阻、泌尿系统感染及脓毒症等,又称之为内毒素性休克。

3. 心源性休克　主要由心功能不全引起,常见于大面积急性心肌梗死、急性心肌炎、心包填塞等。

4. 神经性休克　常由于剧烈疼痛、脊髓损伤、麻醉平面过高或严重创伤等引起。

5. 过敏性休克　常由接触、进食或注射某些致敏物质,如油漆、花粉、药物(青霉素)、血清制剂或疫苗、异体蛋白质等而引起。

二、病理生理

(一)循环的变化

1. 血容量减少　出血、血浆渗出或其他体液的额外丢失,静脉回流减少,心排血量减少。

2. 心功能障碍　如心肌梗死等缺血性病变,且有心肌抑制因子(MDF)的释放,致使心排血量减少。

3. 血液分布失常　如感染、过敏反应、神经因素等,使血管功能失常,血液大量滞留于周围血管床,甚至有血浆成分渗漏,静脉回心血量减少。

4. 微循环障碍　分为微循环收缩期(休克代偿期)、微循环扩张期(休克抑制期)和微循环衰竭期(休克失偿期)。

(二)体液代谢改变

(1)肾血流量减少,引起醛固酮分泌增加,减少钠排出,保存液体和补偿部分血容量;低血压、血浆渗透压的改变,使血管升压素分泌增加,以保留水分,增加血浆量。

(2)儿茶酚胺能促进胰高血糖素的生成,抑制胰岛素的产生和其周围作用,加速肌肉和肝内糖原分解,刺激垂体分泌肾上腺皮质激素,故休克时血糖升高。

(3)细胞缺氧,ATP减少,能量不足,细胞膜的钠泵功能失常,使细胞内 K^+ 进入细胞外的量和细胞外 Na^+ 进入细胞内的量增多,细胞外液体也随 Na^+ 进入细胞内,使细胞外液体减少,而细胞发生肿胀,甚至死亡。

(4)ATP的减少和代谢性酸中毒可影响细胞膜、线粒体膜和溶酶体膜。溶酶体膜破裂后释放的酸性水解酶中的组织蛋白酶可使组织蛋白分解,生成多种有活性的多肽如激肽、心肌抑制因子和前列腺素等。

(三)内脏器官的继发性损害

休克可导致内脏器官功能衰竭,而多器官功能衰竭可在休克好转后出现,并成为患者死亡的主要原因。休克持续时间较长或发展至失代偿期,容易继发内脏器官的损害。心、肺、肾的功能衰竭则是造成休克死亡的三大原因。

三、临床表现

休克的发病原因不同,临床表现各异,但其有共同的病程演变过程:休克前期、休克期、休克晚期。

(一)休克前期

失血量低于20%(<800 mL)。由于机体的代偿作用,患者中枢神经系统兴奋性提高,患者表现为精神紧张,烦躁不安,面色苍白,四肢湿冷;脉搏增快(<100次/分),呼吸增快,血压变化不大,但脉压缩小(<30 mmHg),尿量正常或减少(<25~30 mL/h)。

(二)休克期

失血量达20%~40%(800~1600 mL)。患者表情淡漠、反应迟钝,皮肤黏膜发绀或花斑,四肢冰冷,脉搏细速(>120次/分),呼吸浅促,血压进行性下降(收缩压90~70 mmHg,脉压<20 mmHg);尿量减少,浅静脉萎陷、毛细血管充盈时间延长;患者出现代谢性酸中毒的症状。

(三)休克晚期

失血量超过40%(>1600 mL)。患者意识模糊或昏迷,皮肤、黏膜明显发绀,甚至出现淤点、淤斑,四肢厥冷、脉搏微弱、血压测不出、呼吸微弱或不规则、体温不升,无尿。并发 DIC 者,可出现鼻腔、牙龈、内脏出血等。若出现进行性呼吸困难、烦躁、发绀,虽给予吸氧仍不能改善时,提示并发急性呼吸窘迫综合征。此期患者常继发多系统器官功能衰竭而死亡。

四、诊断

有典型临床表现时,休克的诊断并不难,重要的是能早期识别、及时发现并处理。休克诊断标准:①有诱发休克的原因;②有意识障碍;③脉搏细速,超过 100 次/分或不能触及;④四肢湿冷,胸骨部位皮肤指压阳性(压迫后再充盈时间超过 2 s),皮肤有花纹,黏膜苍白或发绀,尿量少于 30 mL/h 或无尿;⑤收缩血压低于 10.7 kPa(80 mmHg);⑥脉压小于 2.7 kPa(20 mmHg);⑦原有高血压者,收缩压较原水平下降 30%以上。凡符合上述第①项以及第②、③、④项中的两项和第⑤、⑥、⑦项中的一项者,可诊断为休克。

五、监测

1. 一般监测　包括意识状态、皮肤温度和色泽、血压、脉率和尿量。

2. 特殊监测　包括中心静脉压(CVP)、肺动脉楔压、心排出量和心脏指数、动脉血气分析、动脉血乳酸盐测定以及 DIC 的实验室检查。

六、治疗要点

治疗休克的重点是恢复组织灌注、对组织提供足够的氧。在恢复血流动力稳定的同时,尽早去除休克的病因及防治并发症。

1. 一般治疗　积极处理出血或创伤性休克,采取平卧位或头和躯干抬高 20°～30°、下肢抬高 15°～20°的中凹卧位,维持呼吸道通畅、吸氧和保暖,酌情给予镇静剂。

2. 补充血容量　纠正休克引起的组织低灌注和缺氧的关键。应在连续检测动脉血压、尿量和 CVP 的基础上,结合患者皮肤温度、末梢循环、脉搏及毛细血管充盈时间等微循环情况,判断补充血容量的效果。首先采用晶体溶液和胶体溶液复苏,必要时进行成分输血。

3. 积极处理病因　在尽快恢复有效循环血量后或在积极抗休克的同时,及时施行手术处理。

4. 纠正酸碱及水、电解质失衡　休克早期,由于过度换气,引起呼吸性碱中毒,故早期不主张使用碱性药物。代谢性酸中毒时,根本治疗措施是改善组织灌注和适时、适量给予碱性药物。常用碱性药物为 5%碳酸氢钠。

5. 血管活性药物的应用　血管活性药物需在补充有效循环血容量的前提下应用,以维持脏器血流灌注。血管活性药物按其作用分为血管收缩剂和血管扩张剂。常用的血管收缩剂有多巴胺、多巴酚丁胺、去甲肾上腺素、异丙肾上腺素,常用的血管扩张剂有酚妥拉明、酚苄明、山莨菪碱。

6. 治疗 DIC 改善微循环　对诊断明确的 DIC,可用肝素抗凝、抗纤溶药、抗血小板黏附和聚集药物。

7. 糖皮质激素和其他药物的应用　早期、短程、大剂量,静脉滴注,一次滴完。

8. 氧输送的改善　休克时氧输送能力下降,同时氧输送量受心排出量、血红蛋白和 PaO_2 影响,用口罩法吸氧能增高吸入氧浓度,从而保持 PaO_2。但如果患者有换气功能不全,如顺应性降低、肺泡功能不全等,须用正压性辅助呼吸。

(何　明)

第十一章　围手术期处理

学习目标

扫码看课件

1. **识记**　能够说出手术前准备的项目及内容；能够说出术后常规处理及术后不适的处理措施；能够说出术后常见并发症及处理措施。

2. **理解**　能够向患者解释术前特殊准备的意义；能够向患者介绍术后常见的不适及术后并发症发生的原因。

3. **应用**　能够对术后患者出现的不适及并发症采取正确的处理措施；能够协助医生对手术前后患者的疾病康复进行指导。

手术是外科患者治疗的一项重要手段，虽能治愈疾病，但也能产生并发症和后遗症。围手术期指患者入院后在手术前、手术中、手术后相连续的这段时间。围手术期处理是在此期间进行充分的术前准备、完善术中管理、做好术后不适及并发症防治等工作，从而解决患者有关的健康问题，促进患者身心的康复。

第一节　手术前准备

任 务 引 领

患者，女性，63岁，右上腹痛反复发作3年。绞痛伴发热、寒战、皮肤黄染1天。

5年前因"胆囊结石、胆囊炎"行胆囊造瘘术，3月后切除胆囊，术后胆绞痛症状消失。3年前出现右上腹绞痛，多因进食油腻食物后引起，无发热及黄疸。近2年腹痛发作频繁，偶有寒战、发热，无黄疸。半年前右上腹绞痛，伴轻度皮肤黄染，尿色深，经输液治疗后缓解。1天前突感右上腹绞痛，伴寒战、高热，体温39 ℃，且皮肤巩膜黄染，急诊入院。既往无心脏、肝、肾疾病，无肝炎或结核史。

查体：T 39 ℃，P 88次/分，BP 100/70 mmHg。神清合作，皮肤巩膜黄染，腹平坦，可见右肋缘下及上腹旁正中切口瘢痕，未见肠型及蠕动波，右上腹压痛，无肌紧张或反跳痛，未扪及肿物或肝脾，肠鸣音可闻。

实验室检查：Hb 150 g/L，WBC $29.7×10^9$/L，PLT $246×10^9$/L，胆红素30 μmol/L，直接胆红素14.90 μmol/L，其余肝功能、电解质均在正常范围。

诊断为胆总管结石并行手术治疗。

请完成以下任务：

1. 请协助患者做好术前的心理准备。
2. 请简单总结患者术前应进行那些常规准备？
3. 若患者患有糖尿病，术前对血糖有什么要求？

患者住院后，从决定手术治疗时起，至进入手术室止，这一期间称为手术前期，又称术前。术前准备与患者的身体状况、疾病的轻重缓急、手术范围的大小等有密切关系。外科手术根据时限可分 3 类：①择期手术：在准备充分和条件成熟的情况下选择合适的时机进行手术，以减少术后并发症，如疝修补术等。②限期手术：手术时间虽然可以选择，但有一定的时限，不宜过久延迟，要在尽可能短的时间内有计划地完成各项准备工作，如各种恶性肿瘤根治术。③急诊手术：对于危及生命的疾病，如脾破裂、急性颅脑损伤，发病急、病情发展快，应在最短的时间内完成准备工作，及时手术，否则将会延误治疗，造成严重后果。

术前准备的重点在于评估和矫正患者的生理和心理问题，给予手术相关的健康教育，指导其适应术后变化的功能锻炼，提高患者对手术的耐受力。

一、心理准备

由于一般患者缺乏医学知识，对手术的效果、麻醉的安全等问题多有担心，患者心理负担逐渐加重，可出现不同程度的紧张和焦虑，甚至是恐惧。因此，医务人员应多与患者沟通，向患者提供所要了解的治疗、护理信息，做好病情介绍，解释手术治疗疾病的重要性、安全性和必要性，增强患者对手术治疗的信心，取得家属的信任和同意，协助做好患者的心理准备，配合治疗，使整个治疗过程顺利进行。

二、一般准备

采取措施调整患者的生理状态，使患者能在较好的状态下，安全度过手术和术后的治疗过程。

1. 饮食及休息 鼓励患者摄入营养丰富、易消化的食物。创造安静舒适的环境，促进患者睡眠。病情允许者，适当增加白天活动，必要时可给予镇静安眠药。

2. 适应性训练 指导患者练习床上大小便，正确使用便盆；教会正确的咳嗽和咳痰方法，有吸烟习惯者，术前 1～2 周停止吸烟；教会患者自行调整卧位和床上翻身的方法，以适应术后体位的变化。

3. 改善全身情况 尽可能纠正水、电解质与酸碱平衡紊乱；营养不良者，提供高热量、高维生素饮食或通过静脉补给，必要时输血，力争在术前达到血红蛋白 90 g/L、血浆总蛋白 50 g/L、白蛋白 30 g/L 以上。

4. 胃肠道准备 成人择期手术前禁食 8～12 h，禁饮 4 h，以防麻醉或术中呕吐引起窒息或吸入性肺炎。胃肠道手术的患者，入院后即给低渣饮食，术前 1～2 天进流质饮食，幽门梗阻患者术前 3 天每晚应以温生理盐水洗胃。结、直肠手术者，应于术前 2～3 天口服肠道不吸收抗生素如甲硝唑、新霉素等，并于术前 1 天或手术日晨行清洁灌肠，以减少术后感染机会。

5. 其他 术前还应做好药物敏感试验（简称药敏试验）和交叉配血试验，保证患者充分休息，如发现患者有与疾病无关的体温升高或妇女月经来潮等，应推迟手术日期。进手术室前应逐一检查手术前各项基本准备工作是否完善，如皮肤准备、禁食水等；是否按医嘱术前用药、灌肠、置胃肠减压管、排空膀胱或置导尿管等。

三、特殊准备

对手术耐受力不良的患者，除要做好上述一般准备外，还需针对患者的具体情况做好特殊准备。

1. 高血压 血压超过 180/100 mmHg 者，诱导麻醉或手术应激有并发脑血管意外和充血性心力衰竭的危险，应给予降压药物；血压在 160/100 mmHg 以下时，可不做特殊准备。

2. 心脏病 应注意：①纠正水、电解质失调；②纠正贫血，术前应少量多次输血；③对心律失常，如为偶发的室性期前收缩,一般不需特殊处理,如有心房颤动伴心室率增快者,或冠心病出现心动过缓者,应尽可能使心率控制在正常范围内;④急性心肌梗死发病后 6 个月内,不宜施行择期手术;⑤6 个月以上无心绞痛发作者,可在监护条件下施行手术;⑥心力衰竭患者,最好在控制 3～4 周后再施行手术。

3. 呼吸功能障碍　哮喘和肺气肿是常见的慢性阻塞性肺功能不全疾病,凡有呼吸功能不全者,术前都应做血气分析和肺功能检查。同时需注意:①停止吸烟 2 周,指导和鼓励患者练习深呼吸和咳嗽;②应用麻黄碱、氨茶碱或地塞米松等药物做雾化吸入,以扩张支气管,减轻黏膜水肿;③麻醉前用药量要适当,以免抑制呼吸,使用阿托品等减少呼吸道分泌的药物要适量,以免增加痰液黏稠度;④重度肺功能不全及并发感染者,需改善肺功能,感染控制后方能施行手术;⑤急性呼吸系统感染者,需在治愈后 1～2 周再施行手术,如急诊手术,需用抗生素并避免吸入麻醉。

4. 肝脏疾病　常见的是肝炎和肝硬化,由于部分肝病患者可无明显临床表现,故术前都应做肝功能检查。对多数肝功能有损害的患者,经内科治疗都能得到明显改变。一般来说,肝功能轻度损害,不影响手术耐受力;肝功能损害较严重或濒于失代偿者,需经较长时间准备方可施行手术;肝功能如严重损害,有明显营养不良、腹腔积液、黄疸者,或急性肝炎患者,除抢救外,多不宜施行手术。

5. 肾疾病　麻醉和手术都会加重肾的负担,肾功能损害分轻度、中度和重度三类,术前应最大限度地改善肾功能。对轻、中度肾功能损害,经适当内科治疗能较好地耐受手术,重度损害者,需在透析疗法处理有效后方能施行手术。

6. 糖尿病　血糖以控制在轻度升高状态(5.6～11.2 mmol/L)较为适宜,此时尿糖为(＋)～(＋＋)。术后每 4～6 h 测定尿糖,根据结果确定胰岛素用量。

第二节　手术后处理

手术后处理是围手术期处理的一个重要阶段,是连接术前准备、手术与术后康复之间的桥梁。术后处理得当,可使患者尽快恢复正常生理功能,预防并发症的发生,减少患者的痛苦和不适。

一、常规处理

1. 安置患者　术后搬运患者及安置卧位时应动作轻稳,注意保护头部、手术部位及各引流管通畅;正确连接各引流装置;保证输液管和引流管通畅。根据手术部位、麻醉方式、患者病情安置卧位。

2. 病情观察　术后应严密观察病情,重症患者术后 15～30 min 观察、记录生命体征 1 次。准确记录引流管排出量及其性质。有条件者可使用床旁心电监护仪连续监测。由于术后机体对手术创伤的反应,常可引起低热或中度发热,一般不超过 38 ℃,临床上称为外科热或吸收热,2～3 天后可恢复正常,无需特殊处理。

3. 营养补充　腹部手术一般需禁食 24～48 h,待肠道蠕动恢复、肛门排气后开始进食少量流质饮食,逐步递增至普食;非腹部手术,体表或肢体的手术,全身反应较轻者,术后即可进食,手术范围较大,全身反应明显者,待反应消失后方可进食;局部麻醉者,若无任何不适,术后即可进食。禁食期间应给予输液,肛门排气后,开始从少到多逐渐进流质饮食。在术后禁食或饮食不足的患者,需静脉补液,以补充水、电解质、蛋白质及维生素等机体需要的营养物质;对贫血、营养不良的患者可适当输血或血浆等;长期禁食或不能进食者,可给全胃肠外营养或管饲饮食。

4. 休息与活动　若无禁忌,原则上应该早期活动,以利于增加肺通气量,减少肺部并发症;促进血液循环,防止形成静脉血栓;促进肠蠕动尽早恢复,减轻腹胀或便秘;促进膀胱功能恢复,解除尿潴留。

5. 拆线

(1)手术切口分类:①清洁切口,以Ⅰ表示,如乳腺纤维瘤切除术;②可能污染切口,以Ⅱ表示,如胃大部切除术;③污染切口,以Ⅲ表示,如阑尾切除术。

(2)切口愈合分级:①甲级愈合,指愈合优秀,无不良反应;②乙级愈合,指切口处有炎症反应但未化脓;③丙级愈合,指切口化脓经开放引流后愈合。

(3)拆线时间:根据切口部位、局部血液供应情况和愈合情况决定。一般头、面、颈部在 4～5 天后拆线,下腹、会阴部 6～7 天后拆线,胸部、上腹部、背部、臀部 7～9 天后拆线,四肢 10～12 天后拆线,关节附近和减张缝线 14 天后拆线。

6. 引流管处理 多个引流管时应区分各引流管放置的部位和作用,并做好标记。引流管连接后应妥善固定并保持通畅,其间应检查有无阻塞、扭曲,观察记录引流量和颜色变化,在引流量减少后即可拔除。一般情况引流物放置时间为 24～48 h,烟卷引流一般不超过 48～72 h,管状引流一般不超过 1 周,胃肠减压管在肛门排气后拔除。

二、术后不适的处理

1. 切口疼痛 麻醉作用消失后,患者感觉恢复,切口开始疼痛,最初 24 h 疼痛最明显,24 h 后逐渐减轻,可通过调节体位、转移注意力等措施减轻疼痛,一般不需特殊处理。若疼痛不可耐受可给予镇静、止痛药,大手术后 1～2 日内,可持续使用患者自控镇痛泵进行止痛。

2. 恶心、呕吐 最常见的原因是麻醉反应,待麻醉作用消失后症状常可消失;此外开腹手术对胃肠道的刺激及药物影响等因素也可引起。患者呕吐时应将头偏向一侧,及时清除呕吐物。必要时给予止吐、镇静及解痉药物,持续性呕吐者,应查明原因并处理。

3. 腹胀 腹部手术后因胃肠功能活动抑制,易发生腹胀。若术后数日腹胀不缓解,应查明原因。术后应鼓励患者床上活动或尽早下床活动,促进胃肠功能恢复。可使用置胃肠减压管,肛管排气等措施缓解。由低钾血症、腹膜炎、肠梗阻等引起的腹胀,按医嘱给予相应处理。

4. 呃逆 术后呃逆可能是神经中枢或膈肌受刺激所致,多为暂时性。可压迫患者眶上缘,抽吸胃内积气、积液,给予镇静或解痉药物。若出现顽固性呃逆者,要警惕膈下感染(膈下脓肿)的可能,可做超声检查明确病因并及时治疗。

5. 尿潴留 肛管、直肠、盆腔手术后,切口疼痛反射性引起膀胱括约肌痉挛,全身麻醉或椎管内麻醉后排尿反射被抑制,患者不习惯于卧床排尿等原因均可导致尿潴留。可采用诱导排尿法,无效时在无菌操作下导尿,一次放尿不超过 1000 mL,尿潴留时间过长或导尿时尿量超过 500 mL 者,给予留置导尿管 1～2 天。如骶前神经损伤、前列腺肥大也应留置导尿管。

第三节 手术后并发症的防治

一、术后出血

1. 病因与病理 术中止血不完善,创面渗血未完全控制,原先痉挛的小动脉断端舒张,结扎线脱落,凝血功能障碍等是术后出血的常见原因。

2. 临床表现 切口出血,可致敷料被渗透,易于发现。表浅手术后出血,表现为局部血肿,如疝修补术后的阴囊血肿、甲状腺术后颈部血肿等,颈部血肿可引起呼吸困难,甚至窒息。胸腔、腹腔手术后出血,引流管可流出大量鲜血,严重者可致休克。

3. 防治措施 手术止血要彻底,术毕用生理盐水冲洗,再仔细结扎每个出血点,较大的血管出血应缝扎或双重结扎止血。术后积极预防感染,减少继发性出血。术后出血严重者,应立即输血,并做好再次手术止血准备。再次止血后仍应严密观察,防止再度出血。

二、切口裂开

1. 病因与病理　常发生在术后 1 周左右或拆除皮肤缝线后 24 h 内。多由于患者年老体弱,营养不良、慢性贫血等原因导致伤口愈合不佳,或术后切口局部张力过大,切口感染,及腹内压骤升时。

2. 临床表现　多见于患者用力后,切口疼痛并渗血,可听到崩裂响声。腹部伤口裂开可见内脏脱出,易致休克。

3. 防治措施　年老体弱患者,术前应加强营养,改善身体状况,消除腹内压增高的因素。张力较大的切口避免强行缝合,可采用减张缝合,术后适当加压包扎切口,减轻局部张力,延迟拆线时间。如已发生腹部切口裂开,先安慰患者,稳定情绪,嘱患者平卧屈膝,并立即用无菌生理盐水纱布覆盖伤口,用腹带包扎,送手术室分层缝合,切不可将脱出肠袢回纳,以免引起腹腔感染。

三、切口感染

1. 病因与病理　多由于切口缝合时留有无效腔、血肿、异物或局部组织供血不良,或患者有贫血、糖尿病、营养不良或肥胖等因素。

2. 临床表现　术后 3～4 天,切口疼痛未减轻,甚至加重,或减轻后又重新加重,并伴有体温升高。局部肿胀、发红、发热、疼痛,甚至有脓性分泌物由缝合针眼溢出。少数患者可伴有全身症状。

3. 防治措施　术前改善患者营养状况,增强抗感染能力;严格术中无菌操作,严密止血,防止残留无效腔、血肿或异物等;术后保持切口敷料的清洁、干燥、无污染。切口已出现早期感染症状时,应勤换敷料、局部理疗、有效应用抗生素等;已形成脓肿者,及时切开引流,必要时可拆除部分缝线或置引流管引流脓液。

四、肺不张与肺炎

1. 病因与病理　常发生在胸、腹部大手术后,特别是老年人,长期吸烟和患有急、慢性呼吸道感染者。多由于术中止痛药和镇静剂抑制了呼吸道的排痰功能;或由于切口疼痛、术后胃肠胀气、长期卧床及术后伤口疼痛使呼吸活动受限,致使分泌物积聚在肺底部、肺泡和支气管内,堵塞支气管,导致肺不张,造成缺氧和感染。

2. 临床表现　患者术后 2～3 天出现烦躁不安,呼吸急促,心率增快。严重者伴有发绀、缺氧,甚至血压下降。患者常有咳嗽,但痰液黏稠不易咳出。合并感染时,出现体温升高,白细胞总数增加等。患侧肺部叩诊呈实音,呼吸音消失,有时呈管状呼吸音。胸部透视或 X 线摄片可确诊。

3. 防治措施　术前 2 周禁烟,练习深呼吸及有效咳嗽排痰,治疗原发性肺部疾病。术后保持患者病房温湿度适宜,保证患者摄入足够液体,协助其翻身、叩背,促进呼吸道内分泌物排出。若痰液黏稠,可使用雾化吸入;痰量持续增多,可用吸痰管或支气管镜吸痰,必要时行气管切开。合并肺炎者,应用抗生素。

五、泌尿系统感染

1. 病因与病理　常继发于尿潴留,以膀胱炎最为常见,可逆行感染引起肾盂肾炎。

2. 临床表现　患者出现尿频、尿急和尿痛,有时伴有排尿困难。如出现畏寒、发热和肾区疼痛,则表示已有肾盂感染。

3. 防治措施　术前训练床上排尿,术后指导患者自主排尿;出现尿潴留及时处理,若残余尿量在 500 mL 以上,留置导尿管,并严格遵守无菌原则;鼓励患者多饮水,保持尿量每天在 1500 mL 以上;观察尿液并及时送检,根据尿培养及药物敏感试验结果选用有效抗生素控制感染。

六、下肢深静脉血栓形成

1. 病因与病理　多由术后长期卧床、活动减少、静脉药液刺激引起。若血栓脱落,可引起肺动脉栓塞。

2. 临床表现 早期患者常感腓肠肌疼痛和紧束感,有小腿、腹股沟区疼痛及压痛。继而出现下肢凹陷性水肿、腓肠肌挤压或足背屈曲试验阳性。如髂股静脉内形成血栓,整个下肢严重水肿,皮肤发白或发绀,局部有压痛,浅静脉代偿性扩张。血管造影可确定病变部位。

3. 防治措施 鼓励患者术后早期下床活动,卧床期间进行肢体的主动和被动运动,按摩下肢,促进血液循环。高危患者,使用弹力绷带或弹力袜,避免久坐、跷脚,卧床时膝下垫枕。血液高凝状态者,可口服小剂量阿司匹林、复方丹参片或用小剂量肝素。若已发生下肢深静脉血栓,应卧床休息,患肢抬高制动,全身应用抗生素。3 天内先用尿激酶溶栓,再抗凝;先用肝素 3 天以上,再用华法林。局部理疗、热敷,禁止按摩、禁止患肢静脉输液。

(何　明)

第十二章 外科感染

1. 识记　能够说出外科常见感染性疾病的主要临床表现;能够说出外科常见感染性疾病的治疗原则及治疗要点。

2. 理解　能知道外科感染发生的病因、分类及病理变化;明确乳腺炎、阑尾炎等典型病例的临床特点,并可分析其病情进展的原因。

3. 应用　能用所学知识判断常见外科感染的发生并能做出正确处理;能对外科感染患者治疗后进行早期的康复指导。

第一节　概　　述

扫码看课件

任务引领

患者,男性,19岁,因"左侧肩背部硬结伴疼痛1天"来院就诊。患者3天前发现左侧肩背部硬结,触碰硬结时自觉疼痛明显。患者发病以来无明显发热、肌肉酸痛等不适主诉。患者否认高血压、糖尿病等慢性病史,否认手术外伤史。

查体:左肩胛区见一个直径0.8 cm的圆锥形隆起硬结,硬结及周围皮肤可见红肿,中央区可见黄白色脓点形成,未溃破,局部皮温稍增高,伴压痛,无明显波动感。

实验室检查:血液分析和常规检查未见明显异常。脓液细菌学培养提示金黄色葡萄球菌。

诊断为左肩胛区疖。

请完成以下任务:

1. 疖的易感人群及好发部位有哪些?

2. 此患者疖应如何处理?

外科感染是指需要手术治疗的感染和创伤、手术、烧伤、介入性诊疗操作等器械检查并发的感染,临床多见。外科感染的特点:①大部分为多种细菌的混合感染;②多为继发性感染,常继发于创伤、手术或介入性诊疗操作后;③病变常比较集中在某个局部,有明显的局部症状和体征,严重者常引起器质性病变,如组织变性、坏死,愈合后易形成瘢痕,并影响功能;④多需手术治疗。

一、分类

外科感染的分类方法很多,常见的有以下几种。

(一)按致病微生物种类和病变性质分类

1. 非特异性感染　亦称化脓性感染或一般感染,占外科感染的多数。常见的有疖、痈、丹毒、急性乳腺炎、急性阑尾炎、急性淋巴结炎、急性腹膜炎等。常见致病微生物有金黄色葡萄球菌、链球菌、大肠杆菌等。其特点如下:①同一种致病微生物可以引起几种不同的化脓性感染,如金黄色葡萄球菌能引起疖、痈、脓肿、伤口感染等;②不同的致病微生物又可引起同一种疾病,如金黄色葡萄球菌、链球菌和大肠杆菌都能引起急性蜂窝织炎、软组织脓肿、伤口感染等;③有化脓性炎症的共同特征,即红、肿、热、痛和功能障碍;④防治原则上具有共同性。

2. 特异性感染　又称非化脓性感染,是指由一些特殊的细菌(结核分枝杆菌、破伤风杆菌、产气荚膜杆菌)、真菌等引起的感染,常致结核病、破伤风、气性坏疽等疾病。各病的临床表现和防治原则均不相同,需采取特殊的治疗方法才能治愈。

(二)按病程分类

1. 急性感染　病程在 3 周以内者,多数非特异性感染属于急性感染。

2. 慢性感染　病程持续超过 2 个月的感染,部分急性感染迁延日久可转为慢性,但在机体条件改变时又可急性发作。

3. 亚急性感染　病程介于急性与慢性感染之间。可由急性感染迁延而成,也可因耐药性致病微生物或机体抵抗力较弱等引起。

(三)按感染的发生情况分类

1. 原发性感染　伤口直接污染造成的感染。

2. 继发性感染　在伤口愈合过程中出现的感染。

3. 内源性感染　由原存体内的病原体,经空腔脏器如肠道、胆道、肺或阑尾造成的感染。

4. 外源性感染　病原体由体表或外环境侵入体内造成的感染。

(四)其他

感染也可按照发生条件分为条件性感染、二重感染和医院内感染等。

二、病因和病理生理

(一)病因

外科感染是由致病微生物侵入人体,在组织内生存繁殖,导致组织、细胞损伤、坏死所引起。微生物中以细菌最常见,其次是病毒和真菌等。感染的发生需要有致病微生物、侵入的门户、机体抵抗力下降等条件。

(二)病理生理

存在于人体皮肤、黏膜表面和消化道内的微生物一般并不致病。但当人体局部和全身防御功能有损坏或不足,或致病微生物数量、毒力过大时,才会发生感染。随着致病微生物的侵入,人体即产生防御反应,在局部出现充血、水肿、坏死等炎性病理变化,全身则出现体温升高、白细胞计数增加等反应。而致病微生物的毒素、细胞和血浆蛋白释放出来的炎性介质和激肽类、血管活性胺类、前列腺素,可使毛细血管和微静脉内血流缓慢、压力增加,发生扩张,血管通透性和血浆蛋白渗出增加;白细胞黏附在受损的血管内皮细胞上,并从内皮细胞连接处游出至血管外,在渗出的血浆蛋白中有抗体、补体等,抗体和细菌表面的抗原相结合形成抗原抗体复合物,使补体激活,引起一系列酶反应,从而释放趋化因子,改变细菌的表面性质,使之容易被中性粒细胞、大单核细胞和网状内皮系统所吞噬。

三、临床表现

1. 局部症状 急性炎症局部出现红、肿、热、痛和功能障碍等典型症状,慢性炎症则局部症状不明显。

2. 全身症状 感染轻者可无全身症状。感染较重者常有发热、头痛、恶心、呕吐、乏力、心率增快、脉搏细速等全身性炎症反应,即脓毒症。

3. 特异性感染 如破伤风有肌强直性痉挛;气性坏疽和其他产气菌蜂窝织炎可出现皮下捻发音;皮肤炭疽有发痒性黑色脓疱等。

四、诊断

外科感染一般可以根据临床表现、实验室检查、影像学检查等结果做出正确诊断。

五、治疗原则和治疗要点

治疗原则:消除病因,引流脓液和清除坏死组织;早期、足量、联合应用抗生素;增强人体的抗感染和组织修复能力。

（一）局部疗法

1. 患部制动 有利于静脉的回流,减轻疼痛,使炎症局限化和消肿。可抬高患肢,必要时可用夹板或石膏绷带固定。

2. 外用药物 浅部的急性病变,组织肿胀明显者用50%硫酸镁溶液湿敷,未成脓阶段可用鱼石脂软膏、金黄膏等敷贴。感染伤口的创面则需要换药处理。

3. 物理疗法 早期可局部热敷或湿热敷,或采用红外线、超短波理疗,以改善局部血液循环,增加局部抵抗力,促进炎症的消散或局限。

4. 手术治疗 局部形成脓肿后应切开引流使脓液充分排出。组织及脏器的感染,非手术治疗无效时应及早清除坏死组织或切除坏死的脏器(如肠管、阑尾等)。

（二）全身疗法

全身疗法主要用于感染较重,特别是全身性感染的患者。

1. 应用抗感染药物 较轻或局限的感染,可不用或口服抗生素。对病情较重、范围较大或有扩展趋势的感染,需全身用药。

2. 支持疗法 对于重症患者,应采取有效措施改善患者全身情况以增加抵抗力。

（1）保证患者充分的休息和睡眠,维持良好的精神状态,必要时使用镇静、止痛药物。

（2）维持体液平衡,加强营养支持。

（3）高热患者,宜用物理降温法或解热镇痛药降温;体温过低则需保暖。

（4）如有贫血、白细胞减少或低蛋白血症,则需适当予以成分输血。出现脓毒症时,应多次适量输入新鲜血液,可补充抗体、补体和白细胞等,以改善患者身体状况。

（5）对严重感染,可考虑短程应用糖皮质激素,以改善患者的一般情况,减轻中毒症状。

第二节　皮肤和软组织的急性化脓性感染

任 务 引 领

患者,男性,23岁,因"颈部擦伤5天,皮肤红肿、疼痛伴寒战、发热数小时"就诊。

5 天前,患者颈部擦伤,以清水冲洗后未予特殊处理。前日夜间,患者颈部擦伤处周围皮肤疼痛,无局部红肿、皮温升高、发热等,未予重视。今日下午出现寒战、发热、头痛,至医院急诊时,患者出现口唇肿胀,伴有声音嘶哑、呼吸困难。发病以来,患者食欲减退,睡眠差,二便正常,体重无明显变化。患者无腹痛、腹泻、呕吐、咳嗽、咳痰、胸痛、口唇发绀等,活动自如,意识清晰。患者既往体健。

查体:T 39.4 ℃,P 86 次/分,BP 115/63 mmHg。神清,精神萎靡,擦伤处周围皮肤剧痛、红肿、皮温升高,局部不适范围广,累及全颈部及下颌,中心颜色较深周围颜色较淡,无波动感。

实验室检查:WBC 15.4×10^9/L,N 91.5%,Hb 149 g/L,PLT 365×10^9/L。pH 7.31,PaO_2 为 80 mmHg,$PaCO_2$ 为 60 mmHg,HCO_3^- 浓度为 24.4 mmol/L。

其余检查结果均正常。

诊断:颈部急性蜂窝织炎、喉头水肿。

请完成以下任务:

1. 请列出该患者的诊断依据。

2. 请结合患者情况制订治疗方案。

3. 急性蜂窝织炎与丹毒的局部表现有哪些不同?

一、疖

【病因和病理生理】

疖是单个毛囊及其周围组织的急性化脓性感染。致病菌以金黄色葡萄球菌为主,少数为表皮葡萄球菌或其他病菌。疖常发生于毛囊和皮脂腺丰富的部位,如颈、头、面部、背部等,与皮肤不洁、擦伤、高温环境或机体抗感染能力下降有关。营养不良患儿和糖尿病患者,常出现多个疖同时或反复发生在身体各部,称为疖病。

【临床表现】

起病初,局部皮肤出现红、肿、痛的小结节,逐渐增大呈圆锥样隆起。数日后,结节中央因组织坏死而液化成脓,红、肿、痛范围扩大,中心顶端出现黄白色小脓栓,触之有波动。而后脓栓脱落,排出脓液,炎症逐渐消退而愈。疖发生在血液丰富的部位,全身抵抗力低下时,可出现畏寒、发热、头痛和全身不适等。面部的疖,特别是鼻、上唇及周围"危险三角区"的疖,如被挤压或处理不当时,引起颅内化脓性海绵状静脉窦炎,患者眼部及其周围组织出现进行性红肿和硬结,伴有寒战、高热、头痛、呕吐甚至昏迷等,严重者可致死亡。

【诊断与鉴别诊断】

可依据临床表现做出诊断。如有发热等全身反应,应做白细胞计数或血常规检查。疖病患者还应检查血糖和尿糖,做脓液细菌培养及药敏试验。

【预防和治疗要点】

日常应注意个人卫生,保持皮肤清洁,勤洗澡、勤剪指甲,婴幼儿应注意保护皮肤,避免表皮受伤。在盛夏,可用金银花、野菊花煎汤代茶喝。

早期的疖,应保持周围皮肤清洁,用 3% 碘酊或 70% 酒精涂抹,以防止感染扩散到附近的毛囊。出现红肿时可用热敷或物理疗法(红外线或超短波等),亦可外敷鱼石脂软膏、红膏药或金黄膏等。已有脓头或有波动感时,用石炭酸点涂脓头或用消过毒的针头、刀尖将脓栓剔出。出脓后外敷呋喃西林、利凡诺湿纱条或化腐生肌的中药膏。禁忌挤压,以免引起感染扩散。面部疖,有全身症状的疖和疖病,应给予磺胺类药物或抗生素治疗,注意卧床休息,补充营养。

二、痈

【病因和病理】

痈是多个相邻的毛囊及其所属皮脂腺或汗腺的急性化脓性感染,或由多个疖融合而成,中医称为疽。致病菌为金黄色葡萄球菌。其多见于成年人(尤其是免疫力低下的老年人和糖尿病患者),常发生于皮肤较厚的项部和背部。感染常从毛囊底部开始,沿阻力较小的皮下组织蔓延,再沿深筋膜向外扩展,从而使多个毛囊受累。

【临床表现】

患处皮肤呈一片稍隆起的紫红色浸润区,质地坚韧,界限不清,在中央部的表面有多个脓栓,破溃后呈蜂窝状。随后,中央部逐渐坏死、溶解、塌陷,像"火山口",其内含有脓液和大量坏死组织。患者多有明显的全身症状,如畏寒、发热、食欲缺乏、白细胞计数增加等。痈不仅局部病变比疖重,而且易并发全身性化脓性感染。唇痈容易引起颅内化脓性海绵状静脉窦炎,病情常较严重。

【诊断】

可根据临床表现做出诊断。血常规检查白细胞计数明显增加;可做脓液细菌培养与药敏试验,为选择抗生素提供依据。注意患者有无糖尿病、低蛋白血症、心脑血管疾病等全身性疾病。

【预防和治疗要点】

(1)应注意个人卫生,保持皮肤清洁。及时治疗疖,以防止感染扩散。

(2)全身治疗:患者应适当休息,加强营养。及时使用抗菌药物,可选用磺胺甲基异恶唑加甲氧嘧啶或青霉素、红霉素等抗生素。而后根据细菌培养和药敏试验结果选用药物。如有糖尿病,应根据病情同时给予胰岛素及控制饮食等治疗。

(3)局部处理:病情初期局部红肿时,可用50%硫酸镁或70%酒精湿敷,或用鱼石脂软膏、金黄散等敷贴,也可用0.5%络合碘湿敷。已有破溃者,需及时切开引流,唇部痈一般不切开。切开引流(图12-1)用"+"字或"++"字形切口,切口的长度要超出炎症范围少许,深达筋膜,尽量剪去所有坏死组织,伤口内用纱布或碘仿纱布填塞止血。以后每天换药,并注意将纱布条填入伤口内每个角落,掀起边缘的皮瓣,以利引流。伤口内用生肌散,促进肉芽组织生长。

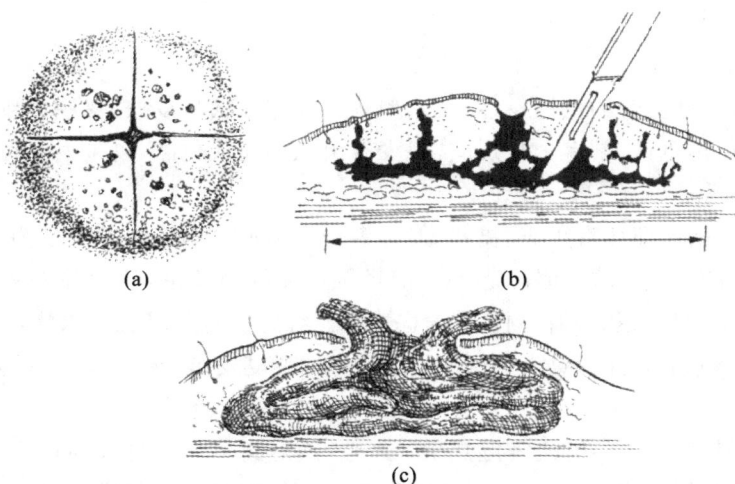

(a)

(b)

(c)

图 12-1 痈的切开引流

(a)十字切口;(b)切口长度要超过炎症范围少许,深达筋膜;(c)切口内填塞纱布条

三、急性蜂窝织炎

【病因和病理】

急性蜂窝织炎是指发生在皮下、筋膜下、肌间隙或深部蜂窝组织等疏松结缔组织的急性感染。其特点是病变不易局限，扩散迅速，与正常组织无明显界限。致病菌主要是溶血性链球菌、金黄色葡萄球菌，亦可为大肠杆菌或其他型链球菌等。溶血性链球菌引起的急性蜂窝织炎，有时能引起败血症；由金黄色葡萄球菌引起的蜂窝织炎，比较容易局限为脓肿。

【临床表现】

常因致病菌的种类、毒性和发病的部位、深浅不同而有不同的表现。

1. 表浅急性蜂窝织炎 局部明显红肿、剧痛，并向四周迅速扩大，病变区与正常皮肤无明显分界。病变中央部位常因缺血发生坏死。如果病变部位组织松弛，如面部、腹壁等处，则疼痛较轻。

2. 深部急性蜂窝织炎 局部红肿多不明显，常只有局部性水肿和深部压痛，但病情严重，全身症状剧烈，有高热、寒战、头痛、全身无力、白细胞计数增加等。口底、颌下和颈部的急性蜂窝织炎，可发生喉头水肿和压迫气管，引起呼吸困难，甚至窒息；炎症严重时可蔓延至纵隔。

3. 捻发音性蜂窝织炎 由厌氧性链球菌、拟杆菌和多种肠道杆菌所引起的蜂窝织炎，在被肠道或泌尿道内容物所污染的会阴部、腹部伤口等处多发。局部有捻发音，蜂窝组织和筋膜有坏死，且伴有进行性皮肤坏死，脓液恶臭，全身症状严重。

【治疗要点】

病情早期，局部用50%硫酸镁热敷，消炎止痛膏外敷或理疗。若脓肿形成，应切开引流。对捻发音性蜂窝织炎应及早做广泛的切开引流，切除坏死组织，伤口用3%过氧化氢溶液冲洗和湿敷。

口底及颌下的急性蜂窝织炎，经短期积极的抗感染治疗无效时，应及早行切开减压处理，以防喉头水肿，压迫气管而窒息。手术中要提高警惕以防发生喉头痉挛。

加强营养，改善患者身体状况，必要时给予止痛、降温药物。应用磺胺类药物、头孢类抗生素，厌氧菌感染加用甲硝唑。

四、丹毒

【病因和病理生理】

丹毒是皮肤及其网状淋巴管的急性炎症，由乙型溶血性链球菌从皮肤、黏膜的细小伤口入侵所致。好发部位为下肢和面部，蔓延迅速，常有全身反应，很少有组织坏死或化脓，易复发。可致接触性传染。

【临床表现】

丹毒起病急，患者起病初即伴有头痛、畏寒、发热等全身不适。病变局部表现为片状皮肤红疹，形状不规则，颜色鲜红、中间较淡，边界清楚，略隆起。手指轻压可使红色消退，压力除去后，红色很快恢复。在红肿向四周蔓延时，中央的红色消退、脱屑，颜色转为棕黄色。红肿区有时可发生水疱，局部有烧灼样痛。附近淋巴结常肿大疼痛。足癣或血丝虫感染者可引起下肢丹毒的反复发作，导致淋巴管阻塞水肿，发展为象皮肿。

【治疗要点】

休息，抬高患处。局部用50%硫酸镁湿热敷，或3%碘酊涂擦。全身大剂量应用磺胺类药、青霉素或头孢类抗生素，在全身和局部症状消失后仍继续应用3～5天，以免丹毒复发。对下肢丹毒，若同时患有足癣，应将足癣治好，以避免丹毒复发。接触患者后应洗手消毒，以免发生医源性感染。

五、急性淋巴管炎和急性淋巴结炎

【病因和病理】

致病菌从损伤破裂的皮肤、黏膜，或从其他感染性病灶侵入，经组织的淋巴间隙进入淋巴管内，引起淋巴管及其周围组织的急性炎症,称为急性淋巴管炎。如急性淋巴管炎继续扩散到局部淋巴结,或化脓性病灶经淋巴管蔓延到所属区域的淋巴结,即引起急性淋巴结炎。急性淋巴管炎和急性淋巴结炎的致病菌常为金黄色葡萄球菌和溶血性链球菌。

【临床表现】

1. 急性淋巴管炎　分为网状淋巴管炎和管状淋巴管炎。丹毒即为网状淋巴管炎。管状淋巴管炎常见于四肢,以下肢为多,常并发足癣感染。管状淋巴管炎可分为深、浅两种:①浅层淋巴管炎:在伤口或病灶的近侧皮肤出现一条或多条"红线",硬而有压痛;②深层淋巴管炎:由于病灶位置深,皮肤不出现"红线",但患肢出现肿胀,有压痛。两种淋巴管炎都可以引起全身不适、畏寒、发热、头痛、食欲缺乏等症状。

2. 急性淋巴结炎　轻者仅有局部淋巴结肿大和略有压痛,并常能自愈。较重者,局部有红、肿、痛、热,并伴有全身症状。通过及时治疗,红肿即能消退,但有时由于瘢痕和组织增生,可遗留一小硬结。若炎症扩展,常波及邻近组织及周围淋巴结,形成包块,也可以发展成脓肿。此时,疼痛加剧,局部皮肤变暗红、水肿,压痛明显。

【治疗要点】

急性淋巴管炎和急性淋巴结炎初发时,应抬高患肢,注意休息,处理原发病灶,在病灶局部皮肤用抗菌药物湿敷。若全身症状突出,应使用抗菌药物。淋巴结炎形成脓肿时,除应用抗生素外,还需切开引流。

六、甲沟炎

【病因和病理生理】

甲沟炎是甲沟或其周围组织的化脓感染,常由于手指微小刺伤、挫伤、剪指甲过深或逆剥(新皮倒刺)等引起。致病菌多为金黄色葡萄球菌。

【临床表现】

病初,出现指甲一侧的皮下组织红、肿、痛,多可自行消退。严重者迅速化脓,局部红肿明显,疼痛剧烈。部分感染可蔓延至甲根部的皮下及对侧甲沟,形成半环形脓肿。如脓肿向下蔓延可形成指甲下脓肿和指头炎,在指甲下可见到黄白色脓液,指甲与甲床分离。若处理不当,可波及甲根部,发展为慢性甲沟炎或慢性指骨骨髓炎。

【预防及治疗要点】

剪指甲不可过短或逆剥倒刺伤及软组织。如手指有微小伤口,可外涂碘酊后,包扎保护,以防感染。

早期脓肿未形成时,用非手术治疗,局部热敷、理疗、外敷鱼石脂软膏或红外线理疗等,口服磺胺类药物或头孢类抗生素。脓肿形成后,应在甲沟旁做纵向切开引流(图12-2)。感染已累及指甲基部皮下时,可在两侧甲沟各做纵向切口,将甲根上皮瓣翻起,切除指甲根部,置一小片凡士林纱布条或乳胶片引流,如甲床下已积脓,应将指甲拔去,或将脓腔上的指甲剪去,以利于脓液引流。拔甲时,应注意避免损伤甲床,以免日后新生指甲发生畸形。

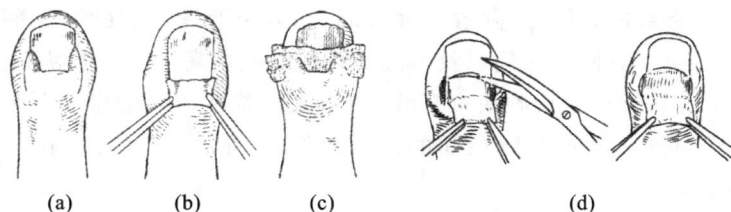

图 12-2　甲沟炎及切开引流
(a)沿甲沟做纵切口;(b)将甲根部皮瓣掀起;(c)凡士林纱条引流;(d)甲下脓肿切开引流

第三节　急性乳腺炎

任务引领

　　患者,女性,25 岁,初产妇,产后 4 周。右侧乳房胀痛、畏寒发热 3 天。

　　1 周前右侧乳房胀痛,近 3 天畏寒发热,乳房疼痛加重,呈搏动性,服"退热药"后发热胀痛无明显缓解,情绪烦躁。发病以来,患者的食欲减退,睡眠差,大小便均正常,体重无明显变化。既往体健,无肝肾病史,无结核及疫水接触史,无药物过敏史。

　　查体:T 39 ℃,P 130 次/分,R 20 次/分,BP 120/70 mmHg,右侧乳房肿大,外上象限可触及3 cm×4 cm×5 cm 包块,边界清,压痛明显有波动。

　　实验室检查:WBC $13×10^9/L$,N 90％。脓液细菌学培养提示金黄色葡萄球菌。

　　诊断:急性乳腺炎。

　　请完成以下任务:

　　1. 请描述急性乳腺炎的好发人群及病因。

　　2. 请列出该患者的诊断依据及治疗原则。

　　3. 急性乳腺炎的预防措施有哪些?

　　急性乳腺炎指乳房的急性化脓性感染,致病菌主要为金黄色葡萄球菌,少数为化脓性链球菌。患者多是产后哺乳期的妇女,好发于产后 3～4 周,初产妇更为常见。

一、病因

急性乳腺炎的发病,与下列因素有关。

1. 乳汁淤积　乳头过小或内陷,乳汁过多、排空不完全等,各种原因导致的乳管不通都会使乳汁淤积,淤积的乳汁将有利于入侵细菌的生长繁殖。

2. 细菌入侵　婴儿吸乳时导致乳头破损或皲裂,是细菌沿淋巴管入侵造成感染的主要途径。细菌也可由婴儿口腔内炎症直接侵入乳管,上行至腺小叶而致感染。

二、临床表现

患者感觉乳房胀痛、局部红肿、发热。随着炎症发展,患者可有寒战、高热、头痛、无力、脉搏加快等全身症状。可伴有患侧腋下淋巴结肿大、压痛以及白细胞计数明显增高等。一般初起呈蜂窝织炎样表现,数天后可形成脓肿(图 12-3)。脓肿形成后肿块可有波动感,深部脓肿的波动感不明显,但乳房肿胀明显,有局部深压痛。深部脓肿还可穿至乳房与胸肌间的疏松组织中,形成乳房后脓肿。感染严重者可并发脓毒症。

三、诊断与鉴别诊断

依据患者查体及临床表现可做出初步诊断,局部穿刺抽到脓液即可确诊。

本病应注意与炎性乳腺癌相鉴别,急性乳腺炎初起多发生在乳腺某一区段,而炎性乳腺癌细胞广泛浸润皮肤网状淋巴管,所以病变累及大部分乳房,红肿范围甚广,但局部压痛及全身中毒症状均较轻,但发展快、预后差穿刺细胞学检查可找到癌细胞。

四、治疗原则和治疗要点

(一) 治疗原则

治疗原则是消除感染、排空乳汁。脓肿形成之前,主要以抗菌药物治疗为主。脓肿形成后,主要治疗措施是及时进行脓肿切开引流。

(二) 治疗要点

(1)脓肿未形成时可应用青霉素,或耐青霉素酶的苯唑西林钠,每次 1 g,每天 4 次,肌内注射或静脉滴注。若患者对青霉素过敏,则应用红霉素或根据药敏试验结果选用抗生素。

(2)脓肿形成后,应及时进行脓肿切开引流。

(3)为避免影响婴儿的健康,急性乳腺炎患者一般不停止哺乳。仅患侧乳房暂停哺乳,并以吸乳器等促使乳汁通畅排出,局部热敷以利于早期炎症的消散。若感染严重或脓肿引流后并发乳瘘,应停止哺乳。可口服溴隐亭、己烯雌酚或肌内注射苯甲酸雌二醇,至乳汁停止分泌为止。

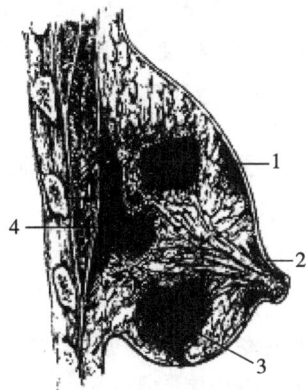

图 12-3　乳房脓肿
1. 表浅脓肿;2. 乳晕下脓肿;3. 深部脓肿;4. 乳房后脓肿

五、健康指导

(1)应加强孕期卫生宣教,有乳头内陷者,应于分娩前 3～4 个月开始每天挤捏、提拉乳头。也可用吸乳器吸引,矫正乳头内陷。

(2)应指导产妇经常用温水、肥皂洗净两侧乳头,以保持局部干燥和洁净。

(3)养成良好的哺乳习惯,每次哺乳应将乳汁吸空,如有淤积,可按摩或用吸乳器排尽乳汁。哺乳后应清洗乳头。乳头有破损或皲裂要及时治疗。注意婴儿口腔卫生,预防或及时治疗婴儿口腔炎症。

第四节　急性阑尾炎

任 务 引 领

患者,女性,26 岁,已婚。腹痛、腹泻、发热、呕吐 20 h。

24 h 前在路边餐馆吃饭,半天后,出现腹部不适,呈阵发性并伴有恶心,自服 654-2 等对症治疗,未见好转,并出现呕吐胃内容物,发热及腹泻数次,为稀便,无脓血,T 37～38.5 ℃,急诊入院,按"急性胃肠炎"予颠茄、黄连素等治疗,晚间,腹痛加重,伴发热 38.6 ℃,腹痛由胃部移至右下腹部,仍有腹泻,查血象 WBC $21×10^9$/L。既往体健,无肝肾病史,无结核及疫水接触史,无药物过敏史。月经史 13(1/27～28),末次月经 2.25。

查体:T 38.7 ℃,P 120 次/分,BP 100/70 mmHg,发育及营养正常,全身皮肤无黄染,无出血点及皮疹,浅表淋巴结不大,眼睑无水肿,结膜无苍白,巩膜无黄染,颈软,甲状腺不大,心界大小正常,律齐,未闻及杂音,双肺清,未闻干湿啰音,腹平,肝脾未及,无包块,全腹压痛以右下腹麦氏点周围为著,无明显肌紧张,肠鸣音 10～15 次/分。

实验室检查：Hb 162 g/L，WBC 24.6×10^9/L，中性分叶 86％，杆状 8％；尿常规（一）；大便常规示稀水样便，WBC 3～5/HP，RBC 0～2/HP；肝功能正常。

诊断：急性化脓性阑尾炎。

请完成以下任务：

1. 请列出该患者的诊断依据及治疗原则。

2. 请描述急性阑尾炎的病理分类及特点。

急性阑尾炎为外科常见病，发病率高，居外科急腹症的首位。可发生于任何年龄，尤以 20～30 岁青壮年多见。由于现代医学的进步，绝大多数患者能够得到良好的救治。典型阑尾炎较易诊断，特殊类型阑尾炎临床表现不典型，不易诊断，如延误诊断或处理不当，可引起严重并发症，甚至危及生命。

一、病因及病理分型

（一）病因

1. 阑尾管腔阻塞　阑尾炎最常见的病因。约 60％的患者是由阑尾壁内的淋巴滤泡增生而引起，多见于年轻人；约 35％的患者是由肠道内粪石阻塞而引起，多见于成年人。

2. 细菌入侵　当阑尾腔内梗阻时，大肠杆菌和厌氧菌分泌的内毒素、外毒素损伤黏膜上皮，当病变侵及肌层时，管腔进一步狭窄，腔内压力升高，血流受阻，阑尾缺血梗死、坏疽。

（二）病理分型

根据病变的临床过程和病理解剖学变化，急性阑尾炎可分为四种病理类型。

1. 急性单纯性阑尾炎　病变局限于阑尾黏膜和黏膜下层。此型临床症状和体征较轻。

2. 急性化脓性阑尾炎　病变已累及阑尾壁全层。此期临床症状和体征均较重。

3. 坏疽性及穿孔性阑尾炎　此型阑尾管壁已部分或全层坏死，穿孔多位于阑尾根部和尖端。穿孔如未被包裹，感染可通过坏死区或穿孔进入腹腔，引起急性弥漫性腹膜炎。

4. 阑尾周围脓肿　急性阑尾炎化脓、坏疽或穿孔的过程如果进展较慢，大网膜可移至右下腹部，将阑尾包裹并形成粘连，称为炎性肿块或阑尾周围脓肿。

二、临床表现

（一）症状

1. 腹痛　常突然发生，多始于脐周围或上腹部，呈持续性，数小时甚至数十小时后逐渐转移并固定于右下腹部，并逐渐加重。不同位置及不同部位的阑尾炎出现的腹痛也有差异，如盲肠后位疼痛在右侧腰部；盆腔位阑尾炎疼痛在耻骨上区；高位阑尾炎疼痛在右上腹部。单纯性阑尾炎表现为轻度腹痛或隐痛；化脓性阑尾炎呈阵发性胀痛和剧痛；坏疽性阑尾炎呈持续性剧烈腹痛；穿孔性阑尾炎因阑尾腔压力骤降，腹痛可暂时减轻，但不久腹痛又会加重。

2. 胃肠道症状　恶心、呕吐常于早期发生，程度较轻；盆腔位阑尾炎时炎症刺激直肠和膀胱，可引起里急后重和排尿疼痛症状；弥漫性腹膜炎时可致麻痹性肠梗阻表现。

3. 全身症状　早期可有低热、乏力等。炎症加重时可有出汗、口渴、脉速、高热等全身感染中毒症状。继发急性弥漫性腹膜炎时可出现畏寒、高热。如发生门静脉炎可出现寒战、高热和轻度黄疸。

（二）体征

1. 右下腹压痛　右下腹压痛是急性阑尾炎最常见的重要体征。阑尾穿孔时，腹痛和压痛的范围可波及全腹，但仍以麦氏点压痛最明显。

2. 腹膜刺激征 表现为反跳痛,腹肌紧张,肠鸣音减弱或消失等,提示阑尾炎症加重,出现化脓、坏疽或穿孔等病理改变。

3. 右下腹包块 阑尾炎周围脓肿较大时,可扪及一压痛性包块,边界不清,固定。

4. 其他

(1) 结肠充气试验(Rovsing 征):患者取仰卧位时,用右手压迫左下腹,再用左手挤压近侧结肠,结肠内气体可传至盲肠和阑尾,引起右下腹疼痛者为阳性。

(2) 腰大肌试验(Psoas 征):患者取左侧卧位,使右大腿后伸,引起右下腹疼痛者为阳性。说明阑尾位于腰大肌前方,盲肠后位或腹膜后位。

(3) 闭孔内肌试验(Obturator 征):患者取仰卧位,使右髋和右大腿屈曲,然后被动向内旋转,引起右下腹疼痛者为阳性,提示阑尾位置靠近闭孔内肌。

三、实验室及影像学检查

1. 实验室检查 血白细胞计数可升高至$(10\sim20)\times10^9/L$,中性粒细胞比例增多,可有核左移。当阑尾炎直接刺激到输尿管或膀胱时,尿中可出现少量红细胞和白细胞。

2. 影像学检查 腹部平片可见盲肠扩张和气液平面,少数患者可发现阑尾粪石和异物。B超有时可发现肿大的阑尾或脓肿。

四、诊断

根据病史、临床表现和实验室检查即可对典型的急性阑尾炎进行诊断。出现转移性右下腹痛、右下腹固定压痛、白细胞计数和中性粒细胞比例增高,即可做出临床诊断。

五、治疗原则和治疗要点

(一)治疗原则

一旦确诊,应尽早手术切除阑尾。非手术治疗仅适用于单纯性阑尾炎、诊断不明确、发病超过 72 h 已形成炎性包块及其他有手术禁忌证者。

(二)治疗要点

1. 非手术治疗 应给予患者足量补液、使用有效抗生素,临床多联合应用头孢类抗生素和甲硝唑。还应嘱患者卧床休息、禁食等。

2. 手术治疗 绝大多数急性阑尾炎一旦确诊,应早期施行阑尾切除术,早期手术是指阑尾炎症还处于管腔阻塞或仅有充血性水肿时就行手术切除,此时手术操作较简易,术后并发症少。术后加强支持治疗,合理使用抗生素。

六、健康指导

平日应注意饮食卫生,避免暴饮暴食、生活不规律、过度疲劳和腹部受凉等因素。积极参加体育锻炼,增强体质,提高免疫能力。如果有慢性阑尾炎病史,更应注意避免复发。

七、特殊类型阑尾炎

1. 老年急性阑尾炎 老年人反应迟钝,就诊较晚,多发生并发症,应尽早手术。

2. 小儿阑尾炎 病史不清,全身症状重,易误诊为急性胃肠炎。

3. 妊娠期阑尾炎 炎症发展后易导致流产和早产。应早期手术切除,术后使用青霉素类广谱抗生素。

(刘 敏 何 明)

第四篇

系统疾病概论

XITONGJIBINGGAILUN

第十三章　呼吸系统疾病

学习目标

1. 识记　能够准确说出呼吸系统疾病的主要临床表现；能简要描述呼吸系统疾病的常规辅助检查；能简要说出呼吸系统疾病的治疗方案。

2. 理解　能够用自己的语言描述呼吸系统疾病的主要临床表现；明确典型病例的临床特点，并可分析其异常改变的原因。

3. 应用　能够自觉将医疗规范与康复理念贯穿于疾病治疗的全过程；能用所学知识与技能协助主治医生对患者的疾病康复进行指导。

第一节　慢性阻塞性肺疾病

扫码看课件

任务引领

患者，男性，76岁。反复咳嗽、咳痰10年余，喘累2年，加重2个月。患者有慢性咳嗽、咳痰病史10年余，诊断为"慢性阻塞性肺疾病"。2个月前，患者受凉后出现阵发性频咳，咳大量黄白色黏液痰，活动后心累、气促明显，伴胸闷。无双下肢水肿，无心悸、夜间端坐呼吸，无胸痛及心前区压榨感，患者先后就诊于当地医院并住院治疗，症状无明显缓解，为求治愈，今来我院，门诊收入我科住院治疗。

患者既往有慢性支气管炎病史。否认肝炎、结核等传染病史。无食物和药物过敏、中毒史，无手术及外伤史。无输血史。无血吸虫疫水接触史，嗜烟酒，现已戒。无家族史。

体格检查：T 36.2 ℃，P 101次/分，R 25次/分，BP 104/71 mmHg。精神萎靡，平车入病房，查体合作。端坐体位，咽充血，双扁桃体无肿大，无脓性分泌物。桶状胸，呼吸动度减弱，语颤减弱，叩诊呈过清音，双肺呼吸音粗糙，双肺可闻及中量哮鸣音和湿啰音，右下肺呼吸音减弱。HR 101次/分，律齐，心音有力，各瓣膜听诊区未闻及病理性杂音。腹平坦，无压痛、反跳痛及肌紧张，肝脾肋下未扪及，移动性浊音阴性，双肾区无叩击痛，肠鸣音5次/分，双下肢无水肿。

辅助检查：心电图示窦性心动过速；不完全性右束支传导阻滞；左心房负荷过重；显著心电轴右偏；Q-T间期延长。随机血糖12.4 mmol/L，血气分析示 pH 7.365，$PaCO_2$ 59.7 mmHg，PaO_2 70.5 mmHg。胸片示慢性支气管炎合并双下肺感染、肺气肿、肺心病征象；双上肺陈旧性病灶；右侧胸膜反应。建议结合临床诊断。

请完成以下任务：

1. 通过学习,请归纳与总结该病例的主要临床表现。
2. 该患者的临床诊断是什么?
3. 请归纳一下该患者做了哪些辅助检查? 请简单描述本病的常规检查项目。

慢性阻塞性肺疾病(chronic obstructive pulmonary disease,COPD)简称慢阻肺,是以持续气流受限为特征的可以预防和治疗的疾病,其气流受限多呈进行性发展,与气道和肺组织对香烟烟雾等有害气体或有害颗粒的异常慢性炎症反应有关。慢阻肺主要累及肺部,但也可以引起肺外各器官的损害。

一、病因、发病机制和病理

(一)病因

本病是多种环境因素与机体自身因素长期相互作用的结果。

1. 吸烟　最重要的因素,吸烟者慢性阻塞性肺疾病的患病率比不吸烟者高 2~8 倍。

2. 职业粉尘和化学物质　接触职业粉尘及化学物质,如烟雾、变应原、工业废气及室内空气污染等,浓度过高或时间过长时,均可促进慢性阻塞性肺疾病发病。

3. 空气污染　大气中的有害气体如二氧化硫、二氧化氮、氯气等可损伤气道黏膜上皮,使纤毛清除功能下降,黏液分泌增加,为细菌感染增加条件。

4. 感染因素　病毒、支原体、细菌等感染是慢性阻塞性肺疾病发生发展的重要原因之一。病毒感染以流感病毒、鼻病毒、腺病毒和呼吸道合胞病毒为常见。细菌感染常继发于病毒感染,常见病原体为肺炎链球菌、流感嗜血杆菌、卡他莫拉菌和葡萄球菌等。

5. 其他因素　免疫功能紊乱、气道高反应性、年龄增大等机体因素和气候等环境因素均与慢性阻塞性肺疾病的发生和发展有关。

(二)发病机制

慢阻肺的发病机制主要有炎症机制、蛋白酶-抗蛋白酶失衡机制、氧化应激机制、自主神经功能失调等。各种机制共同作用,产生两种重要病变:①小气道病变,包括小气道炎症、小气道纤维组织形成、小气道管腔黏液栓等,使小气道阻力明显升高;②肺气肿病变,使肺泡对小气道的正常牵拉力减小,小气道较易塌陷。同时,肺气肿使肺泡弹性回缩力明显降低。这种小气道病变与肺气肿病变共同作用,造成慢阻肺特征性的持续气流受限。

(三)病理

慢阻肺的病理改变主要表现为慢性支气管炎及肺气肿的病理变化。

二、临床表现

(一)症状

起病缓慢,病程较长。主要症状包括以下几种。

1. 慢性咳嗽　随病程发展可终身不愈。常晨间咳嗽明显,夜间有阵咳或排痰。

2. 咳痰　一般为白色黏液或浆液性泡沫性痰,偶可带血丝,清晨排痰较多。急性发作期痰量增多,可有脓性痰。

3. 气短或呼吸困难　早期在较剧烈活动时出现,后逐渐加重,在日常活动甚至休息时也感到气短,是慢阻肺的标志性症状。

4. 喘息和胸闷　部分患者特别是重度患者或急性加重时出现喘息。

5. 其他　晚期患者有体重下降,食欲减退等。

（二）体征

早期体征可无异常,随疾病进展可出现以下体征。

1. 视诊 胸廓前后径增大,肋间隙增宽,剑突下胸骨下角增宽,称为桶状胸。部分患者呼吸变浅,频率增快,严重者可有缩唇呼吸等。

2. 触诊 双侧语颤减弱。

3. 叩诊 肺部过清音,心浊音界缩小,肺下界和肝浊音界下降。

4. 听诊 两肺呼吸音减弱,呼气期延长,部分患者可闻及湿啰音和(或)干啰音。

三、辅助检查

1. 肺功能检查 判断持续气流受限的主要客观指标。使用支气管扩张剂后,$FEV_1/FVC<0.70$ 可确定为持续气流受限。

2. 胸部 X 线检查 早期胸片可无异常变化,以后可出现肺纹理增粗、紊乱等非特异性改变,也可出现肺气肿改变。

3. 胸部 CT 检查 CT 检查可见慢阻肺小气道病变的表现、肺气肿的表现以及并发症的表现。

4. 血气检查 对确定发生低氧血症、高碳酸血症、酸碱平衡失调以及判断呼吸衰竭的类型有重要价值。

5. 其他 慢阻肺合并细菌感染时,外周血白细胞数增高,核左移。痰培养可能查出病原菌。

四、诊断要点

主要根据吸烟等高危因素史、临床症状、体征及肺功能检查等,排除可以引起类似症状和肺功能改变的其他疾病,综合分析确定。肺功能检查见持续气流受限是慢阻肺诊断的必备条件,吸入支气管扩张剂后 $FEV_1/FVC<0.70$,为确定存在持续气流受限的界限。

五、治疗原则和治疗要点

（一）治疗原则

（1）减轻当前症状,包括缓解症状阻止病情发展、延缓或阻止肺功能下降的速率,改善运动耐量、改善健康状况和提高生活质量。

（2）降低未来风险,包括防止疾病进展、防止和治疗急性加重、减少住院率和减少病死率。

（二）治疗要点

1. 稳定期的治疗

（1）教育和劝导患者戒烟,因职业或环境粉尘、刺激性气体所致者,应脱离污染环境。

（2）支气管扩张剂:常用有 β_2 受体激动剂、M 胆碱受体拮抗剂以及茶碱类药物。

（3）糖皮质激素:常用吸入性糖皮质激素多与 β_2 受体激动剂联合制剂使用。

（4）氧疗:有低氧血症、肺心病者需要长期低流量鼻导管或面罩吸氧治疗。

（5）康复治疗:①呼吸生理治疗:帮助患者咳嗽、用力呼气,使患者放松、进行缩唇呼吸。②肌肉训练:全身运动和腹式呼吸锻炼。

（6）营养支持治疗:要求达到理想体重,降低患者死亡危险。

（7）预防呼吸系统感染:接种流感疫苗和或肺炎疫苗。

2. 慢阻肺急性加重期治疗

（1）病因治疗:针对气管-支气管病毒、细菌感染等进行治疗。

（2）氧疗:维持氧饱和度大于 90%(低流量吸氧)。

（3）机械通气治疗:根据病情和呼吸衰竭程度选用无创或者有创机械通气治疗。

（4）止咳祛痰：祛痰有助于保持气道通畅。

（5）抗菌药物治疗：根据病情严重程度，选择敏感抗菌药物治疗。

（6）支气管扩张剂：可选用吸入短效 β_2 受体激动剂和或短效 M 胆碱受体拮抗剂，必要时可考虑口服或静脉用茶碱类药物。

（7）糖皮质激素：口服或静脉使用糖皮质激素可以用作消除气道炎症的辅助用药。

（8）营养支持对症治疗。

（9）并发症及合并症的治疗。

六、健康指导

（1）戒烟：尽量鼓励患者戒烟，戒烟是减少慢阻肺并发症最有效的方法；戒烟可明显改善患者症状。所有吸烟者都需要得到戒烟教育和治疗。

（2）减少和避免可能加重下呼吸道炎症的因素，包括被动吸烟、避免室内外环境污染以及职业性呼吸道刺激因素。

（3）加强患者教育。

第二节　支气管哮喘

扫码看课件

任 务 引 领

患者，女性，28 岁。阵发性气喘 9 年，发作 2 天。

患者于 2 年前因装修新居接触油漆后感咽部不适，继而咳嗽、气喘，经治疗后缓解。2 天前曾患上感，继而咳嗽、咳黄痰，发热 38.5 ℃，并逐渐出现气喘，不能平卧，遂入院治疗。

既往史及家族史：年幼时有皮肤湿疹，无烟酒嗜好，母亲有哮喘病，职业无特殊。

体格检查：神志清晰，T 37.5 ℃，P 104 次/分，R 30 次/分，BP 135/90 mmHg。端坐位，气促状，口唇、指甲无发绀，额部微汗，颈软，颈静脉无怒张。胸廓无畸形，叩诊呈过清音，两肺呼吸音低，闻及广泛哮鸣音、两肺底细湿啰音。心浊音界无扩大，HR 104 次/分，律齐，各瓣膜区未闻及病理性杂音。腹软，肝脾肋下未触及，双下肢无水肿，无杵状指（趾）。

辅助检查：血常规示 Hb 126 g/L，RBC 4.02×10^{12}/L，WBC 11.6×10^9/L，中性粒细胞 0.86，淋巴细胞 0.14。胸片示两肺纹理增多。ECG 示正常。吸喘乐宁 200 μg 后，峰流速为正常预计值的 62%，动脉血气分析示 pH 7.53，$PaCO_2$ 43 mmHg，PaO_2 64 mmHg（吸空气）。

请完成以下任务：

1. 通过学习，请归纳与总结该病例的主要临床表现。

2. 该患者的临床诊断是什么？

3. 请简单描述本病的常规检查项目。

支气管哮喘（bronchial asthma）简称哮喘，是由多种细胞（如嗜酸性粒细胞、肥大细胞、T 细胞、中性粒细胞、平滑肌细胞、气道上皮细胞等）和细胞组分参与的气道慢性炎症性疾病。主要特征包括气道慢性炎症，气道对多种刺激因素呈现的高反应性，广泛多变的可逆性气流受限以及随病程延长而导致的一系列气

道结构的改变,即气道重构。临床表现为反复发作的喘息、气急、胸闷或咳嗽等症状,常在夜间及凌晨发作或加重,多数患者可自行缓解或经治疗后缓解。根据全球和我国哮喘防治指南提供的资料,经过长期规范化治疗和管理,80%以上的患者可以达到哮喘的临床控制。

一、病因、发病机制和病理

(一) 病因

哮喘是一种复杂的、具有多基因遗传倾向的疾病,其发病具有家族集聚现象,亲缘关系越近,患病率越高。

环境因素包括变应原性因素,如室内变应原(尘螨、家养宠物、蟑螂)、室外变应原(花粉、草粉)、职业性变应原(油漆、饲料、活性染料)、食物(鱼、虾、蛋类、牛奶)、药物(阿司匹林、抗生素)和非变应原性因素,如大气污染、吸烟、运动、肥胖等。

(二) 发病机制

哮喘的发病机制尚未完全阐明,目前可概括为气道免疫-炎症机制、神经调节机制及其相互作用。气道高反应性是哮喘的基本特征,神经因素是哮喘发病的重要环节之一。

(三) 病理

气道慢性炎症作为哮喘的基本特征,存在于所有的哮喘患者,表现为气道上皮下肥大细胞、嗜酸性粒细胞、巨噬细胞、淋巴细胞及中性粒细胞等浸润,以及气道黏膜下组织水肿、微血管通透性增加、支气管平滑肌痉挛、纤毛上皮细胞脱落、杯状细胞增生及气道分泌物增加等病理改变。

二、临床表现

(一) 症状

典型症状为发作性伴有哮鸣音的呼气性呼吸困难。症状可在数分钟内发生,并持续数小时甚至数天,可经平喘药物治疗后缓解或自行缓解。夜间及凌晨发作或加重是哮喘的重要临床特征。以咳嗽为唯一症状的不典型哮喘称为咳嗽变异性哮喘(cough variant asthma,CVA)。以胸闷为唯一症状的不典型哮喘称为胸闷变异性哮喘(chest tightness variant asthma,CTVA)。

(二) 体征

发作时典型的体征是双肺可闻及广泛的哮鸣音,呼气音延长。但非常严重的哮喘发作,哮鸣音反而减弱,甚至完全消失,表现为"沉默肺",是病情危重的表现。非发作期体检可无异常发现,故未闻及哮鸣音,不能排除哮喘。

三、辅助检查

(一) 痰液检查

部分患者痰涂片显微镜下可见较多嗜酸性粒细胞。

(二) 肺功能检查

1. 通气功能检测　哮喘发作时呈阻塞性通气功能障碍表现,用力肺活量(FVC)正常或下降,1 s用力呼气容积(FEV_1)、一秒率(FEV_1/FVC)以及最高呼气流量(PEF)均下降;残气量及残气量与肺总量比值增加。其中以 $FEV_1/FVC<70\%$ 或 FEV_1 低于正常预计值的 80% 为判断气流受限的重要指标。

2. 支气管激发试验(BPT)　用以测定气道反应性。常用吸入激发剂为乙酰甲胆碱和组胺。观察指标包括 FEV_1、PEF 等。BPT 适用于非哮喘发作期、FEV_1 在正常预计值 70% 以上患者的检查。

3. 支气管舒张试验(BOT)　用以测定气道的可逆性改变。常用的吸入支气管舒张剂有沙丁胺醇、特布他林。

（三）胸部 X 线 /CT 检查

哮喘发作时胸部 X 线可见两肺透亮度增加,呈过度通气状态,缓解期多无明显异常。部分患者胸部 CT 可见支气管壁增厚、黏液阻塞。

（四）特异性变应原检测

外周血变应原特异性 IgE 增高,结合病史有助于病因诊断。

（五）动脉血气分析

严重哮喘发作时可出现缺氧。由于过度通气可使 $PaCO_2$ 下降,pH 值上升,表现为呼吸性碱中毒。若病情进一步恶化,可同时出现缺氧和 CO_2 滞留,表现为呼吸性酸中毒。

四、诊断要点

（1）反复发作的喘息、气急、胸闷或咳嗽,多与接触变应原、冷空气、物理性刺激、化学性刺激、病毒性上呼吸道感染、运动等有关。

（2）发作时在双肺可闻及散在或弥漫性、以呼气相为主的哮鸣音,呼气相延长。

（3）上述症状可经平喘药物治疗后缓解或自行缓解。

（4）除其他疾病所引起的喘息、气急、胸闷或咳嗽外。

（5）临床表现不典型者(如无明显喘息或体征)应有下列三项中至少一项阳性:①支气管激发试验或运动试验阳性;②支气管舒张试验阳性;③昼夜 PEF 变异率≥20％。

符合前四条或(4)、(5)者,可以诊断为哮喘。

五、治疗原则和治疗要点

（一）治疗原则

哮喘治疗的目标是长期控制症状、预防未来风险的发生,即在使用最小有效剂量药物治疗或不用药物的治疗基础上,能使患者与正常人一样生活、学习和工作。

（二）治疗要点

1. 确定并减少危险因素接触　查找过敏原,去除刺激因素。

2. 药物治疗　①糖皮质激素简称激素,是目前控制哮喘最有效的药物,吸入治疗是目前推荐长期抗炎治疗哮喘的最常用方法。②β_2 受体激动剂:沙丁胺醇和特布他林是治疗哮喘急性发作的首选药物。③白三烯调节剂,常用药物有孟鲁司特和扎鲁司特。④茶碱类药物,常用药物有氨茶碱和缓释茶碱。⑤抗胆碱药主要用于哮喘合并慢阻肺以及慢阻肺患者的长期治疗,分为短效抗胆碱药 SAMA(维持 4~6 h)和长效抗胆碱药(LAMA,维持 24 h)。常用的 SAMA 为异丙托溴铵,主要用于哮喘急性发作的治疗;常用的 LAMA 为噻托溴铵,主要用于哮喘合并慢阻肺以及慢阻肺患者的长期治疗。

3. 免疫疗法　分为特异性和非特异性两种,前者又称脱敏疗法(或称减敏疗法)。

六、健康指导

哮喘患者的教育与管理是提高疗效,减少复发,提高患者生活质量的重要措施。在医生指导下,患者要学会自我管理、学会控制病情。应为每个初诊哮喘患者制订防治计划,应使患者了解或掌握以下内容:①相信通过长期、适当、充分的治疗,完全可以有效地控制哮喘发作;②了解哮喘的激发因素,结合每个人具体情况,找出各自的促激发因素,以及避免诱因的方法;③简单了解哮喘的本质和发病机制;④熟悉哮喘发作先兆表现及相应处理办法;⑤学会在家中自行监测病情变化,并进行评定,重点掌握峰流速仪的使用方法,有条件时应记录哮喘日记;⑥学会哮喘发作时简单的紧急自我处理方法;⑦了解常用平喘药物的作用、正确用量、用法、不良反应;⑧掌握正确的吸入技术(MDI 或 Spacer 用法);⑨知道什么情况下应去医院就诊;⑩与医生共同制订出防止复发,保持长期稳定的方案。

第三节　社区获得性肺炎

扫码看课件

任务引领

患者,男性,27 岁。发热、咳嗽 3 天。3 天前淋雨受凉后突发寒战、高热、咳嗽、咳黄痰,伴有右侧胸痛,并出现疲乏、头痛、全身肌肉酸痛,遂收治入院。既往史无特殊。

体格检查:神志清楚,稍气促,T 39.5 ℃,P 110 次/分,R 26 次/分,BP 105/60 mmHg。口唇可见疱疹,咽部充血,颈软,胸廓无畸形,胸壁无压痛,右下肺叩诊稍浊,触觉语颤增强,右下肺可闻及湿啰音和支气管呼吸音,语音传导增强,未闻及胸膜摩擦音。心浊音界未扩大,HR 110 次/分,律齐,各瓣膜听诊区未闻及病理性杂音。腹软,全腹无压痛,肝脾肋下未触及。无杵状指(趾)。

辅助检查:血常规示 Hb 136 g/L,RBC 4.5×10^9/L,WBC 18×10^9/L,中性粒细胞 0.92,淋巴细胞 0.08。X 线胸片示肺纹理增多,右下肺可见大片均匀致密阴影。痰直接涂片示革兰阳性成对球菌。动脉血气示 pH 7.36,$PaCO_2$ 40 mmHg,PaO_2 53 mmHg(吸空气)。

请完成以下任务:

1. 通过学习,请归纳与总结该病例的主要临床表现。

2. 该患者的临床诊断是什么?

3. 请归纳一下该患者做了哪些辅助检查?请简单描述本病的常规检查项目。

社区获得性肺炎(community acquired pneumonia,CAP)是指在医院外罹患的感染性肺实质炎症,包括具有明确潜伏期的病原体感染而在入院后平均潜伏期内发病的肺炎。CAP 常见病原体为肺炎链球菌、支原体、衣原体、流感嗜血杆菌和呼吸道病毒(甲、乙型流感病毒,腺病毒,呼吸道合胞病毒和副流感病毒)等。主要临床症状是咳嗽、伴或不伴咳痰和胸疼,前驱症状主要有鼻炎样症状或上呼吸道感染的症状。发病率呈快速上升的趋势,是目前研究的热点。

【病因、发病机制和病理】

(一)病因

病原主要涉及细菌、支原体、衣原体和病毒四大类。较为常见的细菌病原包括肺炎链球菌、结核分枝杆菌、流感嗜血杆菌、金黄色葡萄球菌、军团菌和卡他莫拉菌等。病毒有甲、乙型流感病毒,1、2、3 型类流感病毒,呼吸道合胞病毒和腺病毒等。其他微生物病原有肺炎支原体、肺炎衣原体和鹦鹉热衣原体等。

(二)发病机制

是否发病取决于两个因素:病原体和宿主因素。如果病原体数量多、毒力强和(或)宿主呼吸道局部和全身免疫防御系统损害,即可发生肺炎。病原体可通过下列途径引起社区获得性肺炎:①空气吸入;②血行播散;③邻近感染部位蔓延;④上气道定植菌的误吸。

（三）病理

病原体直接抵达下呼吸道后,滋生繁殖,引起肺泡毛细血管充血、水肿,肺泡内纤维蛋白渗出及细胞浸润。除了金黄色葡萄球菌、铜绿假单胞菌和肺炎克雷伯杆菌等可引起肺组织的坏死性病变形成空洞外,肺炎治愈后多不遗留瘢痕,肺的结构与功能均可恢复。

【临床表现】

1. 前驱症状　多数患者有明确的受凉或过度疲劳的诱因,其前驱症状主要有鼻炎样症状或上呼吸道感染的症状,如鼻塞、鼻流清涕、打喷嚏、咽干、咽痛、咽部异物感、声音嘶哑、头痛、头昏、眼睛热胀、流泪及轻度咳嗽等。并非每一个 CAP 患者都会有前驱症状,其发生率因病原体不同而不同,一般在 30%～65% 之间。

2. 全身毒血症　畏寒、寒战、发热、头昏、头痛、全身肌肉和关节酸痛、体乏、饮食不佳、恶心、呕吐;重症患者还可出现神志障碍或精神症状。

3. 呼吸系统症状　即咳嗽、咳痰、咯血、胸痛、呼吸困难五大症状。抗生素的广泛应用,临床上所见的社区获得性肺炎患者在呼吸系统症状表现上以轻型或不典型者为多。

4. 肺外症状　反射性肩臂痛,腰背部疼痛等。全身毒血症可引起剧烈头痛、恶心、呕吐频繁及重症患者的神志障碍和精神症状显著等。

5. 肺部体征　①体温高、急性热病容、呼吸急促或呼吸困难,重症患者可有神志改变。②肺部实变体征。③肺外体征如发绀、轻度黄疸等。④并发症体征。

【辅助检查】

1. 实验室检查　①取深部痰液做革兰染色。②取早、晚期双份血标本进行细菌培养。③应用支气管肺泡灌洗法获取分泌物进行病原分离培养。

2. X 线检查　肺炎的 X 线表现取决于病变部位(肺泡或肺间质)、病变范围(肺泡、小叶、肺段或大叶)、病变性质(化脓性、非化脓性),以及病变的感染途径(如血源性或气源性)。

【诊断要点】

患者有发热,咳嗽、脓痰、白细胞增多或减少;胸部 X 线片表现有片状、叶状、肺泡高密度浸润性病变等,半数以上大于 65 岁的患者有呼吸道以外的症状,1/3 以上的患者无全身感染体征。在发病期间通过检查体温、脉搏、呼吸音及啰音等多数能从临床上做出初步诊断。

【治疗原则和治疗要点】

1. 治疗原则　抗感染治疗是肺炎治疗的关键环节,一般通过药敏试验选择抗生素。

2. 治疗要点　①青壮年和无基础疾病的 CAP 患者,常用青霉素类、第一代头孢菌素等。②老年人、有基础疾病或住院的 CAP 患者,常用喹诺酮类药物,第二、三代头孢菌素等。③重症肺炎患者首选广谱的强力抗生素,并应足量、联合用药。常用内酰胺类联合大环内酯类或氟喹诺酮类药物。

抗生素疗程 7～10 天或更长时间,如体温正常 48～72 h,肺炎临床稳定可停用抗生素,其标准为:①体温≤37.8 ℃;②心率≤100 次/分;③呼吸频率≤24 次/分;④血压:收缩压≥90 mmHg;⑤呼吸室内空气条件下 SaO_2≥90% 或 PaO_2≥60 mmHg;⑥能够口服进食;⑦精神状态正常。任何一项未达到则应继续使用。

【健康指导】

对 CAP 采取综合预防措施是很重要的。加强体育锻炼,增强体质。减少危险因素如吸烟、酗酒。年龄大于 65 岁者可注射流感疫苗。对年龄大于 65 岁或不足 65 岁,但有心血管疾病、肺疾病、糖尿病、酗酒、肝硬化和免疫抑制者可注射肺炎疫苗。

第四节 肺动脉高压与慢性肺源性心脏病

患者,男性,63 岁。咳嗽、咳痰伴气促 20 年,心悸、气短 3 年伴加重 1 周。

患者反复咳嗽、咳痰伴气促 20 年,冬季易发作,每年持续 2～3 个月。咳嗽以早晚重,咳白色泡沫样痰,有时为黄痰,经常服用抗生素和止咳、化痰药物,2～3 年来症状加重,发作时出现心悸、呼吸困难,夜间不能平卧,自服抗生素不见好转。1 周前着凉而发热,气短加剧而入院。

既往史及家族史:吸烟史 30 年,每日 10 支,否认饮酒史。家族史无特殊。

体格检查:T 38.1 ℃,P 120 次/分,BP 105/60 mmHg。慢性病容,营养中等,神志清楚,端坐呼吸,口唇发绀,颈静脉怒张,桶状胸,肋间隙增宽,两肺叩诊呈过清音,双肺呼吸音低,可闻及散在较多干湿啰音,心尖搏动位于剑突下,HR 120 次/分,律齐,心音遥远,三尖瓣区闻及 2 级收缩期吹风样杂音,P2＞A2。腹软,全腹无压痛,肝肋下 2 cm,剑突下 5 cm,质软、光滑,肝-颈静脉回流征阳性,脾肋下未触及,双下肢凹陷性水肿。无杵状指(趾)。

辅助检查:血常规示 Hb 156 g/L,RBC $4.8×10^9$/L,WBC $14×10^9$/L,中性粒细胞 0.86,淋巴细胞 0.14。血钾 4.2 mmol/L,血钠 136 mmol/L,血氯 100 mmol/L。X 线胸片示两肺透亮度增高,纹理多呈网状,肋间隙增宽,右下肺动脉干横径 18 mm,右前斜位肺动脉圆锥突起。心电图示窦性心动过速,肺型 P 波,电轴右偏＋120°。动脉血气示 pH 7.35,$PaCO_2$ 54 mmHg,PaO_2 42 mmHg。

请完成以下任务:

1. 通过学习,请归纳与总结该病例的主要临床表现。
2. 该患者的临床诊断是什么?
3. 请简单描述本病的常规检查项目。

肺动脉高压(pulmonary hypertension)是由多种已知或未知原因引起的肺动脉压异常升高的一种病理生理状态,血流动力学诊断标准为在海平面、静息状态下,右心导管测量平均肺动脉压≥25 mmHg。

肺源性心脏病(cor pulmonale)简称肺心病,是指由支气管-肺组织、胸廓或肺血管病变致肺血管阻力增加,产生肺动脉高压,继而右心室结构和(或)功能改变的疾病。根据起病缓急和病程长短,可分为急性和慢性肺心病两类。急性肺心病常见于急性大面积肺栓塞。本节重点论述慢性肺心病。

【病因、发病机制和病理】

(一)病因

按原发病的不同部位,可分为以下几类。

1. 支气管、肺疾病 以慢阻肺最为多见,占 80%～90%,其次为支气管哮喘、支气管扩张、肺结核、间质性肺疾病等。

2. 胸廓运动障碍性疾病 各种病因导致胸廓活动受限,肺功能受损,气道引流不畅,肺部反复感染,并发肺气肿或纤维化。

3. 肺血管疾病 特发性肺动脉高压、慢性栓塞性肺动脉高压和肺小动脉炎均可引起肺血管阻力增加、肺动脉压升高和右心室负荷加重,发展成慢性肺心病。

4. 其他　原发性肺泡通气不足及先天性口咽畸形、睡眠呼吸暂停低通气综合征等均可产生低氧血症,引起肺血管收缩,导致肺动脉高压,发展成慢性肺心病。

（二）发病机制

肺动脉高压的形成和右心功能衰竭是慢性肺心病的主要因素。

（三）病理

缺氧使平滑肌细胞膜对 Ca^{2+} 的通透性增加,细胞内 Ca^{2+} 含量增高,肌肉兴奋-收缩耦联效应增强,直接使肺血管平滑肌收缩。高碳酸血症时, H^+ 产生过多,血管对缺氧的收缩敏感性增强,致肺动脉压增高。

缺氧可使醛固酮增加,导致水、钠潴留;缺氧又使肾小动脉收缩,肾血流减少也可加重水、钠潴留,血容量增多。血液黏稠度增加和血容量增多,可导致肺动脉压升高。

慢性肺心病除发现右心室改变外,也有少数可见左心室肥厚。缺氧、高碳酸血症、酸中毒、相对血流量增多等因素,使左心负荷加重。如病情进展,则可发生左心室肥厚,甚至导致左心衰竭、多脏器功能损害。

【临床表现】

本病发展缓慢,临床上除原有支气管、肺和胸廓疾病的各种症状和体征外,主要是逐步出现肺、心功能障碍以及其他脏器功能损害的征象。按其功能的代偿期与失代偿期进行分述。

（一）肺、心功能代偿期

1. 症状　咳嗽、咳痰、气促,活动后可有心悸、呼吸困难、乏力和劳动耐力下降。感染可使上述症状加重。少有胸痛或咯血。

2. 体征　可有不同程度的发绀,原发肺脏疾病体征,如肺气肿体征,干、湿啰音,P2＞A2,三尖瓣区可出现收缩期杂音或剑突下心脏搏动增强,提示有右心室肥厚。

（二）肺、心功能失代偿期

1. 呼吸衰竭

（1）症状:呼吸困难加重,夜间为甚,常有头痛、失眠、食欲下降,白天嗜睡,甚至出现肺性脑病的表现。

（2）体征:发绀明显,球结膜充血、水肿,严重时可有视网膜血管扩张、视乳头水肿等颅内压升高的表现。腱反射减弱或消失,出现病理反射。

2. 右心衰竭

（1）症状:明显气促,心悸、食欲下降、腹胀、恶心等。

（2）体征:发绀明显,颈静脉怒张,心率增快,可出现心律失常,剑突下可闻及收缩期杂音,甚至出现舒张期杂音。肝大且有压痛,肝-颈静脉回流征阳性,下肢水肿,重者可有腹腔积液。少数患者可出现肺水肿及全心衰竭的体征。

【辅助检查】

1. X线检查　肺动脉高压,如右下肺动脉干扩张,其横径≥15 mm;其横径与气管横径比值≥1.07;肺动脉段明显突出或其高度≥3 mm;中央动脉扩张,外周血管纤细,形成"残根"征;右心室增大征,皆为诊断慢性肺心病的主要依据。

2. 心电图检查　主要表现有右心室肥大改变,也可见右束支传导阻滞及低电压图形,可作为诊断慢性肺心病的参考条件。

3. 超声心动图检查　右心室流出道内径≥30 mm、右心室内径≥20 mm、右心室前壁增厚、左右心室内径比值＜2、右肺动脉内径或肺动脉干及右心房增大。

4. 血气分析　失代偿期可出现低氧血症或合并高碳酸血症,当 PaO_2＜60 mmHg、$PaCO_2$＞50 mmHg时,表示有呼吸衰竭。

5. 血液检查　红细胞及血红蛋白可升高,全血黏度及血浆黏度可增加,合并感染时白细胞总数增高,中性粒细胞数增加。血清钾、钠、氯、钙、镁均可有变化。

【诊断要点】

根据患者有慢阻肺或慢性支气管炎、肺气肿病史,或其他胸肺疾病病史,并出现肺动脉压增高、右心室增大或右心功能不全的征象等,结合心电图、X线胸片、超声心动图有肺动脉增宽和右心室增大、肥厚的征象,可以做出诊断。

【治疗原则和治疗要点】

(一)治疗原则

积极控制感染,通畅气道,改善呼吸功能,纠正缺氧和二氧化碳潴留,控制呼吸衰竭和心力衰竭,防治并发症。

(二)治疗要点

1. 肺、心功能代偿期 采用中西医结合的综合治疗措施,延缓基础支气管、肺疾病的进展,增强患者的免疫功能,预防感染,减少或避免急性加重,加强康复锻炼和营养,需要时给予长期家庭氧疗或家庭无创呼吸机治疗等,以改善患者的生活质量。

2. 肺、心功能失代偿期 ①控制感染。②控制呼吸衰竭,给予扩张支气管、祛痰等治疗,合理氧疗纠正缺氧。③控制心力衰竭。④防治肺性脑病、酸碱失衡及电解质紊乱等并发症。

【健康指导】

1. 饮食指导 饮食指导对慢性肺源性心脏病的发展、预后起着重要的作用。

2. 休息与活动指导 在肺、心功能失代偿期,患者应绝对卧床休息,保持舒适的体位,避免压疮的发生。代偿期根据循序渐进、量力而行的原则,鼓励患者适当活动,活动量以患者不感觉疲劳、症状不加重为度。

3. 日常生活指导 坚持家庭合理氧疗;鼓励患者戒烟;指导患者进食高热量、高蛋白、高维生素、低糖饮食;病情缓解期,进行适当的体育锻炼和呼吸功能锻炼。

第五节　睡眠呼吸暂停低通气综合征

任 务 引 领

患者,男性,46岁。体重98 kg,吸烟25年,打鼾20年,近3年加重,晚上入睡后常憋气而醒,白天嗜睡,易疲劳、头晕、头痛及胸闷,工作效率低,近年患有高血压及早期冠心病。经多导睡眠图检查,夜间血氧饱和度最低为65%,呼吸紊乱指数为50,呼吸暂停最长间隔为110 s,诊断为阻塞型睡眠呼吸暂停低通气综合征(OSAHS)。耳鼻咽喉科检查软腭松弛,悬雍垂肥大,扁桃体Ⅱ度,咽侧束肥大,咽黏膜臃肿,鼻咽通道狭小,舌体大,舌根淋巴高度增生,婴儿型会厌、声门未能暴露。

请完成以下任务:

1. 通过学习,请归纳与总结该病例的主要临床表现。

2. 该患者的临床诊断是什么?

3. 请简单描述本病的常规检查项目。

睡眠呼吸暂停低通气综合征(sleep apnea hypopnea syndrome,SAHS)是多种原因导致睡眠状态下反复出现低通气和(或)呼吸中断,引起间歇性低氧血症伴高碳酸血症以及睡眠结构紊乱,进而使机体发生一系列病理生理改变的临床综合征。主要临床表现为睡眠打鼾伴呼吸暂停及日间嗜睡、疲乏等。随病情发展可导致高血压、冠心病、心律失常、脑血管意外、糖与脂类代谢紊乱及肺动脉高压等一系列并发症。由于低通气的临床后果及诊治与睡眠呼吸暂停相同,常常合称为 SAHS。

【定义和分型】

睡眠呼吸暂停是指睡眠过程中口鼻呼吸气流停止 10 s 或以上。其类型可分为:①中枢型睡眠呼吸暂停(CSA):无上气道阻塞,呼吸气流及胸腹部的呼吸运动均消失。②阻塞型睡眠呼吸暂停(OSA):上气道完全阻塞,呼吸气流消失但胸腹呼吸运动仍存在,常呈现矛盾运动。③混合型睡眠呼吸暂停(MSA):兼有两者的特点,两种呼吸暂停发生在同一患者。相应的综合征称为中枢型睡眠呼吸暂停综合征(CSAS)、阻塞型睡眠呼吸暂停综合征(OSAS)和混合型睡眠呼吸暂停综合征(MSAS),临床上以 OSAS 最为常见。

低通气(hypopnea)是指睡眠过程中口鼻气流较基础水平降低≥30%伴动脉血氧饱和度(SaO_2)减低≥4%;或口鼻气流较基础水平降低≥50%伴 SaO_2 减低≥3%或微觉醒。由于低通气的临床后果及诊治与睡眠呼吸暂停相同,常常合称为 SAHS。

SAHS 是指每夜 7 h 睡眠过程中呼吸暂停和(或)低通气反复发作 30 次以上或睡眠呼吸暂停低通气发作≥5 次/时并伴有白天嗜睡等临床症状。每小时呼吸暂停低通气的次数称为睡眠呼吸暂停低通气指数,简称呼吸暂停低通气指数(apnea-hypopnea index,AHI),结合临床症状和并发症的发生情况,可用于评估病情的严重程度。

【病因和发病机制】

1. 中枢型睡眠呼吸暂停低通气综合征(CSAS)　原发性较为少见,常继发于各种中枢神经系统疾病、脑外伤、充血性心力衰竭、麻醉和药物中毒等。中枢型睡眠呼吸暂停综合征的发生主要与呼吸中枢呼吸调控功能的不稳定性增强有关。

2. 阻塞型睡眠呼吸暂停低通气综合征(OSAHS)　最常见的睡眠呼吸疾病。其发病有家庭聚集性和遗传倾向,多数患者肥胖或超重,存在上呼吸道包括鼻、咽部位的解剖狭窄,如变应性鼻炎、鼻息肉、扁桃体腺样体肥大、软腭下垂松弛、悬雍垂过长过粗、舌体肥大、舌根后坠、下颌后缩、颞颌关节功能障碍和小颌畸形等。部分内分泌疾病如甲状腺功能减退症、肢端肥大症常合并 OSAHS。

【临床表现】

临床特点主要包括睡眠时打鼾、他人目击的呼吸暂停和日间嗜睡。患者多伴发不同器官的损害,生活质量受到严重影响。

(一)夜间临床表现

1. 打鼾　表现为鼾声响亮且不规律,伴间歇性呼吸停顿,往往是鼾声—气流停止—喘气—鼾声交替出现。夜间或晨起口干是自我发现夜间打鼾的可靠征象。

2. 呼吸暂停　是主要症状,多为同室或同床睡眠者发现患者有呼吸间歇停顿现象。一般气流中断的时间为数十秒,个别长达 2 min 以上,多伴随大喘气、憋醒或响亮的鼾声而终止。患者多有胸腹呼吸的矛盾运动,严重者可出现发绀、昏迷。

3. 憋醒　多数患者只出现脑电图觉醒波,少数会突然憋醒而坐起,感觉心慌、胸闷、心前区不适,深快呼吸后胸闷可迅速缓解,有时伴胸痛,症状与不稳定型心绞痛极其相似。

4. 多动不安　患者夜间睡眠多动与不宁,频繁翻身,肢体舞动甚至因窒息而挣扎。

5. 夜尿增多　以老年人和重症者表现最为突出。

6. 睡眠行为异常　表现为磨牙、惊恐、呓语、幻听和做噩梦等。

(二)白天临床表现

1. 嗜睡　是主要症状,也是患者就诊最常见的主诉。入睡快是较敏感的征象。

2. 疲倦乏力　患者常感睡觉不解乏,醒后没有清醒感。白天疲倦乏力,工作效率下降。

3. 认知行为功能障碍　注意力不集中,精细操作能力下降,记忆力、判断力和反应能力下降,症状严重时不能胜任工作,可加重老年痴呆症状。

4. 头痛头晕　常在清晨或夜间出现,隐痛多见,不剧烈,可持续 $1\sim2$ h。与血压升高、高 CO_2 致脑血管扩张有关。

5. 个性变化　烦躁、易激动、焦虑和多疑等,家庭和社会生活均受一定影响,可表现出抑郁症状。

6. 性功能减退　约有 10% 的男性患者可出现性欲减退甚至阳痿。

(三) 并发症及全身靶器官损害的表现

常并发高血压、冠心病、心律失常、肺动脉高压和肺源性心脏病、缺血性或出血性脑卒中、代谢综合征、心理异常和情绪障碍等症状和体征。

(四) 体征

多数患者肥胖或超重,可见颈粗短、下颌短小、下颌后缩,鼻甲肥大和鼻息肉、鼻中隔偏曲、口咽部阻塞、软腭肥大下垂、扁桃体和腺样体肥大、舌体肥大等。

【辅助检查】

1. 血常规及动脉血气分析　病程长、低氧血症严重者,血红细胞计数和血红蛋白含量可有不同程度的增加。

2. 多导睡眠图(polysomnography,PSG)　多导生理记录仪进行睡眠呼吸监测是确诊 SAHS 的主要手段,通过监测可确定病情严重程度及分型,并与其他睡眠疾病相鉴别,评价各种治疗手段对 OSAHS 的疗效。

3. 胸部 X 线检查　并发肺动脉高压、高血压、冠心病时,可有心影增大,肺动脉段突出等相应表现。

4. 肺功能检查　表现为限制性肺通气功能障碍,流速容量曲线的吸气部分平坦或出现凹陷。

5. 心电图及超声心动图检查　有高血压、冠心病时,出现心肌肥厚、心肌缺血或心律失常等变化。动态心电图检查发现夜间心律失常提示 OSAHS 的可能。

【诊断要点】

根据患者睡眠时打鼾伴呼吸暂停、白天嗜睡、肥胖、颈围粗、上气道狭窄及其他临床症状可做出 OSAHS 临床初步诊断。PSG 监测 AHI≥5 次/时,伴有日间嗜睡等症状者可确定诊断。

【治疗原则和治疗要点】

(一) 治疗原则

睡眠呼吸暂停低通气综合征的治疗目的是消除睡眠低氧和睡眠结构紊乱,改善临床症状,防止并发症的发生,提高患者生活质量,改善预后。

(二) 治疗要点

主要包括减肥、改变睡眠体位、戒烟酒、纠正引起 OSAHS 或使之加重的基础疾病,可采用无创正压通气治疗、口腔矫治器治疗、手术治疗。

【健康指导】

(1) 增强体育锻炼,保持良好的生活习惯。

(2) 戒烟酒,杜绝睡前饮酒,禁止服用镇静、安眠药物。

(3) 对于肥胖者,要积极减轻体重,加强运动。

(4) 鼾症患者多有血氧含量下降,故常伴有高血压、心律紊乱、血液黏稠度增高,心脏负担加重,容易导致心脑血管疾病的发生,所以要重视血压的监测,按时服用降压药物。

(5) 采取侧卧位睡眠姿势,尤以右侧卧位为宜,避免在睡眠时舌、软腭、悬雍垂松弛后坠,加重上气道堵塞。

(6) 手术后的患者要以软食为主,勿食过烫的食物。避免剧烈活动。

第六节　呼吸衰竭

任务引领

患者,男性,72岁。咳嗽、咳痰13年,伴活动后气促、乏力5年,复发10余天。患者于13年诊断为"双肺空洞性肺结核",予以"异烟肼、利福平、吡嗪酰胺、乙胺丁醇"抗结核治疗。5年前患者在上坡、爬楼等活动时出现气促、心累,症状明显,经休息后可缓解。10多天前患者因受凉后又出现咳嗽、咳白色泡沫样痰,未引起重视。1天前咳嗽症状加重、咳大量黄色脓痰,咳痰费力,伴发热,体温最高达38.5 ℃,全身乏力,动则气促、心累症状明显。无畏寒、寒战、无胸痛、无咳血或痰中带血等症状,为求进一步诊治,来院进一步治疗。

请完成以下任务:

1. 通过学习,请归纳与总结该病例的主要临床表现。

2. 该患者的临床诊断是什么?

3. 请归纳一下该病例做了哪些辅助检查? 请简单描述本病的常规检查项目。

呼吸衰竭(respiratory failure)是指各种原因引起的肺通气和(或)换气功能严重障碍,使静息状态下亦不能维持足够的气体交换,导致低氧血症伴(或不伴)高碳酸血症,进而引起一系列病理生理改变和相应临床表现的综合征。其临床表现缺乏特异性,明确诊断有赖于动脉血气分析:在海平面、静息状态、呼吸空气条件下,动脉血氧分压(PaO_2)<60 mmHg,伴或不伴二氧化碳分压($PaCO_2$)>50 mmHg,可诊断为呼吸衰竭。

一、病因、发病机制和病理

(一) 病因

1. 气道阻塞性病变　气管-支气管的炎症、痉挛、肿瘤、纤维化瘢痕等均可引起气道阻塞。

2. 肺组织病变　各种累及肺泡和(或)肺间质的病变,使有效弥散面积减少、肺顺应性降低、通气/血流比例失调,导致缺氧或合并CO_2潴留。

3. 肺血管疾病　肺栓塞、肺血管炎等可引起通气/血流比例失调,或部分静脉血未经氧合直接流入肺静脉,导致呼吸衰竭。

4. 心脏疾病　各种缺血性心脏疾病、严重心瓣膜疾病、心肌病、心包疾病、严重心律失常等均可导致通气和换气功能障碍,从而导致缺氧和(或)CO_2潴留。

5. 胸廓与胸膜病变　限制胸廓活动和肺扩张,导致通气不足及吸入气体分布不均,从而发生呼吸衰竭。

6. 神经肌肉疾病　各种原因导致呼吸中枢受抑制或呼吸肌受损,造成呼吸肌无力、疲劳、麻痹,因呼吸动力下降而发生肺通气不足。

(二) 发病机制

1. 低氧血症和高碳酸血症的发生机制　各种病因通过肺通气不足、弥散障碍、通气/血流比例失调、肺内动-静脉解剖分流增加、耗氧量增加五个主要机制,使通气和(或)换气过程发生障碍,导致呼吸衰竭。

2. 低氧血症和高碳酸血症对机体的影响　低氧血症和高碳酸血症能够影响全身各系统脏器的代谢、功能甚至使组织结构发生变化。

二、分类

(1) 按照动脉血气分析结果分为 I 型呼吸衰竭和 II 型呼吸衰竭,前者 $PaO_2 < 60$ mmHg,$PaCO_2$ 降低或正常,主要见于严重肺部感染性疾病、间质性肺疾病、急性肺栓塞等;后者 $PaO_2 < 60$ mmHg,同时伴有 $PaCO_2 > 50$ mmHg,系肺泡通气不足所致,见于慢性阻塞性肺疾病。

(2) 按照发病急缓分为急性呼吸衰竭和慢性呼吸衰竭,急性呼吸衰竭主要见于某些突发的致病因素,如严重肺疾病、创伤、休克、电击、急性气道阻塞等,可使肺通气和(或)换气功能迅速出现严重障碍,短时间内即可发生呼吸衰竭。慢性呼吸衰竭是慢性肺疾病使呼吸功能损害逐渐加重,经过较长时间发展为呼吸衰竭。

(3) 按照发病机制可分为通气性呼吸衰竭和换气性呼吸衰竭,也可分为泵衰竭和肺衰竭。

三、临床表现

呼吸衰竭的临床表现主要是低氧血症所致的呼吸困难和多脏器功能障碍。

1. 呼吸困难　呼吸衰竭最早出现的症状。可表现为频率、节律和幅度的改变。中枢性疾病或中枢神经抑制性药物所致的呼吸衰竭,表现为呼吸节律改变,如潮式呼吸、比奥呼吸等。

2. 发绀　缺氧的典型表现,当动脉血氧饱和度低于 90% 时,可在口唇、指甲等处出现发绀。

3. 精神神经症状　急性缺氧可出现精神错乱、躁狂、昏迷、抽搐等症状。如合并急性 CO_2 潴留,可出现嗜睡、淡漠、扑翼样震颤,甚至呼吸骤停。

4. 循环系统表现　多数患者有心动过速;严重低氧血症和酸中毒可导致心肌损害,亦可引起周围循环衰竭、血压下降、心律失常、心搏骤停。

5. 消化和泌尿系统表现　严重呼吸衰竭对肝、肾功能都有变化。

四、诊断要点

除原发疾病、低氧血症及 CO_2 潴留所致的临床表现外,呼吸衰竭的诊断主要依靠动脉血气分析。而结合肺功能、胸部影像学和纤维支气管镜等检查对于明确呼吸衰竭的原因至关重要。

1. 动脉血气分析　对判断呼吸衰竭和酸碱失衡的严重程度及指导治疗均具有重要意义。当 $PaCO_2$ 升高、pH 值正常时,称为代偿性呼吸性酸中毒;若 $PaCO_2$ 升高、pH < 7.35,则称为失代偿性呼吸性酸中毒。

2. 肺功能检测　呼吸肌功能测试能够提示呼吸肌无力的原因和严重程度。

3. 胸部影像学检查　包括普通 X 线胸片、胸部 CT 和放射性核素肺通气/灌注扫描、肺血管造影及超声检查等。

4. 纤维支气管镜检查　对明确气道疾病和获取病理学证据具有重要意义。

五、治疗原则和治疗要点

(一) 治疗原则

加强呼吸支持,包括保持气道通畅、纠正缺氧和改善通气等;呼吸衰竭病因和诱因的治疗;加强一般支持治疗以及对其他重要脏器功能的监测与支持。

(二) 治疗要点

(1) 保持气道通畅。

(2) 氧疗。

（3）应用呼吸兴奋剂、机械通气等，增加通气量、改善 CO_2 潴留。

（4）病因治疗。

（5）一般支持疗法。

（6）其他重要脏器功能的监测与支持。

六、健康指导

1. 减少能量消耗 解除支气管痉挛，消除支气管黏膜水肿，减少支气管分泌物，降低气道阻力，减少能量消耗。

2. 改善机体的营养状况 提高碳水化合物、蛋白质及各种维生素的摄入量。

3. 坚持锻炼 每天做呼吸体操，增强呼吸肌的活动功能。

（李跃平）

第十四章　循环系统疾病

学习目标

1. 识记　能够准确说出循环系统疾病的主要临床表现；能简要描述循环系统疾病的常规辅助检查；能简要说出循环系统疾病的治疗方案。

2. 理解　能够用自己的语言描述循环系统疾病的主要临床表现；明确典型病例的临床特点，并可分析其异常改变的原因。

3. 应用　能够自觉将医疗规范与康复理念贯穿于疾病治疗的全过程；能用所学知识与技能协助主治医生对患者的疾病康复进行指导。

第一节　心力衰竭

任务引领

患者，男性，63岁，因胸闷气短，双下肢水肿，反复发作8年，加重伴不能平卧6天。

入院查体：T 36.0 ℃，P 98次/分，R 26次/分，BP 100/80 mmHg。平卧时受限，双肺呼吸音粗，右下肺可闻及细小湿啰音。心尖搏动在左五肋间腋前线，心界明显扩大，P2＞A2，肝肋下6 cm，剑下8 cm，双下肢轻度凹陷性水肿。心电图示窦性心律。心脏彩超：LA 49 mm，LV 83 mm，RA 42 mm，RV 40 mm，EF 32％。

请完成以下任务：

1. 请给本病例做出正确诊断。

2. 拟出最佳治疗方案。

心力衰竭（心衰）是一种病理生理状态，是指各种心脏疾病引起的心脏功能减退，在有适量静脉回流的情况下，心脏不能泵出适量的血液以满足机体代谢的需要，产生以水、钠潴留和周围组织血液灌注不足为特征的临床综合征。临床上出现静脉回流受阻，器官淤血，组织血液灌注不足，又称为充血性心力衰竭。如心功能不全发生在长期代偿失调以后，为慢性充血性心力衰竭，如果心功能减退发生急骤，心脏不能充分代偿，致心排血量急剧下降，称为急性心功能不全，常表现为急性肺水肿，如伴有急性心肌梗死或严重心肌病变则出现急性泵衰竭和心源性休克。临床上根据心力衰竭发生的部位分为左心、右心和全心衰竭。按心排血量的绝对或相对下降，可分为低排血量性心力衰竭和高排血量性心力衰竭。按心力衰竭发生的病理生理基础又分为收缩功能不全和舒张功能不全。本节重点讲述慢性心力衰竭。

一、病因和发病机制

（一）原发性心肌舒缩功能障碍

1. 缺血性心肌损害　冠心病、心肌缺血、心肌梗死是引起心力衰竭常见的原因，一般预后较差。

2. 心肌炎和心肌病　各种类型的心肌炎和心肌病均可引起，如弥漫性心肌炎、扩张型心肌病、肥厚型心肌病及结缔组织病的心肌损害等。

3. 心肌代谢障碍　以糖尿病性心肌病多见，严重的维生素 B_1 缺乏、心肌淀粉样变性等少见。

（二）心脏负荷过重

1. 压力负荷（后负荷）过重　即收缩期负荷过重，是指心脏在收缩时所承受的阻抗负荷增加。包括：①左心室后负荷过重，见于高血压、主动脉瓣狭窄等。②右心室后负荷过重：见于二尖瓣狭窄、慢性阻塞性肺气肿导致的肺动脉高压、肺栓塞等。

2. 容量负荷（前负荷）过重　即舒张期负荷过重，是指心脏在舒张期所承受的容量负荷过大。包括：①左心室负荷过重，见于心脏瓣膜关闭不全造成血液反流，如主动脉瓣关闭不全、二尖瓣关闭不全；②右心室负荷过重，见于心脏及动、静脉分流性疾病，如房间隔缺损、室间隔缺损、动脉导管未闭等。

3. 心室舒张期充盈受限（心室前负荷不足）　常见于心室舒张期顺应性降低如高血压心肌肥厚、心包缩窄或填塞、限制性心肌病等，心室充盈受限，使前负荷不足，体循环与肺循环淤血出现心力衰竭。

二、诱因

多数心力衰竭的发生有明显的诱因，常见的诱因如下：①感染是最重要的诱因，呼吸道感染最常见。②快速型心律失常和重症缓慢型心律失常。③心脏负荷过重。④妊娠和分娩。⑤不适当的药物治疗。⑥出血、贫血、肺梗死、心室壁瘤、乳头肌功能失调等其他因素。

三、临床表现

临床上左心衰竭较常见，单纯右心衰竭较少见。一般左心衰竭后继发右心衰竭，称为全心衰竭，临床上更多见。

（一）左心衰竭

左心衰竭主要表现为肺淤血及心排血量降低所致的临床综合征。

1. 症状

（1）呼吸困难：左心衰竭较早出现的主要症状，其表现形式包括：①劳力性呼吸困难：左心衰竭最早出现的症状，开始仅发生在较重的体力活动时，休息后可缓解。②夜间阵发性呼吸困难：多发生在夜间熟睡 $1\sim2\ h$ 后突然憋醒，患者被迫采取坐位，轻者坐位后可缓解。③端坐呼吸：肺淤血达到一定程度时，患者因呼吸困难不能平卧而被迫采用高枕、半坐卧位或坐位以减轻或缓解呼吸困难。④急性肺水肿。

（2）咳嗽、咳痰、咯血：多在体力活动或夜间平卧时出现或加重，咳白色浆液性泡沫样痰。

（3）疲乏、无力、头昏、心悸：因心排血量减少，组织、器官灌注不足以及反射性交感神经兴奋、心率代偿性增快所致。

（4）少尿及肾功能损害：严重的左心衰竭血液进行再分配时，首先是肾脏血流量明显减少，患者出现少尿，长期慢性肾血流量减少则出现血尿素氮、肌酐升高同时伴有肾功能不全的相应症状。

2. 体征　包括：①原有心脏病体征：常有心率增快，心尖区舒张期奔马律和肺动脉瓣区第二心音亢进。②左心室增大，心尖搏动向左下移位，在心尖部可闻及收缩期杂音。③交替脉：脉搏强弱交替，轻者仅在测血压时发现。④肺部啰音伴哮鸣音，这是左心衰竭的重要体征之一。

（二）右心衰竭

右心衰竭以体静脉淤血为主要表现。

1. 症状 ①长期消化道淤血引起恶心、呕吐、便秘及上腹部隐痛症状。②肾淤血：引起少尿，夜尿增多，蛋白尿和不同程度肾功能减退。③肝淤血：早期引起上腹部饱胀不适，后期可出现上腹及右季肋部疼痛。④持续慢性右心衰竭可致黄疸及心源性肝硬化。

2. 体征 ①原有心脏病体征。②颈静脉充盈或怒张、肝-颈静脉反流征阳性。③右心室显著增大时，剑突下常可见明显搏动。④肝大和压痛。⑤水肿是右心衰竭的重要体征，出现于身体最低垂的部位，严重时可出现胸腔积液、腹腔积液和心包积液。⑥发绀：周围型发绀。⑦晚期可出现营养不良、消瘦甚至恶病质。

（三）全心衰竭

右心衰竭继发于左心衰竭而形成全心衰竭时，左心衰竭的肺淤血临床表现减轻。

（四）心功能分级

美国纽约心脏病学会将心功能划分为四级。

Ⅰ级：患者有心脏病但活动量不受限制，平时一般活动不引起疲乏、心悸、呼吸困难或心绞痛。

Ⅱ级：患者有心脏病，体力活动轻度受限制，休息时无自觉症状，但平时一般的活动可出现疲乏、心悸、呼吸困难或心绞痛。

Ⅲ级：患者有心脏病，体力活动明显受限，轻度活动即可出现心悸、气短及心绞痛。

Ⅳ级：心脏病患者不能从事任何体力活动，即使平卧休息时也感心悸、气短等心力衰竭症状，稍活动后症状可加重。

四、实验室检查和其他辅助检查

1. 静脉压增高 肘静脉压超过 1.4 kPa，提示右心衰竭。

2. 尿常规及肾功能 轻度蛋白尿，尿中有少量透明或颗粒管型和少量的红细胞，可有轻度的氮质血症。

3. X 线检查 心影大小及外形为心脏病的病因诊断提供参考资料。肺淤血的程度可判断左心衰竭的严重程度。

4. 超声心动图检查 能准确提供各心腔大小变化及心瓣膜结构及室壁运动情况。

五、诊断

典型的心力衰竭诊断并不困难。左心衰竭可依据原有心脏病的体征及肺淤血引起不同程度呼吸困难等进行诊断，右心衰竭可依据原有心脏病的体征及体循环淤血引起的颈静脉怒张、肝大、水肿等进行诊断（表 14-1），全心衰竭可依据原有心脏病的体征及左、右心衰竭表现而进行诊断。但若临床上出现以下有关表现时也可考虑早期心力衰竭。

表 14-1 心包积液、缩窄性心包炎与右心衰竭的鉴别

鉴 别 点	右 心 衰 竭	缩窄性心包炎	心 包 积 液
心脏病史	有	无	无
体征	心界向左侧扩大，三尖瓣区有收缩期杂音	心界正常，心音减轻，心包叩击音，多有奇脉	心界向两侧扩大，心音遥远，有奇脉
X 线检查	心影向左扩大，心尖搏动与心浊音界左缘一致	心影大小正常，左、右心缘变直，常见心包钙化	心影向两侧扩大，心尖搏动在心浊音界左缘内侧，无肺淤血
心包 B 超液性暗区	无	无	有

1. 症状　早期症状多不明显或未引起重视。如：①疲乏无力；②窦性心动过速、面色苍白、出汗；③劳力性呼吸困难和夜间阵发性呼吸困难。

2. 体征　肺底部呼吸音减弱及（或）细小湿啰音为肺淤血的早期征象。交替脉是左心衰竭的早期体征，颈静脉充盈为右心衰竭的早期体征。

3. 辅助检查　胸片显示两肺中上野肺静脉纹理增粗或看到 Kerley 线，对早期心力衰竭的诊断有重要意义。

六、治疗

采取综合治疗措施，包括病因治疗、一般治疗、药物治疗等。

（一）病因治疗

1. 基本病因的治疗　对所有可能导致心脏功能受损的常见疾病如高血压、冠心病、糖尿病、代谢综合征等，在尚未造成心脏器质性改变前即应早期进行有效的治疗。

2. 消除诱因　常见的诱因为感染，特别是呼吸道感染，应积极选用适当的抗菌药物治疗。

（二）一般治疗

1. 休息　控制体力活动，避免精神刺激。应鼓励心力衰竭患者主动运动，从床边小坐开始逐步增加症状限制性有氧运动。

2. 改善生活方式　如戒烟、戒酒；肥胖症患者控制体重；控制钠盐摄入等。

（三）药物治疗

1. 利尿剂的应用　利尿剂是心力衰竭治疗中最常用的药物，通过排钠排水减轻心脏的容量负荷。常用的利尿剂：①噻嗪类利尿剂：以氢氯噻嗪为代表。②袢利尿剂：以呋塞米（速尿）为代表。③保钾利尿剂：常用的有螺内酯（安体舒通）、氨苯蝶啶。

2. 肾素-血管紧张素-醛固酮系统抑制剂

（1）血管紧张素转换酶抑制剂：长效制剂如卡托普利、贝那普利等。血管神经性水肿、无尿性肾功能衰竭、妊娠哺乳期妇女及对 ACE 抑制药物过敏者禁用本类药物。双侧肾动脉狭窄、血肌酐水平明显升高、高钾血症及低血压者应慎用。

（2）血管紧张素Ⅱ受体阻滞剂（ARB）：如氯沙坦、缬沙坦等。

3. β受体阻滞剂　常用美托洛尔、比索洛尔、卡维地洛等。禁忌证为支气管痉挛性疾病、心动过缓、Ⅱ度及Ⅱ度以上房室传导阻滞。

4. 正性肌力药

（1）洋地黄类药物：常用的洋地黄制剂为地高辛、毛花苷 C 及毒毛花苷 K 等。应用洋地黄的适应证：各种充血性心力衰竭是主要适应证，在使用利尿剂、ARB 和 β 受体阻滞剂治疗过程中持续有心力衰竭症状的患者，可考虑加用地高辛。

①洋地黄中毒表现：最重要的反应是各类心律失常，最常见者为室性期前收缩。快速房性心律失常又伴有传导阻滞是洋地黄中毒的特征性表现。

②洋地黄中毒的处理：发生洋地黄中毒后应立即停药；血钾浓度低则可静脉补钾；血钾浓度不低可用利多卡因或苯妥英钠；有传导阻滞及缓慢性心律失常者可用阿托品。

（2）非洋地黄类正性肌力药：常用多巴胺、多巴酚丁胺，应从小剂量开始。

七、预后

心力衰竭的预后与病因、诱因、所接受的治疗等因素有关，但更主要的是取决于心力衰竭的程度。因此心脏病患者应早期诊断、早期治疗，保护心功能，积极预防心力衰竭的发生。一旦发生心力衰竭要尽早进行正规治疗，以免延误病情。

知识拓展

急性心力衰竭

急性心力衰竭是指由心脏急性病变引起心肌收缩力明显降低，或心室负荷加重而导致急性心排血量急剧下降，甚至丧失排血功能，导致组织器官灌注不足和急性肺淤血综合征。临床上最常见的是急性左心衰竭，表现为急性肺水肿（急性肺淤血），如抢救不及时可发生心源性休克或心脏停搏，是内科急危重症。

【病因和发病机制】

（1）急性心肌弥漫性缺血损害，导致心肌收缩无力，常见于急性广泛前壁心肌梗死、急性心肌炎等。

（2）急性机械性阻塞，如严重的二尖瓣或主动脉瓣狭窄、左心室流出道梗阻、二尖瓣口黏液瘤或血栓嵌顿主动脉总干或大分支的栓塞、急进型高血压，致使心脏后负荷急剧增加，排血严重受阻。

（3）急性心脏容量负荷过重，如由于外伤、急性心肌梗死、感染性心内膜炎等引起乳头肌功能失调、腱索断裂、瓣膜穿孔、室间隔穿孔等，以及输血输液过多过快，使心脏负荷突然显著加重。

（4）骤起的心室舒张受阻，如急性大量心包积液或积血所致的急性心脏压塞，使心室充盈减少，心排血量下降。

（5）严重的心律失常，如心室纤颤或严重快速心律失常，包括其他室性与室上性的心律失常以及显著的心动过缓等，可引起严重血流动力学改变，使心脏暂停排血或心排血量显著减少。

【临床表现】

起病急骤，以急性肺水肿为主要表现。患者突然出现严重呼吸困难、端坐呼吸、烦躁不安并伴有恐惧感、窒息感。面色青灰、口唇发绀、大汗淋漓、频频咳嗽，常咳出泡沫样痰，严重时咳出粉红色泡沫样痰，有时痰量很多，可从口腔、鼻腔涌出，发作时心率和脉搏增快，血压开始时可升高，以后降至正常或者低于正常，两肺满布大、中水泡音和哮鸣音，心尖部可闻及奔马律及肺动脉瓣第二心音亢进，但常被肺部啰音掩盖。若病情继续加重，则出现血压下降，脉搏细弱，最后出现神志模糊甚至昏迷，终可因休克或窒息而死亡。

【诊断】

急性左心功能不全典型者，可依据突然严重的呼吸困难、端坐呼吸、咳粉红色泡沫样痰，以及两肺满布湿啰音、心尖部奔马律、X线典型表现，结合病因诊断，一般诊断不难。

【治疗】

急性肺水肿是内科急危重症之一，治疗必须早期、及时、速效。治疗原则：①降低左心房压和（或）左心室充盈压；②增加左心室心搏量；③减少循环血量；④减少肺泡内液体渗入，改善呼吸气体交换。

1. 体位　两腿下垂，使下肢静脉回流减少，减少回心血量。

2. 给氧　①面罩给氧时，将20%～30%酒精溶液放入氧气筒的湿化瓶内，与氧同时吸入，开始氧流量为2～3 L/min，以后可渐增至6 L/min，并保持此速度。②鼻导管给氧：在湿化瓶内加入40%～70%酒精以消除泡沫。③用浓度超过20%的酒精做雾化吸入，是治疗肺水肿常用的一种有效措施。

3. 镇静　吗啡有扩张动脉、静脉的作用，可以减轻前后负荷，另外可使血液循环中儿茶酚胺水平下降，解除焦虑。

4. 快速利尿　呋塞米20～40 mg或依他尼酸钠25～50 mg加入葡萄糖溶液静脉推注。

　　5. 扩血管药物　静脉滴入硝普钠可减轻前后负荷；酚妥拉明可扩张小动脉；舌下含化或静脉滴注硝酸甘油可减轻前负荷，降低肺毛细血管楔压或左心房压，迅速缓解症状。

　　6. 强心剂　对2周内未用过洋地黄者可给予毛花苷C。冠心病、急性心肌梗死患者发生急性左心衰竭，一般在急性心肌梗死24 h内不宜用洋地黄类药物，对二尖瓣狭窄所致肺水肿者，洋地黄类药物无效。

　　7. 其他治疗　静脉滴注氨茶碱解除支气管痉挛，减轻呼吸困难，静脉滴注或静脉推注地塞米松可缓解支气管痉挛。

扫码看课件

第二节　原发性高血压

任务引领

　　患者，男性，58岁，因间断头晕、耳鸣2年，加重伴头痛1天于2009年11月5日入院。入院查体：T 36.7 ℃，P 85次/分，R 24次/分，BP 190/110 mmHg。双肺呼吸音清，未闻及杂音。心音有力、心律齐，各瓣膜听诊区未闻及病理性杂音。腹柔软，无压痛、反跳痛及肌紧张。ECG未见明显异常。抽血化验大致正常。头CT未见异常。

　　请完成以下任务：

　　1. 此病的临床诊断是什么？

　　2. 目前可应用哪些药物治疗本病？

　　高血压是以体循环动脉收缩压和(或)舒张压增高为主要表现的临床综合征，是常见的心血管疾病之一。我国采用国际上统一的标准，即收缩压＞140 mmHg和(或)舒张压＞90 mmHg即诊断为高血压。高血压可分为原发性高血压和继发性高血压两大类。

　　原发性高血压，又称高血压病，患者除了可引起高血压本身有关的症状以外，长期高血压患者可引起有害的血管重塑，影响重要脏器如心、脑、肾的功能，最终导致这些器官的功能衰竭，是心血管疾病死亡的主要原因之一。

一、流行病学

　　高血压是当今世界上流行情况较为严重的心血管疾病。不同地区、种族及年龄的高血压发病率不同。工业化国家较发展中国家高，西方国家患病率为15％～20％，同一国家不同种族之间也有差异，如美国黑人的高血压患病率约为白人的两倍。近年来高血压的发生呈明显上升趋势，我国现有高血压患者约一亿人，患病率城市高于农村，北方高于南方，高原、少数民族地区患病率也较高。老年人较常见，性别对高血压患病率的影响不大，青年期男性略高于女性，绝经期后女性稍高于男性。

二、病因和发病机制

　　病因尚未阐明，目前主要认为是在一定的遗传背景下，多种后天环境因素作用使正常血压调节机制失去平衡所致。

1. 血压的调节机制失去平衡　略。

2. 遗传因素　原发性高血压具有遗传易感性,有聚集于某些家族的倾向。

3. 高钠膳食因素　研究提示膳食中高钠、低钾、低钙和低镁,肥胖,吸烟过量和饮酒也与高血压的发病有关。

4. 肾素-血管紧张素系统(RAS)　血管壁、心脏、中枢神经、肾脏及肾上腺等组织中均有 RAS 各成分的 mRNA 表达,并有 AT-Ⅱ受体存在,说明组织中 RAS 自成系统,在高血压的发生和发展中占有比循环 RAS 更重要的地位。

5. 中枢神经系统和自主神经　长期从事紧张工作的劳动者易引起高血压。

6. 肥胖与胰岛素抵抗　大多数高血压患者空腹胰岛素水平增高,而糖耐量有不同程度的降低,提示有胰岛素抵抗现象。

7. 血管内皮功能异常　高血压时,一氧化氮生成减少,而内皮素增加,血管平滑肌细胞对收缩因子反应增强,血压增高。

8. 自身免疫学说　血管紧张素ⅡAT-Ⅰ受体抗体和肾上腺素能受体抗体与相应的受体结合可激动受体而起到类似血管紧张素Ⅱ和肾上腺素的作用,使血压升高。

三、病理

早期仅表现为心排血量和全身小动脉张力的增加,并无明显病理学改变。随着高血压持续及病程进展即可引起全身小动脉玻璃样变,中层平滑肌细胞和纤维组织增生,管壁增厚、变硬,管腔狭窄,使高血压维持和发展,进而导致重要靶器官如心脏、脑、肾缺血损伤。同时,高血压可促进动脉粥样硬化的形成及发展。

1. 心脏　持续外周血管阻力升高,使左心室肥厚扩大,称为高血压性心脏病。晚期心腔扩大,最终可发生心力衰竭。长期高血压可促使冠状动脉粥样硬化而发生冠心病,严重高血压常引起主动脉夹层破裂。

2. 脑　脑部小动脉硬化及粥样斑块破溃形成溃疡可致腔隙性脑梗死。长期高血压也可导致脑中型动脉粥样硬化,可并发脑血栓。急性血压升高时可引起脑小动脉痉挛、缺血、渗出,导致高血压脑病。脑血管结构薄弱,易形成微动脉瘤,当压力升高时可破裂致脑出血。

3. 肾小球　入球小动脉玻璃样变和纤维化,引起肾实质缺血,肾单位萎缩、消失,重者引起肾功能衰竭。恶性高血压时,入球小动脉及小叶间动脉发生增殖性内膜炎及纤维素样坏死,患者在短期内出现肾功能衰竭。

4. 视网膜　视网膜小动脉可从痉挛发展到硬化,引起视网膜出血和渗出。

5. 眼底检查　目前采用 Keith-Wagener 眼底分级法。Ⅰ级:视网膜动脉变细、反光增强。Ⅱ级:视网膜动脉狭窄、动静脉交叉压迫。Ⅲ级:在Ⅱ级病变基础上有眼底出血、棉絮状渗出。Ⅳ级:在Ⅲ级病变基础上发生视乳头水肿。缓进型高血压以Ⅰ、Ⅱ级眼底变化为主,而急进型高血压则以Ⅲ、Ⅳ级眼底变化为主。

四、临床表现及并发症

(一)一般表现

早期常无症状,多偶于体检时发现血压升高,少数患者则在发生心、脑、肾等并发症后才被发现。高血压患者可有头痛、头晕、头胀、眩晕、眼胀、疲劳、心悸、耳鸣等症状,但症状轻重与血压水平并不一定相关,且常在患者得知患有高血压后才注意到。体检时可听到主动脉瓣第二心音亢进或呈金属音、主动脉瓣区收缩期杂音或收缩早期喀喇音。长期持续高血压可有左心室肥厚并可闻及第四心音。高血压后期的临床表现常与心、脑、肾功能不全或视网膜病变,主动脉等靶器官损害有关。

(二)并发症

主要是心脏、脑、肾及血管受累的表现。

（1）心脏：长期高压工作，可致左心室肥厚、扩大，最终导致充血性心力衰竭。病程长者体检时可见心尖抬举样冲动，心界向左下扩大，主动脉第二心音亢进或有金属音。高血压可促使冠状动脉粥样硬化的形成及发展并使心肌耗氧量增加，患者起初表现为劳力性呼吸困难，继而出现夜间阵发性呼吸困难等左心衰竭和急性肺水肿表现，部分患者出现心绞痛、心肌梗死及猝死。

（2）脑血管长期高血压可形成微动脉瘤，血压骤然升高可引起破裂而致脑出血。高血压也可促进脑动脉粥样硬化的发生，引起短暂性脑缺血发作及形成脑动脉血栓。血压极度升高可发生高血压脑病及高血压危象，表现为严重头痛、恶心、呕吐及不同程度的意识障碍、昏迷或惊厥，血压降低即可逆转。

（3）肾：长期持久的血压升高可致进行性肾小动脉硬化，肾单位萎缩或消失，可表现为多尿、夜尿、蛋白尿、肾功能损害，但肾功能衰竭并不常见。

（4）主动脉夹层高血压是驱使血液突破主动脉粥样硬化不稳定斑块进入夹层的主要原因，突发性胸部剧烈疼痛，向上可蔓延至颈部，向下可蔓延至会阴部是其特点。

五、实验室检查

（1）早期无异常变化，后期患者可出现尿常规异常，肾功能减退，胸部 X 线可见主动脉弓迂曲延长、左心室增大，心电图可见左心室肥厚劳损。部分患者可伴有血清总胆固醇、甘油三酯、低密度脂蛋白胆固醇增高和高密度脂蛋白胆固醇降低，亦常有血糖或尿酸水平增高。

（2）健康个体和多数高血压患者的血压呈现双峰、昼夜规律性变化。

六、原发性高血压危险度的分层

原发性高血压危险度的分层是以血压水平结合危险因素及合并的靶器官受损情况将患者分为低危组、中危组、高危组和极高危险组。治疗时不仅要考虑降压，还要考虑危险因素、靶器官损害的预防及逆转（表 14-2 和表 14-3）。

表 14-2　影响原发性高血压预后的因素

心血管疾病的危险因素	靶器官损害	相关临床情况
用于危险性分层的危险因素		
收缩压和舒张压的水平（1～3 级）		脑血管疾病
男性＞55 岁		缺血性脑卒中
女性＞65 岁		脑出血
总胆固醇＞6.5 mmol/L		短暂性脑缺血发作
糖尿病		心脏疾病（心肌梗死）
早发心血管疾病家族史	左心室肥厚	心绞痛
影响预后的其他危险因素	（心电图、超声心动图及 X 线）	冠状动脉血管重建术
高密度脂蛋白胆固醇降低	蛋白尿和（或）轻度血浆肌酐浓度升高	心力衰竭
低密度脂蛋白胆固醇升高	（106.1～176.8 μmmol/L）	肾脏疾病
糖尿病伴微量白蛋白尿	超声或 X 线证实有动脉粥样斑块（颈	糖尿病肾病
葡萄糖耐量异常	动脉、髂动脉、股动脉或主动脉）	肾功能衰竭（血肌酐浓度
肥胖	视网膜动脉狭窄	＞176.8 μmmol/L）
久坐不动的生活方式		血管疾病
病变		夹层动脉瘤
纤维蛋白原增高		有症状性动脉疾病
视乳头水肿		高血压性视网膜
高危社会经济人群		出血或渗出
高危地区		

表 14-3　定量预后的危险度分层

危险因素和病史	血 压/mmHg		
	1级（轻度）	2级（中度）	3级（重度）
无其他危险因素	低危	中危	高危
1～2 个危险因素	中危	中危	极高危
>3 个危险因素或靶器官损害或糖尿病	高危	高危	极高危
有并发症	极高危	极高危	极高危

七、高血压分级

根据血压增高的水平，可进一步将高血压分为三级（表 14-4）。

表 14-4　血压水平的定义和分类

类　　别	收缩压/mmHg		舒张压/mmHg
理想血压	<120	和	<80
正常血压	<130	和	<85
正常高值	130～139	和	85～89
1 级高血压	140～159	和/或	90～99
亚组:临界高血压	140～149	和/或	90～94
2 级高血压	160～179	和/或	100～109
3 级高血压	≥180	和/或	≥110
单纯收缩期高血压	≥140	和	<90
亚组:临界收缩期高血压	140～149	和	<90

注:当收缩压和舒张压分属于不同分级时,以较高的级别作为标准。

八、特殊临床类型

原发性高血压大多起病及进展缓慢,病程可长达十余年甚至数十年,症状轻微,可逐渐导致靶器官损害。但少数患者表现为急进重危,或具有特殊表现而构成不同的临床类型。

（一）恶性高血压

多为中、重度高血压发展而来,少数起病即为急进型,其发病机制尚不清楚。病理上以肾小动脉纤维样坏死为突出特征。临床特点:①发病及进展急骤,多见于中年、青年;②血压显著升高,舒张压持续≥130 mmHg;③头痛、视物模糊、眼底出血、渗出和视乳头水肿;④持续蛋白尿、血尿及管型尿,常伴肾功能不全;⑤进展迅速,如不及时治疗,预后差,可死于肾功能衰竭、脑卒中或心力衰竭。如有上述表现但无视乳头水肿,则称为急进型高血压。

（二）高血压危重症

1. 高血压危象　高血压患者在某些诱因(如突然的精神创伤、过度紧张、焦虑、疲劳、寒冷刺激及女性内分泌紊乱等)过度刺激引起交感神经活动亢进,血儿茶酚胺增高,周围血管阻力突然上升,血压急剧升高,收缩压可达到 260 mmHg,舒张压可达到 120 mmHg,称为高血压危象。临床表现为头痛、烦躁、面色苍白或潮红、多汗、眩晕、恶心、呕吐、心悸、气急及视物模糊等症状。伴靶器官病变者可出现心绞痛、肺水肿或高血压脑病。血压以收缩压显著升高为主,也可伴舒张压升高,且发作一般历时短暂,必须紧急处理,控制血压后病情可迅速好转,但易复发。

2. 高血压脑病　高血压脑病是指在高血压病程中发生急性脑血液循环障碍,引起脑水肿和颅内压增高而产生的临床征象。发生机制可能为过高的血压突破了脑血管的自身调节机制,导致脑灌注过多,液体渗入脑血管周围组织,引起脑水肿。临床表现有严重头痛、恶心、呕吐,轻者可仅有烦躁、意识模糊,严重者可发生抽搐、昏迷。

九、诊断与鉴别诊断

高血压的诊断标准前已叙及。诊断思路如下:①定性诊断:有赖于血压的正确测量,非同日休息 15 min 后测血压 3 次。②定量诊断与鉴别诊断:一旦诊断有高血压,必须进一步检查有无引起高血压的基础疾病存在,即鉴别是原发性高血压还是继发性高血压。如为原发性高血压,除进行病史及体格检查外,尚需做有关实验室检查以评估其危险因素及有无靶器官损害、相关的临床疾病等。如为继发性高血压则针对病因进行检查和治疗,常见的继发性病因包括肾实质病变、肾动脉狭窄、嗜铬细胞瘤、原发性醛固酮增多症、库欣综合征、主动脉缩窄、颅内高压、妊娠期高血压等。

十、治疗

积极应用非药物方法和(或)药物治疗高血压并将之控制在正常范围内,并有效地预防相关并发症的发生。

（一）降压治疗的基本原则

应紧密结合高血压的分级和危险分层设计个体化方案。①低危患者:以改善生活方式为主,如 6 个月后无效,再给予药物治疗;②中危患者:首先积极改善生活方式,同时观察患者的血压及其他危险因素数周,然后决定是否开始药物治疗;③高危患者:改善生活方式的同时必须立即给予药物治疗;④极高危患者:必须立即开始对高血压及并存的危险因素和临床情况进行强化治疗;⑤绝大多数患者需终身服药。

（二）降压治疗的目标

降压治疗的目标即降低血压,使血压降至正常或接近正常的水平,防止或减少心脑血管及肾脏并发症,降低病死率和病残率。只有缓慢而平稳地将血压降至目标水平以下,才可明显降低各种心脑血管事件的危险,从而减轻症状。

（三）非药物治疗

1. 控制体重　减轻体重有助于减轻胰岛素抵抗、糖尿病与高脂血症和延缓或逆转左心室肥厚的发生与发展。体重指数应控制在 24 kg/m^2 以下。

2. 合理膳食　主要包括限制钠盐摄入,减少膳食中的脂肪,严格限制饮酒,多吃蔬菜水果等富含维生素与纤维素类食物、摄入足量蛋白质和钾、钙、镁。

3. 适量运动　运动方案因人而异,需根据血压升高水平、靶器官损害和其他临床情况、年龄、气候条件而定,可根据年龄及体质选择散步、慢跑、快步走、太极拳等不同方式。

4. 保持健康心态　高血压患者应努力保持宽松、平和、乐观的健康心态。

（四）药物治疗

1. 药物治疗原则　①高血压是一种终身性疾病,一旦确诊后应坚持终身治疗;②自最小有效剂量开始,可视情况逐渐加量以获得最佳的疗效;③强烈推荐每天口服一次长效制剂,以保证 24 h 内稳定降压;④难以控制的高血压,应及早采取联合用药治疗。在药物发挥最大效果前过于频繁地改变治疗方案是不合理的。

2. 降压药物的选择　目前一线降压药物可归纳为六大类,即利尿剂、α 受体阻滞剂、β 受体阻滞剂、钙通道阻滞剂、ACE 抑制剂及 AT-Ⅱ 受体阻滞剂。

（1）利尿剂：适用于轻、中度高血压，尤其是老年人收缩期高血压及心力衰竭伴高血压的治疗。用药过程中需注意监测血液电解质变化。

（2）β受体阻滞剂：主要用于轻、中度高血压，尤其是静息时心率较快（＞80 次/分）的中青年患者或合并心绞痛、心肌梗死患者。急性心力衰竭、支气管哮喘、病态窦房结综合征、房室传导阻滞和外周血管病患者禁用。

（3）钙通道阻滞剂：可用于各种程度的高血压，在老年人高血压或合并稳定型心绞痛时尤为适用。在心力衰竭、窦房结功能低下或心脏传导阻滞患者中不宜应用，更要避免与β受体阻滞剂合用。

（4）ACE 抑制剂：适用于各种类型高血压，尤其对高血压合并左心室肥厚、左心室功能不全或心力衰竭、心肌梗死后、胰岛素抵抗、糖尿病肾损害、高血压伴周围血管病等。此类药物具有储钾作用，应注意监测血钾。

（5）AT-Ⅱ受体阻滞剂（ARB）：临床主要适用于 ACE 抑制剂不能耐受的患者。

（6）其他：复方降压片、北京降压 0 号、拉贝洛尔、利血平等，这些药物已用于临床多年并有一定的降压疗效。

3. 降压药的联合应用 较为理想的联合方案：①ACE 抑制剂（或 AT-Ⅱ受体阻滞剂）与利尿剂；②钙通道阻滞剂与β受体阻滞剂；③ACE 抑制剂与钙通道阻滞剂；④利尿剂与β受体阻滞剂；⑤α受体阻滞剂与β受体阻滞剂。

4. 不同人群的降压药物治疗

（1）老年高血压的治疗：利尿剂、长效二氢吡啶类、β受体阻滞剂、ACE 抑制剂等均为较好的选择。

（2）心肌梗死后的患者：可选择无内在拟交感作用的β受体阻滞剂或 ACE 抑制剂。对稳定型心绞痛患者，也可选用钙通道阻滞剂。

（3）合并糖尿病，蛋白尿或轻、中度肾功能不全者：可选用 ACE 抑制剂。

（4）合并有心力衰竭者：宜选择 ACE 抑制剂、利尿剂。

（5）伴有脂质代谢异常：可选用α受体阻滞剂、ACE 抑制剂和钙通道阻滞剂，不宜用β受体阻滞剂及利尿剂。

（6）妊娠期高血压：禁用 ACE 抑制剂和 ARB。

（7）合并支气管哮喘、抑郁症、糖尿病：不宜用β受体阻滞剂；痛风患者不宜用利尿剂；合并心脏起搏传导障碍者不宜用β受体阻滞剂及非二氢吡啶类钙通道阻滞剂。

（五）高血压急症的治疗

高血压急症时首先应迅速使血压下降，同时也应对靶器官的损害和功能障碍予以处理。对血压急骤增高者，以静脉滴注给药最为适宜，这样可随时改变药物的需要剂量。常用药物如下。

1. 硝普钠 直接扩张动脉和静脉，使血压迅速降低。该药溶液对光敏感，每次使用前需新鲜配制，滴注瓶需用银箔或黑布包裹。

2. 硝酸甘油 以扩张静脉为主，较大剂量时也可使动脉扩张。

3. 硝苯地平 舌下含服软胶囊制剂可治疗较轻的高血压急症。

4. 尼卡地平 用于高血压急症治疗。

十一、预防

原发性高血压的确切病因尚不明确，因此对本病的预防缺乏有效方法。但某些发病因素已较明确，如精神因素、钠摄入量、肥胖等，可针对这些因素进行预防，可以鼓励广大群众采取相应的预防措施和合适的生活方式。此外对高血压导致的靶器官损害并发症的二级预防也十分重要。可以结合社区医疗保健网，在社区人群中实施以健康教育为主导的高血压防治，如提倡减轻体重、减少食盐摄入、控制饮酒及适量运动、保持愉悦心情等健康生活方式，提高人民群众对高血压及其后果的认识，做到早发现和早治疗，提高对高血压的知晓率、治疗率、控制率。同时积极开展大规模人群普查，对高血压患者长期监测、随访，掌握流行病学的动态变化等对本病的预防也具有十分重要的意义。

第三节　冠状动脉粥样硬化性心脏病

扫码看课件

任务引领

患者，男性，61岁，因阵发性胸痛8年、加重1天，于11月7日入院。入院查体：T 36.7 ℃，P 85 次/分，R 24 次/分，BP 150/90 mmHg。

双肺呼吸音清，未闻及杂音。心音低钝、心律齐，各瓣膜听诊区未闻及杂音。腹柔软，无压痛、反跳痛及肌紧张。ECG 示 $V_1 \sim V_4$ 导联 ST 段压低 0.1 mV。心肌酶大致正常。

请完成以下任务：

1. 此病的临床诊断是什么？
2. 目前可应用哪些药物治疗本病？

冠状动脉粥样硬化性心脏病是指冠状动脉因粥样硬化发生狭窄甚至堵塞，导致心肌缺血、缺氧而引起的心脏病，它和冠状动脉功能性改变（痉挛）一起，统称冠状动脉性心脏病，简称冠心病，亦称缺血性心脏病。

一、概述

本病多发生于40岁以上人群，男性多于女性，以脑力劳动者多见。欧美国家发病率高，相当于中国、日本的5～10倍。我国发病情况近年有上升趋势。该病是当今世界上严重威胁人类健康的疾病之一，已引起人们高度的重视。

【病因与易患因素】

本病病因尚未明了，常见的易患因素或危险因素如下。

1. 年龄　40岁以上中年人多见，随着年龄的增加发病率也随之增加，但近年来青壮年发病有增多趋势。

2. 性别　本病男女比例为2∶1。但女性在绝经期之后发病率明显增加。

3. 高脂血症　血清总胆固醇、低密度脂蛋白增高，高密度脂蛋白降低均可导致动脉粥样硬化。

4. 高血压　冠状动脉粥样硬化患者60%～70%有高血压，高血压患者患本病较血压正常者高3～4倍。收缩压和舒张压增高都与本病密切相关。

5. 糖尿病　糖尿病患者本病发病率较无糖尿病患者高2倍，本病患者伴糖耐量减低常见。

6. 吸烟　吸烟者发病率和病死率较不吸烟者高2～6倍，与每天的吸烟量成正相关。

7. 其他因素　①体重超标准体重；②从事脑力劳动多以及经常处于紧张状态的工作者；③高动物性脂肪、高胆固醇、高糖和高盐饮食等；④家族遗传性；⑤微量元素缺乏。

【发病机制】

本病发病机制尚未完全清楚，目前认为动脉粥样硬化、高脂血症、高血压、糖尿病、儿茶酚胺增高、细菌和病毒感染、免疫性因子等长期反复作用，可损伤血管内膜。内膜损伤后胶原纤维暴露在血流中，有利于脂质的沉着和血小板的黏附和聚集。

【临床类型】

本病可分为五种临床类型。

1. 无症状型冠心病 患者无症状,但静息时或负荷试验后有 ST 段压低,T 波减低、变平或倒置等心肌缺血的心电图改变;病理学检查心肌无明显组织形态改变。此型也称隐匿型冠心病。

2. 心绞痛型冠心病 有发作性胸骨后疼痛,为一过性心肌供血不足引起心肌急性暂时性缺血、缺氧。

3. 心肌梗死型冠心病 症状严重,由冠状动脉闭塞致相应部位心肌发生严重、持久的急性缺血性坏死所致。

4. 缺血性心肌病型冠心病 表现为心脏增大、心力衰竭和心律失常,为长期弥漫性心肌缺血导致心肌纤维化,常为多支病变。临床表现与原发性扩张型心肌病类似。

5. 猝死型冠心病 因原发性心脏骤停而突然死亡,多为缺血心肌局部发生电生理紊乱,引起严重的室性心律失常所致。

二、心绞痛

心绞痛是冠状动脉供血不足致心肌急性暂时性缺血、缺氧,引起胸骨后或心前区阵发性压榨性疼痛或闷胀不适为特点的临床综合征。表现为发作性前胸压榨样或窒息性疼痛,主要位于胸骨后部,可放射至心前区和左上肢,或至下颌。常发生于劳动或情绪激动时,持续数分钟,经休息或含服硝酸酯类药物后缓解。

【发病机制】

当冠状动脉的供血与心肌的需血之间发生矛盾,冠状动脉血流量不能满足心肌代谢的需要,引起心肌急剧、暂时的缺血缺氧时,即可发生心绞痛。动脉粥样硬化导致冠状动脉狭窄或部分分支闭塞时,冠状动脉顺应性降低,扩张性减弱,血流量减少。一旦心脏负荷突然增加,如劳累、激动、左心衰竭等,使心肌张力增加、心肌收缩力增加和心率增快等导致心肌氧耗量增加时,心肌对血液的需求增加,而冠状动脉的供血已不能相应增加,其侧支循环又未及时有效建立时,心肌供氧和需氧严重失衡,即可引起心绞痛。

产生疼痛感觉的直接因素,可能是心肌在缺血缺氧的情况下,积聚过多的代谢产物,如乳酸、丙酮酸、磷酸等酸性物质,或类似激肽的多肽类物质,刺激心脏内自主神经的传入纤维末梢,经 1～5 胸交感神经节及相应的脊髓段,传至大脑,产生疼痛感觉。

【临床表现】

(一)症状

心绞痛的典型症状为心前区疼痛,其特点如下。

1. 部位 典型心绞痛发生在胸骨体上段或中段之后,可波及心前区,有手掌大小范围,边界欠清。并可放射至左肩、左臂内侧直至环指和小指。不典型者,疼痛可位于胸骨下段,心前区或上腹部、颈部、下颌、咽部、左肩胛部以及右胸前等处。

2. 性质 胸痛常为压榨性、闷胀性或窒息性,也可有烧灼感,但不尖锐,不像针刺或刀扎样痛。发作时,患者往往不自觉地停止活动,直至缓解。不典型者疼痛轻或仅有左胸前不适发闷感。

3. 持续时间 疼痛出现后常逐步加重,大多在 3～5 min 内逐渐消失,一般不少于 1 min,很少超过 15 min,严重者可一天发作数次,亦可数天或数周发作一次或多次。

4. 缓解方式 休息或含服硝酸甘油片 3 min 内消失(很少超过 5 min)。

5. 伴随症状 乏力、皮肤冷或出汗,偶可伴有濒死的恐惧感。

(二)体征

不发作时一般无体征。心绞痛发作时部分患者心率可增快;有时出现病理性第三心音及第四心音。可有一过性的心尖部收缩期杂音,由乳头肌供血不足引起功能失调致二尖瓣关闭不全而产生。

【实验室和其他检查】

（一）X 线检查

无异常发现或见心影增大、肺充血等。

（二）心电图（ECG）检查

ECG 检查是发现心肌缺血、诊断心绞痛有效而无创性的方法。

1. 静息时　半数以上患者无异常表现，也可能有陈旧性心肌梗死的改变或非特异性 ST 段和 T 波异常，有时出现房室或束支传导阻滞或室性、房性期前收缩等心律失常。

2. 心绞痛发作时　ECG 绝大多数呈暂时性缺血性 ST 段移位。

3. 心电图运动负荷试验　符合下列情况之一为阳性：①运动中发生心绞痛；②运动中或运动后心电图导联上连续 3 个心脏搏动的 ST 段水平型或下斜型压低≥0.1 mV 持续 2 min；③运动中血压下降。

4. 动态心电图　通过心电图监测连续记录 24 h ECG，可发现 ECG 的 ST-T 改变和各种心律失常。

（三）血清学检查

1. 心脏标志物　血清心肌酶（CK 等）和肌红蛋白、肌钙蛋白 T 或 I（TnT、TnI）测定，有助于鉴别心肌梗死和"微小心肌损伤"，TnT、TnI 还有助于不稳定型心绞痛的危险分层。

2. C 反应蛋白和白细胞介素-6　大多数不稳定型心绞痛患者血清 C 反应蛋白和白细胞介素-6 增高，而稳定型心绞痛则正常。

（四）冠状动脉造影

冠状动脉造影是目前最有价值的诊断方法。管腔直径狭窄达 75% 及以上会严重影响供血，狭窄达 50%～70% 也有一定意义。冠状动脉造影指征：①内科治疗效果不佳，明确病变情况以考虑介入性治疗或旁路移植手术；②胸痛似心绞痛而不能确诊者。冠状动脉造影未见异常而疑有冠状动脉痉挛的患者，可谨慎地进行麦角新碱激发试验。

【诊断】

根据典型的发作特点和体征，含服硝酸甘油后缓解，结合年龄和存在冠心病易患因素，加上 ECG 改变，排除其他原因所致的心绞痛，一般即可确诊。发作时 ECG 无改变的患者可考虑做心电图运动负荷试验或做 24 h 的动态心电图连续监测，仍不能确诊者可考虑行冠状动脉 CT 和冠状动脉造影。

【治疗】

治疗原则是改善冠状动脉血供和减少心肌耗氧，同时预防和治疗动脉粥样硬化。

（一）发作期的治疗

目的在于尽快缓解疼痛、终止发作。

（1）发作时立即休息，一般患者在停止原来的活动后症状即可消除。

（2）硝酸甘油立即舌下含服 0.3～0.6 mg，1～2 min 即开始起效，5 min 内见效者为有效，约半小时后作用消失。

（3）硝酸异山梨酯舌下含服 5～10 mg，2～5 min 见效，作用维持 2～3 h，近年还可喷雾吸入。

（4）亚硝酸异戊酯每安瓿 0.2 mL，用时以手帕包裹敲碎于鼻部吸入，10～15 s 内开始发挥作用，数分钟后症状即消失。本药降压作用较硝酸甘油更明显，宜慎用。

（5）硝苯地平含服 5～10 mg，适用于变异型心绞痛。

（二）缓解期的治疗

（1）去除诱因，注意劳逸结合，保持情绪稳定。避免进食过饱，禁止烟酒。

（2）药物治疗：①硝酸酯制剂：常用硝酸异山梨酯、硝酸戊四醇酯、硝酸甘油等。②β受体阻滞剂：常用普萘洛尔、美托洛尔等。③钙通道阻滞剂：常用维拉帕米、硝苯地平等。④抗凝防栓药物：常用阿司匹林、噻氯匹定或氯吡格雷。⑤调脂药物：常用烟酸类、他汀类药物。⑥其他药物：包括低分子右旋糖酐或羟乙基淀粉、洋地黄类制剂等。⑦中医中药。

（3）冠状动脉血运重建术：包括经皮穿刺冠状动脉腔内成形术、冠状动脉旁路移植术。

（4）运动锻炼疗法：适当的体育运动可促进侧支循环的建立，提高体力活动和适应环境变化的耐力从而改善症状。

【预后】

心绞痛患者大多数能生存数年，但不稳定型心绞痛更容易进展为急性心肌梗死或有猝死的危险。有室性心律失常或传导阻滞者预后较差，但决定预后的主要因素为冠状动脉病变范围和心功能。左冠状动脉主干病变最为严重，此后依次为三支、二支与一支病变。左前降支病变一般较其他两大支严重。据左心室造影、超声心动图检查或放射性核素心室腔显影所示射血分数降低和室壁运动障碍对判断预后也有意义。

三、心肌梗死

心肌梗死是心肌的缺血性坏死，为在冠状动脉病变的基础上，发生冠状动脉血供急剧减少或中断，使相应的心肌严重而持久的缺血所致。临床上表现为剧烈而持久的胸骨后疼痛、发热、白细胞增高、红细胞沉降率增快和心肌酶学增高，以及 ECG 反映心肌急性缺血、损伤、坏死的进行性演变；可伴有严重心律失常、心力衰竭和休克，属冠心病的严重类型。

【病因和发病机制】

基本病因是冠状动脉粥样硬化，造成管腔严重狭窄和心肌供血不足，当冠状动脉侧支循环尚未建立，而狭窄动脉的管腔由于血栓形成或粥样斑块下出血致急性血肿，和（或）冠状动脉持续性地痉挛，使管腔迅速发生闭塞；管腔狭窄的基础上发生心排血量骤降，如休克、严重心律失常、出血、外科手术等；左心室心肌负荷剧增，如强体力劳动、用力大便、情绪过分激动、血压剧升时；饱餐特别是进食大量脂肪后，血脂升高，血黏度增加，血流缓慢，易致血小板聚集，形成血栓；睡眠或休息时，迷走神经兴奋性增高，易使冠状动脉发生痉挛。上述原因均可引起心肌急性严重而持久的缺血，进而使心肌发生坏死。

【临床表现】

与梗死范围的大小、部位、侧支循环情况密切有关。

（一）症状

1. 先兆　1/2～2/3 的患者在发病前数日有先兆，前驱症状表现为乏力，胸部不适，活动时心悸、气急、烦躁、心绞痛等，原有心绞痛者发作性质改变，较以往频繁、疼痛较剧、持续较久、硝酸甘油疗效差、诱发因素不明显。疼痛同时伴有恶心、呕吐、头晕、大汗和心动过速，或伴有心功能不全、严重心律失常、血压波动幅度大等，同时心电图示 ST 段一过性明显抬高（变异型心绞痛）或压低，T 波倒置或高耸，应警惕近期内发生心肌梗死的可能。

2. 胸痛　疼痛部位和性质与心绞痛相似，但疼痛的程度较重，持续时间较长，可长达数小时或数天，经休息或含服硝酸甘油也不能缓解，患者常伴有烦躁不安或恐惧感、面色苍白、大汗。

3. 低血压和休克　疼痛时常见患者血压下降，可持续数周，且不能恢复到以前的血压水平。休克多在起病后数小时至 1 周内发生，约见于 20% 的患者，休克大多数持续数小时甚至数天。

4. 心力衰竭　主要是急性左心衰竭，可在疾病的最初几天或于疼痛、休克好转阶段出现，占 32%～48%。心肌梗死时的心力衰竭称为泵衰竭。

5. 心律失常　多于发病后 1～2 周内出现，以 24 h 内最为多见，发生率为 75%～95%，以室性心律失常多见。

6. 全身症状　有发热、白细胞数增高和红细胞沉降率增快等，一般在发病后 24～48 h 出现，程度与梗死范围相平行。

7. 胃肠道症状　约 1/3 患者发病早期有恶心、呕吐和上腹胀痛。与迷走神经受坏死心肌的刺激和心排血量降低致组织灌注不足有关,较重者可出现呃逆,个别患者不易纠正。

（二）体征

①有轻度或中度心脏增大;②心尖部第一心音减弱;③心率可增快或减慢;④二尖瓣区可闻及粗糙收缩期杂音或伴收缩中晚期喀喇音;⑤心尖部可出现舒张早、晚期奔马律。

【并发症】

1. 栓塞　发生于起病后 1~2 周,如为左心室附壁血栓脱落,可产生脑、脾、肾、肠系膜或肢体动脉的栓塞。如为长期卧床形成的下肢静脉血栓,脱落后可引起肺动脉栓塞。

2. 心室壁瘤　主要见于左心室。在心室腔压力影响下,心肌梗死部位的心室壁向外膨出而形成。检查可见左心室扩大,心脏搏动较广泛,可有收缩期杂音。X 线、超声心动图、放射性核素心脏血池显像以及左心室造影可见局部心缘突出、搏动减弱或有反常搏动。

3. 乳头肌功能失调或断裂　发生率为 50%,心尖部闻及响亮的收缩期吹风样杂音和收缩中晚期喀喇音。乳头肌完全断裂少见,易发生心力衰竭,预后差。

4. 梗死后综合征　发生率约 10%,在心肌梗死后数周及数月,也有在数天后发生,表现为心包炎、胸膜炎、肺炎,主要为发热、气急、胸痛加重等。

【实验室及其他检查】

（一）实验室检查

1. 白细胞　发病后 24~48 h 增高,可增至(10~20)×10⁹/L,中性粒细胞增多,嗜酸性粒细胞减少,红细胞沉降率增快,可持续 1~3 周后降至正常。

2. 血清心肌酶　①肌酸激酶(CK):起病后 6 h 升高,约 18 h 达高峰,48~72 h 消失。②天冬氨酸氨基转移酶(AST):发病后 6~12 h 增高,24~48 h 达高峰,3~6 天降至正常。③乳酸脱氢酶(LDH):起病后 8~10 h 升高,2~3 天达高峰,持续 8~14 天。

3. 心脏特异性肌钙蛋白　胸痛发作 3 h 后 TnT 和 TnI 开始升高,可分别持续 10~14 天和 7~10 天。因此既可用于急性心肌梗死的早期诊断,也可用于后期诊断。

（二）心电图

典型 ECG 主要包括 3 个特征:①T 波高耸;②斜坡形 ST 段抬高;③急性损伤区传导阻滞,可见室壁激动时间延长(超过 0.045 s 或更长),QRS 时间延长(可达 0.12 s)。QRS 波振幅增高,也有部分表现为降低。

（三）影像学方法

常用二维超声心动图、彩色多普勒超声心动图和放射性核素检查。

【诊断】

根据典型的临床表现、特征性的心电图改变以及实验室检查结果,一般不难诊断。世界卫生组织(WHO)关于诊断急性心肌梗死的标准为下述 3 条中至少符合 2 条:①缺血性胸部不适持续 30 min 以上的病史;②多次心电图记录有动态演变;③血清心脏标记物的升高和下降改变。须与心绞痛相鉴别(表 14-5)。

表 14-5　心绞痛和急性心肌梗死的鉴别诊断要点

鉴别诊断项目	心　绞　痛	急性心肌梗死
疼痛性质	压榨性或窒息性	相似,但更剧烈
疼痛时限	短,≤15 min	长,数小时或 1~2 天
硝酸甘油疗效	显著	缓解作用较差
气喘或肺水肿	极少	常有
血压	升高或无显著改变	常降低,甚至发生休克

续表

鉴别诊断项目	心 绞 痛	急性心肌梗死
心包摩擦音	无	可有
发热	无	常有
血白细胞增加	无	常有
红细胞沉降率增快	无	常有
血清心肌酶增高	无	有
心电图变化	暂时性 ST-T 变化	有异常 Q 波和动态演变

【治疗】

治疗原则:①早发现,早住院;②改善冠状动脉供血,减少心肌耗氧,保护和维持心脏功能;③及时处理严重心律失常、泵衰竭和各种并发症,防止猝死。

（一）一般治疗

1. 监护 在冠心病监护室连续监测心电、血压、呼吸、血氧饱和度和心功能的变化。

2. 休息 一般应卧床 1～3 天,对病情不稳定和高危患者卧床时间应适当延长。

3. 吸氧 最初几日一般予以鼻管吸氧,氧流量 2～4 L/min。在严重左心衰竭、肺水肿或有机械性并发症者需面罩加压吸氧。

4. 护理 发病后 3～7 天重症患者一般应绝对卧床。进食宜少量多餐,以富含热量和营养、易消化、低钠、低脂肪而少产气的流食或半流食为宜。保持大便通畅,减少下肢静脉血栓等。

（二）镇静止痛

1. 止痛药 首选吗啡,其有呼吸抑制的副作用,可用纳洛酮阻滞。

2. 硝酸酯类 硝酸甘油 0.3 mg 或硝酸异山梨酯 5～10 mg 舌下含服或静脉滴注。

3. 镇静剂 因疼痛而紧张恐惧者可予以安定 5～10 mg 肌内注射。

（三）再灌注治疗

目的是使闭塞的冠状动脉再通,心肌得到再灌注,挽救濒死心肌,减少梗死延展,改善心肌重构和心室功能,提高存活率。

1. 静脉溶栓疗法 溶栓治疗时应检查血常规、血小板、出血时间、凝血时间和血型。常用溶栓药物由尿激酶、链激酶或重组链激酶、重组组织型纤溶酶原激活剂。

2. 经皮冠状动脉介入治疗（PCI） 其具有再梗死率低,降低高危患者病死率的作用。

3. 药物治疗 常用 β 受体阻滞剂、ACE 抑制剂。

（四）治疗心律失常

心律失常必须及时消除,以免演变为严重心律失常甚至猝死。

（五）控制休克

①补充血容量;②应用升压药;③应用血管扩张剂;④纠正酸中毒、避免脑缺血、保护肾功能;⑤糖皮质激素,洋地黄制剂等。

（六）治疗心力衰竭

主要是治疗急性左心衰竭,以应用吗啡和利尿剂为主,也可选用血管扩张剂减轻左心室的负荷。

（七）其他治疗

为挽救濒死心肌,防止梗死扩大,缩小缺血范围,加快愈合的作用,可根据患者具体情况选用以下辅助治疗手段:①极化液疗法:氯化钾、胰岛素加入 10％葡萄糖溶液中,静脉滴注。②促进心肌代谢药物:包括能量合剂、环磷酸腺苷葡甲胺、1,6-二磷酸果糖静脉滴注。③右旋糖酐 40 或羟乙基淀粉代血浆。④抗凝疗法:皮下注射肝素或低分子肝素。

【预后】

急性心肌梗死的预后与梗死范围的大小、部位、侧支循环建立的情况以及治疗是否及时有关。急性期采用溶栓疗法后死亡率为 8% 左右。死亡多于第 1 周内,尤其在最初数小时内,发生严重心律失常、休克或心力衰竭者,病死率尤高。

【预防】

主要是预防动脉粥样硬化和冠心病。在社会中普及有关心肌梗死的急救知识和急救意识。冠心病患者长期口服小剂量的阿司匹林 150～300 mg/d 或噻氯匹定 250 mg 或氯吡格雷 50～75 mg/d,对抗血小板的聚集和黏附,可能有预防心肌梗死或再梗死的作用。ACE 抑制剂及他汀类药物对冠心病的二级预防有肯定的疗效。

（刘　洋）

第十五章 消化系统疾病

学习目标

1. 识记 能够准确说出消化系统疾病的主要临床表现;能简要描述消化系统疾病的常规辅助检查;能简要说出消化系统疾病的治疗方案。

2. 理解 能够用自己的语言描述消化系统疾病的主要临床表现;明确典型病例的临床特点,并可分析其异常改变的原因。

3. 应用 能够自觉将医疗规范与康复理念贯穿于疾病治疗的全过程;能用所学知识与技能协助主治医生对患者的疾病康复进行指导。

第一节 胃 炎

扫码看课件

胃炎是指任何病因引起的胃黏膜炎症,常伴有上皮损伤和细胞再生。本病的发病率在消化系统疾病中居首位。按临床发病缓急和病程长短,可分为急性胃炎和慢性胃炎两大类。

一、急性胃炎

急性胃炎是由多种原因引起的急性胃黏膜炎症或糜烂。若胃黏膜单纯出现浅表性炎症,则称为急性单纯性胃炎;若胃黏膜以多发性糜烂、出血为主,则称为急性糜烂出血性胃炎。由于后者多因药物、急性应激造成,故也称为急性胃黏膜病变。

【病因】

1. 理化因素 进食过冷、过热或粗糙、坚硬的食物,以及刺激性调味品、浓茶、咖啡、高浓度酒精等。某些药物,如铁剂、抗肿瘤药及某些抗生素可直接造成黏膜损伤;非甾体抗炎药(NSAID)如阿司匹林、吲哚美辛等,可通过损伤胃黏膜及抑制前列腺素合成、削弱对胃黏膜的保护,导致黏膜炎症或糜烂;糖皮质激素能刺激胃酸分泌及抑制黏膜修复而导致黏膜炎症。

2. 应激因素 严重创伤、大手术、大面积烧伤、颅内病变、败血症及其他严重脏器病变或多器官功能衰竭等均可引起胃黏膜糜烂、出血,严重者可发生急性溃疡并大量出血。

3. 生物因素 生物因素包括细菌及其毒素。常见致病菌为沙门菌、嗜盐菌、致病性大肠杆菌等,常见毒素为金黄色葡萄球菌毒素或肉毒杆菌毒素。

【临床表现】

(一) 症状

急性起病,症状轻重不一。根据不同表现,急性胃炎可分为下列几种类型。

1. 急性单纯性胃炎 主要表现为上腹不适、隐痛、食欲减退、恶心、呕吐,呕吐剧烈时可吐出胆汁,其中以恶心、呕吐较为突出。

2. 急性胃肠炎　除急性单纯性胃炎表现外,同时伴有脐周绞痛、腹泻水样便,严重者有发热、脱水、酸中毒、虚脱,甚至休克,与细菌或病毒感染,尤其是肠道细菌感染有关。

3. 急性胃黏膜病变　有服用有关药物、酗酒或可导致应激状态的疾病史。上消化道出血是其最突出的症状,可表现为呕血或黑粪,一般为少量、间歇性,可自行停止,也可发生大出血而呈现呕血和黑便,是上消化道出血的常见病因之一。

（二）体征

体征大多不明显,可有上腹轻压痛或脐周压痛,肠鸣音活跃。

【诊断】

（1）有进食过冷、过热、不洁饮食或其他刺激性食物等诱因。

（2）出现恶心、呕吐、上腹饱胀、隐痛、食欲减退、嗳气等症状。

（3）可有上腹部轻压痛。

（4）胃镜下可见胃黏膜充血、水肿、渗出,急性糜烂性胃炎可见胃黏膜糜烂、出血或一过性的浅表溃疡。

【治疗】

（一）一般治疗

适当休息,避免紧张和劳累;给予清淡、易消化的流食,停止一切对胃有刺激的饮食和药物;急性大出血或呕吐频繁者应暂时禁食;戒除烟酒。

（二）病因治疗

应针对原发疾病和病因采取防治措施。

（1）由理化因素致病者,应立即终止诱发因素,并给予抑制胃酸分泌的药物和保护胃黏膜的药物。

（2）细菌感染致病者应给予抗生素。

（3）由应激因素致病者,在积极治疗原发病的基础上,常规给予抑制胃酸分泌的药物或黏膜保护药物。

（三）对症支持治疗

（1）呕吐频繁者给予止吐治疗,如胃复安(甲氧氯普胺)10 mg 或维生素 B_6 100 mg,肌内注射。亦可针刺足三里和内关,有镇痛、止吐效果。

（2）腹痛、腹泻严重者可给予止痉治疗,如阿托品 0.5 mg 或山莨菪碱 10 mg,肌内注射。

（3）上消化道出血者应进行止血治疗,必要时补充血容量。

二、慢性胃炎

慢性胃炎是指各种原因引起的胃黏膜慢性炎症。本病以男性多见,随年龄增长发病率逐渐增高。

【病因】

1. 生物因素　幽门螺杆菌(HP)感染是慢性胃炎最主要的病因。

2. 自身免疫因素　壁细胞损伤后能作为自身抗原刺激机体免疫系统产生相应的壁细胞抗体和内因子抗体,最终使胃酸分泌减少甚至缺失,影响维生素 B_{12} 的吸收,导致恶性贫血。

3. 十二指肠液反流　又称胆汁反流性胃炎,多发生在胃窦部。

4. 理化因素　不良饮食习惯和爱好,长期服用 NSAID 等均可导致胃黏膜的损伤。

5. 其他因素　慢性右心衰竭、肝硬化门静脉高压、营养不良以及尿毒症等疾病也使胃黏膜易于受损。

【临床表现】

本病起病隐匿、病程迁延、进展缓慢,发作期与缓解期常交替出现,缺乏特异性症状。

（一）症状

缺乏特异性症状,大多数患者常无症状或有程度不同的消化不良症状,如上腹隐痛、食欲减退、餐后饱胀、反酸等。

1. 非萎缩性胃炎(以往称浅表性胃炎) 可有慢性不规则的上腹隐痛、腹胀、嗳气等,尤以饮食不当时明显,部分患者可有反酸、上消化道出血。

2. 萎缩性胃炎 ①胃体胃炎:一般消化道症状较少,有时可出现明显厌食、体重减轻,舌炎、舌乳头萎缩。②萎缩性胃炎:胃肠道症状较明显,特别是有胆汁反流时,常表现为持续性上中腹部疼痛,于进食后即出现,可伴有含胆汁的呕吐物和胸骨后疼痛及烧灼感,有时可有反复少量上消化道出血,甚至出现呕血。

（二）体征

多数患者体征较轻,主要表现为上腹部轻压痛。

【诊断】

（1）病程长,病情反复。

（2）可有长期进食过热、过冷、过酸的食物或饮酒、咖啡等诱因。

（3）常有餐后上腹饱胀不适、疼痛、嗳气、反酸、恶心、呕吐、食欲减退等症状。

（4）体征较轻,有时仅有上腹部轻压痛。

（5）胃镜及活组织检查可明确诊断。

【治疗】

慢性胃炎尚无特效疗法,主要为消除病因和药物治疗,无症状者无须治疗。

1. 消除病因 避免服用对胃有强刺激的食物或药物,忌烟酒,注意饮食规律。

2. 药物治疗

（1）对胃酸高者用解痉及制酸药。

（2）对症处理:上腹痛可用解痉剂(如阿托品、颠茄、普鲁本辛等),打嗝、饱胀及呕吐者可用胃复安及吗丁啉。

（3）胃黏膜保护药,可用胶体铋,除有保护胃黏膜作用外,还有杀灭幽门螺杆菌的作用,4周为一个疗程,不能与制酸药同服,严重肾脏病者禁用。亦可用硫糖铝 1 g,每天 4 次,饭前半小时及睡前服。

（4）幽门螺杆菌阳性者,可用抗生素阿莫西林等,亦可与胶体铋同用。

【健康指导】

（1）生活要有规律,避免过度精神紧张和刺激,睡眠要充足。

（2）饮食有节制,避免暴饮暴食;避免吃对胃有刺激的食物、药物;忌烟、酒,在急性发作期更应严忌。

（3）胃酸低者可给予刺激胃液分泌的饮食,如鸡肉、肉汤等。对胃酸高者应避免进食酸性、多脂肪和刺激性强的及含糖过多的食物。

（4）防治口腔、咽喉部慢性炎症病灶;反复发作长期不愈的患者要定期到医院复查。

第二节　消化性溃疡

扫码看课件

任 务 引 领

患者,女性,30 岁,反复上腹痛 6 年,每次疼痛多在饥饿时加重,进餐后可缓解,夜间常痛醒,伴嗳气、反酸、多汗。近 1 周以来上腹痛加剧(尤其是进食后),伴呕吐,呕吐量大,带有发酵味。

查体:血压 13/8 kPa,神志清楚,轻度脱水,上腹膨隆有压痛,有振水音,肝脾肋下未触及。

请完成以下任务:

1. 通过学习,请归纳与总结消化性溃疡的主要临床表现及并发症。
2. 请简单描述主要检查项目。

消化性溃疡主要是指发生在胃和十二指肠的慢性溃疡,即胃溃疡(GU)和十二指肠溃疡(DU)。流行病学调查表明,约有 10% 的人在其一生中患过本病。在我国,DU 较 GU 多见,两者之比约为 3:1,男性较多,男女之比为(3~4):1,发病年龄以青壮年期为最高(21~50 岁约占 70%),GU 患者的平均发病年龄约比 DU 患者大 10 年。

【病因和发病机制】

(一)病因与发病机制

消化性溃疡的发生是由于对胃十二指肠黏膜有损害作用的侵袭因素,与黏膜自身防御-修复因素之间失去平衡。

1. 幽门螺杆菌感染　幽门螺杆菌(HP)是消化性溃疡的主要病因。其凭借毒力因子的作用,造成了胃十二指肠黏膜损害和溃疡形成。

2. 胃酸和胃蛋白酶　消化性溃疡的最终形成是由胃酸(胃蛋白酶)对黏膜自身消化所致。

3. 非甾体抗炎药(简称 NSAID)　NSAID 损伤胃十二指肠黏膜的原因除了直接作用外,主要通过抑制前列腺素合成,削弱后者对胃十二指肠黏膜的保护作用。

4. 其他因素　包括遗传因素、胃十二指肠运动异常、应激和心理因素、吸烟、不良饮食习惯等。

(二)病理改变

胃溃疡多位于胃小弯,十二指肠溃疡多位于球部,前壁较后壁常见,偶位于球部以下十二指肠乳头以上,称为球后溃疡。溃疡一般为单发,少数可有 2 个以上,称为多发性溃疡,十二指肠前后壁有一对溃疡者,称为对吻溃疡。胃和十二指肠同时有溃疡者称为复合性溃疡。十二指肠溃疡直径一般小于 1.0 cm,胃溃疡一般小于 2.5 cm。大于 3 cm 者,称为巨大溃疡。

【临床表现】

(一)症状

1. 上腹部疼痛　上腹部疼痛是消化性溃疡的主要症状。

(1)疼痛部位:GU 在剑突下,DU 在剑突下稍偏右。

(2)疼痛性质:多呈钝痛、灼痛或饥饿样痛,一般较轻而能耐受,持续性剧痛提示溃疡穿透或穿孔。

(3)疼痛特点:①慢性病程:病程可达数年甚至数十年。②周期性发作:尤以 DU 更为突出,发作与缓解交替出现,以秋冬和冬春之交发作多见。③节律性疼痛:溃疡疼痛与饮食之间的关系具有明显的相关性和节律性,GU 常在餐后 0.5~1 h 出现,1~2 h 后逐渐缓解,即进食—疼痛—缓解(餐后痛),DU 常在餐后 2~4 h 出现,进食后可缓解或消失,即疼痛—进食—缓解(空腹痛),约半数 DU 患者可出现夜间痛。当出现并发症时,疼痛的性质和规律可发生改变。

2. 其他表现　部分患者可伴有食后饱胀、嗳气、反酸、恶心、呕吐等消化不良症状。全身症状可有失眠、缓脉、多汗等。

(二)体征

溃疡活动期上腹部疼痛部位可有固定而局限性的压痛点,缓解期无明显体征。

(三)特殊类型溃疡的临床表现

1. 无症状性溃疡　约 15% 的消化性溃疡患者可无任何症状,常因其他疾病做内镜或 X 线钡餐检查或有出血、穿孔等并发症时发现。老年人多见。

2. 复合性溃疡 胃和十二指肠同时发生的溃疡,约占全部消化性溃疡的5%。DU往往先于GU出现,多见于男性。其临床症状并无特异性,本病病情较顽固,并发症发生率高。

3. 幽门管溃疡 疼痛的节律性常不典型,餐后立即出现疼痛,持续时间长。恶心、呕吐多见,易出现幽门梗阻。内科治疗效果差。

4. 球后溃疡 约占DU的5%,具有DU的临床特点,但疼痛更严重而顽固,夜间痛和背部放射更多见,内科治疗效果差,易并发出血。

5. 巨大溃疡 直径大于3 cm的溃疡。疼痛常严重而顽固,常放射到背部或右上腹部。呕吐与体重减轻明显,大出血及穿孔较常见。内科治疗无效者比例较高。

6. 应激性溃疡 主要表现是出血,往往难以控制,也可以发生穿孔。有时仅仅具有上腹痛,溃疡愈合后不留瘢痕。

【并发症】

1. 上消化道出血 本病最常见的并发症。部分患者以出血为首发症状,DU比GU更易并发出血。

2. 穿孔 DU多见于前壁,GU常发生于小弯。表现为突发的剧烈腹痛,腹痛常常始于上腹,持续而剧烈,迅速蔓延至全腹。腹部X线透视可发现膈下游离气体。

3. 幽门梗阻 主要为DU和幽门管溃疡引起。空腹时出现上腹饱胀、胃蠕动波和振水音,是幽门梗阻的特征性表现。

4. 癌变 胃溃疡癌变率为1%,DU一般不引起癌变。凡中年以上的GU患者,经严格的内科治疗无效,疼痛节律性消失,进行性消瘦,粪便隐血试验持续阳性伴贫血者,应考虑癌变的可能。

【辅助检查】

1. 胃镜及胃黏膜活组织检查 确诊消化性溃疡的首选和主要方法。内镜下溃疡多呈圆形或椭圆形,边缘光滑,底部平整,覆盖白色或黄白色渗出物,溃疡边缘充血、水肿。

2. X线钡餐检查 气钡双重对比可有直接和间接两种征象:龛影是直接征象,是诊断本病的可靠依据;间接征象为胃大弯侧痉挛性压迹,十二指肠球部激惹和变形,提示可能有溃疡。

3. 幽门螺杆菌检测 幽门螺杆菌检测为消化性溃疡诊断的常规检查项目。

4. 胃液分析和血清胃泌素测定 临床上主要用于胃泌素瘤的鉴别诊断。

5. 粪便隐血检查 溃疡活动期,粪便隐血试验阳性,经积极治疗,多在1~2周转阴。

【诊断要点】

(一)诊断

(1)有引起本病的病因或可能的病因。

(2)具有典型的慢性、周期性和节律性上腹部疼痛。

(3)在上腹部疼痛部位可有局限性压痛。

(4)胃镜及活组织检查可明确诊断,X线钡餐检查发现龛影也有确诊价值。

(二)鉴别诊断

1. 功能性消化不良(FD) FD是指上腹不适反复发作,但排除器质性消化不良的一组综合征。表现为餐后上腹不适,服用制酸药不能缓解。患者常有神经官能症表现。X线检查、内镜检查为阴性结果。

2. 慢性胃、十二指肠炎 常有慢性无规律性上腹痛,胃镜检查是主要的诊断和鉴别手段。

3. 胃癌 GU与溃疡性胃癌很难从症状上做出鉴别,依赖胃镜在溃疡边缘做多点活检进行病理检查,可明确溃疡性质。

4. 胃泌素瘤(Zollinger-Ellison综合征) 特点为高胃泌素血症,高胃酸分泌,以及多发性、难治性消化性溃疡。胃液分析基础酸排量(BAO)>15 mmol/h,基础酸排量/最大酸排量(BAO/MAO)>60%,血清胃泌素含量大于200 pg/mL(常大于500 pg/mL)。

【治疗】

消化性溃疡治疗的目标是消除症状、促进愈合、预防复发及防治并发症。治疗原则需注意整体治疗与局部治疗相结合,发作期治疗与巩固治疗相结合。具体措施如下。

（一）一般治疗

生活规律,劳逸结合,保持乐观,尽量减少情绪激动和精神应激;饮食要规律,定时进餐,细嚼慢咽,避免过饱或过饥,避免粗糙、过冷过热和刺激性的食物,如香料、浓茶、咖啡等,避免烟酒,避免应用 NSAID 等致溃疡药物。

（二）药物治疗

1. 减少损害因素的药物

（1）碱性抗酸药:常用药物有胃舒平、铝镁合剂、铝碳酸镁片等复方制剂。

（2）抑制胃酸分泌药:目前临床上常用的抑制胃酸分泌的药物有 H_2 受体阻断药（H_2RA）和质子泵抑制剂（PPI）两大类。PPI 的抑酸效果比 H_2RA 更强且持久,促进溃疡愈合的速度更快,愈合率更高,适用于治疗各种溃疡。PPI 也是根除幽门螺杆菌治疗方案中最常用的基础药物。

2. 加强保护因素的药物 主要包括:①硫糖铝:在酸性环境下才能发挥作用,因此应避免与制酸剂同时服用。②枸橼酸铋钾:服药后可出现舌体及大便颜色变黑,停药后可消失。为避免铋剂在体内积蓄,不宜长期连续服用。③米索前列醇:对 NSAID 引起的溃疡效果良好。因其能引起子宫收缩,故妊娠妇女禁用。

3. 根除幽门螺杆菌治疗 根除幽门螺杆菌感染的治疗方案为三联疗法（表 15-1）,初治失败者宜采用四联疗法。

表 15-1 根除幽门螺杆菌的三联疗法

PPI 或铋剂（选择一种）	抗生素（选择两种）
奥美拉唑 40 mg/d	克拉霉素 1000 mg/d
枸橼酸铋钾 480 mg/d	阿莫西林 2000 mg/d
	甲硝唑 800 mg/d

注:按上述剂量,分 2 次服用,疗程 7～14 天。

（三）消化性溃疡并发大量出血治疗

1. 一般处理 ①绝对卧床休息,必要时给予小量镇静剂如安定等。②加强护理,防止呕吐物吸入引起窒息。③可给予全流食,以中和胃酸。④定期观察患者病情变化。⑤定期复查血红蛋白、血细胞比容、尿素氮等。

2. 补充血容量 根据"先盐后糖,先快后慢,见尿补钾"的原则,积极补充血容量。当出现血压明显下降,心率加快,有晕厥、失血性休克、血红蛋白低于 70 g/L 时,应紧急输血。

3. 止血措施 ①去甲肾上腺素 8 mg 加入冷生理盐水 100～200 mL 口服或胃管内灌注;②抑制胃酸分泌,用奥美拉唑 40 mg 以静脉缓推,一个疗程一般 5 天;③采用止血芳酸（氨甲苯酸）或止血敏;④内镜止血治疗。

4. 手术治疗 对某些顽固的、急性大出血,应结合患者情况,考虑手术治疗。

【健康指导】

（1）生活有规律,劳逸结合,避免过度劳累和精神紧张。

（2）溃疡有出血,粪便隐血试验阳性患者应卧床休息。

（3）溃疡出血期应禁食,停止后逐渐过渡到流质或半流质软食。

（4）定时进食,少量多餐;饮食要清淡,避免饮用刺激性饮料等。

（5）注意饮食卫生,控制脂肪摄入。

（6）按时遵医嘱服药，并定期查胃镜。避免服用加重溃疡的药物。

（7）平时多观察大便颜色，大便发黑时要警惕是否出血。

（8）如出现心慌、胸闷、出冷汗、头昏或剧烈疼痛等应立即就诊，以免延误病情。

扫码看课件

第三节 肝 硬 化

任 务 引 领

患者，男性，45 岁，间歇性乏力、食欲减退 2 年，呕血、黑便 5 天，昏睡不醒 2 天入院，呕出咖啡色液体约 1200 mL，柏油样黑便约 600 g，既往有乙肝病史。查体：T 38.2 ℃，P 110 次/分，R 20 次/分，BP 75/45 mmHg，肝病面容，颈部可见蜘蛛痣，四肢湿冷，心率 110 次/分，腹壁静脉可见曲张，脾肋下 4 cm，肝脏未及，腹腔积液征阳性。

请完成以下任务：

1. 通过学习，请归纳与总结肝硬化的主要临床表现。

2. 你知道肝硬化的辅助检查项目吗？请结合该病例简单描述常规检查项目。

肝硬化是一种常见的由不同病因引起的慢性、进行性、弥漫性肝病。以肝组织弥漫性纤维化、假小叶和再生结节形成为特征。临床上以肝功能损害和门静脉高压为主要表现。在我国肝硬化是消化系统常见病，死亡率高。年发病率为 17/10 万，主要累及 20～50 岁男性，城市男性 50～60 岁肝硬化患者的病死率高达 112/10 万。发病高峰年龄在 35～50 岁，男女比例为（3.6～8）∶1。

【病因和发病机制】

（一）病因

引起肝硬化的病因很多，包括病毒、慢性酒精中毒、非酒精性脂肪性肝炎、胆汁淤积、肝静脉回流受阻、长期接触药物和工业毒物、血吸虫病、遗传代谢性疾病、自身免疫等因素，在我国以病毒性肝炎为主，亦称肝炎后肝硬化，欧美国家以慢性酒精中毒多见。

（二）发病机制

各种因素导致肝细胞损伤、坏死，进而肝细胞再生和纤维结缔组织增生，肝纤维化形成，最终发展为肝硬化，其病理演变过程包括以下几点。

（1）由于致病因素的作用，肝细胞发生广泛的变性、坏死，肝小叶纤维支架塌陷。

（2）残存的肝细胞不沿原支架排列再生，而是形成不规则的结节状细胞团（再生结节）。

（3）各种细胞因子促使纤维化产生，自汇管区-汇管区或自汇管区-肝小叶中央静脉延伸扩展，形成纤维间隔。

（4）增生的纤维组织使汇管区-汇管区或自汇管区-肝小叶中央静脉之间纤维隔相互连接，包绕再生结节或将残留肝小叶重新分割，改建成为假小叶，形成肝硬化的典型形态改变。

（三）病理变化及分类

肝硬化分为 3 型。①小结节型肝硬化：最常见。结节大小较均匀，直径小于 3 mm，纤维隔较细，假小叶亦较一致。②大结节型肝硬化：结节较粗大且大小不一，一般平均大于 3 mm，最大可达 5 cm，结节由多个小叶构成,纤维隔宽窄不一,一般较宽。③大小结节混合型肝硬化:肝内同时存在大、小结节两种病理形态。此型肝硬化亦很常见。

【临床表现】

临床上将肝硬化分为代偿期和失代偿期。早期可无特异性症状、体征,腹腔积液的出现是肝硬化进入失代偿期的诊断标志之一。

(一)代偿期

1. 症状 轻且无特异性。常见的有乏力、食欲不振、饭后上腹饱胀、厌油腻、肝区不适等,偶有腹泻或便秘,消瘦。

2. 体征 一般状况好,面部轻度色素沉着,肝脏轻度肿大,表面光滑,质偏硬,可有轻度压痛,少数患者可有脾大。肝功能在正常范围内或轻度异常。

(二)失代偿期

症状显著而突出。主要有肝功能减退和门静脉高压两大类表现。

1. 肝功能减退的临床表现 ①出现乏力、消瘦、低热等全身症状;②出现食欲不振、上腹不适、黄疸等消化道症状;③出血倾向及贫血;④男性患者常有第二性征减退,女性有月经不调、闭经、不孕等;⑤上腔静脉引流区域有蜘蛛痣和肝掌;⑥可以出现高血糖或低血糖的表现。

2. 门静脉高压的临床表现 ①脾大:一般为中度肿大,左上腹不适及隐痛、胀满。②侧支循环建立与开放:形成食管下段与胃底静脉曲张、腹壁静脉曲张和痔核等。③腹腔积液:肝硬化门静脉高压最突出的临床表现,提示肝病属晚期。

(三)肝脏触诊

肝脏在早期肿大,晚期坚硬缩小,肋下常不易触及。35%～50%的患者有脾大,常为中度,少数为重度。

【并发症】

肝硬化往往因并发症而死亡。

(一)上消化道出血

上消化道出血为本病最常见的并发症,多突然发生,出血量大,除呕鲜血外,常伴有血便。易出现休克及诱发肝性脑病,病死率较高。

(二)肝性脑病

肝性脑病见于严重肝病患者,它是以代谢紊乱为基础的中枢神经系统的综合征,临床上以意识障碍和昏迷为主要表现,是肝硬化最常见的死亡原因。

(三)感染

肝硬化患者易并发肺炎、胆道感染、革兰阴性杆菌败血症和原发性腹膜炎等。

(四)肝肾综合征

其特点为自发性少尿或无尿、稀释性低钠血症、低尿钠、氮质血症和血肌酐升高。消化道出血、休克、大量的腹腔积液和强烈利尿、内毒素血症和钠水代谢紊乱等与本病密切相关。

(五)电解质和酸碱平衡紊乱

低钠血症是由长期低钠饮食、利尿、大量放腹腔积液等致钠丢失,导致低钾、低氯血症与代谢性碱中毒、摄入减少、呕吐、腹泻等引起。

(六)原发性肝癌

肝硬化特别是病毒性肝炎和酒精性肝硬化发生肝细胞癌的危险性明显增高。当肝硬化患者在短期内出现肝脏进行性增大、持续性肝区疼痛或不明原因发热、腹腔积液转变为血性等,特别是甲胎蛋白增高,B

超检查提示肝占位性病变时,应警惕原发性肝癌的可能,CT可确诊。

【辅助检查】

（一）实验室检查

1. 血常规 代偿期多正常。失代偿期可有贫血。脾功能亢进时全血细胞减少。有感染时白细胞计数升高。

2. 尿常规 有黄疸时尿胆红素、尿胆原呈阳性。

3. 粪便常规 消化道出血时粪便隐血试验呈阳性。

4. 肝功能试验 代偿期肝功能试验大多正常或轻度异常。失代偿期多有全面损害:①转氨酶常有轻、中度增高;②血清胆红素有不同程度的增高;③血清白蛋白(A)降低、球蛋白(G)增高,白蛋白与球蛋白比例(A/G)降低或倒置;④凝血酶原时间延长;⑤血氨升高。

5. 免疫功能检查 乙型、丙型、丁型病毒性肝炎血清标志物测定,有助于分析肝硬化。

6. 腹腔积液检查 一般为漏出液。

（二）影像学检查

1. X线检查 食管胃底静脉曲张时行食管X线钡餐检查可显示虫蚀样或蚯蚓状充盈缺损,纵行皱襞增宽,胃底静脉曲张时可显示菊花状充盈缺损。

2. 超声检查 肝硬化早期,超声检查显示均匀的、弥漫的密集点状回声,晚期回声增强。B超检查是肝硬化是否合并原发性肝癌的重要初筛检查。

3. CT检查 CT对肝硬化的诊断价值与B超检查相似。

（三）内镜检查

腹腔镜检查是诊断肝硬化的可靠方法之一,可直接观察肝外形、表面、色泽、边缘和脾的改变,并能做活组织检查。

（四）肝穿刺活组织检查

肝穿刺活组织检查不仅有确诊价值,同时也可了解肝硬化的组织学类型、肝细胞损害和结缔组织形成的程度,有助于决定治疗和判断预后。若见有假小叶形成,可确诊为肝硬化。

【诊断要点】

（一）诊断

肝硬化的主要诊断依据:①病毒性肝炎(乙型及丙型)史、血吸虫病、酗酒及营养失调史;②肝脏可稍大,晚期常缩小、质地变硬、表面不平;③肝功能减退;④门静脉高压的临床表现;⑤肝活检有假小叶形成。

（二）鉴别诊断

1. 与伴有肝大和脾大的疾病相鉴别 常见的有慢性肝炎和原发性肝癌,其他还有华支睾吸虫病、肝包虫病、先天性肝囊肿及某些累及肝脏的代谢性疾病。血液疾病,如慢性白血病等,常有脾大,应注意鉴别。

2. 与引起腹腔积液和腹部胀大的疾病相鉴别 常见的有缩窄性心包炎、结核性腹膜炎、腹腔内肿瘤、巨大卵巢囊肿及慢性肾炎等。

3. 与肝硬化并发症鉴别的疾病

（1）上消化道出血:应与消化性溃疡、急慢性胃黏膜病变、胃癌、食管癌及胆道出血等相鉴别。

（2）肝性脑病:应与低血糖、糖尿病、尿毒症、药物中毒、严重感染和脑血管意外等所致的昏迷相鉴别。

（3）功能性肾功能衰竭:应与慢性肾炎、慢性肾盂肾炎以及由其他病因引起的急性肾功能衰竭相鉴别。

【治疗】

本病无特效治疗。

治疗原则:肝硬化治疗应该是综合性的,首先是针对病因进行治疗,如酒精性肝硬化患者必须戒酒,乙型肝炎病毒复制活跃伴肝纤维化患者可进行抗病毒治疗,晚期主要针对并发症进行治疗。

(一)一般治疗

1. 休息 代偿期患者应适当减少活动,注意劳逸结合;失代偿期应以卧床休息为主。

2. 饮食 以高热量、高蛋白和富含维生素且易消化的食物为宜,禁酒,避免粗糙、坚硬的食物;禁用损害肝脏的药物;有腹腔积液时应限制水、钠摄入;肝功能显著损害或有肝性脑病先兆时,应限制或禁食蛋白质。

3. 支持治疗 失代偿期患者食欲下降,进食减少,且多有恶心、呕吐,应静脉输入高渗葡萄糖以补充热量,输液中可加入维生素 C、胰岛素、氯化钾等;注意维持水、电解质和酸碱平衡;病情严重者应用白蛋白、鲜血或血浆。

(二)药物治疗

目前无特效药,不宜滥用药物,否则将加重肝脏负担而适得其反。

(1)补充各种维生素。

(2)使用保护肝细胞的药物,如葡醛内酯、维丙胺、肝宁、水飞蓟宾、肌苷等。10%葡萄糖溶液内加入维生素 C、维生素 B_6、氯化钾、可溶性胰岛素。

(3)对病毒复制活跃的病毒性肝炎肝硬化患者可给予抗病毒治疗。慢性乙型肝炎可选择拉米夫定、干扰素等。

(4)中医药治疗有一定疗效。多以活血化瘀药为主,应按病情辨证施治。

(三)腹腔积液的治疗

1. 限制水和钠的摄入 采用无盐或低盐饮食。

2. 利尿药的应用 螺内酯和呋塞米联合应用。

3. 提高血浆胶体渗透压 人血白蛋白、血浆或全血。

4. 穿刺放腹腔积液 一次抽腹腔积液如少于 4000 mL,在腹腔穿刺后可不必输注白蛋白。如果大量放腹腔积液,可每放 1000 mL 腹腔积液输注 8～10 g 白蛋白。

5. 腹腔积液还输 腹腔积液还输是治疗难治性腹腔积液的较好方法。感染或癌性腹腔积液不可还输。

(四)门静脉高压的手术治疗

手术的目的是降低门静脉压力和消除脾功能亢进,手术方法有脾切除术、断流术和各种分流术。

(五)并发症治疗

1. 食管或胃底静脉曲张破裂出血 食管或胃底静脉曲张破裂出血是肝硬化的严重并发症之一,病死率高,应积极抢救。具体治疗方法:①卧床休息,禁食,密切监测生命体征,保持水、电解质平衡;②给予抗利尿激素、垂体后叶素等止血药物;③可采用内镜下局部注射硬化剂、局部应用止血药;④采用胃底静脉结扎等外科手术治疗;⑤经颈静脉肝内门体静脉支架分流术(TIPSS)。

2. 感染 并发自发性腹膜炎或败血症时,应早期、足量、联合使用抗生素,一经诊断立即进行。先选用主要针对革兰阴性杆菌并兼顾革兰阳性球菌的抗生素,如氨苄青霉素、头孢噻肟钠、头孢他啶、头孢曲松钠或喹诺酮类等两三种抗生素联合应用,再根据细菌培养结果,考虑是否调整药物。初始剂量宜大,病情稳定后减量,用药时间不得少于 2 周。

3. 肝性脑病

(1)消除诱因:及时控制感染和上消化道出血,避免快速大量地排钾利尿和放腹腔积液,注意纠正水、电解质和酸碱平衡失调,禁用吗啡类镇静药物。

(2)减少肠内毒素的生产和吸收:①控制蛋白饮食;②清洁肠道;③给予乳果糖、乳梨醇或 33%硫酸镁口服;④抑制肠道细菌生长;⑤给予益生菌制剂。

（3）常用 L-鸟氨酸-L-天冬氨酸（OA）促进体内氨的代谢,纠正氨基酸代谢的紊乱。

（4）调节神经递质。

（5）纠正电解质和酸碱平衡失调。

（6）人工肝或肝移植。

4. 肝肾综合征　在积极改善肝功能的前提下,可采取以下措施:①早期预防和消除诱发肝肾功能衰竭的因素;②避免使用损害肾功能的药物;③输注右旋糖酐、血浆、白蛋白等提高血容量,改善肾血流量,在扩容的基础上,应用利尿剂;④腹腔积液浓缩,静脉回输;⑤应用血管活性药物。

（六）肝移植手术

肝移植手术是对晚期肝硬化治疗的最佳选择,掌握手术时机及尽可能充分做好术前准备可提高手术存活率。

【健康指导】

（1）注意休息,避免剧烈运动;要保持乐观的情绪,树立战胜疾病的信心。

（2）食物应易消化、富营养。有肝性脑病可能时,应限制或禁食蛋白质,三餐应以蔬菜为主。可适当选用酸牛奶来补充必需氨基酸。

（3）有腹腔积液时要卧床休息,增加营养,并限制盐的摄入。腹腔积液明显时应限制水的摄入,一般进水量控制在每天 1000 mL。严重低钠血症者,应限制在 500 mL 以内。多吃含钾高的食物,如柑橘、生海带、干木耳、香蕉、苹果、番茄等,预防低钾血症的发生。

（4）伴有食管静脉曲张者,避免进食生、冷、硬、辣等刺激性食物,进食时应细嚼慢咽,不宜暴饮暴食,避免吃过热的食物,防止诱发出血。

（5）禁酒戒烟,不要滥用"护肝"药物。

（6）定期到医院做肝功能、甲胎蛋白、超声等检查。

第四节　急性胆囊炎

扫码看课件

任务引领

患者,女性,48 岁,突然发作右上腹部绞痛,之后右上腹疼痛持续加重,伴有恶心、呕吐就诊。查体:右上腹部有压痛、反跳痛,肌紧张,Murphy 征阳性,体温 38.5 ℃。实验室检查:白细胞计数 $13 \times 10^9/L$,中性粒细胞比例 0.79。超声检查:胆囊面积 8.2 cm×4.1 cm,胆囊壁厚 0.4 cm,模糊,胆囊内无回声区内可见分布不均匀的细小点状回声,后方无声影。

请完成以下任务:

1. 通过学习,请归纳与总结急性胆囊炎的主要临床表现。

2. 请简单描述常规检查项目。

急性胆囊炎是胆囊发生的急性化学性和（或）细菌性炎症。约 95％ 的患者合并有胆囊结石,称为结石性胆囊炎;5％ 的患者未合并胆囊结石,称为非结石性胆囊炎。女性多见,男女发病率随着年龄变化,50 岁前男女之比为 1∶3,50 岁后为 1∶1.5。

【病因和发病机制】

（一）病因

各种因素造成了胆囊管梗阻、胆汁滞留和随之而来的细菌感染或化学性胆囊炎。①胆汁滞留是引起急性胆囊炎的一个先驱的、基本的因素。②细菌感染是引起急性胆囊炎的主要因素。③创伤和胰液反流等，可导致急性胆囊炎。

（二）发病机制

当胆囊管或胆囊颈因结石突然嵌顿或其他原因而梗阻时，由于胆囊是一盲囊，引起胆汁滞留或浓缩，浓缩的胆盐刺激和损伤胆囊引起急性化学性胆囊炎；同时，胆汁滞留和（或）结石嵌顿可使磷脂酶 A 从损伤胆囊的黏膜上皮释放出来，使胆汁中的卵磷脂水解成溶血卵磷脂，从而改变细胞的生物膜结构而导致急性胆囊炎。

（三）病理改变

急性胆囊炎的病理变化依炎症程度不同分为以下几类。

1. 单纯性胆囊炎　可见胆囊壁充血、黏膜水肿、上皮脱落、白细胞浸润，胆囊与周围并无粘连。本病属炎症早期，可吸收痊愈。

2. 化脓性胆囊炎　胆囊明显肿大、充血、水肿、肥厚，表面可附有纤维素性脓性分泌物，炎症已波及胆囊壁各层，大量中性多核细胞浸润，有片状出血灶，黏膜发生溃疡，胆囊腔内充满脓液，并可随胆汁流入胆总管，引起 Oddi 括约肌痉挛，造成胆管炎、胆源性胰腺炎等并发症。此时胆囊与周围粘连严重。

3. 坏疽性胆囊炎　胆囊过分肿大，导致胆囊血液循环障碍，胆囊壁有散在出血、灶性坏死，小脓肿形成，或全层坏死，呈坏疽改变。坏疽性胆囊穿孔后可形成弥漫性腹膜炎。

【临床表现】

1. 症状　①腹痛：2/3 以上患者右上腹持续性疼痛伴阵发性加剧，并可向右肩胛部放射。②反射性恶心和呕吐，严重者可呕出胆汁。③中度发热，可出现寒战、高热及烦躁、谵妄等症状。

2. 体征　患者多呈急性病容，呼吸表浅而不规则。严重呕吐者可有失水及虚脱征象。右上腹可有压痛及肌紧张，Murphy 征阳性。胆囊发生坏死、穿孔，可出现弥漫性腹膜炎表现。

【辅助检查】

（一）实验室检查

5％的患者有轻度白细胞计数升高，达(12～15)×10⁹/L。血清转氨酶升高，AKP 升高较常见，1/2 患者有血清胆红素升高，1/3 患者有血清淀粉酶升高。

（二）影像学检查

B 超检查可显示胆囊增大、囊壁增厚甚至有"双边"征，以及胆囊内结石光团，其对急性胆囊炎诊断的准确率为 65％～90％。CT 检查可发现胆囊增大，胆囊壁弥漫性均匀增厚。此外，如进行 ⁹⁹ᵐTc EHIDA 检查，急性胆囊炎由于胆囊管梗阻，胆囊不显影，其敏感性几乎达到 100％；反之，如有胆囊显影，95％的患者可排除急性胆囊炎。

【诊断要点】

（一）诊断

结石性胆囊炎一般依靠临床表现和 B 超检查即可得到确诊。B 超检查能显示胆囊体积增大，胆囊壁增厚，厚度常超过 3 mm，在 85％～90％的患者中能显示结石影。

（二）鉴别诊断

如急性病毒性肝炎、急性胰腺炎、急性阑尾炎、消化性溃疡急性穿孔和右心衰竭等疾病，一般经过有关的辅助检查，结合病史及体格检查，均能做出正确的诊断。

【治疗】

1. 一般治疗 卧床休息,给予易消化的流质饮食,忌油腻食物,严重者给予禁食、胃肠减压,静脉补充营养、水及电解质。

2. 解痉、镇痛 阿托品 0.5 mg 肌内注射;硝酸甘油 0.3～0.6 mg,舌下含化;维生素 K_3 8～16 mg,肌内注射;采用哌替啶或美沙痛等镇痛,不宜用吗啡。

3. 抗菌治疗 可选用氨苄青霉素、环丙沙星、甲硝唑,还可选用氨基糖苷类或头孢菌素类抗生素,最好根据细菌培养及药敏试验结果选择抗生素。

4. 利胆 曲匹布、消炎利胆片或清肝利胆口服液口服,发作缓解后方可应用。

5. 外科治疗 发生坏死、化脓、穿孔、嵌顿结石者,应及时进行外科手术治疗,行保胆手术或胆囊切除。

【健康指导】

(1) 急性发作缓解后,可进清淡流质饮食或低脂、低胆固醇、高碳水化合物饮食。养成按时吃早餐的习惯,从而能够有效地预防结石的形成。

(2) 提供丰富的维生素,尤其是维生素 A、维生素 C、B 族维生素以及维生素 E 等。

(3) 适量进食膳食纤维,可刺激肠蠕动,预防胆囊炎发作。

(4) 喝大量水有利于胆汁稀释,每天可饮入 1500～2000 mL。

(5) 少量多餐,可反复刺激胆囊收缩,促进胆汁排出,达到引流目的。

(6) 忌用刺激性食物和酒类。食物温度适当,过冷或过热食物都不利于胆汁排出。

(刘金义)

第十六章 泌尿系统疾病

学习目标

1. 识记　能够准确说出泌尿系统疾病的主要临床表现；能简要描述泌尿系统疾病的常规辅助检查；能简要说出泌尿系统疾病的治疗方案。

2. 理解　能够用自己的语言描述泌尿系统疾病的主要临床表现；明确典型病例的临床特点，并分析其异常改变的原因。

3. 应用　能够自觉将医疗规范与康复理念贯穿于疾病治疗的全过程；能用所学知识与技能协助主治医生对患者的疾病康复进行指导。

第一节　急性肾小球肾炎

扫码看课件

任务引领

患者，男性，21 岁，咽部不适 3 周，水肿、尿少 1 周。3 周前咽部不适，轻咳，无发热，自服诺氟沙星没有效果。近 1 周感双腿发胀，双眼睑水肿，晨起时明显，同时尿量减少，每天 200～500 mL，尿色较红。于外院查尿蛋白（＋＋），RBC、WBC 不详，血压增高，口服"阿莫仙""保肾康"症状无好转来诊。发病以来精神食欲尚可，有轻度腰酸、乏力，无尿频、尿急、尿痛、关节痛、皮疹、脱发及口腔溃疡，体重 3 周来增加 6 kg。既往体健，无青霉素过敏史，个人、家族史无特殊。

查体：T 36.6 ℃，P 80 次/分，R 18 次/分，BP 160/96 mmHg，无皮疹，浅表淋巴结未触及，眼睑水肿，巩膜无黄染，咽红，扁桃体不大，心肺无异常，腹软，肝脾不大，移动性浊音（－），双肾区无叩击痛，双下肢可有凹陷性水肿。

化验：血 Hb 140 g/L，WBC 7.7×10⁹/L，PLT 210×10⁹/L；尿蛋白（＋＋），定量 3 g/24 h；尿 WBC 0～1 个/HP，RBC 20～30 个/HP，偶见颗粒管型，肝功能正常，Alb 35.5 g/L，BUN 8.5 mmol/L，Scr 140 μmol/L。血 IgG、IgM、IgA 正常，C₃ 0.5 g/L，ASO 800 U/L，乙肝两对半（－）。

请完成以下任务：

1. 通过学习，请归纳与总结急性肾小球肾炎的主要临床表现。

2. 请简单描述常规检查项目。

急性肾小球肾炎常简称急性肾炎，广义上是指一组病因及发病机制不一，但临床上表现为急性起病，以血尿、蛋白尿、水肿、高血压和肾小球滤过率下降为特点的肾小球疾病,故也常称为急性肾炎综合征。

【病因、发病机制和病理改变】

（一）病因

根据流行病学、免疫学及临床方面的研究,本病主要由 β-溶血性链球菌"致肾炎菌株"感染所致,常见于上呼吸道感染、猩红热、脓疱病等链球菌感染引起的一种免疫复合物性肾小球肾炎。

（二）发病机制

关于感染后导致肾炎的机制,一般认为是机体对链球菌的某些抗原成分(如细胞壁的 M 蛋白或细胞质中某些抗原成分)产生抗体,形成循环免疫复合物,随血流抵达肾脏,并沉积于肾小球基膜,进而激活补体,造成肾小球局部免疫病理损伤而致病。

（三）病理改变

本病主要累及肾小球,病理类型为毛细血管内皮增生性肾小球肾炎。急性期肾小球毛细血管出现免疫性炎症,使毛细血管腔变窄甚至闭塞,并损害肾小球滤过膜,出现血尿、蛋白尿及管型尿等;肾小球滤过率下降,对水和各种溶质(包括含氮代谢产物、无机盐)的排泄减少,发生水、钠潴留,继而引起细胞外液容量增加,因此临床上有水肿、尿少、全身循环充血状态,如呼吸困难、肝大、静脉压增高等。本病引起的高血压,目前认为是由血容量增加所致。

【临床表现】

急性肾小球肾炎多见于儿童,男性多于女性,通常于前驱感染后 1～3 周起病。本症在临床上的表现轻重悬殊,轻者可为"亚临床型",即除实验室检查异常外,并无具体临床表现,典型患者呈急性肾病综合征表现,重者并发高血压脑病、严重循环充血和急性肾功能衰竭。本病大多数预后良好,常可在数月内临床自愈。

（一）前驱感染和间歇期

前驱病常为链球菌所致的上呼吸道感染,如急性化脓性扁桃体炎、咽炎、淋巴结炎、猩红热等,或是皮肤感染,包括脓疱病、疖肿等。由前驱感染至发病有一无症状间歇期,呼吸道感染引起者约 10 天(6～14天),皮肤感染引起者约为 20 天(14～28 天)。

（二）典型病例的临床表现

前驱链球菌感染后经 1～3 周无症状间歇期而急性起病,表现为水肿、血尿、高血压及程度不等的肾功能受累。

1. 水肿　常见的症状,初期仅累及眼睑及颜面,晨起重;重者波及全身,少数可伴胸腔积液、腹腔积液;轻者仅体重增加,肢体有胀满感。

2. 尿异常　半数患者有肉眼血尿,镜下血尿几乎见于所有病例。肉眼血尿严重时可伴排尿不适甚至排尿困难。血尿常伴程度不等的蛋白尿,一般为轻至中度。尿量减少并不少见,但真正发展至少尿或无尿者为少数。

3. 高血压　见于 30％～80％的病例,多因水、钠潴留,血容量扩大所致,一般为轻或中度增高。大多数于 1 周后血压随利尿消肿而降至正常,若持续不降应考虑慢性肾炎急性发作的可能。

（三）非典型病例的临床表现

（1）无症状的亚临床型病例无水肿、高血压、肉眼血尿,仅于链球菌感染流行时,或急性肾炎患者的密切接触者中行尿常规检查时,发现镜下血尿,甚至尿检可正常,仅血中补体 C_3 降低,待 6～8 周恢复。

（2）临床表现有水肿、高血压,甚至有严重循环充血及高血压脑病,而尿中改变轻微或常规检查正常,称为"肾外症状性肾炎",此类患者血中补体 C_3 呈急性期下降、6～8 周恢复的典型规律性变化,有助于诊断。

（3）尿蛋白及水肿严重,甚至与肾病近似,部分患者还可有血浆蛋白下降及高脂血症,而与肾病综合征不易区别。

【辅助检查】

1. 尿液检查　常见血尿、管型尿,尿蛋白多属非选择性,尿中纤维蛋白降解产物(FDP)增多。尿常规一般在 4～8 周大致恢复正常。

2. 血常规　红细胞计数及血红蛋白可稍低,白细胞计数可正常或增高,红细胞沉降率增大。

3. 肾功能检查　肾小球滤过率(GFR)呈不同程度下降,肾小管功能相对良好,肾浓缩功能多能保持。临床常见一过性氮质血症,血中尿素氮、肌酐增高。

4. 血补体测定　肾炎病程早期血总补体及 C_3 均明显下降,6～8 周后恢复正常。

【诊断要点】

典型急性肾炎不难诊断。链球菌感染后,经 1～3 周无症状间歇期,出现水肿、高血压、血尿(可伴不同程度蛋白尿),再参考血补体 C_3 的动态变化即可明确诊断。

【治疗原则和药物治疗要点】

（一）治疗原则

以对症治疗和休息为主。防治急性期并发症、保护肾功能,以利于其自然恢复。

（二）药物治疗要点

1. 急性期　应卧床休息,通常需 2～3 周,待肉眼血尿消失、血压恢复、水肿减退即可逐步增加室内活动量。对遗留的轻度蛋白尿及血尿应加强随访观察而无须延长卧床期,如有尿改变增重则需再次卧床。3 个月内宜避免剧烈体力活动,可于停止卧床后逐渐增加活动量。

2. 饮食和入量　急性期宜限制盐、水、蛋白质摄入,以减轻肾脏负担。有水肿、血压高者采用免盐或低盐饮食。水肿重且尿少者限水。对有氮质血症者限制蛋白质摄入。

3. 感染灶的治疗　对仍有咽部、皮肤感染灶者应给予青霉素或其他抗过敏药物治疗 7～10 天。

4. 利尿剂的应用　凡经控制水、盐而仍尿少、水肿、血压高者均应给予利尿剂。噻嗪类无效时可用强有力的袢利尿剂,如呋塞米和依他尼酸。

5. 降压药的应用　凡经休息、限水盐、利尿而血压仍高者应给予降压药。血压增高明显,需迅速降压时可用钙通道阻滞剂。发生高血压脑病需紧急降压者可选用硝普钠,对伴肺水肿者尤宜。

【健康指导】

（1）限制水量和食盐,急性期入水量一般以 500 mL 为限,以后视尿量增加水量。必须限制食盐及给予低盐饮食。

（2）限制含嘌呤高的食物。为了减轻肾脏负担,应限制给予刺激肾脏细胞的食物,如菠菜、芹菜、小萝卜、豆类及其制品等。

（3）忌用强烈调味品。强烈的调味品对肾脏有刺激作用,这类调味品有胡椒、芥末、咖喱、辣椒等。味精也应少用,如多用味精会引起口渴而欲饮水。

（4）教会年长儿及家属准确地记录液体出入量,配合医务人员观察及记录尿量、尿色情况,观察患儿用药前后的体重及水肿的变化,按医嘱取清晨尿样送检,协助临床用药和调整饮食。

第二节　慢性肾小球肾炎

慢性肾小球肾炎(慢性肾炎)是一组由多种病因引起的发生于肾小球的免疫性疾病,多发生于中青年,病程常超过 1 年或长达几年,病情迁延,病程进展缓慢,可有不同程度的肾功能减退,最终将发展为慢性肾功能衰竭。

【病因和病理】

仅少数慢性肾炎是由急性肾炎发展所致,绝大多数慢性肾炎的确切病因不清楚,起病即为慢性,起始因素多为免疫介导炎症。导致病程慢性化的机制除免疫因素外,非免疫非炎症占有重要作用,主要包括肾内血管硬化引起肾缺血而加重肾小球损伤,高血压导致肾小球高滤过率而加速硬化以及健存肾小球代偿过于劳累发生硬化。

【临床表现】

慢性肾炎可发生于任何年龄,但以中青年为主,男性多见。多数起病缓慢、隐匿。临床表现呈多样性,蛋白尿、血尿、高血压、水肿为基本临床表现,可有不同程度的肾功能减退,病情时轻时重,渐进性发展为慢性肾功能衰竭。

(一)早期症状

早期患者可有乏力、疲倦、腰部疼痛、食欲减退,水肿可有可无,一般不严重。有的患者可无明显临床症状,血压可正常或轻度升高。

(二)肾功能

由于肾脏代偿能力比较强,肾功能正常或轻度受损的情况可持续数年或数十年。当肾功能逐渐恶化并出现相应的临床表现时,患者进入尿毒症阶段。

(三)高血压

以持续性中等以上程度的舒张压升高为主,伴有眼底出血、渗出,甚至视盘水肿,如血压控制不好,肾功能恶化较快,预后较差。

部分患者因感染、劳累而急性发作,或用肾毒性药物后病情急骤恶化,去除诱因和适当治疗后病情可一定程度缓解,但也可发展为不可逆的慢性肾功能衰竭。

慢性肾炎临床表现呈多样性,个体间差异较大,故要特别注意因某一表现突出而造成误诊。如慢性肾炎高血压突出而易误诊为原发性高血压,增生性肾炎感染后急性发作时易误诊为急性肾炎,应予以注意。

【辅助检查】

(一)实验室检查

1. 尿常规　检查可有血尿、蛋白尿、管型尿等一种或一种以上异常。

2. 内生性肌酐清除率　正常或降低。

3. 尿蛋白　选择性指数(SPI)>0.2为非选择性蛋白尿,SPI≤0.2为选择性蛋白尿。

(二)其他检查

双肾 B 超检查显示肾脏大小正常或缩小,可有双肾皮质回声增强。

【诊断要点】

有蛋白尿、血尿、管型尿、水肿、高血压病史 1 年以上,排除继发性及遗传性肾小球肾炎,即可诊断为慢性肾炎。

【治疗原则和药物治疗要点】

(一)治疗原则

慢性肾炎的治疗应以防止或延缓肾功能进行性恶化、改善或缓解临床症状及防治严重并发症为主要目的,而不应以消除尿红细胞或微量尿蛋白为目标。

(二)药物治疗要点

1. 积极控制高血压　治疗原则:①力争将血压控制在理想水平,血压应控制在 125/75 mmHg,尿蛋白<1 g/d 时,血压控制可放宽到 130/80 mmHg;②选择能延缓肾功能恶化、具有肾保护作用的降血压药物。

2. 限制食物中蛋白及磷的入量　肾功能不全的氮质血症患者应限制食物中蛋白及磷的入量。

3. 应用抗血小板药　大剂量双嘧达莫、小剂量阿司匹林有抗血小板凝集作用。

4. 糖皮质激素和细胞毒药物　一般不主张积极应用，但患者肾功能正常或仅轻度受损，肾体积正常，病理类型较轻（如轻度系膜增生性肾小球肾炎、早期膜性肾病等），尿蛋白较多时，如无禁忌证可试用，无效者可逐步撤去。

5. 避免加重肾损害的因素　感染、劳累、怀孕及应用肾毒性药物（如氨基糖苷类抗生素等），均可能损伤肾，应予以避免。

第三节　泌尿系统感染

扫码看课件

泌尿系统感染又称尿路感染，简称尿感，是常见的泌尿系统疾病之一。尿路感染是指各种病原微生物在尿路中生长、繁殖而引起的尿路感染性疾病。尿路感染可发生于所有人群，多见于女性，尤其是育龄期妇女。本节叙述的是由细菌引起的尿路感染。

根据感染发生部位可分为上尿路感染和下尿路感染，前者是指肾盂肾炎，后者主要是指膀胱炎及尿道炎。

【流行病学】

女性尿路感染发病率明显高于男性，比例约为 8∶1。成年男性极少发生尿路感染，50 岁以后男性因前列腺肥大的发生率增高，尿路感染发生率也相应增高，约为 7%。未婚女性发病率为 1%～3%，已婚女性发病率增高，约 5%，与性生活、月经、妊娠、应用杀精子避孕药物等因素有关。60 岁以上女性尿路感染发生率高达 10%～12%，多为无症状性细菌尿。

【病因和发病机制】

（一）病原微生物

尿路感染最常见的致病菌为革兰阴性杆菌，其中以大肠埃希菌最为常见，占全部尿路感染的 70% 以上。其他依次为变形杆菌、克雷伯杆菌、粪链球菌、铜绿假单胞菌和葡萄球菌。其中变形杆菌常见于伴有尿路结石者，铜绿假单胞菌多见于尿路器械检查后，金黄色葡萄球菌则常见于血源性尿路感染。

（二）发病机制

1. 感染途径　上行感染是最主要的感染途径，占尿路感染的 95%。此外，还有血行感染、直接感染和淋巴道感染等途径。

2. 易感因素　①尿路梗阻导致细菌在局部大量繁殖引起感染；②泌尿系统结构异常；③各种疾病导致机体免疫力低下等；④因长时间的尿潴留和（或）应用导尿管引流尿液导致感染；⑤妊娠后期子宫增大致尿液引流不畅；⑥女性尿道较短，容易发生尿路感染，前列腺增生导致的尿路梗阻是中老年男性尿路感染的重要原因；⑦遗传因素；⑧膀胱输尿管反流，导致细菌在局部定植，发生感染。

3. 细菌的致病力　细菌进入膀胱后，能否引起尿路感染，与其致病力有很大关系。

【病理解剖】

急性膀胱炎的病理变化主要表现为膀胱黏膜血管扩张、充血，上皮细胞肿胀，黏膜下组织充血、水肿，以及炎症细胞浸润，重者可有点状或片状出血，甚至黏膜溃疡。

急性肾盂肾炎可使单侧或双侧肾脏受累，表现为局限或广泛的肾盂肾盏黏膜充血、水肿，表面有脓性分泌物，黏膜下可有细小脓肿，于一个或几个肾乳头可见大小不一、尖端指向肾乳头、基底伸向肾皮质的楔形炎症病灶。

慢性肾盂肾炎双侧肾脏病变常不一致，肾脏体积缩小，表面不光滑，有肾盂肾盏粘连、变形，肾乳头瘢痕形成,肾小管萎缩及肾间质淋巴细胞、单核细胞浸润等慢性炎症表现。

【临床表现】

（一）膀胱炎

膀胱炎即通常所指的下尿路感染,占尿路感染的60%以上。主要表现为尿频、尿急、尿痛、血尿、尿液混浊、下腹部疼痛等,一般无全身感染症状,少数患者可出现腰痛、发热,但体温常不超过38.5℃。如患者有突出的系统表现,体温高于38.0℃,应考虑上尿路感染。致病菌多为大肠埃希菌。

（二）肾盂肾炎

1. 急性肾盂肾炎　可发生于各年龄段,育龄期女性最多见。

（1）全身症状:发热、寒战、头痛、全身酸痛、全身肌肉压痛、心动过速、恶心、呕吐等,体温多在38.0℃以上,多为弛张热,也可呈稽留热或间歇热。

（2）泌尿系统症状:尿频、尿急、尿痛、排尿困难、下腹部疼痛、腰痛等。腰痛程度不一,多为钝痛或酸痛,以及肋脊角或输尿管点压痛和(或)肾区叩击痛。

2. 慢性肾盂肾炎　多有反复尿路感染病史,有程度不同的腰部酸痛、间歇性尿频、乏力、低热及肾小管功能受损表现,如夜尿增多、低比重尿等。急性发作时患者症状明显,类似急性肾盂肾炎。病史长者可发展为慢性肾功能衰竭。

（三）无症状性细菌尿

无症状性细菌尿可由症状性尿路感染演变而来,部分可无急性尿路感染病史。无症状性细菌尿是指患者有真性细菌尿,而无尿路感染的症状,致病菌多为大肠埃希菌,尿常规可无明显异常,但尿培养有真性细菌尿,也可在病程中出现急性尿路感染症状。

【实验室和其他检查】

（一）尿液检查

尿液常混浊,可有异味,少数有血尿。

1. 常规检查　可有白细胞尿、血尿、蛋白尿。尿沉渣镜检白细胞计数大于5个/HP称为白细胞尿,对尿路感染诊断意义较大。部分肾盂肾炎患者尿中可见白细胞管型。

2. 白细胞排泄率　准确留取3 h尿液,立即进行尿白细胞计数,所得白细胞数按每小时折算,正常人白细胞计数<20万/h,白细胞计数>30万/h为阳性,介于(20万~30万)/h者为可疑。

3. 细菌学检查

（1）涂片细菌检查:清洁中段尿沉渣涂片,革兰染色用油镜或不染色用高倍镜检查,计算10个视野细菌数,取其平均值,若每个视野下可见1个或更多细菌,提示尿路感染。

（2）细菌培养:可采用清洁中段尿、导尿及膀胱穿刺尿做细菌培养,其中膀胱穿刺尿培养结果最可靠。中段尿细菌定量培养大于10^5/mL,称为真性菌尿,可确诊为尿路感染;尿细菌定量培养为10^4~10^5/mL,为可疑阳性,需复查;如小于10^3/mL,可能为污染。耻骨上膀胱穿刺尿细菌定性培养有细菌生长,即为真性菌尿。

（二）血液检查

1. 血常规　急性肾盂肾炎时血白细胞计数常升高,中性粒细胞增多,核左移。慢性肾盂肾炎时可贫血。

2. 慢性肾盂肾炎　肾功能受损时可出现肾小球滤过率下降、血肌酐升高等。

（三）影像学检查

影像学检查包括B超检查、X线检查、静脉肾盂造影、排尿期膀胱输尿管反流造影、逆行性肾盂造影等,目的是了解尿路情况,及时发现有无尿路结石、梗阻、反流、畸形等导致尿路感染反复发作的因素。静脉肾盂造影的适应证为反复发作的尿路感染,尿路感染急性期不宜做静脉肾盂造影,可做B超检查。男性患者无论首发还是复发,均应行尿路X线检查以排除尿路解剖和功能上的异常。

【诊断】

（一）尿路感染的诊断

当女性有明显尿频、尿急、尿痛,尿白细胞增多,尿细菌定量培养大于10^5/mL,并为常见致病菌时,可拟诊为尿路感染。无症状性细菌尿的诊断主要依靠尿细菌学检查,要求两次中段尿培养均为同一菌种的真性菌尿方可诊断。

（二）尿路感染的定位诊断

真性菌尿的存在只表明有尿路感染存在,还需进行定位诊断。

1. 根据临床表现定位　下尿路感染常以膀胱刺激征为突出表现,一般少有发热、腰痛等症状。而上尿路感染常有发热、寒战,甚至出现毒血症症状,伴明显腰痛、输尿管点和(或)肋脊点压痛、肾区叩击痛等。

2. 实验室检查　出现下列情况提示上尿路感染。

（1）膀胱冲洗后尿培养阳性。

（2）尿沉渣镜检有白细胞管型,并排除间质性肾炎、狼疮性肾炎等疾病。

（3）尿N-乙酰葡糖胺（NAG）升高、尿β-MG升高。

（4）尿渗透压降低。

3. 慢性肾盂肾炎的诊断　除反复发作尿路感染病史之外,尚需结合影像学及肾功能检查。

（1）静脉肾盂造影可见肾盂肾盏变形、缩窄。

（2）肾外形凹凸不平,且双肾大小不等。

（3）持续性肾小管功能损害。

具备上述第（1）（2）条的任何一项再加第（3）条可诊断为慢性肾盂肾炎。

（三）膀胱炎和肾盂肾炎的区别

膀胱炎和肾盂肾炎的区别见表16-1。

表 16-1　膀胱炎和肾盂肾炎的区别

项　　目	肾 盂 肾 炎	膀 　胱 　炎
临床表现	发热等全身症状明显,肾区叩击痛,白细胞管型尿	很少出现发热等全身症状
膀胱灭菌后尿标本培养	阳性	阴性
复发	常见,尤其见于单剂量抗生素治疗后	少见
转归	可转为慢性肾盂肾炎	很少转为慢性

【治疗】

（一）一般治疗

尿路感染应寻找易感因素,去除诱发因素,确定感染部位及性质。急性期多饮水,勤排尿,注意休息。发热者给予易消化、高热量、富含维生素的饮食。膀胱刺激征和血尿明显者,可口服碳酸氢钠片1g,每天3次,以碱化尿液、缓解症状、抑制细菌生长、避免形成血凝块,对应用磺胺类抗生素者还可以增强药物的抗菌活性并避免尿路结晶形成。

（二）抗感染治疗

用药原则:①选用致病菌敏感的抗生素。无病原学结果前,一般首选对革兰阴性杆菌有效的抗生素,尤其是首发尿路感染。治疗3天症状无改善时,应按药敏试验结果调整用药。②抗生素在尿和肾内的浓度要高。③选用肾毒性小、副作用少的抗生素。④单一药物治疗失败、严重感染、混合感染、耐药菌株出现时应联合用药。⑤对不同类型的尿路感染给予不同的治疗时间。

1．急性膀胱炎

（1）单剂量疗法：常用磺胺甲基异噁唑 2.0 g、甲氧苄胺嘧啶 0.4 g、碳酸氢钠 1.0 g，1 次顿服（简称 STS 单剂）；氧氟沙星 0.4 g，一次顿服；阿莫西林，3.0 g，一次顿服。

（2）短疗程疗法：目前更推荐此法，与单剂量疗法相比，短疗程疗法更有效；与传统 7～14 天疗法相比疗效相近，副作用少。可选用磺胺类、喹诺酮类、半合成青霉素或头孢菌素类等抗生素，任选一种药物，连用 3 天，约 90％ 的患者可治愈。

停服抗生素 7 天后，需进行尿细菌定量培养。如结果阴性表示急性细菌性膀胱炎已治愈；如仍有真性细菌尿，应继续采用 14 天抗生素治疗。

对于妊娠妇女、老年患者、糖尿病患者、机体免疫力低下及男性患者不宜使用单剂量及短疗程疗法，应采用较长疗程疗法。

2．肾盂肾炎　首次发生的急性肾盂肾炎的致病菌 80％ 为大肠埃希菌，在留取尿细菌检查标本后应立即开始治疗，首选对革兰阴性杆菌有效的药物。72 h 显效者无须换药，否则应按药敏试验结果更改抗生素。

（1）病情较轻者：可在门诊口服药物治疗，疗程 10～14 天。常用药物有喹诺酮类、半合成青霉素类、头孢菌素类等。

（2）严重感染全身中毒症状明显者：需住院治疗，静脉给药。常用药物有氨苄青霉素、头孢噻肟钠、头孢曲松钠、左氧氟沙星等，必要时联合用药。

慢性肾盂肾炎治疗的关键是积极寻找并去除易感因素。急性发作时治疗同急性肾盂肾炎。

3．再发性尿路感染　再发性尿路感染包括重新感染和复发。

（1）重新感染：治疗后症状消失，尿菌阴性，但在停药 6 周后再次出现真性细菌尿，菌株与上次不同，称为重新感染。多数病例有尿路感染症状，治疗方法与首次发作相同。对半年内发生 2 次以上者，可用长疗程低剂量抑菌治疗，即每晚临睡前排尿后服用小剂量抗生素 1 次，如复方磺胺甲噁唑、呋喃妥因或氧氟沙星，每 7～10 天更换药物一次，连用半年。

（2）复发：治疗后症状消失，尿菌阴转后在 6 周内再出现菌尿，菌种与上次相同（菌种相同且为同一血清型）。复发且为肾盂肾炎者，特别是复杂性肾盂肾炎，在去除诱发因素（如结石、梗阻、尿路异常等）的基础上，应按药敏情况选择强有力的杀菌性抗生素，疗程不少于 6 周。反复发作者，采用长疗程低剂量抑菌疗法。

4．无症状性细菌尿　是否治疗目前有争议，一般认为产尿素酶细菌如变形杆菌可引起尿路结石，故应尽量根除。对可能发展为症状性感染的高危患者，如肾病综合征、糖尿病、多囊肾、解剖或神经异常、小儿、孕妇等，应予以治疗。

5．妊娠期尿路感染　宜选用毒性小的抗菌药物，如阿莫西林、呋喃妥因或头孢菌素类等。孕妇的急性膀胱炎治疗时间一般为 3～7 天。孕妇急性肾盂肾炎应静脉滴注抗生素治疗，可用半合成广谱青霉素或第三代头孢菌素，疗程为 2 周。反复发生尿路感染者，可用呋喃妥因行长疗程低剂量抑菌治疗。

（三）疗效评定

（1）治愈症状消失，尿菌阴性，疗程结束后 2 周、6 周复查尿菌仍为阴性。

（2）治疗失败，尿菌仍为阳性，或治疗后尿菌为阴性，但 2 周或 6 周复查尿菌转为阳性，且为同一种菌株。

【健康指导】

（1）坚持多饮水、勤排尿，每 2～3 h 排尿一次，是最有效的预防方法。

（2）注意会阴部清洁。

（3）尽量避免尿路器械的使用，必须应用时，严格无菌操作。

（4）如必须留置导尿管，前 3 天给予抗生素可延迟尿路感染的发生。

（5）与性生活有关的尿路感染，应于性交后立即排尿，并口服一次抗生素（常用量）。

（6）膀胱-输尿管反流者，要"二次排尿"，即每次排尿后数分钟，再排尿一次。

（7）尿路感染频繁发作的妇女，每晚服一定剂量的抗生素预防，也可减少尿路感染的再发生。

第四节　前列腺炎

前列腺炎是男性生殖系统常见病，绝大多数发生在成年，临床上前列腺炎可分为急性和慢性两种。急性前列腺炎临床上较少见，慢性前列腺炎在成年人群中发病率较高，占泌尿外科门诊患者的 1/5 左右，因慢性前列腺炎多伴有精囊炎，故又称为前列腺精囊炎。

一、急性前列腺炎

【病因】

本病多发生在劳累、着凉、长时间骑车、酗酒、性生活过度、损伤、经尿道器械操作、全身或局部抵抗力减弱时，致病菌多由尿道上行感染进入前列腺，最主要的致病菌为革兰阴性杆菌或假单胞菌，也有葡萄球菌、变形杆菌和链球菌等。

【临床表现】

发病急，有全身感染或脓毒血症表现，如寒战、高热、尿频、尿急、尿痛、尿道痛、会阴部和耻骨上疼痛，直肠胀满，排便困难，偶因膀胱颈部水肿、痉挛可致排尿困难，甚至尿潴留。

【诊断】

对有上述症状的患者，需做直肠指诊，可触到前列腺肿大，表面光滑、张力大且有明显压痛，形成脓肿则有饱满感或波动感。急性前列腺炎仅可做指诊检查，切勿行前列腺按摩，以防炎症扩散。尿液检查可见白细胞、红细胞，B超检查亦有助于诊断。

【治疗】

患者应卧床休息、多饮水以及给予止痛、解痉、退热等一般处理。抗生素可选用青霉素、链霉素、氨苄青霉素、头孢菌素以及头孢呋辛等。

急性前列腺炎经一般对症处理及抗感染治疗后，症状常于 1～2 周消退，预后一般良好。如症状不见好转或反而加重，肛门指检触诊可见前列腺肿胀且有波动感，B超检查可见脓肿形成，经会阴穿刺抽出脓液者，应经会阴部行脓肿切开引流。

二、慢性前列腺炎

【病因】

慢性前列腺炎的病因较为复杂，少数由急性前列腺炎未能彻底治愈迁延而来，绝大多数患者则未曾经历过明确的急性阶段。慢性前列腺炎可分为细菌性前列腺炎和非细菌性前列腺炎。

引起慢性前列腺炎的致病微生物主要是细菌，其次有病毒、支原体、衣原体以及其他致敏原等。性欲过旺、前列腺充血、下尿路梗阻、会阴部压迫和损伤，邻近器官炎症病变波及前列腺以及全身抵抗力下降等，都可能是造成慢性前列腺炎的原因，甚至患者的精神状态也是影响症状轻重的一个因素。总之，慢性前列腺炎病因复杂，造成其经久不愈的原因，很可能是不同时期存在着不同的病因，或在同一时期存在一个以上的致病因素。前列腺上皮的类脂质膜是多种抗生素进入腺泡的屏障，是前列腺炎治疗不理想、难以根治的原因。

【临床表现】

不同患者症状表现相差很大，实验室检查结果与患者自觉症状可不完全一致，一些患者症状显著，但前列腺触诊、前列腺液检查可无特殊发现或改变轻微,而另一些患者前列腺液有大量白细胞,前列腺质地变硬,却自觉全无症状。因此,症状的轻重可能还和患者的精神因素有一定关系。常见的症状如下。

1. 泌尿系统症状　炎症累及尿道,患者可有轻度尿频、尿急、尿痛,个别患者尚可出现终末血尿,清晨排尿之前或大便时尿道口可有黏液或脓性分泌物排出。合并精囊炎时可有血精。

2. 疼痛　后尿道可有烧灼感、蚁行感,会阴部、肛门部疼痛可放射至腰骶部、腹股沟、耻骨上区、阴茎、睾丸等,偶可向腹部放射。

3. 性功能障碍　可有性欲减退、阳痿、早泄、射精痛、遗精次数增多等,个别患者有血精或因输精管道炎症而使精子活动力减退,导致不育。

4. 神经精神症状　由于患者对本病缺乏正确的理解或久治不愈,可有心情忧郁、乏力、失眠等。

5. 并发症　由于细菌毒素引起的变态反应,可出现结膜炎、虹膜炎、关节炎、神经炎等。

【诊断】

慢性前列腺炎的诊断依据:①反复的尿路感染发作;②前列腺液中持续有致病菌存在,但是临床上难以明确。

1. 直肠指诊　前列腺饱满、压痛明显。病程长者,前列腺缩小、质硬、不均匀,有小硬结。

2. 前列腺液检查　白细胞计数>10 个/HP,卵磷脂小体减少,可诊断为前列腺炎。

慢性前列腺炎时前列腺液 pH 值增高、锌含量降低,对诊断也有一定帮助。

【治疗】

1. 一般治疗　增强信心,消除思想顾虑,节制性欲,但不宜强制性禁欲。宜忌酒及辛辣食物,热水坐浴每晚 1 次,局部理疗,改变生活中明显的诱发因素,如避免长时间骑车等。

2. 前列腺按摩　定期行前列腺按摩,可促使前列腺炎性分泌物的排出,每周一次,同时还可进行前列腺液的常规检查,以评价治疗效果。

3. 抗生素的使用　一般的抗生素不易进入前列腺组织,这也是临床上治疗较为困难的原因之一。理想的抗生素应具备三个条件:①脂溶性碱性药物;②和血浆蛋白结合少;③解离度高。目前临床上常用的有红霉素、磺胺类、多西环素、喹诺酮类、头孢菌素类等。上述药物可 2~3 种联合应用,或根据前列腺液细菌学培养及药敏试验结果选择性应用。

4. 中医中药辨证施治　应用活血化瘀和清热解毒药物。

(刘　洋)

第十七章　血液系统疾病

第一节　贫　血

扫码看课件

任务引领

患者，女性，32岁，头晕乏力、心悸半年。因突然晕厥入院，患者半年前自觉头晕乏力，爬楼时心悸，近1个月来加重，本次因突然晕厥入院治疗。自诉月经量大，无痛经史，有10年"胃炎"病史。

查体：神志清楚，精神可。T 37.2 ℃，P 80 次/分，R 18 次/分，BP 120/76 mmHg，无皮疹，浅表淋巴结未触及，中度贫血貌，巩膜无黄染，扁桃体不大，肺部未见异常，心律齐，心尖部可闻及柔和Ⅰ级收缩期杂音。腹软，肝脾不大，双下肢无水肿，生理反射存在，病理反射未引出。

化验：Hb 72 g/L，RBC $2.5×10^{12}$/L，WBC $6.0×10^9$/L，PLT $130×10^9$/L，网织红细胞0.02，MCV 65 fL。肝、肾功能正常，大小便未见异常。

请完成以下任务：

1. 通过学习，患者的血常规检查有哪些异常？

2. 根据以上内容，该患者的初步诊断是什么？

3. 为进一步明确诊断，患者还需做哪些检查？

贫血是指外周血中单位容积内血红蛋白（Hb）浓度、红细胞计数（RBC）和（或）血细胞比容（HCT）低于正常标准的一种常见临床症状。我国低海拔地区，成年男性 Hb<120 g/L、RBC<$4.5×10^{12}$/L 和（或）HCT<0.42，成年女性 Hb<110 g/L、RBC<$4.0×10^{12}$/L 和（或）HCT<0.37，即可诊断为贫血。久居高

原地区居民的血红蛋白正常值高于海拔地区居民。基于不同的临床特点,贫血有不同的分类。

1. 根据贫血严重程度分类　见表 17-1。

表 17-1　贫血严重程度分类

贫血程度	血红蛋白浓度/(g/L)
轻度	>90,低于正常低限值
中度	60~90
重度	30~59
极重度	<30

2. 根据红细胞形态特点分类　见表 17-2。

表 17-2　贫血的细胞学分类

类　型	MCV/fL	MCHC/(%)	常 见 疾 病
大细胞性贫血	>100	32~35	巨幼细胞贫血
正常细胞性贫血	80~100	32~35	再生障碍性贫血、急性失血性贫血
小细胞低色素性贫血	<80	<32	缺铁性贫血、铁粒幼细胞贫血

一、缺铁性贫血

缺铁性贫血是指体内储存铁不能满足正常红细胞生成的需要而发生的贫血,表现为缺铁引起的小细胞低色素性贫血及其他异常。铁缺乏症主要和以下因素有关:①婴幼儿辅食添加不足;②青少年偏食;③妇女月经量过多;④多次妊娠或哺乳;⑤某些病理因素,如胃大部切除、慢性失血、慢性腹泻、萎缩性胃炎、钩虫病等。

【病因和发病机制】

1. 摄入不足　饮食中缺乏铁或食物结构不合理可导致铁的摄入不足,多见于婴幼儿、青少年、妊娠和哺乳期妇女。

2. 吸收障碍　常见于胃全切或次全切除术后,胃酸分泌不足且食物经过十二指肠(铁的主要吸收部位)过快进入空肠,使铁吸收减少。

3. 丢失过多　慢性失血是缺铁性贫血常见的病因之一,如慢性胃肠道出血、月经量过多、钩虫病、慢性肾功能衰竭血液透析等。

【临床表现】

1. 贫血表现　表现为面色苍白、头晕、乏力、心悸、气短、易疲倦、眼花耳鸣、心率增快等。

2. 原发病表现　如痔疮、消化性溃疡、胃肠道肿瘤所致的腹部不适、黑便、血便等,慢性肠炎导致的腹痛和大便性状改变,女性月经量过多等。

3. 组织缺铁表现　毛发干枯、皮肤干燥;指(趾)甲缺乏光泽、脆薄易裂,重者低平甚至呈匙状甲;舌炎、口腔炎、口角皲裂;少数患者可出现精神行为症状,如异食癖;儿童表现为生长发育迟缓、注意力不集中,甚至智力低下。

【实验室检查】

1. 血常规　轻度贫血时呈正常红细胞性,严重贫血典型时可出现小细胞低色素性贫血,网织红细胞计数正常或轻度增高,白细胞和血小板计数正常或偏低。血片可见红细胞体积小、中央淡染区扩大。

2. 骨髓象　红细胞系增生活跃或明显活跃,以中、晚幼红细胞为主,其体积小、核染色质致密、胞质少,有血红蛋白形成不良表现。

3. 铁代谢　血清铁(SI)<8.95 μmol/L、总铁结合力(TIBC)>64.44 μmol/L、转铁蛋白饱和度(TS)

<15％、血清铁蛋白(SF)<12 $\mu g/L$。

4.其他　粪便隐血试验,肝、肾功能检查等。

【诊断与鉴别诊断】

典型的缺铁性贫血可根据病史、临床表现和实验室检查,特别是红细胞形态学改变、铁剂治疗有效等确诊。

缺铁性贫血应与其他小细胞低色素性贫血(铁粒幼细胞贫血、海洋性贫血等)相鉴别。

【治疗原则和药物治疗要点】

1.病因治疗　应尽可能去除引起缺铁的病因。如因摄入不足者应改善饮食结构,多食含铁高的食物或补充铁剂;因慢性失血造成铁缺乏者应积极治疗原发病,如消化性溃疡、痔疮及月经量过多等。

2.补铁治疗　最主要的补铁方法为口服铁剂,常用药物有硫酸亚铁、富马酸亚铁、葡萄糖酸亚铁、山梨醇铁等。餐后服用可减轻胃肠道反应,鱼类、肉类、维生素 C 可促进铁的吸收,谷类、乳类和茶可抑制铁的吸收。血红蛋白一般于口服铁剂 2 个月左右恢复正常,正常后应持续口服铁剂治疗 4～6 个月,待铁蛋白正常后停药。

口服铁剂不能耐受或无效(如吸收障碍)者,可注射铁剂治疗,常用药物为右旋糖酐铁,注射铁剂应严格掌握其适应证。

【健康指导】

婴幼儿应及早添加含铁高的食物,如瘦肉、动物肝脏、蛋类;青少年应纠正偏食等不良饮食习惯,定期查、治寄生虫病;孕妇和哺乳期妇女可补充铁剂;积极治疗慢性失血性疾病。

二、巨幼细胞贫血

巨幼细胞贫血是由脱氧核糖核酸(DNA)合成障碍所引起的一组贫血,为体内维生素 B_{12} 或叶酸缺乏所致。此类贫血幼红细胞 DNA 合成障碍,故又称幼红细胞增殖异常性贫血。

根据缺乏物质的种类,其可分为单纯叶酸缺乏性贫血、单纯维生素 B_{12} 缺乏性贫血、叶酸和维生素 B_{12} 缺乏性贫血。

该病在经济不发达地区或进食新鲜蔬菜、肉类较少的人群多见。患胃肠道疾病及肿瘤、自身免疫性疾病,偏食、食用过长时间烹煮的食品等,是该病的高危因素。

【病因和发病机制】

1.维生素 B_{12} 缺乏

(1)摄入不足,需要量增加:长期完全素食者因摄入减少导致维生素 B_{12} 缺乏,需较长时间才出现。需要量增加见于妊娠、婴幼儿、溶血性贫血、感染、甲状腺功能亢进及恶性肿瘤等。

(2)吸收障碍:维生素 B_{12} 缺乏的主要原因。可见于:①缺乏内因子;②胃酸和胃蛋白酶缺乏、胰蛋白酶缺乏;③肠道疾病;④某些影响小肠内维生素 B_{12} 吸收的药物。

(3)利用障碍:如存在异常的维生素 B_{12} 结合蛋白及应用一氧化氮,均可影响维生素 B_{12} 的转运和利用。

2.叶酸缺乏

(1)摄入不足,需要量增加:食物加工不当,破坏大量叶酸;小儿偏食;需要量增加,未及时补充;慢性疾病等。

(2)吸收障碍:如慢性腹泻、小肠炎症、肿瘤和肠道手术术后及某些药物等均可影响叶酸的吸收。

(3)利用障碍:某些药物如氨甲蝶呤、乙胺嘧啶都是二氢叶酸还原酶的抑制剂,可干扰叶酸的利用。

(4)丢失过多:血液透析、酗酒可增加叶酸的排出。

【临床表现】

1.血液系统表现　起病缓慢,头晕、头昏、乏力、心悸等贫血症状常见。重者全血细胞减少、反复感染和出血。少数患者合并轻度黄疸。

2. 消化系统表现 食欲减退、腹胀、腹泻、便秘及舌炎等，以舌炎最突出，舌质红，舌乳头萎缩，表面光滑，俗称"牛肉舌"。

3. 神经系统表现和精神症状 如乏力、手足麻木、感觉障碍、共济失调或步态不稳；视力下降、肌张力增加，腱反射亢进，锥体束征阳性；重者可有大、小便失禁。叶酸缺乏者有易怒、妄想等精神症状。维生素 B_{12} 缺乏者有抑郁、失眠、记忆力下降、谵妄、幻觉甚至精神错乱、人格变态等。

【实验室检查】

1. 血象 呈大细胞性贫血，MCV＞100 fL。血涂片中红细胞大小不等、中央淡染区消失。中性粒细胞核分叶增多，网织红细胞正常或轻度增多。

2. 骨髓象 增生活跃或明显活跃，以红系为主。各系细胞均可见到巨幼变。骨髓铁染色常增多。

3. 血清维生素 B_{12}、叶酸及红细胞叶酸含量测定 血清维生素 B_{12} 低于 74 pmol/L（维生素 B_{12} 缺乏）。血清叶酸低于 6.8 nmol/L，红细胞叶酸低于 227 nmol/L（叶酸缺乏）。

【诊断与鉴别诊断】

根据贫血表现、消化道及神经系统症状、体征和营养史或特殊用药史，结合特征性血象、骨髓象和血清维生素 B_{12} 及叶酸水平等检查可做出诊断。

【治疗原则和药物治疗要点】

1. 治疗基础疾病 去除病因，若由药物引起，应酌情停药。

2. 补充叶酸或维生素 B_{12} 口服叶酸 5～10 mg，每天 3 次，用至贫血表现完全消失，若无原发病，不需维持治疗。维生素 B_{12} 缺乏者肌内注射，每次 500 μg，每周 2 次；无维生素 B_{12} 吸收障碍者可口服维生素 B_{12} 片剂 500 μg，每天 1 次，若有神经系统表现，治疗需维持半年到一年。

【健康指导】

纠正偏食及不良烹饪习惯。高危人群可适当给予干预措施，如婴幼儿及时添加辅食，青少年和妊娠哺乳期妇女多补充新鲜蔬菜，亦可口服叶酸或维生素 B_{12} 预防。

三、再生障碍性贫血

再生障碍性贫血简称再障，是各种致病因素引起的骨髓造血功能衰竭症，主要表现为骨髓造血功能低下，全血细胞减少和贫血、出血、感染综合征。

【病因和发病机制】

1. 病因 发病原因不明确，可能与化学、物理和生物因素等有关。

2. 发病机制 主要与造血干、祖细胞缺陷，造血微循环异常和免疫异常相关。

【临床表现】

主要表现为全血细胞减少、贫血、出血和感染。根据症状发生的急缓，贫血的严重程度可分为重型再生障碍性贫血（SAA）和非重型再生障碍性贫血（NSAA）（表 17-3）。

表 17-3 重型再生障碍性贫血与非重型再生障碍性贫血的临床表现

临床表现	重型再生障碍性贫血	非重型再生障碍性贫血
起病	急，进展快	缓，进展慢
贫血	重，伴明显头晕、乏力等	轻，易困乏
出血	严重，多合并内脏出血	轻，以皮肤黏膜出血为主
感染	多为皮肤、肺部感染，可合并败血症	呼吸道感染多见，少严重感染

【实验室检查】

1. 血象 典型者呈现全血细胞减少，重度正细胞正色素性贫血，网织红细胞比例多在 0.005 以下，且绝对值＜15×10⁹/L,淋巴细胞比例明显增高,血小板计数＜20×10⁹/L。NSAA 全血细胞减少较 SAA 轻。

2. 骨髓象 SAA 多部位骨髓增生重度减少,粒细胞、红细胞及巨核细胞明显减少且形态大致正常,淋巴细胞及非造血细胞比例明显增高,所有骨髓小粒空虚。NSAA 多部位骨髓增生减少,多数骨髓小粒空虚。骨髓活检显示造血组织均匀减少。

【诊断与鉴别诊断】

（一）诊断

1. 再生障碍性贫血的诊断标准

（1）临床上有贫血、出血、感染和发热,一般无肝、脾大。

（2）全血细胞减少,网织红细胞绝对值降低,淋巴细胞相对增多。

（3）骨髓多部位增生减少或重度减少,骨髓小粒空虚,造血细胞减少,非造血细胞比例增高。

（4）能排除其他全血细胞减少的疾病（如阵发性睡眠性血红蛋白尿、骨髓增生异常综合征、恶性组织细胞病等）。

2. 重型再生障碍性贫血的血象诊断标准

（1）发病急、贫血进行性加重,常伴严重感染和（或）出血。

（2）血象具备下述三项中两项:网织红细胞绝对值＜15×10⁹/L,中性粒细胞绝对值＜0.5×10⁹/L,血小板计数＜20×10⁹/L。

3. 非重型再生障碍性贫血的诊断标准 达不到重型再生障碍性贫血的诊断标准的再生障碍性贫血。

（二）鉴别诊断

应注意与阵发性睡眠性血红蛋白尿、骨髓增生异常综合征、恶性组织细胞病、白血病等相鉴别。

【治疗原则和药物治疗】

（一）支持及对症治疗

1. 防治感染 注意个人卫生,特别是皮肤及口腔卫生。中性粒细胞绝对值小于0.5×10⁹/L时,应保护性隔离。避免外伤及剧烈活动,杜绝接触各类危险因素（如对骨髓有损失作用和抑制血小板功能的药物）。进行必要的心理护理。

2. 对症治疗 给予成分输血、止血及控制感染等对症治疗。

（二）针对发病机制的治疗

1. 免疫抑制剂治疗 环孢素适用于全部再生障碍性贫血的治疗,个体化用药,参照患者造血功能和 T 淋巴细胞免疫恢复情况、药物不良反应等调整剂量和疗程,一般疗程长于1年。抗淋巴/胸腺细胞球蛋白主要用于 SAA。

2. 促造血治疗

（1）雄激素:适用于全部再生障碍性贫血的治疗,通常作为 NSAA 治疗的首选。大剂量雄激素可以刺激骨髓造血,常用制剂为司坦唑醇（康力龙）6～8 mg/d,服药后2～3个月开始起效。

（2）造血细胞因子:适用于全部再生障碍性贫血,特别是 SAA,包括 G-CSF、GM-CSF、EPO 等。

（3）造血干细胞移植:对40岁以下,无感染及其他并发症、有合适供体的 SAA 患者,可考虑造血干细胞移植。

【健康指导】

加强劳动和生活环境保护,避免接触有毒化学物质和暴露于各类射线,防止感染,尽量少用或不用可能损伤骨髓的药物。

NSAA 患者多数可缓解甚至治愈,少数进展为 SAA,SAA 发病急,以往病死率＞90％,近年来 SAA 预后明显改善,但仍有约1/3的患者死于感染或出血。

第二节 白 血 病

任务引领

患者,男性,40岁,干部,因"发热伴出血倾向10天"来诊。患者于10天前无明显诱因发热,体温38.5 ℃,伴全身酸痛,轻度咳嗽,咳少许白色黏痰,刷牙时牙龈出血,曾在当地验血"有异常"(具体不详),自服抗感冒药治疗无效来诊。病后进食少,睡眠差,二便正常,体重无明显变化。

既往体健,无结核病史,无药物过敏史。无烟酒嗜好,家族中无类似病史。

查体:T 38.5 ℃,P 98次/分,R 20次/分,BP 120/80 mmHg。急性病容,前胸和下肢皮肤散在出血点,浅表淋巴结未触及,巩膜无黄染,咽充血(+),扁桃体Ⅱ度肿大。胸骨轻压痛,心(-),肺叩诊清音,右下肺闻及少许湿啰音,腹平软,肝脾肋下未触及,双下肢未见水肿。

实验室检查:Hb 95 g/L,Ret 0.5%,WBC $3.8×10^{12}$/L,原幼细胞占48%,PLT $30×10^9$/L;大小便检查未见异常。

请完成以下任务:

1. 通过学习,请给出初步诊断,并列出诊断依据。

2. 还需做哪些检查才能确定诊断?

3. 该病的相关发病因素有哪些?

白血病是一类造血干细胞的恶性克隆性疾病,其克隆的白血病细胞增殖失控、分化障碍、凋亡受阻,滞留在细胞发育的不同阶段,在骨髓和其他造血组织中大量增生积聚,并浸润其他器官和组织,正常造血受抑制。我国白血病发病率约2.76/10万。在恶性肿瘤所致的死亡率中,白血病居第六位(男性)和第八位(女性),在儿童及35岁以下成人中居第一位。

根据白血病细胞的成熟程度和自然病程,白血病分为急性白血病(AL)和慢性白血病(CL)两大类。根据主要受累细胞可将AL分为急性淋巴细胞白血病(简称急淋,ALL)和急性非淋巴细胞白血病(简称急非淋,ANLL)。CL分为慢性粒细胞白血病(简称慢粒,CML)、慢性淋巴细胞白血病(简称慢淋,CLL)和少见类型的白血病,如幼淋巴细胞白血病(PLL)、多毛细胞白血病(HCL)等。

人类白血病的病因尚未完全清楚,病毒感染、电离辐射、化学因素(如抗肿瘤药物、氯霉素、保泰松及苯等)、遗传等均与白血病的发病相关,某些血液病也有可能发展为白血病,如骨髓异常增生综合征、淋巴瘤等。

一、急性白血病

急性白血病(AL)的细胞分化停滞在较早阶段,多为原始细胞和早期幼稚细胞,病情进展迅速,自然病程仅几个月。主要表现为贫血、出血、感染和浸润等征象。

国际上常用的法美英(FAB)分类法将AL分为急性淋巴细胞白血病(ALL)和急性非淋巴细胞白血病(ANLL)两大类,这两类再分成多种亚型。

1. ALL 分为3种类型:①L_1:原始和幼淋巴以小细胞为主。②L_2:原始和幼淋巴以大细胞为主。③L_3:原始和幼淋巴以大细胞为主,大小较一致,胞质嗜碱性,细胞内有明显空泡。

2. ANLL　分为 8 种类型:①M_0:急性髓细胞白血病微分化型。②M_1:急性粒细胞白血病未分化型。③M_2:急性粒细胞白血病部分分化型。④M_3:急性早幼粒细胞白血病。⑤M_4:急性粒-单核细胞白血病。⑥M_5:急性单核细胞白血病。⑦M_6:红白血病。⑧M_7:急性巨核细胞白血病。

【临床表现】

起病急缓不一,主要表现为正常骨髓造血功能受抑制和白血病细胞增殖浸润组织器官。急者突然高热,类似"感冒",也可以是严重出血。缓慢者多为皮肤紫癜、贫血或是出血难止就医被发现。

1. 正常骨髓造血功能受抑制的表现

(1)贫血:半数患者就诊时已有重度贫血,部分患者因病程短,可无贫血。

(2)出血:白血病细胞浸润血管、血小板减少、凝血异常以及感染是出血的主要原因。以皮肤黏膜、牙龈出血为主,女性可出现月经增多。

(3)发热:半数患者以发热为早期表现。低热往往由白血病本身引起,高热往往提示有继发感染。最常见的致病菌为革兰阴性杆菌,如克雷伯杆菌、铜绿假单胞菌等,其次为革兰阳性球菌。长期应用抗生素者可出现真菌感染,偶见卡氏肺孢子虫病。

2. 白血病细胞器官和组织浸润表现

(1)肝、脾和淋巴结肿大:以 ALL 多见,白血病患者可有轻至中度肝、脾大,CML 急性变可有巨脾。

(2)骨与关节:可出现关节、骨骼疼痛,尤以儿童多见。胸骨下段局部常有压痛。

(3)口腔和皮肤:AL 尤其是 M_4 和 M_5 多见,表现为牙龈增生、肿胀,皮肤出现蓝灰色斑丘疹,局部皮肤隆起、变硬,呈紫蓝色结节。

(4)中枢神经系统白血病(CNSL):以 ALL 多见,儿童尤甚。轻者表现为头痛、头晕,重者有呕吐、颈项强直,甚至抽搐和昏迷。

(5)睾丸:多见于 ALL 化疗缓解后的幼儿和青年,多为单侧睾丸无痛性肿大,另一侧虽无肿大,但活检时往往也发现有白血病细胞浸润。

【实验室检查】

1. 血象　白细胞计数增高;血小板低于 $60×10^9/L$,晚期血小板往往极度减少;有不同程度的贫血,多为中、重度贫血。

2. 骨髓象　诊断 AL 的主要依据和必做检查。①骨髓增生明显活跃,有核细胞显著增生;②正常幼红细胞和巨核细胞减少;③原始细胞胞体较大、核形态异常、核质比例增加、核仁明显、染色质粗糙、排列紊乱等;④急性粒细胞白血病可见 Auer 小体,但不见于 ALL,因此有助于鉴别 ALL 和 ANLL。

3. 生化改变　①血清尿酸浓度增高,甚至出现尿酸结晶;②急性单核细胞白血病血清和尿溶菌酶活性增高,急性粒细胞白血病不增高,而急性淋巴细胞白血病常降低;③CNSL 脑脊液压力增高($>200 mmH_2O$),白细胞计数增高($>0.01×10^9/L$),蛋白质增多($>450 mg/L$),糖定量减少。

【诊断与鉴别诊断】

1. 诊断要点　①临床表现;②血象和骨髓象特点;③诊断或分型困难可进一步做细胞化学、免疫学、染色体和基因方面检查。

2. 鉴别诊断　应与骨髓增生异常综合征、某些感染引起的白细胞异常、急性粒细胞缺乏症等相鉴别。

【治疗原则和药物治疗】

1. 一般治疗

(1)处理高白细胞血症:当白细胞计数超过 $100×10^9/L$ 时,应紧急使用血细胞分离机清除过多的白细胞,同时给予化疗药和水化,并预防高尿酸血症、酸中毒、电解质紊乱、凝血异常等并发症。

(2)防治感染:加强皮肤、口腔、肛门、阴道护理,防止交叉感染。

(3)纠正贫血:严重贫血可输注浓缩红细胞或全血,使血红蛋白维持在 80 g/L 以上。

(4)控制出血:如因血小板过少引起出血,可输注血小板悬液,为预防严重出血,外周血血小板计数需

要维持在 $10\times10^9/L$ 以上。

(5) 防治高尿酸肾病:应鼓励患者多饮水并碱化尿液。高白细胞性白血病患者在化疗的同时给予别嘌呤醇抑制尿酸合成。当患者出现少尿和无尿时,应按急性肾功能衰竭处理。

(6) 维持营养:应注意补充营养,维持水、电解质平衡,给予患者高蛋白质、高热量、易消化食物,必要时经静脉补充营养。

2. 化学治疗 目前化学治疗(化疗)是治疗白血病的主要措施,其目的是达到完全缓解并争取长期无病生存和痊愈。化学治疗分为诱导缓解和缓解后治疗两个阶段。

(1) 急性淋巴细胞白血病的化学治疗:常用长春新碱加泼尼松(VP方案),儿童完全缓解率可达80%以上,成人较差,成人常需在VP方案上加天冬酰胺酶(VLP方案)或柔红霉素(VDP方案),或4种药物同时应用(VLDP方案),可使完全缓解率提高到72%~77.8%。

(2) 急性非淋巴细胞白血病的化学治疗:目前常用的标准的诱导缓解方案是DA方案(柔红霉素+阿糖胞苷),缓解率可达85%。

(3) 中枢神经系统白血病的防治:常为髓外白血病复发的根源,以急性淋巴细胞白血病尤为突出。可在缓解前或缓解期开始时给予氨甲蝶呤和地塞米松鞘内注射加以预防。

3. 造血干细胞移植 这是治疗白血病的一大进展。

【预后】

未经治疗的急性白血病患者平均生存期仅3个月左右。该病随年龄增长而预后变差。经过现代治疗方法,已有不少患者取得疾病缓解以致长期存活。

二、慢性白血病

慢性白血病分为慢性粒细胞白血病、慢性淋巴细胞白血病及少见的多毛细胞白血病、幼淋巴细胞白血病等。其中以慢性粒细胞白血病多见,国内占白血病总数的15%~25%,发病率仅次于急性粒细胞白血病和急性淋巴细胞白血病,居第三位。其次为慢性淋巴细胞白血病。本节重点介绍慢性粒细胞白血病。

慢性粒细胞白血病是一种造血干细胞恶性疾病,发展较缓慢。主要临床特点如下:①脾大,急性变期可出现巨脾;②周围血粒细胞显著增多并有不成熟性;③受累的细胞系中可找到Ph染色体和(或)bcr/abl融合基因。自然病程可分为慢性期、加速期和急性变期三个阶段。

【临床表现】

1. 慢性期(CP)

(1) 起病缓慢,早期常无自觉症状。

(2) 随病情发展,可出现乏力、低热、多汗或盗汗、体重减轻等代谢亢进的表现。

(3) 脾大常为最突出的体征,质地坚实、平滑、无压痛。约半数患者有肝大,部分患者有胸骨中下段压痛。

(4) 白细胞计数极度增高时可发生白细胞淤滞症。

(5) 慢性期一般为1~4年,以后逐渐进入加速期,以至急性变期。

2. 加速期(AP)

(1) 代谢亢进表现又复出现,如发热、乏力、体重下降。

(2) 脾迅速肿大、胸骨和骨骼疼痛,逐渐出现贫血和出血。

(3) 原来治疗有效的药物现在治疗失效。

3. 急性变期(BP) 临床表现与急性白血病类似,多为急粒变,少数为急淋变和其他细胞类型。急性变期预后极差,为慢性粒细胞白血病的终末期,患者往往在数月内死亡。

【实验室检查】

1. 血象

(1) 白细胞计数明显升高,常超过 $20\times10^9/L$,晚期可达 $100\times10^9/L$ 以上。粒细胞明显增多,以幼粒细胞、晚幼粒细胞和杆状核粒细胞居多,早幼粒细胞和原始细胞占比一般不超过10%。

(2)嗜酸性、嗜碱性粒细胞增多,红系细胞相对减少,晚期血小板逐渐减少。

2. 骨髓象

(1)骨髓增生明显至极度活跃,以粒细胞为主,粒/红比例明显增高,其中中幼比例、晚幼比例增高及杆状核粒细胞明显增多,原粒细胞占比不超过10%。

(2)嗜酸性、嗜碱性粒细胞增多,红系细胞相对减少,巨核细胞正常或增多,晚期减少。

3. 细胞遗传学及分子生物学改变　90%以上CML细胞中出现Ph染色体和(或)bcr/abl融合基因。5%的CML有bcr/abl融合基因阳性,而Ph染色体阴性。

【诊断与鉴别诊断】

凡有不明原因的持续性白细胞计数增高,根据典型的血象、骨髓象改变,脾大、Ph染色体阳性即可做出诊断。本病应与其他原因引起的脾大、类白血病反应、骨髓纤维化等相鉴别。

【治疗原则和药物治疗】

CML一旦急性变,治疗将难以奏效,因此应着重于慢性期的治疗,并力争分子水平的缓解和治愈。

1. 白细胞淤滞症的处理　采用血细胞分离机可去除大量白细胞,减少体内白细胞数量。并用羟基脲,为防止大量白血病细胞溶解引起心、肾并发症,要注意水化和碱化尿液,保证每天尿量超过2000 mL。

2. 化疗　化疗虽可使大多数慢性粒细胞白血病患者的血象得到控制,但患者的中位生存期(40个月左右)并未改善。常用药物有羟基脲、白消安、靛玉红、小剂量阿糖胞苷、环磷酰胺等。化疗一定要在具有相当经验的专科医生指导下施行,选择最佳时机,制订适宜方案,以达到最佳疗效和尽可能减少不良反应。

3. 骨髓移植　目前被普遍认可的根治性标准治疗。移植应在慢性粒细胞白血病慢性期血象和体征控制后尽早进行。HLA相合同胞间移植后患者3～5年无病存活率为60%～80%。以45岁以下为宜。

【预后】

慢性粒细胞白血病化疗后中位生存期为39～47个月,5年生存率达25%～50%,个别可生存10～20年。影响CML预后的主要因素如下:①初诊时预后风险积分;②治疗方式;③病程演变。

第三节　特发性血小板减少性紫癜

扫码看课件

任 务 引 领

患者,女性,35岁,已婚。因咽痛发热1周、口腔内血疱1天就诊。1周前患者受凉后出现咽痛、发热。自服头孢拉定、清热灵等药物无好转,咽痛加剧并发现口腔内血疱就诊。

查体:神志清楚,精神可。T 38.5 ℃,P 95次/分,R 20次/分,BP 100/65 mmHg,口腔黏膜无明显充血,散在多发血疱,咽后壁大片散在淋巴滤泡呈血性。扁桃体Ⅰ度肿大。浅表淋巴结未触及,剑突下压痛(+),双下肢可见散在淤点、淤斑,未高出皮面。心、肺未见异常,腹软,肝脾未触及,双下肢无水肿。

血常规检查:RBC $3.5×10^{12}$/L,WBC $9.0×10^9$/L,N 0.83,Hb 124 g/L,PLT $50×10^9$/L。

请完成以下任务:

1. 通过学习,患者的血常规检查有哪些异常?

2. 该患者的初步诊断是什么?

3. 为进一步明确诊断,患者还需做哪些检查?

特发性血小板减少性紫癜(ITP)是一种因血小板免疫性被破坏,导致外周血中血小板减少的出血性疾病,以皮肤、黏膜及内脏出血,血小板减少,骨髓巨核细胞发育成熟障碍,血小板生存时间缩短及抗血小板自身抗体出现为特征。

临床上可将其分为急性型和慢性型,前者多见于儿童,后者多见于年轻女性。

【病因和发病机制】

ITP 的病因迄今未明,与发病相关的因素如下。

1. 感染细菌或病毒 感染与 ITP 的发病密切相关。

2. 免疫因素 感染不能直接导致 ITP 发病,免疫因素的参与可能是 ITP 发病的重要原因。目前多认为急性 ITP 是由于病毒感染后改变血小板抗原性,导致自身抗体形成或形成免疫复合物,使血小板遭到破坏,80%以上的 ITP 患者血小板表面可检测到血小板相关抗体(PAIg)。

3. 肝、脾作用 脾是 ITP 患者产生 PAIg 的部位,肝在血小板的破坏中有与脾类似的作用。

4. 遗传因素 ITP 的发生在一定程度上可能受基因调控。

5. 其他因素 本病的发病可能与雌激素水平有关。

【临床表现】

1. 急性型 多见于儿童,80%以上在发病前 1~2 周有上呼吸道感染病史,特别是病毒感染史。起病急,部分患者可有发热、寒战。皮肤、黏膜出血较重,鼻、牙龈及口腔黏膜出血常见。当血小板计数<20×10^9/L 时,可有内脏出血,如呕血、黑便、咯血、血尿、阴道出血等。颅内出血是致死的主要原因。

2. 慢性型 多见于 40 岁以下女性,起病缓慢,一般无前驱症状。出血症状较轻,多以皮肤、黏膜出血为主,鼻、牙龈出血较常见,月经过多亦很常见,严重内脏出血少见,部分患者病情可因感染加重,出现广泛、严重的内脏出血。可有轻度脾大。

【实验室及其他检查】

1. 血小板

(1)急性型血小板计数多在 20×10^9/L 以下,慢性型血小板计数常在 50×10^9/L 左右。

(2)血小板平均体积偏大,易见大型血小板。

(3)出血时间延长,血块收缩不良。

(4)血小板功能一般正常。

2. 骨髓象

(1)急性型骨髓巨核细胞数量轻度增加或正常,慢性型骨髓巨核细胞显著增多。

(2)巨核细胞发育成熟障碍,急性型者尤为明显,表现为巨核细胞体积变小,胞质内颗粒减少,幼稚巨核细胞增多。

(3)有血小板形成的巨核细胞<30%,显著减少。

3. PAIg 及 PAC₃(血小板相关补体) 80%以上 ITP 患者 PAIg 及 PAC_3 阳性。

4. 其他 90%以上患者血小板生存时间明显缩短。可有程度不等的正常细胞或小细胞低色素性贫血,少数可发现溶血证据(Evans 综合征)。

【诊断与鉴别诊断】

(一)诊断

(1)皮肤、黏膜及内脏广泛出血。

(2)血小板计数多次检查减少。

(3)脾正常或轻度增大。

(4)骨髓巨核细胞增多或正常,有成熟障碍。

(5)具备下列 5 项中任何一项:①泼尼松治疗有效;②脾切除治疗有效;③PAIg 阳性;④PAC_3 阳性;⑤血小板生存时间缩短。

（二）鉴别诊断

应与引起继发性血小板减少症的疾病相鉴别，如白血病、再生障碍性贫血、系统性红斑狼疮、药物性免疫性血小板减少等。本病与过敏性紫癜不难鉴别。

【治疗原则和药物治疗要点】

1. 一般治疗　血小板计数$<20\times10^9/L$者应严格卧床，避免外伤和剧烈活动；出血严重时应注意休息，应用止血药物及采用局部止血措施等。

2. 糖皮质激素　多为首选治疗，近期有效率约80%。常用泼尼松30～60 mg/d，分次或顿服，待血小板计数恢复正常后逐渐减量，最后以5～10 mg/d维持治疗，持续3～6个月。病情严重者可用地塞米松或甲泼尼龙静脉滴注，好转后改为口服。

3. 脾切除　有效率为70%～90%，无效者对糖皮质激素的需要量亦可减少。适用于：①正规糖皮质激素治疗3～6个月无效；②糖皮质激素维持量>30 mg/d；③有糖皮质激素使用禁忌证；④^{51}Cr扫描脾区放射指数增高。

4. 免疫抑制剂　该治疗一般不作为首选，适用于：①糖皮质激素治疗或脾切除术后疗效不佳，或有禁忌证等；②与糖皮质激素合用以提高疗效及减少糖皮质激素用量。常用药物为长春新碱、环磷酰胺、硫唑嘌呤、环孢素等。

5. 其他治疗　合成雄激素达那唑与糖皮质激素有协同作用，中医药对慢性型ITP有一定疗效。

6. 急症处理

（1）适用情况：①血小板计数$<20\times10^9/L$者；②出血严重、广泛者；③疑有或已发生颅内出血者；④近期将实施手术或分娩者。

（2）治疗方法：①输注血小板悬液；②静脉注射丙种球蛋白；③血浆置换；④大剂量甲泼尼龙静脉注射，1 g/d，3～5 d为一个疗程。

（田迎霞）

第十八章 内分泌系统及代谢性疾病

学习目标

1. 识记 能够准确说出内分泌系统及代谢性疾病的主要临床表现;能简要描述内分泌系统及代谢性疾病的常规辅助检查;能简要说出内分泌系统及代谢性疾病的治疗方案。

2. 理解 能够用自己的语言描述内分泌系统及代谢性疾病的主要临床表现;明确典型病例的临床特点,并可分析其异常改变的原因。

3. 应用 能够自觉将医疗规范与康复理念贯穿于疾病治疗的全过程;能用所学知识与技能协助主治医生对患者的疾病康复进行指导。

扫码看课件

第一节 甲状腺功能亢进症

任务引领

患者,女性,32岁,因心悸、多汗、怕热、易饥、消瘦2个月就诊。2个月前无明显诱因出现心悸、多汗、怕热、易饥、消瘦,2个月内体重下降10 kg,伴烦躁、易怒,大便次数增加,稀便、每天4～5次,月经稀少,失眠,自服安眠药物(艾司唑仑,1 mg/d),效果不佳。病程中无发热、咳嗽、咳痰,无恶心、呕吐,小便正常。

既往:体健,无肝炎、结核病史,无高血压、糖尿病病史。

查体:T 36 ℃,P 104 次/分,R 18 次/分,BP 130/60 mmHg,发育正常,消瘦,皮肤潮湿,浅表淋巴结无肿大,眼球略突出,甲状腺Ⅱ度肿大,质软,无压痛,未触及结节,两上极可触及震颤,听诊闻及血管杂音,双肺呼吸音正常,心界不大,未闻及杂音,腹软,无压痛,肝脾未触及,肠鸣音正常,双下肢无水肿。

请完成以下任务:

1. 该患者最可能的诊断是什么? 诊断依据是什么?

2. 需要哪些相关检查明确诊断?

3. 治疗原则是什么?

甲状腺功能亢进症(hyperthyroidism,简称甲亢)是指由多种原因导致的甲状腺激素分泌过多引起的临床综合征。常见的病因有毒性弥漫性甲状腺肿(Graves病)、多结节性毒性甲状腺肿、甲状腺自主高功能腺瘤、甲状腺炎以及碘剂等。亚临床甲亢(subclinical hyperthyroidism)系指血清 TSH 水平低于正常值下限,而 T_3、T_4 水平在正常范围,患者可无症状或有甲亢的某些表现。

本节重点讨论临床上最常见的毒性弥漫性甲状腺肿(Graves 病,以下简称 GD)。本病女性多见,男女之比为 $1:4\sim1:6$。各年龄组均可发病,但以 $20\sim50$ 岁者最为多见。临床上主要表现为甲状腺激素分泌过多症候群、甲状腺肿大、眼征等。

【病因和发病机制】

1. 自身免疫 GD 患者血清中存在针对甲状腺细胞 TSH 受体的特异性自身抗体,称为 TSH 受体抗体(TRAb)。TSH 和 TRAb 均可与 TSH 受体结合,TRAb 有兴奋性抗体 TSAb 和 TSH 受体阻断性抗体(TBAb)两种类型。TSAb 是可以导致 GD 的致病性抗体。同时甲状腺功能减退症(甲减)的原因之一就是 TBAb 参与的自身免疫甲状腺炎。

2. 遗传因素 本病有家族遗传倾向,目前发现亚洲人种与 HLA-Bw46 有关。

3. 环境因素 精神刺激、感染、创伤等可能也参与了 GD 的发生和发展。

【病理】

甲状腺的病变非常明显,可见甲状腺多呈现对称性、弥漫性肿大,可比正常时增大数倍。组织学上腺体的内生血管增生,滤泡上皮细胞增生肥大,细胞高度增多,腺体内胶质减少。多数患者眼部病理改变明显,球后组织有脂肪细胞浸润,纤维组织增生,大量黏多糖沉积,淋巴细胞浸润。

GD 患者的甲状腺结节可以是单个,也可以多发,常发生于已经有多年结节性甲状腺肿的患者,形态学上可见甲状腺滤泡上皮增生,可形成大的滤泡,结节周围的甲状腺组织多有萎缩。

【临床表现】

1. 甲状腺激素分泌过多症候群

(1)高代谢综合征:常见有怕热、多汗、疲乏、无力、体重下降、多食易饥、皮肤温暖、湿润。不少患者伴有低热,常在 38 ℃左右,发生甲亢危象时可出现高热。

(2)精神、神经系统:焦虑烦躁、多言好动、多猜疑、紧张易怒、记忆力下降、思想不集中、失眠等,甚至出现精神分裂症表现,但也有寡言抑郁者。

(3)心血管系统:常见心悸、气促,重者可见心律失常、水肿等。常见体征:心动过速,心尖部第一心音亢进,脉压增大,心律失常,其中心房颤动、房性期前收缩多见。

(4)消化系统:多食易饥,大便次数增加,稀便。少数患者出现恶心、呕吐。由于肠蠕动增加,可出现大便次数增加或顽固性腹泻,大便不成形,含有较多不消化食物。

(5)骨骼肌肉系统:主要表现为肌肉软弱无力,肌萎缩、骨质疏松,严重者可出现甲亢性周期性麻痹,多见于青年男性,罕见杵状指(趾)。

(6)生殖系统:女性患者月经减少,甚至出现闭经。男性常出现阳痿,偶尔可出现男性乳房增生。

(7)造血系统:白细胞计数减低,淋巴细胞及单核细胞增多,血小板寿命缩短。由于血容量增大,可有贫血。

(8)皮肤病变:面部及颈部皮肤弥漫性斑状色素加深。胫前皮肤变粗增厚,呈暗紫色,渐为结节状叠起,或为树皮状,有色素沉着。

2. 甲状腺肿大 一般呈不同程度的弥漫性对称性肿大,质软,随吞咽上下移动。

3. 眼征 包括单纯性突眼和浸润性突眼。

(1)单纯性突眼:单纯性突眼又称良性突眼,占本病的大多数,一般呈双侧对称性。有以下几种表现:①眼球向前突出,突眼度一般不超过 18 mm(正常不超过 16 mm);②Stellwag 征,瞬目减少和凝视;③Darymple征,眼睑裂隙增宽;④Mobius 征,双眼球向内侧聚合欠佳或不能;⑤Von Graefe 征,双眼球向下注视时,上眼睑不能随眼球向下移动,角膜上方露出白色巩膜;⑥Joffroy 征,眼向上看时,前额皮肤不能皱起。

(2)浸润性突眼:浸润性突眼较少见,常与甲亢同时发生,但也可出现在甲亢发生之前,或甲亢缓解之后。主要表现如下:①眼球突出;②畏光,流泪,视力减退;③眼球活动受限甚至固定,视野缩小及复视;④眼睑肥厚或水肿,结膜充血水肿。

4. 特殊临床表现

(1) 甲亢危象:本病恶化而成的危重症群。主要诱因为精神刺激、感染、手术前准备不充分、^{131}I 治疗、中断治疗等。各种年龄均可发生,但多见于老年患者。危象可分为 2 个阶段:体温在 39 ℃以下,心率在 120～159 次/分,烦躁、嗜睡、食欲减退、恶心,体重明显减轻等为危象前期。若不及时治疗,病情逐渐恶化,体温在 39 ℃以上,心率在 160 次/分以上,伴心房颤动或心房扑动、烦躁不安、呼吸急促、大汗淋漓、厌食、恶心、呕吐、腹泻等,严重者出现虚脱、休克、嗜睡、谵妄、昏迷,部分患者有心力衰竭、肺水肿等。

(2) 甲亢性心脏病:多发生在老年患者,长期患严重甲亢的青年患者也可发生,主要表现为心脏增大、心律失常和心力衰竭。甲亢性心脏病导致心力衰竭的原因主要为心脏高排出量后失代偿和心脏泵功能衰竭 2 种,在部分老年患者中,心房颤动可作为本病的首发临床表现,30%～50% 发生心力衰竭的甲亢患者合并心房颤动。确诊甲亢性心脏病需要排除冠心病等器质性心脏病。

(3) 淡漠型甲亢:多见于老年患者。起病隐袭,高代谢综合征、眼征和甲状腺肿大均不明显。主要表现为明显消瘦、乏力、心悸、头晕、昏厥、神经质或神志淡漠、腹泻、厌食。可伴有心房颤动、震颤和肌病等。因症状不典型,可能长期得不到及时诊治而易发生甲亢危象。

(4) 胫前黏液性水肿:与浸润性突眼同属自身免疫性疾病,约 5% 的 GD 患者伴发本症。多发于胫骨前下 1/3 部位,也见于足背、踝关节、肩部、手背或手术瘢痕处,偶见于面部,皮损大多为对称性。早期皮肤增厚、变粗,有广泛大小不等的斑块或结节,边界清楚,皮损周围的表皮稍发亮,薄而紧张,病变表面及周围可有毳毛增生、变粗、毛囊角化,可伴有感觉过敏或减退,可伴痒感;后期皮肤粗厚,如橘皮或树皮样,皮损融合,有深沟,覆以灰色或黑色疣状物,下肢粗大似象皮腿。

【实验室和其他检查】

1. 血清甲状腺激素测定 FT_3、FT_4 不受甲状腺结合球蛋白(TBG)影响,直接反映甲状腺功能状态,TT_4 是判断甲状腺功能最基本的筛选指标,TT_3 为 GD 早期治疗中疗效观察及停药后复发的敏感指标,也是诊断 T_3 型甲亢的特异指标,rT_3 没有生物活性,GD 早期或复发早期可仅有 rT_3 增高。

2. 促甲状腺激素(TSH) TSH 降低对于亚临床甲亢和亚临床甲减有重要的诊断意义。

3. 甲状腺吸碘率 其增高且高峰前移,但并不能反映病情严重程度与治疗中病情变化。

4. 三碘甲状腺原氨酸抑制试验(T_3 抑制试验) 给予甲状腺素片或 T_3 后,甲状腺摄 ^{131}I 率下降＞50%,提示为单纯性甲状腺肿,反之则提示甲亢。老年人及心脏病倾向者禁用。

5. 促甲状腺激素释放激素(TRH)兴奋试验 甲亢时 TSH 明显被抑制,TRH 给药后 TSH 无增高。

6. 甲状腺自身抗体测定 TRAb、TSAb 在未治疗 GD 患者血中检出率高,对于 GD 早期诊断,判断病情活动和复发,治疗后停药是重要的指标。

7. 影像学检查 超声检查、放射性核素显像、CT 检查等可以了解甲状腺形态、大小、有无结节和异位甲状腺等。

【诊断】

诊断过程:①确定甲状腺激素分泌过多症候群＋体征＋TSH＋甲状腺激素水平;②确定甲亢是甲状腺激素分泌过多的原因;③明确甲亢的原因。诊断依据主要包括以下几点。

(1) 有甲状腺激素过多的典型症状和体征。

(2) 甲状腺肿大,特别是有震颤和血管杂音。

(3) 血清 FT_3、FT_4 增高。

【治疗】

针对甲亢主要有抗甲状腺药物(ATD)、放射性碘(^{131}I)治疗及手术治疗三种方法,需根据患者年龄、甲状腺大小、病情轻重、病程长短、甲状腺病理性质、有无并发症、医生的经验、患者的意愿等多因素慎重考虑。

1. 抗甲状腺药物

(1) 适应证:①病情轻、中度患者;②甲状腺呈轻至中度肿大者;③年龄在 20 岁以下者;④妊娠期甲亢;⑤年迈体弱或合并心、肝、肾等疾病不宜手术者;⑥甲亢术前和[131]I 治疗前;⑦甲状腺次全切除后复发而又不宜用[131]I 治疗者。

(2) 常用药物:硫脲类包括甲硫氧嘧啶和丙硫氧嘧啶,咪唑类包括甲巯咪唑和卡比马唑。丙硫氧嘧啶是甲亢危象首选用药。

2. [131]I 治疗

(1) 适应证:①成人 Graves 病伴甲状腺肿大Ⅱ度以上;②ATD 治疗失败或过敏;③甲亢手术后复发;④甲状腺毒症心脏病或甲亢伴其他病因的心脏病;⑤甲亢合并白细胞和(或)血小板减少或全血细胞减少;⑥老年甲亢;⑦甲亢合并糖尿病。

(2) 禁忌证:妊娠和哺乳期妇女。

(3) 并发症:[131]I 治疗主要并发症是甲减。

3. 手术治疗　近年来随着[131]I 应用增多,手术治疗者较以前减少。若不符合口服药和[131]I 治疗适应证,则应征求外科意见,明确是否可以手术治疗。

4. 其他治疗

(1) 碘剂:用于术前准备和甲亢危象。

(2) β受体阻滞剂:首选普萘洛尔。哮喘、慢性阻塞性肺疾病、心脏传导阻滞、充血性心力衰竭和妊娠期妇女慎用。

5. 甲亢危象治疗　①去除诱因,对症支持治疗;②抑制甲状腺激素合成,首选丙硫氧嘧啶(PTU);③抑制甲状腺激素释放,使用复方碘口服溶液;④选用普萘洛尔口服;⑤采用血液透析、血浆置换等措施降低血 TH 浓度。

6. Graves 眼病的治疗　轻度的 GD 病程一般呈自限性,不需强化治疗,以局部治疗和控制甲亢为主;中度和重度 GD 在上述治疗基础上强化治疗,包括糖皮质激素治疗、眶放射治疗、眶减压手术、控制甲亢、戒烟等。

7. 甲亢性心脏病的治疗

(1) 抗甲状腺药物治疗:立即给予足量的抗甲状腺药物,控制甲状腺功能至正常。

(2) [131]I 治疗:经抗甲状腺药物控制甲状腺毒症症状后,尽早给予大剂量的[131]I 破坏甲状腺组织,同时给予β受体阻滞剂保护心脏,防止放射性损伤后引起的一过性高甲状腺激素血症,加重心脏病变。[131]I 治疗后 2 周继续给予抗甲状腺药物治疗,等待[131]I 发挥其完全破坏作用。如果[131]I 治疗后甲减,给予小剂量 L-T$_4$ 控制血清 TSH 在正常范围,避免过量 L-T$_4$ 对心脏的副作用。

(3) 对症治疗:心房颤动可以应用普萘洛尔和(或)洋地黄。合并充血性心力衰竭的治疗措施与未合并甲亢者相同。

8. 妊娠期甲亢的治疗

(1) 禁用[131]I 治疗。

(2) 抗甲状腺药物治疗:尽可能使用小剂量的抗甲状腺药物控制甲亢,首选 PTU。

(3) 普萘洛尔应慎用或不用。

(4) 手术治疗:可选择妊娠 4～6 个月做甲状腺次全切除。

(5) 哺乳期:首选 PTU,每天 300 mg 认为是相对安全的。

第二节　糖　尿　病

扫码看课件

任务引领

患者,男性,45 岁,多饮、多尿、多食、消瘦 1 年,恶心、呕吐 1 天。1 年前无明显诱因出现口渴、多饮、多尿,每天饮水量达 6000 mL,尿量与饮水量相当,伴多食,每天主食由 0.3 kg 增至 0.6 kg,1 年内体重逐渐下降 10 kg,未系统诊断和治疗。3 天前因着凉患上呼吸道感染,未诊治。1 天前出现恶心、呕吐 4 次,为胃内容物,无咖啡样物及黑便,逐渐出现头痛、呼吸困难,为明确诊断入院。病程中,咽痛,无发热、咳嗽、咳痰,无腹痛、腹泻,无尿急、尿痛,大便正常,睡眠差。

既往:母亲和姐姐为糖尿病患者;否认高血压、冠心病病史;否认肝炎、结核病病史;无药物过敏史。

查体:T 36.8 ℃,P 102 次/分,R 22 次/分,BP 100/70 mmHg,皮肤中度脱水,颜面潮红,呼吸深快,呼气中有烂苹果味,浅表淋巴结未触及,颈静脉无怒张,咽部充血,扁桃体Ⅰ度肿大,双肺呼吸音正常,心率 102 次/分,腹平软,无压痛,肝脾未触及,双下肢无水肿。

实验室检查:血糖 16.8 mmol/L;尿常规示尿糖＋＋＋,尿酮体＋＋＋;肾功能示血钾 4.0 mmol/L,血钠 155.0 mmol/L,二氧化碳结合力 8.4 mmol/L;血 pH 7.30;血常规示白细胞计数 12.3×10⁹/L,中性粒细胞百分比 85.0％,血红蛋白 112 g/L,血小板 235×10⁹/L。

请完成以下任务:

1. 该患者的初步诊断及诊断依据是什么?

2. 还需要做哪些检查以协助诊治?

3. 如何进行治疗?

糖尿病(diabetes mellitus,DM)是由多种病因引起的以慢性高血糖为特征的代谢紊乱。高血糖是由胰岛素分泌或作用的缺陷,或者两者同时存在而引起的。涉及糖、蛋白质、水、电解质等代谢异常,临床常见的表现为"三多一少",即多饮、多尿、多食和体重减轻。久病可引起多系统损害,导致心脏、血管、眼、肾、神经等组织慢性进行性病变。引起功能缺陷及衰竭,病情严重或应激时可发生急性代谢紊乱,如糖尿病酮症酸中毒(diabetic ketoacidosis,DKA)、高血糖高渗状态等。糖尿病是一种慢性终身性疾病,合理的综合治疗手段可使病情得到良好的控制,并可防止或减缓慢性并发症的发生和发展。

【流行病学】

糖尿病是常见病、多发病,随着人民生活水平的提高、人口老龄化、生活方式的改变,其发病率迅速增加。糖尿病已成为全世界许多国家的常见病、多发病,是严重威胁人类健康的世界性公共卫生问题。

【糖尿病分型】

根据 1999 年世界卫生组织(WHO)糖尿病专家委员提出的分型标准进行糖尿病分型。

1. 1 型糖尿病(T_1DM)　胰岛细胞破坏,胰岛素绝对缺乏。分为自身免疫性和特发性两种。

2. 2 型糖尿病(T_2DM)　胰岛素抵抗伴胰岛素分泌不足。

3. 其他特殊类型糖尿病

(1) β细胞功能遗传性缺陷:与基因突变、线粒体基因突变有关。

（2）胰岛素作用遗传性缺陷：如 A 型胰岛素抵抗等。

（3）胰腺外分泌疾病：胰腺炎、肿瘤、创伤、胰腺切除等。

（4）内分泌疾病：肢端肥大症、库欣综合征、甲亢等。

（5）药物和化学品所致糖尿病：糖皮质激素、甲状腺激素、噻嗪类利尿剂等。

（6）感染：先天性风疹、巨细胞病毒等。

（7）不常见的免疫介导糖尿病：僵人综合征等。

（8）其他可能与糖尿病相关的遗传综合征：Turner 综合征、Down 综合征等。

4. 妊娠期糖尿病　妊娠期糖尿病（GDM）是指妊娠期间发现的糖尿病或糖耐量减退，已知有糖尿病又合并妊娠者不包括在内。

【病因和发病机制】

糖尿病的病因和发病机制复杂，至今未完全明了，目前认为糖尿病的发生与遗传、自身免疫和环境等因素有关。

（一）1 型糖尿病

1 型糖尿病是自身免疫性疾病，在其发展过程中也有遗传和环境因素共同参与。

（二）2 型糖尿病

2 型糖尿病也是复杂的遗传因素和环境因素共同作用的结果。胰岛素抵抗和胰岛素分泌缺陷是 2 型糖尿病发病机制的两个要素。2 型糖尿病的发生、发展可分为 4 个阶段：①遗传易感性；②高胰岛素血症和（或）胰岛素抵抗；③糖耐量降低；④临床糖尿病。

【病理生理】

糖尿病的代谢紊乱主要由胰岛素生物活性或其效应绝对和相对不足导致。糖尿病发生高血糖的原因是葡萄糖在肝、肌肉和脂肪组织的利用减少以及肝糖输出增多。脂肪代谢方面，由于胰岛素不足，脂肪组织摄取葡萄糖及血浆移除甘油三酯减少，脂肪合成减少。在胰岛素极度缺乏时，脂肪组织大量分解，产生大量酮体，在体内堆积形成酮症，严重时发展为糖尿病酮症酸中毒。糖尿病时，蛋白质合成减弱，分解代谢加速，导致负氮平衡。

【临床表现】

1. 代谢紊乱症状群　典型临床表现为多尿、多饮、多食和体重减轻。血糖升高后渗透性利尿引起多尿，由于多尿失水，患者口渴而多饮水，为补充损失的糖分，维持机体活动，患者常易饥、多食。外周组织对葡萄糖利用障碍，脂肪分解增多，蛋白质代谢负平衡，从而引起乏力、消瘦，儿童生长发育受阻。也可有皮肤瘙痒、视物模糊等症状，也有一部分人无任何症状，在化验时无意中发现高血糖。

2. 并发症和（或）伴发病　部分患者因并发症或伴发病而就诊，化验后发现血糖升高。

3. 反应性低血糖　2 型糖尿病患者进食后胰岛素分泌高峰延迟，引起的反应性低血糖可成为患者的首发症状。

【并发症】

1. 急性严重代谢紊乱　糖尿病酮症酸中毒（DKA）和高血糖高渗状态。

2. 感染　糖尿病患者常发生疖、痈等皮肤化脓性感染，可反复发生，有时可引起败血症或脓毒症，足癣、体癣等皮肤真菌感染也较常见。女性患者常合并真菌性阴道炎和巴氏腺炎。糖尿病患者易患结核病，易扩展播散，形成空洞。女性患者常发生肾盂肾炎和膀胱炎。

3. 慢性并发症　糖尿病的慢性并发症可遍及全身各重要器官。

（1）大血管并发症：糖尿病患者动脉粥样硬化患病率高，发病年龄轻，病情进展快。

（2）微血管并发症：典型改变是微循环障碍、微血管瘤形成和微血管基底膜增厚。主要表现在视网膜、肾、神经、心肌组织，其中重要的是糖尿病肾病和视网膜病变。①糖尿病肾病是 T_1DM 患者主要的死亡原因；②糖尿病性视网膜病变是失明的主要原因；③神经病变表现为肢端感觉异常，如呈袜子状和手套状分布;④糖尿病呈现足部疼痛、皮肤深溃疡、肢端坏疽。

【实验室和其他检查】

1. 血糖测定　空腹血糖测定及餐后 2 h 血糖测定是诊断糖尿病的主要手段。

2. 尿糖测定　尿糖阳性是诊断糖尿病的重要线索,但尿糖阴性不能排除糖尿病的可能。

3. 口服葡萄糖耐量试验(OGTT)　当血糖高于正常范围而未达到诊断标准时,须进行 OGTT。

4. 糖化血浆血红蛋白测定　可反映近 2~3 周血糖总的水平。

5. 胰岛 β 细胞功能检查、血浆胰岛素水平检测　用于评估胰岛 β 细胞功能和指导治疗,不能作为糖尿病的诊断依据。

【诊断】

(1)糖尿病症状+随机血糖≥11.1 mmol/L。随机血糖是指就餐后任意时间的血糖值,典型的糖尿病症状包括多尿、烦渴多饮和难以解释的体重下降。

(2)糖尿病症状+空腹血糖≥7.0 mmol/L。空腹状态定义为至少 8 h 内无热量摄入。

(3)糖尿病症状+OGTT 2 h 血糖≥11.1 mmol/L,OGTT 仍按 WHO 的要求进行。

(4)症状不典型者,需改天再次证实。

【治疗】

糖尿病尚缺乏病因治疗,目前的治疗原则是强调早期治疗、长期治疗、综合治疗、治疗措施个体化。治疗目标是使血糖达到或接近正常,纠正代谢紊乱,清除糖尿病症状,防止并发症,维持良好的学习、劳动能力,保障儿童生长发育,延长寿命,降低死亡率。

1. 糖尿病健康教育　应对患者家属耐心宣教,认识到糖尿病是终身疾病,需要终身治疗。

2. 饮食治疗　饮食治疗是糖尿病治疗的重要组成部分,是所有治疗的基础,有利于减轻体重,改善高血糖、脂代谢紊乱和高血压,减少降血糖药物剂量。饮食治疗包括以下几个方面:①制订总热量;②确定食物中碳水化合物、蛋白质和脂肪的比例;③合理制订食谱,每天三餐分配为 1/5、2/5、2/5 或 1/3、1/3、1/3。

3. 运动治疗　2 型糖尿病患者要选择合适的运动,以利于血糖控制,减轻体重,提高胰岛素敏感性,需要长期坚持。

4. 临床监测　应用血糖仪自我监测血糖,每 3 个月复查 GHbA1c,了解血糖总体情况,每年进行全面检查,了解血脂、肾脏、眼底等情况,及时指导下一步治疗。

5. 口服药物治疗

(1)磺脲类:常用药物有格列本脲、格列吡嗪等。

适应证:非肥胖 2 型糖尿病患者,用饮食和运动治疗,血糖控制不理想时,不宜同时使用各种磺脲类药物,也不宜与其他促胰岛素分泌剂(如格列奈类)合用。

禁忌证:1 型糖尿病,合并严重并发症,胰岛 β 细胞功能很差的 2 型糖尿病,儿童糖尿病,孕妇、哺乳期妇女,大手术围手术期,磺脲类药物过敏者。

(2)格列奈类:主要有瑞格列奈和那格列奈。

(3)双胍类:主要药物有二甲双胍。

适应证:肥胖或超重的 2 型糖尿病患者;对于 1 型糖尿病患者,如血糖波动大,可加用二甲双胍。

禁忌证:①肝、肾、心脏功能不全,消瘦患者;②2 型糖尿病合并急性严重代谢紊乱,严重感染、大手术、孕妇和哺乳期妇女等;③药物过敏或严重不良反应等;④老年人慎用。

(4)α-葡萄糖苷酶抑制剂:适用于空腹血糖正常而餐后高血糖患者,不宜应用于胃肠功能紊乱者,孕妇、哺乳期妇女、儿童及肝、肾功能不全者慎用。

(5)噻唑烷二酮类:适用于肥胖、有胰岛素抵抗的 2 型糖尿病患者,1 型糖尿病、孕妇、哺乳期妇女、儿童、心脏病患者、心力衰竭患者不宜应用。

6. 胰岛素治疗

(1)剂型:按起效作用快慢和维持作用时间,胰岛素制剂可分为速(短)效、中效和长(慢)效三类(表

18-1)。速效胰岛素主要控制第一餐饭后高血糖,中效胰岛素主要控制第二餐饭后高血糖,长效胰岛素无明显作用高峰,主要提供基础水平胰岛素。

表 18-1 各种胰岛素制剂的特点

作用类别	制剂	皮下注射作用时间/h		
		开始	高峰	持续
速(短)效	普通胰岛素	0.5	2～4	6～8
中效	低精蛋白锌胰岛素(NPH) 慢胰岛素锌混悬液	1～3	6～12	18～26
长(慢)效	精蛋白锌胰岛素(PZI) 特慢胰岛素锌混悬液	3～8	14～24	28～36

(2)胰岛素的适应证:①1 型糖尿病;②糖尿病急性并发症,如糖尿病酮症酸中毒、高血糖高渗状态和乳酸性酸中毒;③合并视网膜病变、肾病、神经病变、急性心肌梗死、脑血管意外、重症感染、消耗性疾病等;④围手术期、妊娠和分娩;⑤2 型糖尿病患者饮食及口服降糖药治疗未获得良好控制或胰岛 β 细胞功能明显减退;⑥全胰腺切除引起的继发性糖尿病。

(3)治疗原则:①预防低血糖;②根据血糖水平,胰岛 β 细胞功能,胰岛素抵抗程度,饮食、运动情况等决定剂量;③从小剂量开始;④根据血糖调整剂量。

知识拓展

糖尿病酮症酸中毒

糖尿病酮症酸中毒(diabetic ketoacidosis,DKA)是糖尿病急性并发症,是内科急症,应积极治疗。

【病因】

1 型糖尿病有自发 DKA 倾向,2 型糖尿病在一定诱因下可以发生 DKA,常见诱因有感染、创伤、中断胰岛素治疗、饮食不当、手术、妊娠和分娩等。

【病理生理】

1. 酸中毒 糖尿病代谢紊乱加重时,脂肪动员和分解加重,产生酮体(乙酰乙酸、β-羟丁酸和丙酮),血酮体继续升高,超过机体处理能力,发生代谢性酸中毒。

2. 严重失水 高血糖导致渗透性利尿,大量酸性代谢产物排出加重水分丢失、恶心、呕吐等胃肠道失水,导致体内严重失水。

3. 电解质平衡紊乱 因渗透性利尿、酸中毒等导致电解质平衡紊乱。

4. 周围循环衰竭和肾功能障碍 严重失水,血容量减少,酸中毒引起微循环障碍,最终可导致低血容量性休克。肾脏灌注量的减少,引起少尿或无尿,严重者发生肾功能衰竭。

5. 中枢神经功能障碍 严重失水、循环障碍、渗透压升高、脑细胞缺氧等多种因素导致中枢神经功能障碍。

【临床表现】

1. 酮症酸中毒症状 乏力、食欲减退、恶心、呕吐、头痛、嗜睡、呼吸深快、呼出气体中有烂苹果味等。

2. 脱水征 尿量减少、皮肤弹性差、眼球下陷、脉搏快、血压下降等。

3. 中枢神经功能障碍 意识障碍,反射迟钝、消失,昏迷。

【实验室检查】

1. 尿常规　尿糖、尿酮体强阳性。

2. 血常规　血糖在 16.7～33.3 mmol/L，CO_2结合力下降，pH<7.35，治疗前血钾可正常或偏低，治疗后常下降。白细胞计数升高。中性粒细胞比例升高。

【诊断与鉴别诊断】

根据患者的典型临床表现和体征，结合血糖、血酮、尿糖、尿酮、血气分析等可明确诊断此病。应注意与低血糖昏迷、高渗性非酮症糖尿病昏迷、乳酸性酸中毒、脑血管意外、尿毒症等相鉴别。

【治疗】

1. 补液

(1) 补液量：第 1 个 24 h 补液 4000～5000 mL，严重失水者 6000～8000 mL，对于年老或伴有心脏病、心力衰竭的患者，应在中心静脉压监护下调节速度及输液量。

(2) 速度：先快后慢，开始 1～2 h 输注 1000～2000 mL。

(3) 补液种类：开始时使用生理盐水，血糖在 13.9 mmol/L 以下时改用 5% 葡萄糖溶液。

2. 胰岛素治疗

(1) 用量：小剂量胰岛素(0.1 U/(kg·h))持续静脉注射。

(2) 病情监测：注意监测血糖、血钾、血钠、尿糖、酮体等。血糖以每小时下降 3.9～6.1 mmol/L 为宜，病情平稳后改为皮下注射。

3. 纠正电解质及酸碱平衡失调　当血 pH<7.1、血碳酸氢根浓度<5 mmol/L(相当于 CO_2 结合力 4.5～6.7 mmol/L)时，可给予 5% 碳酸氢钠 84 mL。如 pH>7.1 或血碳酸氢根浓度>10 mmol/L(相当于 CO_2 结合力 11.2～13.5 mmol/L)，无明显酸中毒症状者，可暂不予补碱。治疗过程中必须注意血钾，如尿量为 40 mL/h，血钾正常，开始治疗即应补钾，尿量<30 mL/h，待尿量增加后再补钾。

4. 处理诱发病和防治并发症　感染是 DKA 常见诱因，应积极抗感染治疗，同时对休克、心力衰竭、心律失常、肾功能衰竭、脑水肿等并发症，立即采取相应措施。

第三节　肥　胖　症

任 务 引 领

患者，女性，35 岁，进行性体重增加 10 余年。10 余年前体力活动逐渐减少，体重逐渐增加，10 年内体重增加约 45 kg，脂肪主要分布在下腹部、乳房和臀部，偶有气急、肌肉酸痛症状，无满月脸，多血质外貌、皮肤紫纹，多毛，自觉体形不佳，先后服用多种减肥药，体重稍降后很快又增加，今日为系统治疗就诊。

既往：体健。

查体：BP 140/80 mmHg，BMI 28.9，皮肤、毛发正常，双肺呼吸音正常，心率 76 次/分，律齐，无杂音，腹软，无压痛，肝、脾未触及，双下肢无水肿。

辅助检查：血糖 6.43 mmol/L，甘油三酯 2.31 mmol/L，胆固醇 6.7 mmol/L，皮质醇正常，甲

状腺功能正常。

请完成以下任务：

1. 该患者最可能的诊断是什么？诊断依据是什么？

2. 需要哪些相关检查明确诊断？

3. 治疗原则是什么？

肥胖症(obesity)是指人体内脂肪堆积过多和(或)分布异常,体重增加。肥胖症是一种慢性代谢异常疾病,常与2型糖尿病、高血压、血脂异常、缺血性心脏病等集结出现。

【病因和发病机制】

肥胖症是遗传因素和环境因素共同作用的结果,目前病因未完全明了。

1. 遗传因素　肥胖有一定家族倾向,往往父母肥胖,子女自幼较胖,但遗传基础尚未明确,目前认为绝大多数肥胖症是复杂的多基因系统与环境因素综合作用的结果。

2. 中枢神经系统　在人类下丘脑中存在着两对与摄食行为有关的神经核,即腹外侧核和腹内侧核的饱中枢。在生理条件下,两者相互制约,相互调节,处于平衡状态。下丘脑或边缘系统的病变、手术可引起肥胖,食欲也受精神因素影响。

3. 内分泌系统　肥胖症患者血中胰岛素水平常升高,提示肥胖症与高胰岛素水平相关。同时体内其他激素,如生长抑素、雌激素、缩胆囊素等也与肥胖症相关。

4. 环境因素　环境因素中主要是饮食和体力活动。饮食习惯不良,如进食多、喜甜食、以脂肪类食物为主,使能量摄入增多;坐位生活方式,体育运动减少,体力活动不足使能量消耗减少,容易发生肥胖症。

【临床表现】

肥胖症可见于任何年龄,女性较多见,常有肥胖家族史。脂肪组织的分布有性别差异:通常男性脂肪主要分布在腰部以上(苹果形),以颈项部、躯干部为主;女性脂肪主要分布在腰部以下(梨形),以下腹部、臀部、大腿部为主。肥胖症患者心血管疾病、糖尿病、恶性肿瘤等患病率增高。

1. 心血管疾病　肥胖症患者血容量、心排血量增加而加重心脏负担,引起左心室肥厚、扩大;心肌脂肪沉积,易发生充血性心力衰竭。

2. 内分泌、代谢紊乱　肥胖症患者体内存在胰岛素抵抗,葡萄糖利用障碍,糖尿病发生率明显高于非肥胖症患者,血清总胆固醇、甘油三酯、低密度脂蛋白升高,高密度脂蛋白降低,易形成动脉粥样硬化。

3. 消化系统疾病　胆石症、胆囊炎发病率高,慢性消化不良、脂肪肝较常见。

4. 呼吸系统疾病　由于胸壁肥厚,腹部脂肪增多使膈抬高,肺活量降低,引起活动时呼吸困难,严重者导致缺氧、发绀、高碳酸血症,终末期患者可出现肺动脉高压和心力衰竭。

5. 其他　恶性肿瘤发生率升高,如女性子宫内膜癌、乳腺癌,男性结肠癌、直肠癌等。

【实验室检查】

1. 体重指数(BMI)　BMI＝体重(kg)/[身高(m)]^2。

2. 腰臀比(WHR)　腰围测量髂前上棘和第12肋下缘边线中点水平,臀围测量环绕臀部的骨盆最突出点的周径。

3. 理想体重(IBW)　理想体重(kg)＝身高(cm)－105 或 IBW(kg)＝[身高(cm)－100]×0.9(男性)或 0.85(女性)。

4. 其他　通过 CT 或 MRI 计算皮下脂肪厚度和内脏脂肪量。

【诊断与鉴别诊断】

1. 诊断标准　根据相关标准,BMI≥24 为超重,BMI≥28 为肥胖,男性腰围≥85 cm 和女性腰围≥80 cm 为腹型肥胖。

2. 鉴别诊断　主要与继发性肥胖症相鉴别,如库欣综合征、原发性甲状腺功能减退症、多囊卵巢综合征、下丘脑肥胖等。抗精神病药、糖皮质激素等药物也可以导致肥胖。

【治疗】

治疗的两个主要环节是减少热量摄取和增加热量消耗,治疗上强调以行为治疗、饮食治疗为主的综合措施。

1. 行为治疗 通过宣传教育,指导患者采取健康的生活习惯,改变饮食和运动习惯,自觉长期坚持。

2. 饮食治疗 通过限制能量摄入,使总热量低于消耗量以减轻体重。

3. 体育运动 应与饮食治疗同时配合,并长期坚持。但有心血管并发症和肺功能差的患者,必须更为慎重。尽量多创造活动机会,减少静坐时间。

4. 药物治疗 当饮食和运动疗法不能奏效时,可选择药物做短期辅助治疗。

(1)食欲抑制剂:作用于中枢神经系统,主要通过下丘脑调节摄食的神经递质发挥作用。常用药有苯丁胺、氟西汀、西布曲明等。

(2)代谢增强剂:甲状腺激素、生长激素等,目前疗效正在研究和评价中,很少用。

(3)减少肠道脂肪吸收药物:常用药有脂肪酶抑制剂,如奥利司他。

5. 手术治疗 仅用于重度肥胖,减重失败而又有严重并发症的患者,可选择使用吸脂术、切脂术和各种减少食物吸收的手术,如空肠及回肠分流术、胃气囊术、小肠手术等。

第四节　骨质疏松症

任务引领

患者,女性,65岁,因腰背部疼痛、乏力5年余,摔倒后右髋部疼痛1 h就诊。于5年前逐渐出现腰背部疼痛,劳累或活动后乏力,未在意。1 h前因路滑不慎摔伤,右髋部疼痛,下肢活动受限,不能站立和行走就诊。病程中,大小便正常,饮食欠佳,睡眠尚可。

既往:体健。查体:BP 160/80 mmHg,双肺呼吸音正常,心率90次/分,律齐,无杂音,腹软,无压痛,右下肢出现外旋畸形,肢体缩短。辅助检查:X线片示右股骨颈骨折、部分移位。

请完成以下任务:

1. 该患者最可能的诊断是什么? 诊断依据是什么?

2. 需要哪些相关检查明确诊断?

3. 治疗原则是什么?

骨质疏松症(osteoporosis,OP)是一种以骨量降低和骨组织微结构破坏为特征,导致骨脆性增加和易骨折的代谢性骨病。骨质疏松症可分为以下几种:①原发性:又分为Ⅰ型(绝经后骨质疏松症)和Ⅱ型(老年性骨质疏松症)。②继发性:继发于其他疾病,如内分泌疾病、代谢病、血液病、胃肠道疾病、长期卧床、制动等。本节主要讨论原发性骨质疏松症。

【病因和危险因素】

正常成人期骨代谢的主要形式是骨重建。凡使骨吸收增加和(或)骨形成减少的因素都会导致骨丢失和骨质下降,形成骨质疏松。

1. 骨吸收因素

(1) 性激素缺乏:雌激素缺乏使破骨细胞功能增强,骨丢失加速,是绝经后骨质疏松症的主要原因。而雌激素缺乏在老年性骨质疏松的发病中也起着重要作用。

(2) 活性维生素 D 缺乏和 PTH 增高:高龄和肾功能减退等原因致肠钙吸收和 $1,25$-$(OH)_2$-D_3 生成减少,PTH 呈代偿性分泌增多,导致骨转换率加速和骨丢失。

(3) 白介素-6(IL-6)与其他细胞因子:IL-6 作用在破骨细胞形成的早期阶段,能促进破骨细胞形成,刺激骨吸收。其他因子,如 IL-1、IL-11、肿瘤坏死因子等,均有明显促进骨吸收的作用。

2. 骨形成因素

(1) 峰值骨量降低:峰值骨量主要由遗传因素决定,并与种族、骨折家族史,以及发育、营养和生活方式相关联。青春发育期是体骨量增加最快的时期,在 30 岁左右达到峰值骨量。达到峰值骨量后,骨质疏松症的发生主要取决于骨丢失的量和速度。

(2) 骨重建功能衰退:可能是老年性骨质疏松症的重要发病原因,成骨细胞的功能与活性缺陷导致骨形成不足和骨丢失。

【临床表现】

骨痛是最主要和最常见的症状,可表现为全身骨骼疼痛,尤以腰背痛最为常见,依次为膝关节、肩背部、手指、前臂和上臂。同时骨折也可引起疼痛,骨折是骨质疏松症的并发症,可见于任何部位,但多发生于受压最大的部位,如髋部、脊柱、桡骨下端等。其中髋部骨折危害最大,腰椎骨体骨折最常见,可引起驼背,身材缩短,有时出现突发性腰痛。驼背和胸廓畸形者常伴胸闷、气短、呼吸困难,甚至发绀等表现。

【实验室检查】

1. 骨量的测定 骨矿含量(BMC)和骨密度(BMD)测定是判断低骨量、确定骨质疏松症的重要手段,是评价骨丢失率和疗效的主要客观指标。

2. 生化测定 主要测定空腹尿钙、血清碱性磷酸酶、骨钙素、血钙、血磷等。

3. 骨组织活检 针对疑难病例,可在髂嵴取骨活检。

【诊断与鉴别诊断】

1. 诊断 详细的病史和体检是临床诊断的基本依据,但确认要参照 X 线检查或 BMD 测定的结果。骨质疏松性骨折的诊断主要根据年龄、外伤骨折史、临床表现以及影像学检查确定。

2. 鉴别诊断

(1) 内分泌性骨质疏松:原发性甲状腺功能亢进者的骨骼改变主要为纤维囊性骨炎,测定血 PTH、血钙和血磷一般可鉴别。其他内分泌性疾病均因本身的原发病表现较明显,鉴别不难。

(2) 结缔组织疾病:成骨不全的骨损害特征是骨脆性增加,临床表现依缺陷的类型而异,可借助于特殊影像学检查或 I 型胶原基因突变分析鉴别。

(3) 原发性或转移性骨肿瘤:早期表现酷似骨质疏松,当临床高度怀疑骨肿瘤时,可借助骨扫描或 MRI 明确诊断。

(4) 血液系统疾病、血液系统肿瘤的骨损害与骨质疏松相似,可依赖血 PTH、肿瘤特异标志物等测定进行鉴别。

【治疗】

原发性骨质疏松症的预防比治疗更为重要,目前强调综合治疗、早期治疗和个体化治疗。

1. 预防措施 改善营养状况,补给足够的蛋白质,同时摄入足够的钙、维生素 D,多从事户外活动,加强负重锻炼,增加应变能力,少饮酒和咖啡,不吸烟,不滥服镇静药,注意防止跌倒,减少骨折的发生。

2. 药物治疗

(1) 钙剂和维生素 D:补充维生素 D 的同时应补钙,增加钙摄入可以纠正负钙平衡,抑制骨吸收,有利于骨重建。

(2) 性激素补充疗法:雌激素可抑制破骨细胞介导的骨吸收,增加骨量。补充原则如下:①确认患者有雌激素缺乏的证据;②优先选用天然雌激素制剂;③使用剂量应根据年龄而定。以下情况禁忌:①子宫内膜癌和乳腺癌;②子宫肌瘤或子宫内膜异位;③不明原因的阴道出血;④活动性肝炎或其他肝病伴肝功能明显异常;⑤系统性红斑狼疮;⑥活动性血栓栓塞疾病;⑦黑色素瘤、冠心病等其他情况。常用制剂为微粒化 17-雌二醇、炔雌醇、替勃龙、尼尔雌醇等。雄激素主要用于男性骨质疏松治疗,天然的雄激素主要有睾酮、雄烯二酮等。

（3）抑制骨吸收的药物:二磷酸盐能抑制破骨细胞介导的骨吸收,增加骨密度,缓解骨痛,常用药有依替磷酸钠和阿仑磷酸盐。降钙素对骨质疏松症患者有镇痛作用,能抑制骨吸收,促进钙在骨基质中沉积。

（刘　洋）

第十九章 自身免疫性疾病

学习目标

1. 识记 能够准确说出自身免疫性疾病的分类及基本特点;能简要描述自身免疫性疾病的常规辅助检查;能简要说出自身免疫性疾病的治疗方案。

2. 理解 能够用自己的语言描述自身免疫性疾病的基本特点;明确典型病例的临床特点,并可分析其异常改变的原因。

3. 应用 能够自觉将医疗规范与康复理念贯穿于疾病治疗的全过程;能用所学知识与技能协助主治医生对患者的疾病康复进行指导。

第一节 概 述

自身免疫性疾病(autoimmune disease)是指以自身免疫应答反应导致组织器官损伤和相应功能障碍为主要发病机制的一类疾病,它的确切病因目前还不是很清楚,病因可能与感染、代谢和内分泌紊乱、退化性病变、遗传等有关。

一、自身免疫性疾病的分类

目前公认的自身免疫性疾病有 30 多种,涉及各个不同系统或组织。根据自身免疫反应对组织器官造成损伤的范围,通常将自身免疫性疾病划分为"器官特异性"及"非器官特异性"两大类。

1. 器官特异性自身免疫性疾病 局限于某特定器官,由器官特异性抗原引起的过度免疫应答引起的自身免疫性疾病,如克罗恩病(大肠)、风湿性心脏病(心脏)、自身免疫性肝炎(肝脏)、重症肌无力(肌肉)以及 1 型糖尿病(胰岛)等。

2. 非器官特异性自身免疫性疾病 病变见于多种器官及结缔组织,可累及全身,又称结缔组织病或胶原病,如系统性红斑狼疮、类风湿性关节炎、干燥综合征等。

二、自身免疫性疾病的基本特点

(1)多数自身免疫性疾病是自发或特发性的,病因不明,感染、药物等外因可能有一定的影响。

(2)患者血清中有高水平的 γ 球蛋白。

(3)患者血液中有高效价的自身抗体或出现与自身抗原反应的致敏淋巴细胞。

(4)自身免疫应答反应的强度与自身免疫性疾病的病情密切相关。

(5)病损部位有变性的免疫球蛋白沉积,呈现以大量淋巴细胞和浆细胞浸润为主的慢性炎症。

(6)病程一般较长,发作与缓解交替出现,仅有少数为自限性。

（7）女性多于男性、老年多于青少年。

（8）有遗传倾向。

（9）应用糖皮质激素等免疫抑制剂有效。

（10）可复制出相似的动物疾病模型。

三、自身免疫性疾病的常规辅助检查

1. 一般实验室检查

（1）血尿常规：可有轻、中度贫血，白细胞和（或）血小板减少，或全血细胞减少，红细胞沉降率（ESR）常增加。

（2）肝肾功能检查：有利于药物选择。

2. 特异性检查

（1）关节液检查：取关节液做白细胞的分类和计数有助于鉴别炎性和非炎性的关节病。

（2）血清抗体的检测：抗核抗体可作为结缔组织病的筛选；类风湿因子的检测可判断类风湿性关节炎的活动性；抗中性粒细胞胞质抗体有利于判断血管炎。

（3）补体的检测：有利于判断疾病的活动性。

3. 影像学检查

（1）X线平片：有利于关节炎的诊断和鉴别诊断。

（2）计算机体层摄影（CT）：用于骶髂关节炎的检查，脑部CT和胸部CT检查可诊断系统性红斑狼疮的中枢神经病变及肺病变。

（3）磁共振成像（MRI）：对脑病、骨坏死、脊髓炎等诊断有利。

（4）血管造影：对血管炎的诊断有利。

4. 活组织检查 病理改变对诊断起决定作用，并能指导治疗，如肾活检、关节滑膜活检等。

四、自身免疫性疾病的治疗原则

自身免疫性疾病的治疗目的是改善症状和改善病情，阻止进展，提高生活质量。常有一般治疗（锻炼、休息等）、物理治疗、药物和手术（血管炎患者可进行血管置换术）治疗等。

药物可分为改善症状的药物和改善病情的药物。

（1）改善症状的药物：应用最广泛的是非甾体解热镇痛药，如吲哚美辛、布洛芬、塞来昔布等。而肾上腺糖皮质激素应早期应用，特别在合并心、脑、肺、肾等重要脏器病变时，能迅速缓解病情。激素在病情缓解后应逐渐减量，减量过快会引起病情重新加重。

（2）改善病情的药物：如氨甲蝶呤、来氟米特、环磷酰胺等免疫抑制剂和雷公藤等中药，根据不同疾病、不同个体、不同病情适当选择，即强调治疗的个体化。

扫码看课件

第二节　类风湿性关节炎

任务引领

患者，女性，51岁，3年前无明显诱因反复出现多处关节肿痛，活动时疼痛加剧，主要位于双侧肩关节、腕关节、掌指关节及膝关节。伴有间断发热，体温37.2～38 ℃，自觉全身不适、乏力。

无头痛、无皮疹、无恶心呕吐、无胸闷及呼吸困难、无腹痛及腹泻。3年来患者症状反复,且逐渐加重,掌指关节出现屈曲畸形。多次到当地医院就诊,给予抗炎止痛处理(不详),症状无明显改善。1个月前起,患者再次出现上述症状,关节疼痛不能忍受,夜间尤甚,生活不能自理。发病以来精神尚好、食欲欠佳,大小便正常,近期体力下降、体重稍下降。

既往体健,无药物过敏史,否认肝炎、结核病史,否认高血压、糖尿病史,否认消化性溃疡及消化道出血史。患者母亲患有类风湿性关节炎。

查体:T 37.2 ℃,P 90 次/分,R 18 次/分,BP 140/90 mmHg。神清、痛苦面容、营养良好。无皮疹,浅淋巴结未触及,皮肤巩膜无黄染,双侧瞳孔等圆等大,对光反射灵敏。双侧甲状腺未触及肿大。双肺呼吸音稍粗,未闻及啰音。心律齐,各瓣膜听诊区未闻及杂音。腹部饱满,无压痛及反跳痛,肝脾肋下未触及。双肾区无叩痛。四肢肌力、肌张力正常,病理征未引出。

专科体检:侧肩关节外展及背伸受限,双侧腕关节肿胀、皮温稍高,关节压痛明显。双侧掌指关节屈曲畸形,关节肿胀、有压痛。双侧膝关节肿胀、有压痛,关节屈曲及背伸受限。

化验:血 Hb 110 g/L,类风湿因子(+)。血 IgG、IgM、IgA 升高,补体 C_3、C_4 均升高,红细胞沉降率 40 mm/h。

请完成以下任务:

1. 通过学习,请归纳与总结类风湿性关节炎的主要临床表现。

2. 患者还需要完善哪些辅助检查?请简单描述常规检查项目。

类风湿性关节炎(RA)是一种自身免疫炎性疾病,以慢性、对称性、多关节炎和关节外病变为主要临床表现。主要侵犯活动关节的滑膜,其次侵犯浆膜、心、肺及肾等。

【病因、发病机制和病理】

1. 病因 RA 具有家族遗传性。感染也被认为在 RA 的起病中发挥重要作用,包括细菌、支原体、衣原体、病毒等。RA 常与受寒、受潮、营养不良、性激素的改变、精神刺激等因素有关。

2. 发病机制 当致病抗原侵入关节后,在 RA 易感人群可引发滑膜关节炎及关节外一系列病变,主要为免疫反应,包括细胞免疫反应和体液免疫反应。类风湿因子(RF)是关节及关节外损伤的重要因子。免疫反应最终引起结缔组织和关节软骨炎症、关节结构破坏及纤维结缔组织增生。

3. 病理 关节的基本病理改变是滑膜炎。早期,滑膜红肿渗出大量组织液,关节明显肿胀。最后软骨表面的血管翳纤维化,使上、下关节面融合,形成纤维性关节强直,甚至骨化,功能完全丧失。关节外病变常见类风湿小结和血管受累,后者表现:①严重而广泛的大血管坏死性动脉炎;②亚急性小动脉炎;③末端动脉内膜增生和纤维化。肺部损害常见慢性胸膜渗出以及间质性肺纤维化。

【临床表现】

RA 几乎见于所有的种族和民族,可发生在任何年龄,但发病高峰在 35～50 岁,女性与男性患本病的比例为(2～3):1。本病大多起病缓慢,多在前期有几周到几个月的疲倦无力、体重减轻、胃纳差等早期症状。

(一) 关节表现

关节表现为对称性、多关节受累,且以小关节受累为主。

1. 晨僵 常为本病最早出现的症状,常在关节疼痛前出现。晨僵早晨明显、午后减轻。可出现在 95% 以上的患者中,是疾病活动的指标之一。

2. 关节肿痛 常呈对称性,常累及双侧手关节,如腕关节、掌指关节、近端指间关节,其次是趾间关节、膝关节、踝关节、肘关节、肩关节等。受累关节周围呈梭形肿胀,疼痛明显,以清晨最显著。

3. 关节畸形 常出现于病程的中晚期,关节出现尺侧偏斜、屈曲畸形、天鹅颈畸形、纽扣花畸形等畸形。

4. 关节功能障碍　关节功能障碍按轻重程度可分为以下 4 级。

Ⅰ级:能照常进行日常生活和各项工作。

Ⅱ级:可进行一般的日常生活和某种职业工作,但对参加其他项目活动受限。

Ⅲ级:可进行一般的日常生活,但参与某种职业工作,或参加其他项目活动受限。

Ⅳ级:日常生活的自理受限和参加工作的能力受限。

（二）关节外表现

1. 类风湿结节　多位于关节隆突部及受压部位的皮下,如尺骨近端鹰嘴、足跟、枕部等,结节大小不一、质硬、无压痛,多呈对称性分布。

2. 血管炎　可累及大、中、小血管,导致多种临床表现,在同一个患者可呈现不同类型和出现在不同部位的血管炎。如发热、皮肤坏死、指端坏疽、腿部溃疡等。

3. 呼吸系统病变　RA 患者的肺纤维化发病率约为 11%。其临床表现与特发性肺纤维化相似,但症状稍轻,伴有杵状指。胸腔积液多见于 RF 阳性、有类风湿结节的患者。

4. 心脏病变　RA 心脏病变以心包受累最常见。急性心包炎可出现于病程的任何阶段,多见于关节炎活动和 RF 阳性的患者。

5. 肾脏病变　以淀粉样变、血管炎和药物最为常见。肾功能受损的程度与 RA 的病程、活动性、类风湿结节、RF 阳性相关。

6. 血液系统病变　RA 患者常有轻中度贫血,贫血的程度与 RA 病情的活动性相关。活动期可见淋巴结肿大,淋巴细胞增多。

7. 眼部受累　RA 可直接累及结膜、角膜、巩膜和前葡萄膜导致病变。患者可有明显的眼干、异物感、泪少、畏光等表现。

8. Felty 综合征　RA 伴有脾大、中性粒细胞减少,有的甚至有贫血和血小板减少。RA 阳性率高,抗核抗体阳性。

【辅助检查】

1. 红细胞沉降率和 C 反应蛋白　RA 中最常用来监测炎症或病情活动的指标。RA 活动期常伴有红细胞沉降率增快和 C 反应蛋白增多。

2. 血常规　有轻至中度贫血,淋巴细胞及血小板增多为活动期表现。血液黏滞度增高,可并发血栓栓塞。

3. 类风湿因子(RF)　主要为 IgM 型 RF,但 RF 阴性并不意味着不存在本病。

4. 自身抗体和补体　大多数患者还可出现抗角蛋白抗体(AKA)、抗环瓜氨酸多肽抗体、抗 RA-33 抗体及抗核抗体等。患者血清补体似有升高。

5. 影像学检查　早期 X 线检查可见受累软组织肿胀,关节周围脱钙,关节隙均匀变窄。晚期关节软骨坏死可使关节间隙消失及关节融合。

【诊断要点】

（一）诊断

1. 晨僵　关节内或关节周围晨僵,每日持续至少 1 h,持续至少 6 周。

2. 3 个及以上关节炎　14 个关节区中至少有 3 个同时出现肿胀或积液(不是单纯的骨质增生)持续至少 6 周。这 14 个关节是双侧近端指间关节、掌指关节、腕关节、肘关节、膝关节、踝关节和跖趾关节。

3. 手部关节关节炎　腕关节、掌指关节和近端指间关节至少 1 处肿胀,时间至少 6 周。

4. 对称性关节炎　身体双侧相同关节区同时受累(近端指间关节、掌指关节、跖趾关节区受累时可不完全对称)。

5. 类风湿结节　关节伸侧、关节周围或骨突部位的皮下结节。

6. 类风湿因子　阳性。

7. 影像学改变　手及腕部前后位摄片有骨质侵蚀或骨质疏松。

符合以上 7 项中的 4 项者便可诊断为 RA。

（二）鉴别诊断

1. 强直性脊柱炎　多见于男性青壮年，以非对称的下肢大关节炎为主，小关节很少受累。骶髂关节炎具有典型的 X 线改变：上下相邻椎体之间连成骨桥，形成"竹节样改变"。RF 阴性。

2. 骨关节炎　好发于 50 岁以上患者，女性多见，是一种软骨退行性改变同时伴有新骨形成的疾病。关节痛较轻，以累及负重关节如膝关节、髋关节为主。手指则以远端指间关节出现骨性增殖和结节为特点。患者没有典型的晨僵，RF 阴性。

3. 系统性红斑狼疮　关节病变较 RA 轻，且关节外的系统性症状如蝶形红斑、脱发、蛋白尿等较突出。血清抗核抗体、抗 Sm 抗体多为阳性，且有明显的低补体血症。

4. 风湿性关节炎　风湿热的临床表现之一，多见于儿童及青少年。可见四肢大关节游走性关节肿痛，很少出现关节畸形。常见的关节外症状包括发热、咽痛、心肌炎、皮下结节、环形红斑等。血清 ASO 滴度升高，RF 阴性。

5. 痛风　这是一种由于嘌呤代谢紊乱产生的疾病。男性多见，起病急骤，数小时内出现关节红、肿、热、痛，皮下结节为尿酸结晶沉积。

（三）临床缓解

RA 患者至少符合以下 5 条标准，并至少持续 2 个月才能判断为临床缓解：①晨僵不超过 15 min；②没有乏力；③没有关节疼痛；④没有关节触痛或运动时疼痛；⑤关节区及腱鞘没有软组织肿胀；⑥红细胞沉降率女性小于 30 mm/h，男性小于 20 mm/h。但须排除以下情况，即有临床活动性胸膜炎、血管炎、心包炎、肌炎、继发于 RA 的发热、不明原因体重减轻时，均不能诊断为完全临床缓解。

【治疗原则和治疗要点】

RA 目前尚无特异的有效疗法。治疗目的是缓解症状、控制病情进展、促进损伤关节的修复。主要治疗措施包括一般治疗、药物治疗、外科治疗及康复疗法。

（一）一般治疗

包括休息、关节制动、关节功能锻炼等。

（二）药物治疗

1. 非甾体抗炎药（NSAID）　用于初发或轻症 RA，能迅速减轻炎症引起的症状和体征，常用水杨酸制剂、吲哚美辛、丙酸衍生物和特异性 COX-2 抑制剂。

2. 改变病情药（DMARDs）　又称慢作用抗风湿药。目前鼓励 RA 患者应尽早使用 DMARDs，包括氨甲蝶呤（MTX）、柳氮磺吡啶（SASP）、抗疟药、硫唑嘌呤（AZA）、环磷酰胺（CTX）、霉酚酸酯（MMF）、来氟米特（LEF）和雷公藤等。

3. 糖皮质激素　激素具有强大的抗炎作用，一般与抗生素合并使用。

4. 植物药　常用药物有雷公藤总苷、青藤碱等。

（三）外科治疗

1. 滑膜切除术　适用于膝关节无破溃损害的年轻患者。

2. 软组织松解术　适用于 RA 多关节受累的幼年患者和有挛缩畸形倾向的患者。

3. 关节置换术　适用于上肢、下肢各关节受累者。

（四）康复治疗

1. 急性活动期　在药物治疗的同时进行康复治疗，重点是让关节休息，尽可能使关节处于功能位，以减轻疼痛、控制炎症、避免关节负重。①卧床休息、局部关节制动；②给予受累关节适当、轻微的主动关节活动度训练，也可做关节被动运动训练和按摩周围软组织；③采取关节局部冷疗法等物理疗法。

2. 慢性稳定期　在急性期药物治疗基础上,结合运动疗法、物理疗法、作业疗法、心理疗法进行综合康复治疗。

（1）运动疗法：①维持关节活动度的训练；②肌力训练；③有氧运动。

（2）物理疗法：包括全身热疗和局部热疗法、中低频电疗法、超短波疗法等。

（3）作业疗法及日常生活活动训练。

（4）矫形器的应用。

（5）心理康复疗法。

【健康指导】

（1）急性活动期,卧床休息宜卧硬板床,枕头宜低或不用枕头。

（2）日常活动或工作中,尽可能让各病变关节轮流交替进行。搬运物体时,应使每次搬运物体重量不超过体重的10%,以减轻对膝、踝关节的负重。

（3）拿取物体时应采用"抱"的方式,即所拿物件贴近身体、挺直腰背。

（4）避免长期采用同一个体位,一般采用同一个体位不宜超过半小时。坐位时宜坐直角靠背硬椅,双足平置地面,避免双膝交叉。

（5）坚持适度的关节活动度和进行肌力锻炼。

（6）注意关节保暖,冬天可戴上手套、穿厚袜,避免接触冷水等。

扫码看课件

第三节　系统性红斑狼疮

任务引领

患者,女性,28岁,因"颜面部皮疹伴全身乏力、关节痛9个月余,加重2个月余"入院。患者9个月前无明显诱因出现眶周红肿,至眼科就诊,治疗后无明显好转,半年前出现乏力伴多关节疼痛、双手肿胀、口腔溃疡等症状,曾于某医院检查发现WBC降低,抗核抗体弱阳性,尿蛋白定量0.35 g/L,诊断为"未分化结缔组织病",住院期间应用泼尼松、羟氯喹以及环磷酰胺等,乏力、关节痛等症状无明显好转。

查体见眶周、面颊部紫红斑,见色素沉着斑,眶周未见明显肿胀,双手甲周、指腹见片状紫红斑,指腹关节处可见散在蚕豆大小糜烂、坏死区,双上肢伸侧沿血管走向有紫红斑,背部见大片网状青斑,头发较稀疏。多个趾甲甲板增厚变形。诊断为"系统性红斑狼疮"。入院后查免疫指标基本正常,肝功能ALT、AST偏高,红细胞沉降率81 mm/h。

关节X线片示右肘关节骨质增生,双膝轻度退变。胸片、两肺斑片、胸部CT结果提示两肺间质炎,肺功能检查提示中度限制性通气功能障碍。心电图显示:窦性心动过速,Ⅰ、Ⅱ、aVL、$V_4 \sim V_6$导联ST段异常。皮损组织病理:棘层萎缩,基底细胞液化变性,符合系统性红斑狼疮诊断。

住院期间应用甲泼尼龙、羟氯喹、雷公藤等治疗,同时给予保肝、补钾、补钙等支持治疗,复查肝功能正常,皮疹逐渐好转。出院时胸痛、关节痛减轻,无乏力,四肢活动良好,门诊随诊。

请完成以下任务：

1. 通过学习,请归纳与总结系统性红斑狼疮的主要临床表现。

2. 系统性红斑狼疮的辅助检查项目有哪些?请简单描述常规检查项目。

系统性红斑狼疮(systemic lupus erythematosus,SLE)是一种自身免疫性结缔组织病,大量致病性自身抗体和免疫复合物造成组织损伤,出现多个系统和器官损害。本病女性发病率高,有色人种发病率高。我国患病率约为70/10万,女性则高达113/10万。

【病因和发病机制】

(一)病因

1. 遗传因素 SLE患者子代中患SLE的概率是无SLE患者家庭的8倍。其易感性与多个基因有关。

2. 环境因素 紫外线、药物和微生物病原体等都是SLE发病的因素。

3. 雌激素 因临床上女性多见,故而考虑该病与雌激素有关。

(二)发病机制

SLE的免疫反应异常,最为突出的是T淋巴细胞和B淋巴细胞的高度活化和功能异常,产生多种自身抗体为本病的免疫学特征,也是发病和疾病延续的主要因素之一。细胞因子网络失衡、细胞凋亡异常、免疫复合物清除能力下降等,促使免疫应答异常。自身抗体与相应抗原形成免疫复合物并沉积于不同组织器官是SLE的主要发病机制。

(三)病理改变

本病表现为结缔组织纤维蛋白样变性、结缔组织基质发生黏液性水肿、血管病变,出现"苏木紫小体"和淋巴结的弥漫性反应性增生。

肾脏出现病理改变,分型如下:Ⅰ型,正常或微小病变;Ⅱ型,系膜增殖性;Ⅲ型,局灶节段增殖性;Ⅳ型,弥漫增殖性;Ⅴ型,膜性;Ⅵ型,肾小球硬化性。

【临床表现】

SLE好发于生育年龄女性,多见于15～45岁年龄段,女、男比例为7:1～9:1。临床表现复杂多样,多数呈隐匿起病,进展缓慢。

1. 全身表现 患者常出现发热,是SLE活动的表现。疲乏、体重减轻是SLE常见但容易被忽视的症状,常是狼疮活动的先兆。

2. 皮肤与黏膜 在鼻梁和双颧颊部呈蝶形分布,即"蝶形红斑",是SLE特征性的改变。口腔溃疡或黏膜糜烂常见,在免疫抑制和(或)抗生素治疗后的口腔糜烂,应注意口腔真菌感染。

3. 关节和肌肉 85%的关节受累。常表现为不对称性多关节疼痛、肿胀,通常不引起骨质破坏,X线检查多数正常。

4. 狼疮性肾炎(lupus nephritis,LN) 表现为急性肾炎、急进性肾炎、慢性肾炎、肾病综合征乃至尿毒症。尿毒症是SLE的主要死亡原因之一。

5. 神经系统损害 轻者仅有偏头痛、性格改变、记忆力减退或轻度认知障碍;重者可表现为脑血管意外、昏迷、癫痫持续状态等。

6. 血液系统 约30%SLE有贫血,约10%为溶血性贫血,约40%有白细胞减少和(或)淋巴细胞减少,约20%有血小板减少。

7. 肺部表现 表现为狼疮肺炎和胸膜炎。

8. 心血管系统 最常见的为心包炎,重症SLE可伴有心功能不全,为预后不良的指征。

9. 消化系统 表现为恶心、呕吐、腹痛、腹泻或便秘,活动期SLE可出现肠系膜血管炎。

10. 其他 眼部受累、继发性干燥综合征等。

【实验室及其他检查】

(一)抗核抗体谱

1. 抗核抗体(ANA) 对SLE的敏感性为95%,特异性仅65%,是SLE最佳的筛查指标。

2. 抗双链 DNA(dsDNA) 特异性高达 95%,敏感性为 70%。

3. 抗 Sm 抗体 特异性高达 99%,但敏感性仅 25%。

4. 抗 SSA(Ro)及抗 SSB(La) 抗体阳性率分别为 30%、10%,特异性低。

5. 抗 RNP 抗体 阳性率为 40%,但特异性不高。

6. 抗 RibP(rRNP) 阳性率为 15%,特异性较高,阳性常提示神经系统损害。

（二）其他抗体

抗红细胞膜抗体、抗血小板膜抗体、抗淋巴细胞膜抗体、抗神经元抗体均可呈阳性。抗磷脂抗体阳性率约 40%,有此抗体易发生抗磷脂综合征。约 15%患者 RF 呈阳性(＋)。

（三）补体

血清总补体 CH50 下降。

（四）皮肤狼疮带

70%的 SLE 患者皮肤狼疮带呈阳性,IgG 沉积对诊断意义大。

（五）肾脏病理改变

肾脏病理分型对于估计预后和指导治疗有积极的意义。通常 Ⅰ 型和 Ⅱ 型预后较好,Ⅳ 型和 Ⅵ 型预后较差。

【诊断要点】

目前普遍采用美国风湿病学会 1997 年推荐的 SLE 分类标准(表 19-1)。该分类标准的 11 项中,符合 4 项或 4 项以上者,在排除感染、肿瘤和其他结缔组织病后,可诊断为 SLE。

表 19-1 SLE 分类标准

1.颊部红斑	固定红斑,扁平或高起,在两颧突出部位
2.盘状红斑	片状高起于皮肤的红斑,黏附有角质脱屑和毛囊栓;陈旧病变可发生萎缩性瘢痕
3.光过敏	对日光有明显的反应,引起皮疹,从病史中得知或医生观察到
4.口腔溃疡	经医生观察到的口腔或鼻咽部溃疡,一般为无痛性
5.关节炎	非侵蚀性关节炎,累及 2 个或更多的外周关节,有压痛、肿胀或积液
6.浆膜炎	胸膜炎或心包炎
7.肾脏病变	尿蛋白＞0.5 g/24 h 或＋＋＋,或管型(红细胞、血红蛋白、颗粒或混合管型)
8.神经病变	癫痫发作或精神病,排除药物或已知的代谢紊乱
9.血液学疾病	溶血性贫血,或白细胞减少,或淋巴细胞减少,或血小板减少
10.免疫学异常	抗 ds-DNA 抗体阳性,或抗 Sm 抗体阳性,或抗磷脂抗体阳性(包括抗心磷脂抗体,或狼疮抗凝物,或至少持续 6 个月的梅毒血清试验假阳性,三者中具备一项即阳性)
11.抗核抗体	在任何时候和未用药物诱发"药物性狼疮"的情况下,抗核抗体滴度异常

【治疗原则和药物治疗要点】

（一）治疗原则

轻者采用非甾体抗炎药、抗疟药进行治疗,重者可采用糖皮质激素及各种免疫抑制剂进行治疗。坚持长期维持性治疗。

（二）药物治疗要点

1. 轻型 SLE 的治疗 ①非甾体抗炎药(NSAID),控制关节炎;②抗疟药,控制皮疹和减轻光敏感,常用氯喹;③短期小剂量应用糖皮质激素治疗皮疹。

2. 重型 SLE 的治疗 治疗分为诱导缓解和巩固治疗两个阶段。①糖皮质激素,是治疗 SLE 的基础药;②环磷酰胺(CTX),是治疗重症 SLE 的有效药物之一;③硫唑嘌呤(azathioprine)、氨甲蝶呤(methotrexate,MTX)、环孢素(cyclosporine)和霉酚酸酯等。

3. 狼疮危象的治疗 治疗目的在于挽救生命,保护受累脏器,防止后遗症。通常需要大剂量甲泼尼龙冲击治疗,针对受累脏器的对症治疗和支持治疗,以帮助患者度过危象。但是要注意观察不良反应,后继的治疗可按照重型 SLE 的治疗原则,继续诱导缓解和维持巩固治疗。

(三)特殊治疗

血浆置换等治疗不宜列入诊疗常规,应视患者具体情况选择应用。

【健康指导】

1. 患者宣教 指导患者正确认识疾病,消除恐惧心理,明确规律用药的意义,学会自我认识疾病活动的征象,配合治疗,遵从医嘱,定期随诊。懂得长期随访的必要性。避免过多的紫外光暴露,使用防紫外线用品,避免过度疲劳。

2. 对症治疗和去除各种影响疾病预后的因素 如注意控制高血压,防治各种感染。

3. 其他 症状缓解后需长期维持治疗,切勿停药。

第四节 强直性脊柱炎

任务引领

患者,男性,41 岁,反复双肩、髋部、腰背部疼痛 8 年。8 年前受潮后开始出现双肩、髋部、腰背部疼痛,疼痛于活动后有所减轻,未予重视,之后逐渐出现足跟部、胸肋软骨疼痛及弯腰活动受限。自服"双氯灭痛片",疼痛有所缓解。2 年前逐渐出现驼背畸形及颈背部活动受限;双肩、髋、腰背部疼痛加重,严重时不能下床活动,于某医院诊断为"强直性脊柱炎",口服止痛药物无明显效果。间断应用氨甲蝶呤及沙利度胺,症状无明显改善且出现肝功能异常,故自行停药。今以"强直性脊柱炎"入院。

查体:T 36.5 ℃,P 70 次/分,R 19 次/分,BP 110/70 mmHg,跛行,驼背畸形,弯腰受限,枕墙距 15 cm,指地距约 20 cm,腰椎前屈、背伸、侧弯均受限,颈部活动受限,向左可旋转 30°,向右可旋转 20°,抬头、低头均受限,脊柱各椎体均有压痛,双下肢"4"字试验(＋),骨盆侧压试验(＋),骶髂关节压迫试验(＋)。

辅助检查:X 线片示心肺未见明显异常;双侧骶髂关节间隙消失,骨性融合;腰椎椎体排列整齐,各椎体小关节间隙模糊,部分消失,$C_{12} \sim L_2$ 双侧椎旁韧带可见骨化,腰椎生理曲度存在;诸椎骨骨质密度降低;心电图、肝胆胰脾双肾 B 超检查未见明显异常。血常规:WBC 5.7×10^9/L,Hb 89 g/L,PLT 331×10^9/L。尿便常规、肝肾功能未见明显异常,ESR 75 mm/h,IgG 16.81 g/L,IgA 4.27 g/L,HLA-B27(＋),RF<1:20。

请完成以下任务:

1. 通过学习,请归纳强直性脊柱炎的主要临床表现。

2. 强直性脊柱炎的辅助检查项目有哪些? 请简单描述常规检查项目。

强直性脊柱炎(ankylosing spondylitis,AS)是血清阴性脊柱关节病中的一种,是以脊柱为主要病变对象的慢性疾病,病变主要累及骶髂关节,引起脊柱强直和纤维化,造成弯腰、行走活动受限,并可有不同程度的眼、肺、肌肉、骨骼的病变,也有自身免疫功能的紊乱。

【病因和发病机制】

1. 病因 与遗传、环境、感染(尤其是肠道感染)有关。有明显家族聚集现象,并与 HLA-B27 密切相关,强直性脊柱炎患者亲属的发病率是正常人的 20～40 倍。此外某些革兰阴性杆菌感染也可致该病的发生。

2. 发病机制 主要与遗传易感性、感染和免疫因素等有关。

【临床表现】

AS 起病隐袭,进展缓慢,发病年龄常见于 10～40 岁,高峰期为 15～30 岁,男性多见。早期常有下背部疼痛和晨起僵硬,活动后减轻,并可伴有低热、乏力、食欲减退、消瘦等症状。开始时疼痛为间歇性,数月或数年后发展为持续性,以后炎性疼痛消失,脊柱由下而上部分或全部强直,出现驼背畸形。90% 的患者首发症状为腰痛或腰部不适。

(一)关节病变表现

1. 骶髂关节炎 先表现为骶髂关节炎,以后上行发展至颈椎,表现为反复发作的腰痛,腰骶部僵硬感,间歇性或两侧交替出现腰痛和两侧臀部疼痛,可放射至大腿,无阳性体征,伸直抬腿试验阴性。

2. 腰椎病变 多数表现为下背前和腰部活动受限。腰部前屈、侧弯和转动等均受限。体检可发现腰椎脊突压痛,腰椎旁肌肉痉挛,后期可有腰肌萎缩。

3. 胸椎病变 表现为背痛、前胸和侧胸痛,最常见的为驼背畸形。

4. 颈椎病变 先有颈椎部疼痛,沿颈部向头部、臂部放射。颈部肌肉开始时痉挛,以后萎缩,病变可发展至颈胸椎后凸畸形。头部活动明显受限,常固定于前屈位,不能上仰、侧弯或转动。严重者仅能看到自己足尖前方的小块地面,不能抬头平视。

5. 周围关节病变 一般多发生于大关节,下肢多于上肢,如髋关节、膝关节、踝关节、肩关节等,多为不对称性。

(二)关节外表现

1. 心脏病变 以主动脉瓣病变较为常见,可与主动脉瓣关闭不全同时存在。当病变累及冠状动脉口时可发生心绞痛。

2. 眼部病变 结膜炎、虹膜炎等,表现为眼痛、畏光、流泪和视物模糊。眼部疾病常为自限性,有时需用糖皮质激素治疗,有的未经恰当治疗可致青光眼或失明。

3. 耳部病变 表现为慢性中耳炎。

4. 肺部病变 肺纤维化,表现为咳痰、气喘,甚至咯血。

5. 神经系统病变 可引起脊髓压迫症、马尾综合征、骶神经分布区感觉丧失、跟腱反射减弱及膀胱和直肠等运动功能障碍等。

【实验室及其他检查】

1. 实验室检查 活动期可有红细胞沉降率增快,C 反应蛋白及免疫球蛋白(尤其是 IgA)升高及轻度贫血(正细胞低色素性),RF(一)。

2. X 线检查 本病诊断的重要依据。早期 X 线表现为骶髂关节炎,可见斑点状或块状骨侧明显;继而可侵犯整个关节,边缘呈锯齿状,软骨下有骨硬化,骨质增生,最后关节间隙消失,发生骨性强直(图 19-1)。

脊柱病变时腰椎是最早累及的部位,其 X 线表现,早期呈"方形椎"。腰椎的正常前弧度消失而变直,可引起一个或多个椎体压缩性骨折。病变发展至胸椎和颈椎椎间小关节,椎间盘间隙发生钙化,纤维环和前纵行韧带钙化、骨化、韧带骨赘形成,使相邻椎体连合,形成椎体间骨桥,呈最有特征的"竹节样脊柱"(图 19-2)。

图 19-1　AS 晚期骶髂关节与髋关节 X 线征

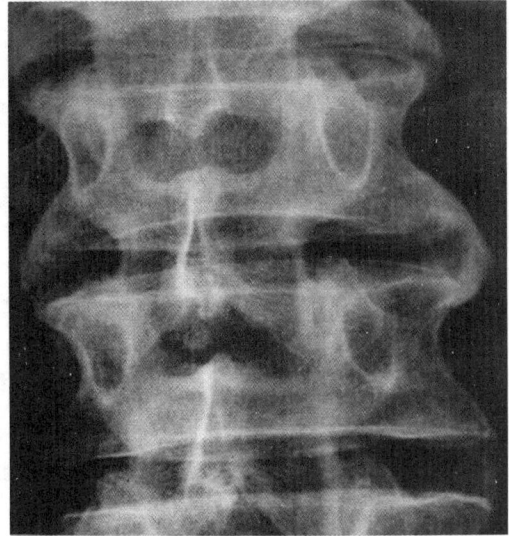

图 19-2　AS 晚期脊柱 X 线征（骨桥）

【诊断要点】

（一）诊断

采用 1984 年纽约修订标准。①下腰痛持续至少 3 个月，活动（而非休息）后可缓解；②腰椎在垂直和水平面的活动受限，即 Schober 试验阳性；③胸廓活动度低于同年龄、性别的正常人。具备单侧Ⅲ～Ⅳ级或双侧Ⅱ～Ⅳ级 X 线骶髂关节炎，加上临床标准 3 条中至少 1 条，即可做出诊断。

（二）鉴别诊断

1. 骨关节炎　本病发病年龄多在 50 岁以上，无全身疾病。关节局部无红肿现象，受损关节以负重的膝、脊柱等较常见，手指则以远端指间关节出现骨性增生和结节为特点，无游走现象，肌肉萎缩和关节畸形边缘呈唇样增生或骨疣形成。红细胞沉降率正常或增快不明显。

2. 风湿性关节炎　一般起病急骤，有咽痛、发热和白细胞计数增高；以四肢大关节受累多见，为游走性关节肿痛，关节症状消失后无永久性损害；血清抗链球菌溶血素"O"抗体、抗链激酶抗体及抗透明质酸酶抗体均为阳性，水杨酸制剂疗效常迅速而显著。

3. 类风湿性关节炎　常见于腕关节、掌指关节、近端指间关节，其次是膝关节、趾关节、肘关节、颞颌关节等，呈对称性，伴有压痛，反复发作，症状时轻时重。很少累及大关节及脊柱。

【治疗原则和药物治疗要点】

1. 治疗原则　治疗目的是缓解症状、减轻疼痛、减轻炎症，延缓病情进展。

2. 药物治疗　①非甾体抗炎药（NSAID）：适用于严重疼痛及僵硬患者，常用阿司匹林、吲哚美辛等。②控制病情活动：常用柳氮磺胺吡啶、氨甲蝶呤。③糖皮质激素。④生物制剂：常用英夫利昔、依那西普等。

【健康指导】

（1）保持乐观的心态。

（2）合理使用抗风湿药，尤其是非甾体抗炎药，使用药物治疗时要注意观察不良反应。

（3）睡硬床垫，每天进行功能锻炼（如游泳、扩胸运动）等。每天做腰部运动（前屈、后仰、侧弯和左右旋转），使腰部脊柱保持正常的活动度。

（4）避免创伤（因为有脊柱骨质疏松）。

（5）严重脊柱畸形者待病情稳定后可做矫正手术，腰椎畸形者可行脊椎截骨术矫正。

（唐晓琳）

第二十章　神经系统疾病

第一节　脑血管疾病

扫码看课件

一、概述

脑血管疾病（cerebral vascular disease）是各种病因使脑血管发生病变引起脑部疾病的总称。临床上可分为急性和慢性两种。急性最多见，又可称为脑血管意外、脑卒中或中风，包括出血性的脑出血及蛛网膜下腔出血，缺血性的脑血栓形成、脑栓塞及短暂性脑缺血发作等。慢性脑血管病发病隐袭、逐渐进展，如脑动脉硬化症、血管性痴呆等。脑血管疾病是常见病、多发病，病死率与致残率均较高，它与心脏病、恶性肿瘤构成多数国家的三大致死疾病。

【脑的血液循环调节和病理生理】

脑血流量受很多因素影响，这些因素相互间的关系又错综复杂。脑血流量与动脉的灌注压呈正相关，与脑血管的阻力呈负相关。脑灌注压约等于平均动脉压减去颅内压。在正常情况下，为了保持相对稳定的脑血流量，自动调节功能是很有效的，即血压升高时，小动脉管腔内压增高，小动脉收缩，血流量减少；血压下降时，小动脉管腔扩张，血流量增加，这种自动调节作用称为 Bayliss 效应。这种效应限制在平均动脉压为 $8.0 \sim 21.3$ kPa（$60 \sim 160$ mmHg）时，超过此限度即失去自动调节能力。高血压动脉硬化患者自动调节能力比正常人差，动脉血压较平时降低 30%，脑血流量减少。

【脑血管病的病因】

1. 血管壁病变　最常见的是动脉硬化，包括动脉粥样硬化及高血压动脉硬化两种。此外，还有动脉炎、先天异常、血管损伤、肿瘤等。

2. 心脏及血流动力学改变　如高血压、低血压、各种心脏疾病所致的心功能障碍等。

3. 血液成分改变及血液流变学异常　①血液黏稠度增高：如高脂血症、高血糖症、高蛋白血症、脱水、红细胞增多症、白血病、血小板增多症等。②凝血机制异常：如血小板减少性紫癜、血友病、应用抗凝剂、弥散性血管内凝血等。此外,妊娠、产后、手术后、恶性肿瘤及服用避孕药等可造成高凝状态。

4. 其他　①血管外因素的影响:主要是大血管附近病变(如颈椎病、肿瘤等)压迫致脑供血不足。②颅外形成的各种栓子(如脂肪、空气栓子等)。

【脑血管病的危险因素】

一些因素与脑血管病的发病密切相关,称为危险因素。其中包括:①年龄:脑卒中的发病率、患病率和死亡率均随年龄增长而增高,尤其是 55～75 岁更加明显。②家族史:有研究资料显示父母患脑卒中的患者比对照组高 4 倍。③高血压或低血压。④心脏病。⑤糖尿病。⑥高胆固醇等高脂血症。⑦吸烟及酗酒。⑧肥胖。⑨饮食因素:主要是食用过多盐、肉类和含饱和脂肪酸的动物油等。⑩其他:包括口服避孕药等。这些危险因素中有些是无法干预的,如年龄、家族史(基因遗传)等,有些是可以干预的,特别是高血压、糖尿病、心脏病、饮食习惯等,对脑卒中危险因素的早期发现和早期干预是减少脑卒中复发的关键。

二、短暂性脑缺血发作

短暂性脑缺血发作(transient ischemic attack,TIA)是指因脑血管病变引起的短暂性、局限性脑功能缺失或视网膜功能障碍,临床症状一般持续 10～20 min,多在 1 h 内缓解,最长不超过 24 h,不遗留神经功能缺损症状,结构性影像学(CT、MRI)检查无责任病灶。

【病因及发病机制】

TIA 病因很多,动脉粥样硬化是最重要的原因,其他有动脉狭窄、心脏病、血液成分改变及血流动力学变化等。其发病主要与血流动力学改变、微栓子形成、锁骨下动脉盗血综合征、血液成分改变等有关。

【临床表现】

TIA 的临床特征:①好发于 50～70 岁,男性多于女性;②多伴有高血压、动脉粥样硬化等脑血管病危险因素;③发作突然,历时短暂,一次发作持续数秒至 24 h,一般为 10～20 min;④局灶性脑或视网膜功能障碍,恢复完全,一般不留神经功能缺损;⑤反复发作,每次发作表现基本相似。

1. 颈动脉系统 TIA　以发作性对侧偏瘫或单肢轻瘫最常见,还可出现对侧感觉减退或缺失,同向偏盲、患侧单眼一过性黑蒙。优势半球病变可出现失语。

2. 椎-基底动脉系统 TIA　常见的症状为眩晕、平衡障碍、眼球运动异常和复视,少数患者可有猝倒发作,常在迅速转头时突然出现双下肢无力而倒地,意识清楚,常可立即自行站起。若边缘系统受累,可出现短暂性全面遗忘症,患者突然出现短暂性近记忆障碍,持续数分钟至数十分钟,患者对此有自知力,谈话、书写及计算力保持完整。

【辅助检查】

CT 或 MRI 检查大多正常,部分病例(发作时间＞1 h 者)于弥散加权 MRI 检查可见片状缺血灶,CTA、MRA 及 DSA 检查可见血管狭窄、动脉粥样硬化斑。血脂、血糖、血流动力学测定,心电图检查等有助于病因的确定。

【诊断和鉴别诊断】

（一）诊断

由于 TIA 发作持续时间很短,多数患者就诊时已无症状及体征,诊断主要根据病史。诊断要点:①发病突然、持续时间短暂、可反复发作;②神经功能障碍,仅局限于某血管分布范围;③症状在短时间内完全恢复(多不超过 1 h);④起病年龄大多在 50 岁以上,常有高血压、糖尿病、高脂血症等脑血管疾病危险因素。结构影像学(CT、MRI)检查无责任病灶有助于诊断。

（二）鉴别诊断

1. 癫痫部分性发作　单纯部分性发作表现为持续数秒至数分钟的肢体抽搐或麻木,逐渐向周围扩展。脑电图多有痫性放电,CT 或 MRI 检查可发现局灶性病灶,抗痫治疗往往有效。

2. 梅尼埃病(Ménière disease)　常表现为发作性眩晕、恶心、呕吐,与 TIA 相似,但发作时间多较长,常超过 24 h,伴有耳鸣,多次发作后听力可减退。

3. 阿-斯综合征(Adams-Stokes syndrome) 表现为严重心律失常,如室上性心动过速、多源性室性期前收缩、室速或室颤、病态窦房结综合征等,可因阵发性全脑供血不足出现头昏、晕倒和意识丧失,但常无神经系统局灶性症状和体征,动态心电图、超声心动图检查常有异常发现。

【治疗】

治疗目的是消除病因、预防复发、防止发生完全性脑卒中、保护脑功能。

1. 病因治疗 针对其相关危险因素进行治疗,如血压、血糖、血脂的控制,治疗心律失常,纠正血液成分异常等。

2. 药物治疗 ①抗血小板聚集剂:常用阿司匹林、氯吡格雷。②抗凝药物:主要用于心房颤动、频繁发作的 TIA,常用肝素、低分子肝素和华法林。③对有高纤维蛋白原血症的患者,可选用降纤酶治疗。对老年 TIA 并有抗血小板聚集剂禁忌证或抵抗者可选择活血化瘀中药制剂。

3. 外科治疗 内科治疗效果不佳或病情有恶化趋势者,可酌情选择血管内介入治疗、动脉内膜切除术或动脉搭桥术治疗。

【健康指导】

(1)注意改变不良生活习惯,适度的体育活动有益于健康。

(2)高血压患者应将血压控制在一个合理水平,避免血压过高致脑内微血管瘤及粥样硬化的小动脉破裂出血;而血压过低脑供血不足,微循环淤滞时易形成脑梗死。

(3)注意脑血管病的先兆,如发现突发的一侧面部或上、下肢突然感到麻木或软弱乏力,嘴歪流口水,突然感到眩晕,摇晃不定,短暂的意识不清等,需及时就医。

(4)对有明确的缺血性脑卒中危险因素,如高血压、糖尿病、心房颤动和颈动脉狭窄等,应尽早进行预防性治疗。

三、脑血栓形成

脑血栓形成(cerebral thrombosis)是脑梗死最常见的类型。供应脑的动脉因动脉粥样硬化等自身病变使管腔狭窄、闭塞,或在狭窄的基础上形成血栓,造成脑局部急性血流中断,缺血缺氧,软化坏死,出现局灶性神经系统症状和体征。

【病因和发病机制】

最常见的病因为动脉粥样硬化,且常伴有高血压、糖尿病、血脂异常,少见的原因有动脉壁的炎症,如结核性、梅毒性、化脓性、钩端螺旋体感染,结缔组织病,变态反应性动脉炎等,还可见于先天性血管畸形、真性红细胞增多症、血高凝状态等。由于动脉粥样硬化好发于大血管的分叉处及弯曲处,故脑血栓的好发部位为大脑中动脉、颈内动脉的虹吸部及起始部、椎动脉及基底动脉中下段等。当动脉内膜损伤破裂形成溃疡后,血小板及纤维素等血中有形成分黏附、聚集、沉积形成血栓,有时血栓的碎屑脱落阻塞远端动脉(血栓-栓塞),或血压下降、血流缓慢、脱水等血液黏度增加,导致供血减少或促进血栓形成的情况下,即出现急性缺血症状。

【病理】

脑缺血病变的病理分期:①超早期(1~6 h):病变脑组织变化不明显,可见部分血管内皮细胞、神经细胞及星形胶质细胞肿胀,线粒体肿胀空泡化。②急性期(6~24 h):缺血区脑组织苍白和轻度肿胀,神经细胞、胶质细胞及内皮细胞呈明显缺血改变。③坏死期(24~48 h):大量神经细胞消失,胶质细胞破坏,中性粒细胞、淋巴细胞及巨噬细胞浸润,脑组织明显水肿。④软化期(3 天~3 周):病变区液化变软。⑤恢复期(3 周后):液化坏死的脑组织被吞噬、清除,胶质细胞、毛细血管增生,小病灶形成胶质瘢痕,大病灶形成中风囊,此期持续数月至 2 年。

【临床表现】

多见于 60~70 岁及以上患有动脉粥样硬化的老年人,常伴有高血压、冠心病或糖尿病。多于安静或睡眠中发病,约 25% 的患者病前有 TIA 史。多数病例症状经数小时或 1～2 天达高峰。通常意识清楚,生命体征平稳,但当大脑大面积梗死或基底动脉闭塞严重时,意识可不清,甚至出现脑疝危及生命。临床上分为四型:①完全型(起病 6 h 内病情即达高峰者);②快速进展型(起病 3～5 天达高峰);③缓慢进展型(起病 2 周后症状仍进展);④可逆性缺血性神经功能缺损(多在 1～3 天完全恢复)。

1. 颈内动脉闭塞综合征　单眼一过性黑蒙,偶见永久性失明或 Horner 征伴对侧偏瘫、偏身感觉障碍或同向性偏盲等,优势半球受累伴失语症,非优势半球受累可有体象障碍。

2. 大脑中动脉闭塞综合征　主干闭塞导致病灶对侧中枢性面舌瘫与偏瘫、偏身感觉障碍及偏盲(三偏);优势半球受累则出现完全性失语症,非优势半球受累则出现体象障碍。皮质支闭塞:①上分支闭塞:导致病灶对侧面部、手及上肢轻偏瘫和感觉缺失,下肢不受累,伴 Broca 失语(优势半球)和体象障碍(非优势半球),无同向性偏盲。②下分支闭塞:导致对侧同向性偏盲下部视野受损较重,无偏瘫;优势半球受累出现 Wernicke 失语,可出现急性意识模糊状态。③深穿支闭塞:导致对侧中枢性均等性偏瘫,可伴面舌瘫,对侧偏身感觉障碍可伴对侧同向性偏盲。

3. 大脑前动脉闭塞综合征　①交通动脉前主干闭塞可因对侧代偿不出现症状。②大脑前动脉远端闭塞导致对侧的足和下肢感觉运动障碍,面部和手不受累;出现尿潴留或尿急,淡漠、反应迟钝、欣快和缄默等(额极与胼胝体受损),强握及吸吮反射(额叶受损)。③皮质支闭塞导致对侧中枢性下肢瘫,可伴感觉障碍;出现对侧肢体短暂性共济失调、强握反射及精神症状。④深穿支闭塞则引起对侧中枢性面舌瘫、上肢近端轻瘫(累及内囊膝部及部分前肢)。

4. 大脑后动脉闭塞综合征　①主干闭塞引起对侧同向性偏盲,上部视野损伤较重,黄斑视力可不受累。②中脑水平大脑后动脉起始处闭塞可见垂直性凝视麻痹、核间性眼肌麻痹;优势半球枕叶受累可出现命名性失语、失读不伴失写。③双侧大脑后动脉皮层支闭塞导致皮质盲、记忆受损(累及颞叶),不能识别熟悉面孔(面容失认症)、幻视等。④深穿支闭塞:丘脑穿通动脉闭塞产生红核丘脑综合征,即病侧小脑性共济失调、意向性震颤、舞蹈样不自主运动和对侧偏身感觉障碍;丘脑膝状体动脉闭塞出现丘脑综合征,即对侧深感觉障碍、自发性疼痛、感觉过度、轻偏瘫、共济失调和舞蹈-手足徐动症等。

5. 椎-基底动脉闭塞综合征　基底动脉或双侧椎动脉闭塞是危及生命的严重脑血管事件,可引起脑干梗死出现眩晕、呕吐、四肢瘫、共济失调、昏迷和高热等。脑桥病变则出现针尖样瞳孔。

(1) 中脑支闭塞:出现 Weber 综合征、Benedit 综合征。

(2) 脑桥支闭塞:出现 Millard-Gubler 综合征、Foville 综合征。

(3) 小脑后下动脉或椎动脉闭塞:是脑干梗死最常见的类型。表现:眩晕、呕吐、眼球震颤;饮水呛咳、吞咽困难和声音嘶哑;交叉性感觉障碍,即同侧面部感觉、温觉缺失,对侧偏身痛、温觉减退或丧失;同侧 Horner 征;同侧小脑性共济失调。

【辅助检查】

1. 实验室检查　除血、尿等常规检查外,应查血糖、血脂、血流动力学、心电图等。

2. 神经影像学检查

(1) CT:多数病例发病 24 h 后逐渐显示低密度梗死灶,发病后 2～15 天可见均匀片状或楔形的明显低密度灶。

(2) MRI:可清晰显示早期缺血性梗死、脑干及小脑梗死、静脉窦血栓形成等,梗死后数小时即出现 T_1 低信号、T_2 高信号病灶,出血性梗死显示其中混杂 T_1 高信号。

(3) 血管造影:DSA 是脑血管病变检查的"金标准"。

3. 脑脊液检查　通常 CSF 压力、常规及生化检查正常。

4. 经颅多普勒检查(TCD)　对评估颅内外血管狭窄、闭塞、痉挛或血管侧支循环建立情况有帮助,目前也有用于溶栓治疗监测。

5. 超声心动图检查　可发现心脏附壁血栓、心房黏液瘤和二尖瓣脱垂。

【诊断与鉴别诊断】

（一）诊断要点

①发病年龄多为中老年人；②多有动脉硬化及高血压病史，发病前可有 TIA；③安静休息时发病较多，常在睡醒后出现症状；④多在一至数日内出现局灶性脑损害的症状和体征，并能用某一动脉供血区功能损伤来解释；⑤ CT 检查在 24～48 h 出现低密度梗死灶，或 MRI 检查在早期显示缺血病灶。

（二）鉴别诊断

1. 脑出血　发病更急，常有头痛、呕吐等颅内压增高症状及不同程度的意识障碍，血压增高明显，典型者不难鉴别，但有时有大面积梗死与脑出血，少量脑出血与脑血栓形成的临床症状相似，鉴别困难，往往需要做 CT 检查才能鉴别。

2. 脑栓塞　起病急骤，一般缺血范围较广，症状常较重，常有心脏病史，特别是有心房颤动、细菌性心内膜炎、心肌梗死或其他原因容易产生栓子来源时应考虑脑栓塞。大脑中动脉栓塞引起大面积脑梗死最常见。

3. 颅内占位病变　某些硬膜下血肿、颅内肿瘤、脑脓肿等可呈脑卒中样发病，出现偏瘫等局灶性体征，与脑血栓形成相似，应注意有无高颅压的症状及体征，必要时可做腰穿、CT 或 MRI 等检查以资鉴别。

【治疗】

急性期的治疗原则：①超早期治疗：首先使公众提高脑卒中的急救意识，了解超早期治疗的重要性和必要性，发病后立即就诊，力争在 3～6 h 治疗时间窗内做溶栓治疗，并降低脑代谢，控制脑水肿及保护脑细胞，挽救缺血半暗带。②防治并发症：如感染、脑心综合征、应激性溃疡、深静脉血栓形成、脑卒中后焦虑或抑郁症，水、电解质平衡紊乱和多器官功能衰竭等。③个体化治疗：根据患者年龄、缺血性脑卒中类型、病情程度和基础疾病等采取最适当的治疗。④整体化治疗：采取支持疗法、对症治疗和早期康复治疗；对脑卒中危险因素，如高血压、糖尿病和心脏病等，及时采取预防性干预，降低复发率和病残率。

（一）一般治疗

主要为对症治疗，包括维持生命功能和处理并发症。

1. 血压　缺血性脑卒中后血压升高通常不需紧急处理，病后 24～48 h 收缩压＞220 mmHg、舒张压＞120 mmHg 或平均动脉压＞130 mmHg 时可用降压药；切忌过度降压使脑灌注压降低，导致脑缺血加剧。

2. 吸氧和通气支持　低氧血症者给予常规吸氧支持，气道功能严重障碍者要及时给予气道支持及辅助呼吸治疗。

3. 血糖　血糖超过 11.1 mmol/L 时应立即予以胰岛素治疗，将血糖控制在 8.3 mmol/L 以下。

4. 脑水肿　多见于大面积梗死，脑水肿常于发病后 3～5 天达高峰。治疗目标是降低颅内压、维持足够脑灌注和预防脑疝发生。常用 20% 甘露醇，心肾功能不全者可用呋塞米。

5. 其他　补液和营养支持，纠正水、电解质紊乱，积极防治感染、上消化道出血、深静脉血栓形成、肺栓塞等其他并发症。

（二）特殊治疗

特殊治疗包括超早期溶栓治疗、抗血小板聚集治疗、抗凝治疗、血管内治疗、脑保护治疗、外科治疗和康复治疗等。

1. 溶栓治疗　超早期溶栓治疗可恢复脑梗死区血流灌注，是抢救缺血半暗带的有效方法。

（1）静脉溶栓：适应证如下。①年龄 18～80 岁；②发病 4.5 h 以内（rt-PA）或 6 h 以内（尿激酶）；③脑功能损害的体征持续存在超过 1 h，且比较严重；④脑 CT 检查已排除颅内出血，且无早期大面积脑梗死影像学改变；⑤患者或其家属签署静脉溶栓知情同意书。

常用溶栓药物包括尿激酶（UK）、重组织型纤溶酶原激活物（rt-PA）。

（2）动脉溶栓：对大脑中动脉等大动脉闭塞引起的严重脑卒中患者，如果发病时间在 6 h 内（椎-基底动脉血栓可适当放宽治疗时间窗），经慎重选择后可进行动脉溶栓治疗，常用药物为 UK 和 rt-PA，需要在 DSA 的监测下进行。动脉溶栓的适应证、禁忌证及并发症与静脉溶栓基本相同。

2. 抗血小板聚集治疗　不符合溶栓适应证且无禁忌证的缺血性脑卒中患者应在 48 h 内尽早给予抗血小板聚集治疗，常用抗血小板聚集剂包括阿司匹林或氯吡格雷。溶栓治疗者，应在溶栓 24 h 后开始给予抗血小板药物。

3. 抗凝治疗　主要包括肝素和华法林。主要用于长期卧床，特别是合并高凝状态有形成深静脉血栓和肺栓塞的趋势者。

4. 脑保护治疗　脑保护剂包括自由基清除剂、阿片受体阻断剂、钙通道阻断剂、兴奋性氨基酸受体阻断剂和镁离子等。

5. 血管内治疗　血管内治疗包括经皮腔内血管成形术和血管内支架置入术等。对于颈动脉狭窄＞70％，而神经功能缺损与之相关者，可根据患者的具体情况考虑行相应的血管内治疗。血管内治疗是新近问世的技术，目前尚没有长期随访的大规模临床研究，故应慎重选择。

6. 外科治疗　对于有或无症状、单侧重度颈动脉狭窄＞70％，或经药物治疗无效者，可以考虑进行颈动脉内膜切除术。

7. 康复治疗　应早期进行，并遵循个体化原则，制订短期和长期治疗计划，分阶段、因地制宜地选择治疗方法，对患者进行针对性体能和技能训练，降低致残率，促进神经功能恢复，提高生活质量，使其早日重返社会。

【健康指导】

可参考 TIA。

四、脑栓塞

脑栓塞是指各种栓子（血液中异常的固体、液体、气体）随血流进入脑动脉造成血流阻塞，引起相应供血区脑组织缺血坏死，出现脑功能障碍，占脑卒中的 15％～20％。

【病因及病理】

1. 病因　脑栓塞根据栓子来源不同，可分为：①心源性：此类最常见，心房颤动是心源性脑栓塞最主要的原因。②非心源性：如动脉粥样硬化斑块的脱落、脂肪栓塞、空气栓塞、癌栓塞等。③来源不明：少数病例找不到栓子来源。

2. 病理　脑栓塞多见于颈内动脉系统，特别是大脑中动脉。椎-基底动脉栓塞少见，仅占脑栓塞的 10％左右。脑栓塞所引起的病理改变与脑血栓基本相同，但可多发，且出血性栓塞更为常见，占 30％～50％，这是因为栓子阻塞较大血管引起血管壁坏变，当血管痉挛减轻和（或）栓子分解碎裂，栓子移向动脉远端，原栓塞处因血管壁已受损，血流恢复后易发生渗漏性出血；脑栓塞可多发，当栓子来源未消除时，还可反复发生。还可发现肺、脾、肾等脏器，末梢动脉及皮肤黏膜等栓塞证据。炎性栓子可引起脑炎、脑脓肿等。

【临床表现】

1. 一般特点　青壮年多见，多在活动中突然发病，常无前驱症状，局限性神经缺失症状多在数秒至数分钟内发展到高峰，多表现为完全性脑卒中。大多数患者有栓子来源的原发疾病，如风湿性心脏病、冠心病等。

2. 血管栓塞的临床表现　详见脑血栓形成。与脑血栓形成对比，脑栓塞易发生多发性梗死，容易复发和出血。

【辅助检查】

CT 检查可确定梗死的部位及范围，一般于 24 h 后可见低密度改变，如在低密度区中有高密度影提示为出血性梗死。MRI 检查在病灶区呈长 T_1 长 T_2 信号。脑脊液可正常，亦可压力增高，有出血性梗死时可见红细胞。感染性梗死者脑脊液中的白细胞可增加。心电图应列为常规检查，作为确定心肌梗死和心律失常的依据。必要时做超声心动图可证实是否存在心源性栓子。

【诊断与鉴别诊断】

根据骤然起病,数秒至数分钟内达到高峰,出现偏瘫、失语等局灶性神经功能缺损,既往有栓子来源的基础疾病,如心脏病、动脉粥样硬化、严重骨折等病史,基本可做出临床诊断。CT 和 MRI 检查可确定脑栓塞的部位、数目及是否伴发出血。

【治疗】

1. 脑栓塞治疗　与脑血栓的治疗原则基本相同,主要是改善脑循环,减轻脑水肿,防止出血、减小梗死范围。主张抗凝及抗血小板聚集治疗,但合并出血性脑梗死时应停用。

2. 原发病治疗　对于心源性栓塞患者,纠正心律失常,控制心率,防止心衰;使用抗生素积极治疗细菌性心内膜炎;对于脂肪栓塞,可采用肝素、5%碳酸氢钠等,有助于脂肪颗粒溶解;空气栓塞者可进行高压氧治疗。

【健康指导】

(1)脑栓塞患者半数以上可复发,再发时病死率更高。

(2)服用抗凝药物预防脑栓塞的过程中,应在医生指导下,酌情复查凝血功能。

五、脑出血

脑出血(intracerebral hemorrhage,ICH)是指非外伤性脑实质内出血,占全部脑卒中的 20%～30%,急性期死亡率为 30%～40%。

【病因及发病机制】

1. 病因　最常见的病因是高血压合并小动脉硬化,其次是脑血管畸形、动脉瘤,其他病因有血液病、梗死性出血、抗凝或溶栓治疗、淀粉样脑血管病、脑动脉炎等。

2. 发病机制　长期高血压可使脑内小动脉硬化、玻璃样变,形成微动脉瘤,当血压骤然升高时破裂出血,脑内动脉壁薄弱,中层肌细胞及外膜结缔组织均少,且无外弹力层,容易出血。多发性脑出血多见于淀粉样血管病、血液病和脑肿瘤等患者。

【病理】

脑出血约 80% 位于大脑半球,主要在基底节的壳核及内囊区。其次是脑叶,其余见于脑干及小脑。高血压性脑出血受累血管依次为大脑中动脉深穿支豆纹动脉、基底动脉脑桥支、大脑后动脉丘脑支、供应小脑齿状核及深部白质的小脑上动脉分支等。非高血压性脑出血的出血灶多位于皮质下,多无动脉硬化表现。

病理检查可见血肿中心充满血液或紫色葡萄浆状血块,周围水肿,并有炎症细胞浸润。血肿较大时引起颅内压增高,可使脑组织和脑室移位、变形,重者形成脑疝。急性期后血块溶解,吞噬细胞清除含铁血黄素和坏死脑组织,胶质增生,小出血灶形成胶质瘢痕,大出血灶形成中风囊。

【临床表现】

(一) 一般表现

好发年龄为 50～70 岁,男性稍多于女性。冬春两季发病率较高,患者多有高血压病史。多在情绪激动或活动中突然发病,发病后病情常于数分钟至数小时内达到高峰。由于颅内压升高,常有头痛、呕吐和不同程度的意识障碍,部分有抽搐发作。

(二) 局限性定位表现

局限性定位表现取决于出血量和出血部位。

1. 基底节区出血

(1)壳核出血:最常见,约占脑出血病例的 60%,系豆纹动脉尤其是其外侧支破裂所致。常表现为病灶对侧偏瘫、偏身感觉缺失和同向性偏盲,双眼球不能向病灶对侧同向凝视,优势半球受累可有失语。

（2）丘脑出血：占脑出血病例的 10％～15％，系丘脑膝状体动脉和丘脑穿通动脉破裂所致，常有对侧偏瘫、偏身感觉障碍，深感觉障碍更明显。可有特征性眼征，如不能上视或凝视鼻尖、眼球偏斜或分离性斜视、眼球会聚障碍和无反应性小瞳孔等。优势侧丘脑出血可出现丘脑性失语、精神障碍、认知障碍和人格改变等。

（3）尾状核头出血：较少见，一般出血量不大，多经侧脑室前角破入脑室。常有头痛、呕吐、颈项强直、精神症状，酷似蛛网膜下腔出血。

2. 脑叶出血　占脑出血的 5％～10％，常由脑动静脉畸形、血管淀粉样病变、血液病等所致。出血以顶叶最常见，其次为颞叶、枕叶、额叶，也有多发脑叶出血的病例。如额叶出血可有偏瘫、尿便障碍、Broca 失语、摸索和强握反射等；颞叶出血可有 Wernicke 失语、精神症状、癫痫、对侧上象限盲等；枕叶出血可有皮质盲；顶叶出血可有偏身感觉障碍、轻偏瘫、对侧下象限盲，非优势半球受累可有构象障碍。

3. 脑干出血　约占脑出血的 10％，绝大多数为脑桥出血。多由基底动脉脑桥支破裂所致，小量出血可无意识障碍，表现为交叉性瘫痪和共济失调性偏瘫，两眼向病灶侧凝视麻痹或核间性眼肌麻痹。大量出血（血肿＞5 mL）累及双侧被盖部和基底部，常破入第四脑室，患者迅即出现昏迷、双侧针尖样瞳孔、中枢性高热、中枢性呼吸障碍、眼球浮动、四肢瘫痪和去大脑强直发作等。

4. 小脑出血　约占脑出血的 10％，轻者表现为眩晕、呕吐、共济失调、眼球震颤、枕部疼痛等；重者血液直接进入第四脑室，出现颅内高压、意识障碍，甚至枕骨大孔疝而死亡。

5. 脑室出血　占脑出血的 3％～5％，分为原发性和继发性脑室出血。原发性脑室出血多由脉络丛血管或室管膜上动脉破裂出血所致，继发性脑室出血是指脑实质出血破入脑室。常有头痛、呕吐，严重者可出现意识障碍、脑膜刺激征、针尖样瞳孔、眼球分离斜视或浮动、四肢弛缓性瘫痪及去脑强直发作、高热、呼吸不规则、脉搏和血压不稳定等表现，易误诊为蛛网膜下腔出血。

【辅助检查】

1. CT 检查　诊断脑出血的首选检查，可清楚显示出血部位、出血量大小、血肿形态、是否破入脑室以及血肿周围有无低密度水肿带和占位效应等。新鲜血肿呈高密度影，边界清楚，血肿吸收后呈低密度影或囊性变。动态 CT 检查还可评价出血的进展情况。

2. MRI 和 MRA 检查　对发现结构异常，明确脑出血的病因很有帮助。对检出脑干和小脑的出血灶和监测脑出血的演进过程优于 CT 扫描。

3. DSA 检查　一般不需要进行 DSA 检查，疑有血管畸形、血管炎或 Moyamoya 病又需外科手术或血管介入治疗时才考虑进行。

4. 其他检查　包括血常规、血液生化、凝血功能、心电图检查和胸部 X 线摄片检查。

【诊断及鉴别诊断】

1. 诊断要点　①中老年患者在活动中或情绪激动时突然发病；②迅速出现局灶性神经功能缺损症状以及头痛、呕吐等颅高压症状应考虑脑出血的可能；③头颅 CT 检查发现呈高密度影的血肿。

2. 鉴别诊断　①首先应与其他类型的脑血管疾病（如急性脑梗死、蛛网膜下腔出血）鉴别；②对发病突然、迅速昏迷且局灶体征不明显者，应注意与引起昏迷的全身性疾病，如中毒（酒精中毒、镇静催眠药物中毒、一氧化碳中毒）及代谢性疾病（低血糖、肝性脑病、肺性脑病和尿毒症等）鉴别；③对有头部外伤史者应与外伤性颅内血肿相鉴别。

【治疗】

治疗原则为安静卧床、脱水降颅内压、调整血压、防治继续出血、加强护理防治并发症，以挽救生命，降低死亡率、残疾率和减少复发。

（一）内科治疗

1. 一般处理　①卧床休息 2～4 周，保持安静，避免情绪激动和血压升高。严密观察体温、脉搏、呼吸和血压等生命体征，注意瞳孔变化和意识改变。②保持呼吸道通畅，清理呼吸道分泌物或吸入物，常规吸氧,及时吸痰,必要时行气管插管或切开术;有意识障碍、消化道出血者宜禁食 24～48 h。③维持水、电解质平衡和营养支持,每日入液量可按尿量＋500 mL 计算。④调整血糖,过高或过低者,应及时纠正,维持血糖水平在 6～9 mmol/L。⑤明显头痛、过度烦躁不安者,可酌情给予镇静止痛剂,便秘者可用缓泻剂。⑥尿潴留者应给予导尿。⑦昏迷者应定时翻身,防止压疮发生。

2. 降低颅内压　脑出血后脑水肿约在 48 h 达到高峰,维持 3～5 天逐渐消退,可持续 2～3 周或更长。脑水肿可使颅内压增高,导致脑疝形成,是影响脑出血死亡率及功能恢复的主要因素。可选用甘露醇、利尿剂、甘油果糖、人血白蛋白等。

3. 调整血压　当血压≥200/110 mmHg 时,应采取降压治疗,使血压维持在略高于发病前水平。应用降压药治疗,需避免应用强降压药,防止因血压下降过快引起脑低灌注。常用药物为拉贝洛尔、尼卡地平等。

4. 止血治疗　止血药物如 6-氨基己酸、氨甲苯酸、巴曲酶等对高血压动脉硬化性出血的作用不大。如果有凝血功能障碍,可针对性给予止血药物治疗。如:肝素治疗并发的脑出血可用鱼精蛋白中和,华法林治疗并发的脑出血可用维生素 K_1 拮抗。

5. 并发症的防治　感染、应激性溃疡、痫性发作、中枢性高热、深静脉血栓和脑卒中后抑郁等应给予积极处理。

（二）外科治疗

尽快清除血肿,降低颅内压,尽可能早期减少周围组织压迫,降低残疾率。主要手术方法包括去骨瓣减压术、小骨窗开颅血肿清除术、钻孔血肿抽吸术和脑室穿刺引流术等。

（三）康复治疗

脑出血后,只要患者的生命体征平稳、病情不再进展,宜尽早进行康复治疗。早期分阶段综合康复治疗对恢复患者的神经功能,提高生活质量有益。

【健康指导】

（1）急性期患者给予高蛋白、高维生素、高热量饮食,限制钠盐摄入,因钠潴留会加重脑水肿。

（2）对于尚能进食者,喂给食物时不宜过急,遇呕吐或反呛时应暂停休息,防止食物呛入气管引起窒息或吸入性肺炎。

（3）昏迷不能进食者鼻饲流质饮食 4～5 次/天,100～200 mL/次,如牛奶、豆浆、藕粉、蒸蛋或混合匀浆等,流质饮食应煮沸消毒冷却后再喂。

（4）急性期应绝对卧床休息 4～6 周,不宜长途运送及过多搬运,翻身时应保护头部,动作轻柔得体,以免加重出血。抬高床头 15°～30°,减少脑的血流量,减轻脑水肿。

（5）生命体征平稳后应开始床上、床边、下床的主动训练,时间从 5～10 min 开始,渐至每次 30～45 min,如有不适,可 2～3 次/天,不可过度用力或憋气。

（6）昏迷或瘫痪患者,由于随意肌的控制受到破坏,屈肌力量明显强于伸肌,极易引起畸形,因此,维持良好体位和定时翻身非常重要。

（7）出院后定期复查血脂,监测血压、血糖,坚持康复治疗,对疾病恢复有足够的信心,戒烟酒,饮食合理,作息有规律,进行适量运动与体育锻炼。

六、蛛网膜下腔出血

蛛网膜下腔出血（subarachnoid hemorrhage,SAH）通常为脑底部或脑表面的病变血管破裂,血液直接流入蛛网膜下腔引起的一种临床综合征,占急性脑卒中的 10％左右。

【病因及发病机制】

1. 病因　颅内动脉瘤是最常见的病因（占 50％～80％）。血管畸形、颅内肿瘤、垂体脑卒中、血液系统疾病、颅内静脉系统血栓和抗凝治疗并发症等亦可引起蛛网膜下腔出血。

2. 发病机制　动脉瘤是由于动脉壁先天性肌层缺陷、获得性内弹力层变性或二者联合作用的结果，在一定条件下会发生破裂出血。

【临床表现】

轻者可没有明显临床症状和体征，重者可突然昏迷甚至死亡。以中青年发病居多，起病突然（数秒或数分钟内发生）。多数患者发病前有明显诱因，如剧烈运动、过度疲劳、用力排便、情绪激动等。

（一）主要症状

1. 头痛　典型表现是突发异常剧烈全头痛，多伴发恶心、呕吐、面色苍白、全身冷汗。动脉瘤性 SAH 的头痛可在 2 周后逐渐减轻，如头痛再次加重常提示动脉瘤再次出血。

2. 意识障碍　可有不同程度的意识障碍，以一过性意识障碍为多，少数重症患者可出现去脑强直，甚至呼吸、心搏骤停。

3. 精神症状　约 25％的患者可出现精神症状，如欣快、谵妄和幻觉等，常于起病后 2～3 周自行消失。

（二）主要体征

1. 脑膜刺激征　患者以颈项强直最多见，而老年、衰弱患者或小量出血者，可无明显脑膜刺激征。

2. 眼底体征　20％的患者眼底可见玻璃体下片状出血，发病 1 h 内即可出现，部分出现视盘水肿，是急性颅内压增高和眼静脉回流受阻所致，对诊断具有提示意义。

（三）动脉瘤的定位

1. 颈内动脉海绵窦段动脉瘤　患者有前额和眼部疼痛、血管杂音、突眼，以及Ⅲ、Ⅳ、Ⅵ和Ⅴ₁脑神经损害所致的眼球运动障碍，其破裂可引起颈内动脉海绵窦瘘。

2. 颈内动脉-后交通动脉瘤　患者出现动眼神经受压的表现，常提示后交通动脉瘤。

3. 大脑中动脉瘤　患者出现偏瘫、失语和抽搐等表现，常提示动脉瘤位于大脑中动脉的第一分支处。

4. 大脑前动脉-前交通动脉瘤　患者出现精神症状、单侧或双侧下肢瘫痪和意识障碍等。

5. 大脑后动脉瘤　患者出现同向偏盲、Weber 综合征和动眼神经麻痹的表现。

6. 椎-基底动脉瘤　患者可出现枕部和面部疼痛、面肌痉挛、面瘫及脑干受压等表现。

（四）血管畸形的定位

动静脉畸形患者男性发生率为女性的 2 倍，多在 10～40 岁发病，常见的症状包括痫性发作、轻偏瘫、失语或视野缺损等，具有定位意义。

（五）常见并发症

1. 再出血　SAH 主要的急性并发症，表现为病情稳定后再次发生剧烈头痛、呕吐、痫性发作、昏迷甚至去脑强直发作，脑膜刺激征明显加重，复查脑脊液为鲜红色。

2. 脑血管痉挛　表现为波动性的轻偏瘫或失语，有时症状还受侧支循环和脑灌注压的影响，是死亡和致残的重要原因。

3. 急性或亚急性脑积水　起病 1 周内 15％～20％的患者发生急性脑积水。轻者出现嗜睡、思维迟缓、展神经麻痹、眼球上视受限等体征，严重者可出现颅内高压，甚至脑疝形成。

【辅助检查】

1. 头颅 CT 检查　临床疑诊 SAH 首选 CT 检查，可早期诊断。

2. 头颅 MRI 检查　可检出脑干小动静脉畸形。

3. 腰椎穿刺检查　脑脊液（CSF）呈均匀一致血性，压力增高，是 SAH 诊断的重要证据。

4. DSA 检查　SAH 诊断明确后需行全脑 DSA 检查，可为 SAH 病因诊断提供可靠证据，也是制订合理外科治疗方案的先决条件。

【诊断及鉴别诊断】

（一）诊断

突发剧烈头痛、呕吐、脑膜刺激征阳性，伴或不伴意识障碍，检查无局灶性神经系统体征，应高度怀疑蛛网膜下腔出血。CT 检查证实脑池和蛛网膜下腔高密度征象或腰穿检查示压力增高和血性脑脊液等，即可临床确诊。

（二）鉴别诊断

1. 高血压性脑出血　常出现头痛、呕吐，可伴局灶性神经体征，如偏瘫、失语等，但脑膜刺激征较轻（表 20-1）。

表 20-1　蛛网膜下腔出血与高血压性脑出血的鉴别点

项　　目	蛛网膜下腔出血	高血压性脑出血
发病年龄	粟粒样动脉瘤多发于 40～60 岁，动静脉畸形青少年多见，常在 10～40 岁发病	50～65 岁多见
常见病因	粟粒样动脉瘤、动静脉畸形	高血压、脑动脉粥样硬化
起病速度	急骤，数分钟症状达到高峰	数十分钟至数小时达到高峰
血压	正常或增高	通常显著增高
头痛	极常见，剧烈	常见，较剧烈
昏迷	常为一过性昏迷	重症患者持续性昏迷
局灶体征	颈项强直、克尼格征等脑膜刺激征阳性，常无局灶性体征	偏瘫、偏身感觉障碍及失语等局灶性体征
眼底	可见玻璃体膜下片状出血	眼底动脉硬化，可见视网膜出血
头部 CT	脑池、脑室及蛛网膜下腔高密度出血征	脑实质内高密度病灶
脑脊液	均匀一致血性	洗肉水样

2. 颅内感染　细菌性、真菌性、结核性和病毒性脑膜炎等均可有头痛、呕吐及脑膜刺激征，常伴有发热，应注意与 SAH 鉴别。病原学检查有助于确诊。

3. 脑肿瘤　脑肿瘤发生瘤卒中时，形成瘤内或瘤旁血肿合并 SAH；肿瘤颅内转移、脑膜癌或 CNS 白血病也可见血性 CSF，但根据详细的病史、CSF 检出瘤或癌细胞及头部 CT 检查有助于鉴别诊断。

4. 偏头痛　可有剧烈头痛、呕吐，甚至少数伴有轻偏瘫，但脑膜刺激征阴性，病情可反复发作，恢复较快，头颅 CT 检查大多数正常，有助于鉴别。

【治疗】

急性期的治疗原则是降低颅内压，防治再出血，防治继发性脑血管痉挛，减少并发症，寻找出血原因、治疗原发病和预防复发。

（一）内科治疗

1. 一般处理　SAH 患者应绝对卧床休息 4～6 周，避免搬动和过早离床，床头抬高 15°～20°，病房保持安静、舒适和暗光。避免血压及颅内压增高的诱因。

2. 密切监护　保持生命体征稳定，维持水、电解质平衡，加强营养支持和护理。

3. 降低颅内压　采用 20% 甘露醇、呋塞米和白蛋白等脱水降颅内压，颅内高压征象明显并有脑疝形成可能者，可行脑室引流减压，以挽救患者生命。

4. 预防再出血　抗纤溶药可抑制纤溶酶形成，推迟血块溶解和防止再出血。

5. 预防血管痉挛　常采用尼莫地平或 3H 疗法，即扩血容量、血液稀释和升高血压疗法。

（二）手术治疗

目的是根除病因、防止复发。手术治疗属病因治疗，是有效防止再出血的最佳方法。

1. 动脉瘤 常用动脉瘤夹闭术、动脉瘤切除术、血管内动脉瘤栓塞术。

2. 动静脉畸形 可择期采用 AVM 整块切除术、供血动脉结扎术、血管内介入栓塞或 γ 刀治疗等。

【健康指导】

（1）急性期根据患者病情给予低脂、高维生素、易消化的饮食，绝对卧床休息 4～6 周。指导患者翻身时避免头部转动幅度过大，指导床上使用便器的方法、勿用力排便。

（2）蛛网膜下腔出血患者由于头痛剧烈，易出现焦虑、恐惧、烦躁的情绪，减少对患者的不良刺激，从而稳定情绪，使患者能积极主动地配合治疗与护理。

（3）告诉患者再出血多在发病 2～4 周发生，情绪激动、用力排便、咳嗽为诱因，告诉患者及家属再出血的临床特点，当突然再次出现剧烈头痛、恶心呕吐、意识障碍加重时，应及时报告医生或护士。

第二节 癫 痫

任 务 引 领

患者，男性，22 岁。主诉：突发性意识丧失、肢体抽搐、两眼凝视 16 年余。现病史：于入院 16 年前无明显诱因，发作性意识丧失、活动中断、右侧肢体抽动，双眼向右侧凝视，持续十几秒后自行缓解，在多家医院就诊用药不详，症状未能控制，发作次数逐渐频繁，最多每日发作达 10 余次，发作时间也逐渐延长至数分钟，发作症状逐渐加剧，时有四肢抽搐、人事不省，无胸闷、气促、恶心、呕吐，无脾气暴躁、伤人、毁物行为。出生时足月顺产，无产后窒息、高热惊厥史，家族中无类似病史。

查体：T 36.5 ℃，P 82 次/分，R 18 次/分，BP 120/75 mmHg，无皮疹，心肺无异常，腹平软，肝脾肋下未触及，双下肢无水肿，神经系统查体未发现明显阳性体征。

辅助检查：头颅 MRI"未见明显异常"。常规脑电图：左侧颞叶阵发性棘慢复合波。

请完成以下任务：

1. 通过学习，请归纳与总结癫痫发作的主要临床特点。

2. 您知道该患者癫痫发作的类型吗？请简要描述癫痫的常规诊疗程序和辅助检查项目。

癫痫是多种原因导致的脑部神经元高度同步化异常放电的临床综合征，临床表现具有发作性、短暂性、重复性和刻板性的特点。临床上可表现为感觉、运动、行为、自主神经功能、意识和精神状态等不同程度紊乱或兼有之。临床上将每次发作或每种发作的过程称为痫性发作。癫痫是神经系统常见疾病，流行病学资料显示癫痫的年发病率为（50～70）/10 万，患病率约为 5‰。我国约有 600 万以上癫痫患者，约 25% 为难治性癫痫。

【病因】

（一）病因

引起癫痫的病因非常复杂，根据病因可分为三大类。

1. 症状性癫痫 由各种明确的中枢神经系统结构损伤或功能异常所致，如脑外伤、脑血管病、脑肿瘤、中枢神经系统感染、遗传代谢性疾病、围生期损伤、皮质发育障碍、神经系统变性疾病、缺氧等。

2. 特发性癫痫 与遗传因素密切相关,常在某一特定年龄段起病,具有特征性临床及脑电图表现,未发现脑部有足以引起癫痫发作的结构性损伤或功能异常。

3. 隐源性癫痫 临床上占全部癫痫的 $60\%\sim70\%$,临床表现提示为症状性癫痫。

(二)影响发作的因素

1. 年龄 特发性癫痫与年龄密切相关,如婴儿痉挛症在 1 岁内起病,儿童失神癫痫发病高峰在 $6\sim7$ 岁,肌阵挛癫痫起病在青春期前后。

2. 睡眠 癫痫发作与睡眠-觉醒周期有密切关系,如全面强直-阵挛发作常在晨醒后发作,婴儿痉挛症多在醒后和睡前发作,伴中央颞区棘波的良性儿童癫痫多在睡眠中发作等。

3. 内环境改变 内分泌失调、电解质紊乱和代谢异常等均可影响神经元放电阈值,导致癫痫发作。少数患者仅在月经期或妊娠早期发作,为月经期癫痫和妊娠性癫痫。

【临床表现】

癫痫临床表现丰富多样,但都具有以下共同特征:①发作性:突然发生,持续一段时间后迅速恢复,间歇期正常。②短暂性:发作持续时间通常为数秒钟或数分钟,除癫痫持续状态外,很少超过半小时。③重复性:不定期有多次发作。④刻板性:每次发作的临床表现几乎一致。

(一)部分性发作

部分性发作是指源于大脑半球局部神经元的异常放电,包括单纯部分性发作、复杂部分性发作、部分性发作继发全面性发作三类,前者为局限性发放,无意识障碍,后两者放电从局部扩展到双侧大脑,出现意识障碍。

1. 单纯部分性发作 一般不超过 1 min,发作起始与结束均较突然,无意识障碍。可分为四种类型:①部分运动性发作:表现为身体某一局部(如一侧眼睑、口角、手指或足趾)发生不自主抽动,也可波及一侧面部或肢体,病灶多在中央前回或附近。②部分感觉性发作:常表现为局限于一侧面部、口角、舌、肢体或躯干的麻木感和针刺感,病灶多在中央后回躯体感觉区。③自主神经性发作:表现为皮肤苍白、潮红、出汗、心悸、立毛、瞳孔散大、呕吐、腹痛、肠鸣、烦渴和欲排尿感等。④精神性发作:表现为各种类型的记忆障碍、情感障碍、错觉、复杂幻觉等,病灶位于边缘系统。

2. 复杂部分性发作 占成人癫痫发作的 50% 以上,病灶多在颞叶,故又称为颞叶癫痫,也可见于额叶、嗅皮质等部位。由于起源、扩散途径及速度不同,临床表现有较大差异,主要分为以下几种:①仅表现为意识障碍:一般表现为意识模糊,表现类似失神。②表现为意识障碍和自动症:从先兆开始,随后出现意识障碍、呆视和动作停止,最后出现具有一定协调性和适应性的无意识行为。③表现为意识障碍与运动症状:表现为开始即出现意识障碍和各种运动症状,如局灶性或不对称强直、阵挛和变异性肌张力动作,以及各种特殊姿势等。

3. 部分性发作继发全面性发作 单纯部分性发作可发展为复杂部分性发作,单纯或复杂部分性发作均可泛化为全面强直-阵挛发作。

(二)全面性发作

最初的症状和脑电图提示发作起源于双侧脑部,多在发作初期就有意识丧失。

1. 全面强直-阵挛发作(GTCS) 以意识丧失、双侧强直后出现阵挛为主要临床特征。早期出现意识丧失、跌倒,随后的发作分为三期。

(1)强直期:表现为全身骨骼肌持续性收缩、眼球上翻或凝视,咀嚼肌收缩出现张口,随后猛烈闭合,可咬伤舌尖;喉肌和呼吸肌强直性收缩致患者尖叫一声,呼吸停止;颈部和躯干先屈曲,后反张;上肢先上举后内收旋前,下肢先屈曲后猛烈伸直,持续 $10\sim20$ s 后进入阵挛期。

(2)阵挛期:肌肉交替性收缩与松弛,呈一张一弛的节律性抽动,阵挛频率逐渐减慢,松弛时间逐渐延长,本期可持续 $30\sim60$ s 或更长。在一次强烈阵挛后,发作停止,进入发作后期。以上两期均可发生舌咬伤,并可伴呼吸停止、血压升高、心率加快、瞳孔散大、光反射消失、唾液和其他分泌物增多,Babinski 征可为阳性。

(3)发作后期:此期尚有短暂阵挛,可致牙关紧闭和舌咬伤。随后全身肌肉松弛,括约肌松弛而发生大小便失禁。呼吸首先恢复,随后瞳孔、血压、心率渐至正常,意识逐渐恢复,历时 5~15 min。醒后患者常感头痛、全身酸痛、嗜睡,部分患者有意识模糊,此时强行约束患者可能发生伤人和自伤。

2. 失神发作 分为典型和不典型失神发作,临床表现、脑电图背景活动及发作期改变、预后等均有较大差异。

(1)典型失神发作:儿童期起病,青春期前停止发作。特征性表现是突然短暂的(5~10 s)意识丧失和正在进行的动作中断,双眼茫然凝视,手中持物坠落,呼之不应,可伴简单自动性动作,如擦鼻、咀嚼、吞咽等,一般不会跌倒,事后对发作全无记忆,每日可发作数次至数百次。发作后立即清醒,可继续先前活动。发作时 EEG 呈双侧对称 3 Hz 棘-慢波。

(2)不典型失神发作:发作和恢复均较典型失神发作缓慢,常伴肌张力降低而跌倒,偶有肌阵挛。EEG 显示较慢的(2.0~2.5 Hz)不规则棘-慢波或尖-慢波,背景活动异常。多见于有弥漫性脑损害患儿,预后较差。

3. 其他类型 包括强直性发作、阵挛性发作、肌阵挛发作、失张力发作等。

(三)癫痫持续状态

癫痫持续状态(status epilepticus,SE)是癫痫连续发作之间意识尚未完全恢复又频繁再发,或癫痫发作持续 30 min 以上未自行停止。癫痫持续状态最常见的原因是不恰当地停用抗癫痫药或因急性脑病、脑卒中、脑炎、外伤、肿瘤和药物中毒等引起,个别患者原因不明。不规范应用抗癫痫药治疗、感染、精神因素、过度疲劳、孕产和饮酒等均可诱发。任何类型的癫痫均可出现癫痫持续状态,其中全面强直-阵挛发作最常见,危害性也最大。它是神经内科常见急症之一,若不及时治疗可因高热、循环衰竭、电解质紊乱或神经元兴奋毒性损伤导致永久性脑损害,致残率和死亡率均很高。

【辅助检查】

1. 脑电图(EEG) 诊断癫痫最重要的辅助检查方法,有助于明确癫痫的诊断、分型和确定特殊综合征。常规脑电图仅能记录到 49.5% 患者的痫样放电,采用过度换气、闪光刺激等诱导方法可进一步提高脑电图的阳性率,但仍有部分癫痫患者的脑电图检查始终正常。部分正常人中偶尔也可记录到痫样放电,故不能仅依据脑电活动的异常或正常来确定是否为癫痫。目前应用的 24 h 长程脑电监测和视频脑电图(video-EEG)使发现痫样放电的可能性大为提高,后者还可同步监测记录发作情况及相应脑电图的改变,可明确发作性症状与脑电图变化间的关系。

2. 神经影像学检查 包括 CT 和 MRI,可确定有无脑结构异常,有时可做出病因诊断,如颅内肿痛、灰质异位等。

【诊断】

癫痫发作的临床表现特征(发作性、短暂性、重复性和刻板性)、癫痫发作的临床表现形式以及脑电图检查发现有痫样放电表现是诊断癫痫的主要依据。其诊断需遵循以下三步原则:首先明确发作性症状是否为癫痫发作,其次明确是哪种类型的癫痫或癫痫综合征,最后明确发作的病因。

【治疗】

目前,癫痫治疗仍以药物治疗为主,药物治疗应达到 3 个目的:控制发作或最大限度地减少发作次数;长期治疗无明显不良反应;使患者保持或恢复其原有的生理、心理和社会功能状态。

(一)抗癫痫药物(antiepileptic drugs,AEDs)治疗

1. 正确选择药物 根据癫痫发作类型选择用药(表 20-2)。该选药原则对临床资料的筛选十分严格,很多癫痫发作类型由于缺乏符合条件的研究资料,未能确定其一线用药,在实际工作中需要结合临床经验及患者个体观察来选择药物。

表 20-2　癫痫初始治疗的选药原则(根据发作类型)

发 作 类 型	药　　　　物
成人部分性发作	A级:卡马西平、苯妥英钠
	B级:丙戊酸钠
	C级:加巴喷丁、拉莫三嗪、奥卡西平、苯巴比妥、托吡酯、氨己烯酸
儿童部分性发作	A级:奥卡西平
	B级:无
	C级:卡马西平、苯巴比妥、苯妥英钠、托吡酯、丙戊酸钠
老年人部分性发作	A级:加巴喷丁、拉莫三嗪
	B级:无
	C级:卡马西平
成人全面强直-阵挛发作	A级:无
	B级:无
	C级:卡马西平、拉莫三嗪、奥卡西平、苯巴比妥、苯妥英钠、托吡酯、丙戊酸钠
儿童全面强直-阵挛发作	A级:无
	B级:无
	C级:卡马西平、苯巴比妥、苯妥英钠、托吡酯、丙戊酸钠
儿童失神发作	A级:无
	B级:无
	C级:乙琥胺、拉莫三嗪、丙戊酸钠

2. 药物的用法　用药方法取决于药物代谢特点、作用原理及不良反应出现规律等,一般从低剂量开始,逐渐增加到控制理想而又无严重毒副作用的用量。①增减药物:增药可适当加快,减药一定要慢,必须逐一增减,以利于确切评估疗效和毒副作用。②AEDs 控制发作后必须坚持长期服用,不宜随意减量或停药。③换药:如果一种药物已达到最大可耐受剂量仍然不能控制发作,可加用另一种药物,至发作控制或达到最大可耐受剂量后逐渐减掉原有的药物,转换为单药,换药期间应有 5~7 天的过渡期。④停药:应遵循缓慢和逐渐减量的原则,一般说来,全面强直-阵挛发作、强直性发作、阵挛性发作完全控制 4~5 年后,失神发作停止半年后可考虑停药,但停药前应有缓慢减量的过程,一般 1~1.5 年无发作后方可停药。

(二) 癫痫持续状态处理

癫痫持续状态的治疗目的:保持稳定的生命体征和进行心肺功能支持;终止呈持续状态的癫痫发作,减少癫痫发作对脑部神经元的损害;寻找并尽可能根除病因及诱因;处理并发症。

控制发作首选地西泮治疗,可选择性加用苯妥英钠、水合氯醛、副醛等。对上述用药治疗无效,连续发作 1 h 以上者,称为难治性癫痫持续状态,此时往往需要行气管插管、机械通气来保证生命体征稳定。发作控制的标准疗法:异戊巴比妥 0.25~0.5 g 溶于注射用水 10 mL 中静脉缓慢注射,每分钟不超过 100 mg。还可选择咪达唑仑、丙泊酚、利多卡因或硫喷妥钠等药物控制发作。

【健康指导】

(1) 药物指导:癫痫病程长,需长时期用药治疗,应按时、按量服药,外出时要随身携带药物,防止漏服。应在医生指导下停药或换药。

(2) 避免各种诱因,防止癫痫发作。

(3) 注意患儿的安全,如有先兆应立即平卧,防止摔伤。

(4) 对癫痫患者的心理治疗应当从自身、家庭、社会三个方面入手。

第三节　急性脊髓炎

患者,女性,29 岁。主诉:发热 4 天,双下肢乏力 1 天。现病史:于入院前 4 天开始发热、鼻塞、流涕、咽痛。血常规:白细胞计数 8.0×10^9/L,中性粒细胞80%。当地医院拟诊为"上呼吸道感染",给予"青霉素钠640 万单位,静脉滴注,bid"治疗,入院前 1 天晚 9 时许,患者突然双下肢乏力,不能行走,排尿困难,急诊转来我院。

查体:T 39 ℃,P 110 次/分,R 24 次/分,BP 120/70 mmHg。神经系统检查:脑神经(一),双上肢肌力 5 级,左下肢肌力 1 级,右下肢肌力 2 级,针刺觉存在,双下肢腱反射(＋),病理征未引出。5 h 以后病情加重,双下肢肌力 0 级,左侧 T_{10} 以下、右侧 T_{12} 以下针刺觉减退,双侧 Babinski 征阳性。

辅助检查:血常规示白细胞计数 7.8×10^9/L,中性粒细胞72%,血钾 4.2 mmol/L。腰椎穿刺:脑脊液细胞总数 10×10^6/L,蛋白含量 0.4 g/L,糖、氯化物正常。

请完成以下任务:

1. 通过学习,请归纳与总结急性脊髓炎的主要临床表现。
2. 请简单描述急性脊髓炎可安排的辅助检查项目。

急性脊髓炎(acute myelitis)是指各种感染引起的自身免疫性反应所致的急性横贯性脊髓炎性病变,又称急性横贯性脊髓炎,是临床上最常见的一种脊髓炎,以病损平面以下肢体瘫痪、传导束性感觉障碍和尿便障碍为特征。

【病因和发病机制】

病因不明。目前认为可能与病毒感染或疫苗接种所诱发的一种自身免疫性反应有关。

【病理】

病变可累及脊髓的任何节段,以胸髓($T_3 \sim T_5$)最为常见,其次为颈髓和腰髓。急性脊髓炎通常局限于 1 个节段,多灶融合或脊髓多个节段散在病灶较少见。肉眼可见受累节段脊髓肿胀、质地变软,软脊膜充血或有炎性渗出物。切面可见病变脊髓软化,灰质与白质界限不清。镜下可见软脊膜和脊髓血管扩张、充血,血管周围炎症细胞浸润,以淋巴细胞和浆细胞为主。灰质内神经细胞肿胀、破碎、消失,尼氏体溶解;白质髓鞘脱失和轴突变性,后期病灶中可见胶质细胞增生。

【临床表现】

本病多见于青壮年,无性别差异。发病前 1~2 周常有上呼吸道感染、消化道感染症状或预防接种史。外伤、过劳、受凉等为发病诱因。急性起病,起病时有低热,首发症状多为双下肢麻木无力,病变节段有神经根痛和束带感,逐渐进展为脊髓横贯性损害。

1. 运动障碍　早期为脊髓休克期,表现为肢体瘫痪、肌张力降低、腱反射消失、病理反射阴性。一般持续 2~4 周或更长,恢复期表现为肌张力逐渐增高,腱反射活跃,出现病理反射,肢体肌力的恢复常始于下肢远端,然后逐步上移。脊髓严重损伤时,常导致屈肌张力增高。下肢任何部位的刺激或膀胱充盈,均可引起下肢屈曲反射和痉挛,伴有出汗、竖毛、尿便自动排出等症状,称为总体反射,常提示预后不佳。

2. 感觉障碍 病变节段以下所有感觉缺失,在感觉缺失平面上缘可有感觉过敏区或束带感,轻症患者感觉平面可不明显。

3. 自主神经功能障碍 早期大小便潴留,呈无张力性神经源性膀胱。随着脊髓功能恢复,出现充溢性尿失禁。病变平面以下表现为少汗或无汗、皮肤脱屑及水肿、指(趾)甲松脆和角化过度等。

【辅助检查】

(一)脑脊液检查

压颈试验通畅,脑脊液压力正常,外观无色透明,细胞数和蛋白含量正常或轻度增高,以淋巴细胞为主,糖、氯化物正常。

(二)电生理检查

①视觉诱发电位(VEP):正常,可与视神经脊髓炎及 MS 鉴别。②下肢体感诱发电位(SEP):波幅可明显降低。③运动诱发电位(MEP):异常,可作为判断疗效和预后的指标。④肌电图:可正常或呈失神经改变。

(三)影像学检查

脊柱 X 线平片正常。若脊髓严重肿胀,MRI 检查显示病变部位脊髓增粗,病变节段髓内多发片状或斑点状的 T_1 低信号、T_2 高信号,可有融合。部分病例可始终无异常。

【诊断】

①病前有感染或预防接种史;②急性起病,迅速出现脊髓横贯性损害的临床表现;③脑脊液压力正常,无椎管梗死,细胞数和蛋白含量正常或轻度增高;④MRI 显示病变部位脊髓增粗,病变节段髓内多发片状或斑点状的 T_2 高信号。

【治疗】

急性脊髓炎应早期诊断、早期治疗、精心护理,早期康复训练对预后很重要。

1. 一般治疗 加强护理,防治各种并发症是保证功能恢复的前提。高颈段脊髓炎有呼吸困难者应及时吸氧,保持呼吸道通畅,必要时气管切开,行人工辅助呼吸。

2. 药物治疗 ①急性期可采用大剂量甲泼尼龙短程冲击,也可用地塞米松;②大剂量免疫球蛋白;③B 族维生素;④抗生素;⑤可选用血管扩张药,如烟酸、尼莫地平。

【健康指导】

(1)保持皮肤清洁,按时翻身、拍背、吸痰,易受压部位加用气垫或软垫以防发生压疮。

(2)排尿障碍者应保留无菌导尿管,每 4~6 h 放开引流管 1 次。当膀胱功能恢复,残余尿量少于 100 mL 时可不再导尿,以防膀胱挛缩,体积缩小。

(3)早期应将瘫痪肢体保持至功能位,防止肢体、关节痉挛和关节挛缩,促进肌力恢复,并进行被动、主动锻炼和局部肢体按摩。

第四节　周围神经疾病

一、三叉神经痛

三叉神经痛(trigeminal neuralgia)是原发性三叉神经痛的简称,是指原因不明的三叉神经分布区内短暂的、反复发作的剧痛。

【临床表现】

本病多见于 40 岁以上中老年,女性多于男性。三叉神经痛常局限于一支或两支分布区,以上颌支、下颌支多见。发作时表现为面颊上下颌及舌部明显的剧烈电击样、针刺样、刀割样或撕裂样疼痛,持续数秒或 1～2 min,突发突止,间歇期完全正常。患者口角、鼻翼、颊部或舌部为敏感区,轻触即可诱发,称为"扳机点"或"触发点"。严重者可因疼痛出现面肌反射性抽搐,口角牵向患侧,称为痛性抽搐。

病程呈周期性,发作可持续数日、数周或数月不等,以后发作次数将逐渐增多,发作时间延长,间歇期缩短,甚至为持续性发作,很少自愈。神经系统检查一般无阳性体征。

【诊断及鉴别诊断】

（一）诊断要点

①疼痛发作部位、性质及面部"扳机点"等特征;②神经系统无阳性体征。

（二）鉴别诊断

1. 继发性三叉神经痛　疼痛为持续性伴感觉减退、角膜反射迟钝等,常合并其他脑神经损害症状。常见于多发性硬化、延髓空洞症、原发性或转移性颅底肿瘤等。

2. 牙痛　牙痛常为持续性钝痛,局限于牙龈部,可因进食冷、热食物加剧。X 线检查有助于鉴别。

3. 舌咽神经痛　局限于扁桃体、舌根、咽及耳道深部即舌咽神经分布区的阵发性疼痛,性质类似三叉神经痛。吞咽、讲话、打呵欠、咳嗽常可诱发。在咽喉、舌根、扁桃体窝等触发点用 4% 可卡因或 1% 丁卡因喷涂可短暂止痛。

【治疗】

首选药物治疗,无效或失效时可考虑神经阻滞治疗或手术治疗。

1. 药物治疗　首选卡马西平,亦可选择苯妥英钠、氯硝西泮、巴氯芬等。大剂量维生素 B_{12} 可缓解疼痛。

2. 神经阻滞治疗　服药无效者可试用无水乙醇或甘油封闭三叉神经分支或半月神经节,使感觉神经细胞受破坏,达到止痛效果。

3. 经皮半月神经节射频电凝疗法　在 X 线监视或 CT 导引下将射频针经皮刺入三叉神经节处,产生热效应和热电凝,选择性破坏半月神经节后无髓鞘 Aδ 及 C 纤维（传导痛、温觉）,保留有髓鞘 Aα 及 β 粗纤维（传导触觉）,疗效可达 90% 以上。

4. 手术治疗　常采用三叉神经显微血管减压术,止痛的同时不产生感觉及运动障碍,是目前广泛应用、安全有效的手术方法。

【健康指导】

（1）注意气候变化,避免风吹和寒冷气候对颜面部的刺激,戒烟、酒,少吃辛辣食物,避免化学刺激诱发疼痛。

（2）用温水洗脸和刷牙,避免冷水刺激;吃质软、易嚼食物,避免硬物刺激。

（3）尽可能避免或减少诱发疼痛发作的机械动作。

（4）做好心理调节,保持乐观情绪,避免急躁、焦虑等情绪诱发疼痛。

二、特发性面神经麻痹

特发性面神经麻痹（idiopathic facial palsy）亦称面神经炎（facial neuritis）或贝尔麻痹（Bell palsy）,是因茎乳孔内面神经非特异性炎症所致的周围性面瘫。

【病因和病理】

面神经炎病因未明。病毒感染（如带状疱疹）、受凉、自主神经功能不稳等均可导致局部神经滋养血管痉挛,神经缺血、水肿,出现面肌瘫痪。

面神经炎早期的病理改变主要为神经水肿和脱髓鞘,严重者可出现轴索变性,以茎乳孔和面神经管内部尤为显著。

【临床表现】

任何年龄均可发病,多见于 20～40 岁,男性多于女性。通常急性起病,面神经麻痹在数小时至数天达高峰。部分患者麻痹前 1～2 天有病侧耳后持续性疼痛和乳突部压痛。

主要表现:①患者面部表情肌瘫痪,额纹消失,不能皱额蹙眉,眼裂不能闭合或者闭合不全;②闭眼时双眼球向外上方转动,露出白色巩膜,称为贝尔征;③鼻唇沟变浅,露齿时口角歪向健侧;④口轮匝肌瘫痪,鼓腮、吹哨时口角漏气;⑤颊肌瘫痪,食物易滞留于病侧颊齿之间。

面神经炎还可因面神经受损部位不同而伴有其他定位体征:①鼓索以上面神经病变可出现同侧舌前 2/3 味觉消失;②镫骨肌神经以上部位受损则同时有舌前 2/3 味觉消失及听觉过敏;③膝状神经节受累时,除有周围性面瘫,舌前 2/3 味觉消失及听觉过敏外,还有患者乳突部疼痛,耳廓、外耳道感觉减退和外耳道、鼓膜疱疹,称为 Ramsay Hunt 综合征。

【诊断】

诊断要点:①急性起病;②单侧周围性面瘫;③因面神经受损部位不同,可伴有味觉、听觉障碍及外耳道感觉减退。

【治疗】

治疗原则为改善局部血液循环,减轻面神经水肿,缓解神经受压,促进神经功能恢复。

1. 药物治疗 急性期尽早使用皮质类固醇,如地塞米松;使用 B 族维生素促使神经髓鞘恢复。

2. 理疗 急性期可在茎乳孔附近行超短波透热疗法、红外线照射或局部热敷等,以利于改善局部血液循环,减轻神经水肿。

3. 护眼 患者由于长期不能闭眼、瞬目减少,使角膜暴露、干燥,易致感染,可戴眼罩防护,或用左氧氟沙星眼药水预防感染,保护角膜。

4. 康复治疗 恢复期可行碘离子透入疗法、针刺或电针治疗等。

【健康指导】

(1) 增强体质,寒冷季节注意颜面及耳后部位保暖,避免头朝风口窗隙久坐或睡眠,以防发病。

(2) 注意稳定情绪,避免过度紧张、焦虑、恐惧的情绪。

(3) 在面肌瘫痪早期,学会做被动面肌运动训练,以改善面部血液循环,促进神经再生,逐渐使面部表情肌协调对称。

三、坐骨神经痛

坐骨神经痛(sciatic neuralgia)是指沿坐骨神经通路及其分支区内的疼痛综合征。坐骨神经发自骶丛,由 L_4～S_3 神经根组成,是全身最长、最粗的神经,经梨状肌下孔出骨盆后分布于整个下肢。

【病因】

1. 原发性坐骨神经痛 临床少见,又称坐骨神经炎,病因未明。可能与受凉、感冒及牙齿、鼻窦、扁桃体感染,侵犯周围神经外膜致间质性神经炎有关,常伴有肌炎或纤维组织炎。

2. 继发性坐骨神经痛 临床上常见,是坐骨神经通路受周围组织或病变压迫或刺激所致,少数继发于全身疾病,如糖尿病、痛风、结缔组织病等,根据受损部位可分为根性和干性坐骨神经痛。根性坐骨神经痛常由椎管内疾病及脊柱疾病引起,以腰椎间盘突出最常见。干性坐骨神经痛常由骶髂关节病、髋关节炎、腰大肌脓肿、盆腔肿瘤、子宫附件炎、妊娠子宫压迫、臀肌注射位置不当所致。

【临床表现】

青壮年多见,单侧居多。疼痛主要沿坐骨神经径路由腰部、臀部向股后、小腿后外侧和足外侧放射。疼痛常为持续性钝痛,阵发性加剧,也可为电击、刀割或烧灼样疼痛,行走和牵拉坐骨神经时疼痛明显。根性坐骨神经痛在咳嗽、打喷嚏、用力时加剧。为减轻活动时诱发的疼痛或避免疼痛加剧,仰卧起立时先病侧膝关节弯曲,坐下时先健侧臀部着力,直立时脊柱向病侧方侧凸等。查体可发现直腿抬高试验(Lasegue征)阳性,踝反射减弱或消失。干性坐骨神经痛沿坐骨神经径路各点(L_4、L_5 棘突旁及骶髂旁、腓肠肌处等)

有压痛。

【辅助检查】

腰骶部、骶髂、髋关节 X 线片对发现骨折、脱位、先天性脊柱畸形有帮助,CT、MRI、椎管造影有助于脊柱、椎管内疾病的诊断,B 超检查可发现盆腔相关疾病,肌电图及神经传导速度对坐骨神经损害部位、程度及预后有意义。

【诊断及鉴别诊断】

1. 诊断要点　①有典型坐骨神经分布区的放射性疼痛;②沿坐骨神经径路各点有压痛;③常有小腿外侧或足背感觉减退,踝反射减弱;④直腿抬高试验阳性。

2. 鉴别诊断

(1) 腰肌劳损,有腰部扭伤史,局部肌肉压痛,不放射,无感觉障碍或腱反射改变。

(2) 梨状肌综合征,有扭伤史,梨状肌局部痉挛,臀肌有萎缩,臀肌深部压痛,直腿抬高试验 70°内阳性,但超过 70°疼痛反而减轻,踝反射正常。

(3) 髋关节病变,关节活动时疼痛,局部有压痛或肿胀,"4"字试验阳性。

【治疗】

1. 病因治疗　对不同病因采取不同治疗方案,如腰椎间盘突出者急性期卧硬板床休息 1~2 周使症状稳定。

2. 药物治疗　疼痛明显者可用止痛剂,如吲哚美辛、双氯芬酸、布洛芬、卡马西平等。肌肉痉挛者可用巴氯芬,也可加用神经营养剂,如 B 族维生素。

3. 封闭疗法　可用 1‰~2‰普鲁卡因加泼尼松龙 1 mL 椎旁封闭。

4. 物理疗法　急性期可选用超短波、红外线照射,疼痛减轻后可用感应电、碘离子透入及热疗等,也可应用针灸、按摩等。

5. 手术治疗　疗效不佳或慢性复发病例可考虑手术治疗。

【健康指导】

(1) 避免进行突然的负重动作,尤其是弯腰、搬重物的动作,平时可多进行强化腰肌的锻炼。

(2) 应及时就医,根据病情安排必要的检查,以明确病因,病因明确者,应积极配合病因治疗。

(3) 急性期应卧硬板床休息 1~2 周,可配合药物治疗、封闭治疗、物理治疗等。

(4) 只要不在急性期内,可适当进行体育锻炼,增强肌肉力量,矫正不良姿势,增强体质。

第五节　阿尔茨海默病

扫码看课件

任务引领

患者,男性,70 岁。主诉:记忆力下降 10 年,生活不能自理 6 个月。现病史:于 10 年前开始出现记忆力逐渐减退,但对于很久以前的事情却记忆清楚。经常怀疑别人偷东西,每天丢三落四,言语不清,行为异常或者表情淡漠,有时连自己的儿女或者配偶也不认识。近 6 个月来生活逐渐不能自理,不注意个人卫生,食欲不振,全身乏力,夜间尤重。今由家人陪同来院就诊。既往体健,个人史、家族史无特殊。

查体:T 37 ℃,P 78 次/分,R 20 次/分,BP 140/90 mmHg,神志清楚,表情淡漠,不能和别人交谈,思维分析、判断能力、视空间辨别功能、计算能力等明显减退,言语减少,四肢肌力 5 级,肌张力正常,双侧肢体感觉对称存在,腱反射(＋＋),病理征未引出,脑膜刺激征阴性。

辅助检查:头颅 MRI 示双侧颞叶、海马萎缩,常规脑电图示双侧大脑对称性弥漫性 θ 波。

请完成以下任务:

1. 通过学习,请归纳与总结阿尔茨海默病的主要临床表现。

2. 请简要描述阿尔茨海默病需安排的常规检查项目。

阿尔茨海默病(Alzheimer's disease,AD)是发生于老年和老年前期,以进行性认知功能障碍和行为损害为特征的中枢神经系统退行性病变,是老年期痴呆的最常见类型,约占老年期痴呆的 50%。临床上表现为记忆障碍、失语、失用、失认、视空间能力损害、抽象思维和计算力损害、人格和行为改变等。据统计,65 岁以上老年人中约 5% 患有 AD。

【病因和发病机制】

AD 可分为家族性 AD 和散发性 AD。家族性 AD 呈常染色体显性遗传,多于 65 岁前起病。现已发现位于 21 号染色体的淀粉样前体蛋白基因(APP)、位于 14 号染色体的早老素 1(PS$_1$)基因及位于 1 号染色体的早老素 2(PS$_2$)基因突变是家族性 AD 的病因。

有关 AD 的确切病因,现有多种假说,其中影响较广的有 β-淀粉样蛋白(β-amyloid,Aβ)瀑布假说。该假说认为 Aβ 的生成与清除失衡是导致神经元变性和痴呆发生的起始事件;另一个重要的假说为 Tau 蛋白假说,该假说认为过度磷酸化的 Tau 蛋白影响了神经元骨架微管蛋白的稳定性,导致神经原纤维缠结,从而破坏了神经元及突触的正常功能。其他尚有神经血管、氧化应激、炎性机制、细胞周期调节蛋白障碍、线粒体功能障碍等多种假说。

【病理】

AD 的大体病理表现为脑的体积缩小和重量减轻,脑沟加深、变宽,脑回萎缩,颞叶特别是海马区萎缩。组织病理学上的典型改变为神经炎性斑(嗜银神经轴索突起包绕 β-淀粉样蛋白变性而形成)、神经原纤维缠结(由过度磷酸化的微管 Tau 蛋白在神经元内高度螺旋化形成)、神经元缺失和胶质增生。

【临床表现】

AD 通常是隐匿起病,病程为持续进展,无缓解。AD 的临床症状可分为两方面,即认知功能减退及其伴随的生活能力减退症状和非认知性神经精神症状。其病程演变大致可以分为轻度、中度、重度三个阶段。

(一) 轻度

此期主要表现为记忆障碍。首先出现的是近事记忆减退,常将日常所做的事和常用的一些物品遗忘,随着病情进展,可出现远期记忆减退,即将发生已久的事情和人物遗忘。还表现出人格方面的障碍,如不爱清洁、不修边幅、暴躁、易怒、自私、多疑等。在该期发生的记忆减退,可被患者本人及其家属误认为是老年人常见的退行性改变而被忽视。

(二) 中度

除记忆障碍继续加重外,患者可出现思维和判断力障碍、性格改变和情感障碍,患者的工作、学习新知识和社会接触能力减退,以及逻辑思维、综合分析能力减退,言语重复、计算力下降、定向力障碍,还可出现局灶性脑部症状,如失语、失用、失认或肢体活动不灵等。此时患者常有较多的行为和精神活动障碍,原来性格内向的患者可变得易激惹、兴奋欣快、言语增多,而原来性格外向的患者则可变得沉默寡言,甚至出现人格改变,如不注意卫生、仪表,甚至做出一些丧失廉耻的行为。

(三) 重度

此期的患者除上述各项症状逐渐加重外,还有情感淡漠、哭笑无常、言语能力丧失,以致丧失日常简单的生活自理能力,如穿衣、进食等。终日无语而卧床,与外界逐渐丧失接触能力。四肢出现强直或屈曲瘫痪,括约肌功能障碍。此外,此期患者常可并发全身系统疾病的症状,如肺部及尿路感染、压疮,以及全身衰竭的症状等,最终因并发症而死亡。

轻、中度 AD 患者常没有明显的神经系统体征,少数患者有锥体外系体征。重度晚期患者可出现神经系统原始反射,如强握反射、吸吮反射等。晚期患者常有肌张力增高,四肢呈持久的屈曲姿态。

【辅助检查】

1. 神经影像学检查　最具实际鉴别意义的辅助检查。CT 检查示脑萎缩、脑室扩大。头颅 MRI 检查显示双侧颞叶、海马萎缩,为 AD 的诊断提供了强有力的依据。

2. 脑电图检查　AD 的早期脑电图改变主要是波幅降低和 α 节律减慢。少数患者早期即有脑电图 α 波明显减少,随着病情进展,逐渐出现较广泛的 θ 波,以额叶、顶叶明显。晚期出现弥漫性慢波,典型表现是在普遍 θ 波的背景上重叠着 δ 波。

3. 神经心理学检查　对 AD 的认知评估应包括定向力、记忆功能、言语功能、应用能力、注意力、知觉(视、听、感知)和执行功能七个领域。

4. 基因检查　有明确家族史的患者可进行 APP、PS_1、PS_2 基因检测,突变的发现有助于确诊。

【诊断要点】

AD 的诊断临床上主要依据其临床表现、适当的辅助检查及神经心理学检查,最终确诊有赖于病理学检查。临床上较常采用美国《精神疾病诊断和统计手册》的 AD 诊断标准。内容如下。

(1) 进展性多个认知功能障碍,包括以下两项。

①记忆障碍,包括学习新知识(近记忆)和回忆旧知识(远记忆)均有障碍。

②一个或数个下列功能障碍,如失语(言语障碍)、失用(运动功能正常而不能应用)、失认(感觉器官正常而不能认识外界物体),以及执行功能(计划、组织、排序、抽象概括)障碍。

(2) 以上认知功能障碍导致患者社会活动和职业工作能力明显减退,不能胜任以往工作。

(3) 认知功能障碍并非由于下列原因导致。

①中枢神经系统疾病:脑血管病、帕金森病、亨廷顿病、慢性硬膜下血肿、正常颅内压脑积水、脑肿瘤等。

②系统性疾病:甲状腺功能减退症、维生素 B_{12} 缺乏、叶酸缺乏、烟酸缺乏、高钾血症、神经梅毒和 HIV 感染等。

③活性物质所致的痴呆。

(4) 这些缺陷并非由谵妄所致。

(5) 不能由其他精神疾病(如抑郁症、精神分裂症)解释。

【治疗】

目前认为 AD 是一种进行性不可逆的疾病,其在治疗上还未找到真正有效的方法。药物治疗可以考虑以下几个方面。

1. 改善认知功能　①胆碱能制剂,包括乙酰胆碱前体、乙酰胆碱酯酶抑制剂(AChEI)和选择性胆碱能受体激动剂;②N-甲基-D-天冬氨酸(NMDA)受体拮抗剂,美金刚能够拮抗 NMDA 受体,具有调节谷氨酸活性的作用,现已用于中晚期 AD 患者的治疗;③脑代谢赋活剂,如吡拉西坦、茴拉西坦和奥拉西坦;④微循环改善药物,如麦角生物碱类制剂、钙离子拮抗剂等。

2. 控制精神症状　给予抗精神病药物和抗抑郁药物等,前者常用不典型抗精神病药,如利培酮、奥氮平等,后者常用选择性 5-HT 再摄取抑制剂,如氟西汀、帕罗西汀、西酞普兰等。

3. 支持治疗　重度患者生活能力严重减退,常并发营养不良、肺部感染、泌尿系统感染、压疮等,应加强支持治疗和对症治疗。

【健康教育】

(1) 早防早治:进入中老年或绝经期即应尽早发现 AD,争取在轻度认知损害或轻度痴呆阶段进行治疗。

（2）联合用药：AD是多种复杂因素引起的疾病，多采用几种作用于不同位点的药物可能比单一药物治疗效果更理想。

（3）加强护理：由于患者多死于并发症，故加强日常护理、防治并发症具有重要意义。有效的护理能延长患者的生命及改善患者的生活质量，并能防止摔伤、外出不归等意外的发生。

第六节 脑 损 伤

任 务 引 领

患者，男性，21岁，因车祸致头疼伴呕吐6 h入院。

查体：T 36.6 ℃，P 80 次/分，R 25 次/分，BP 160/96 mmHg，神志清楚，呼唤能睁眼，对答切题，右枕部皮肤挫伤出血，双侧瞳孔等大等圆、对光反射灵敏，左侧眶周青紫，眼睑水肿，巩膜无黄染，咽红，扁桃体不大，心肺无异常，腹软，肝脾不大，移动性浊音（一），双肾区无叩击痛，双下肢无水肿，四肢自主运动正常，双侧膝跳反射（＋＋），双侧 Babinski 征阴性。

化验：血 Hb 130 g/L，WBC 10.7×10^9/L，PLT 210×10^9/L，尿常规正常，肝功能正常，Alb 35.5 g/L，BUN 8.5 mmol/L，Scr 140 μmol/L。

头颅 CT：左额叶底部脑挫裂伤，左额底硬膜下血肿，右枕部头皮血肿。

请完成以下任务：

1. 通过学习，请归纳与总结脑损伤的主要临床表现。

2. 你知道脑损伤的主要检查项目吗？请简单描述常规检查项目。

颅脑损伤多见于交通、工矿等事故，自然灾害，爆炸、火器伤、坠落、跌倒以及各种锐器、钝器对头部的伤害，常与身体其他部位的损伤合并存在。颅脑损伤可分为头皮损伤、颅骨损伤与脑损伤，三者皆可单独发生，但须警惕其合并存在。

【病因、损伤机制和病理类型】

（一）病因与损伤机制

1. 直接损伤　暴力直接作用于头部引起的损伤，包括加速性损伤、减速性损伤和挤压伤。

（1）加速性损伤：运动着的物体撞击头部，使相对静止的头颅在瞬间由静态转为动态造成的损伤，如头部遭到行驶车辆撞击或拳击、铁或木棍等物品打击。此时脑损伤往往多发生在直接着力点的部位。

（2）减速性损伤：运动着的头部突然碰撞在静止的物体上，引起减速性损伤，如跌倒、坠落伤，此时脑损伤较多发生在着力点的对侧，称之为"对冲伤"。常见的为枕部着力导致额极、颞极及其底面的脑挫裂伤。

（3）挤压伤：头部受到两个方向相反的外力挤压而致伤，如胎儿分娩时因产道狭窄或使用产钳，使头颅在分娩过程中受压变形，导致脑组织损伤。

2. 间接损伤　暴力作用于头部以外的部位，作用力传递到颅脑造成的损伤，主要有挥鞭性损伤和胸部挤压伤。

（1）挥鞭性损伤：当躯干突然遭受加速性或减速性暴力时，身体与头部运动不一致，头部与颈椎之间即出现剪切力，造成头颈交界处软组织、颈髓或脑组织损伤。

（2）胸部挤压伤：因胸壁突然遭受到巨大压力冲击，胸腔内压升高致上腔静脉的血逆行灌入颅内，引起广泛性脑出血。

（二）病理类型

脑损伤的病理改变是由致伤因素和致伤方式决定的。根据致伤作用力大小、速度、方式和受伤部位不同，脑损伤的类型和程度有所不同。

按伤后脑组织与外界相通与否，脑损伤分为开放性脑损伤和闭合性脑损伤两类。前者多由锐器或火器直接造成，伴有头皮裂伤、颅骨骨折和硬脑膜破裂，有脑脊液漏；后者由头部接触较钝物体或间接暴力所致，不伴有头皮或颅骨损伤，或虽有头皮、颅骨损伤，但脑膜完整，无脑脊液漏。

按损伤类型脑损伤可分为原发性脑损伤和继发性脑损伤。原发性脑损伤是指暴力作用于头部时立即发生的脑损伤，主要有脑震荡、脑挫裂伤及原发性脑干损伤等。继发性脑损伤是指受伤一定时间后出现的脑受损病变，主要有脑水肿和颅内血肿。

【临床表现和诊断】

不同类型的脑损伤临床表现不尽相同，下面简要叙述几种原发性脑损伤及与之有关的脑水肿、颅内血肿。

（一）脑震荡

脑震荡表现为一过性的脑功能障碍，无肉眼可见的神经病理改变。主要症状是受伤当时立即出现短暂的意识障碍，可神志不清或完全昏迷，常持续数秒或数分钟，一般不超过半小时。清醒后大多不能回忆受伤当时乃至伤前一段时间内的情况，称为逆行性遗忘。较重者在意识障碍期间可有皮肤苍白、出汗、血压下降、心动过缓、呼吸浅慢、肌张力降低、各生理反射迟钝或消失等表现，但随着意识的恢复很快趋于正常。此后可能出现头痛、头昏、恶心、呕吐等症状，短期内可自行好转。神经系统检查无阳性体征，脑脊液检查无红细胞，CT 检查颅内无异常发现。

（二）弥散性轴突损伤

弥散性轴突损伤属于惯性力所致的弥散性脑损伤，由于脑的扭曲变形，脑内产生剪切或牵拉作用，造成脑白质广泛性轴突损伤。病变可分布于大脑半球、胼胝体、小脑或脑干。主要表现为受伤当时立即出现昏迷的时间较长。昏迷原因主要是广泛的轴突损害，使皮层与皮层下中枢失去联系。若累及脑干，患者可有一侧或双侧瞳孔散大，对光反射消失，或同向凝视等。神志好转后，可因继发脑水肿而再次昏迷。CT 扫描可见大脑皮质与髓质交界处、胼胝体、脑干、内囊区或三脑室周围有多个点状或小片状出血灶，MRI 检查能提高小出血灶的检出率。

（三）脑挫裂伤

脑挫裂伤是指主要发生于大脑皮质的损伤，可为单发，亦可多发，好发于额极、颞极及其底面。临床表现如下：①意识障碍：受伤当时立即出现，持续半小时以上，重症者可长期持续昏迷。②局灶症状与体征：受伤当时立即出现，运动区损伤出现锥体束征、肢体抽搐或偏瘫，语言中枢损伤出现失语等。③头痛与恶心、呕吐：与颅内压增高、自主神经功能紊乱或外伤性蛛网膜下腔出血等有关，后者尚可有脑膜刺激征，脑脊液检查有红细胞等表现。④颅内压增高与脑疝：为继发性脑水肿或颅内血肿所致，同时有血压升高、心率减慢、瞳孔不等大以及锥体束征等表现。

（四）原发性脑干损伤

原发性脑干损伤不同于因脑疝所致的继发性脑干损伤，其症状与体征在受伤当时即已出现，不伴有颅内压增高等表现。单独的原发性脑干损伤较少见，常与弥散性脑损伤并存。病理变化可有脑干神经组织结构紊乱、轴突裂断、挫伤或软化等。主要表现为受伤当时立即昏迷，昏迷程度较深，持续时间较长。其昏迷原因与脑干网状结构受损、上行激活系统功能障碍有关。表现为瞳孔不等、极度缩小或大小多变，对光反射无常；眼球位置不正或同向凝视；出现病理反射、肌张力增高、中枢性瘫痪等锥体束征以及去大脑强直等。累及延髓时,则出现严重的呼吸、循环功能紊乱。MRI检查有助于明确诊断,了解伤灶具体部位和范围。

（五）下丘脑损伤

下丘脑损伤常与弥散性脑损伤并存。主要表现为受伤早期意识或睡眠障碍、高热或低温、尿崩症、水与电解质紊乱、消化道出血或穿孔以及急性肺水肿等。这些表现如出现在伤后晚期,则为继发性脑损伤所致。

（六）颅内血肿

外伤性颅内血肿形成后,其严重性在于可引起颅内压增高而导致脑疝;早期及时处理,可在很大程度上改善预后。按血肿的来源和部位不同可分为硬脑膜外血肿、硬脑膜下血肿及脑内血肿等。按血肿引起颅内压增高或早期脑疝症状所需时间,将其分为三型:72 h以内者为急性型,3天到3周者为亚急性型,超过3周者为慢性型。

临床表现与诊断如下。

1. 外伤史　局部有伤痕或头皮血肿,颅骨X线摄片发现骨折线跨过脑膜中动脉沟,或后枕部受伤,有软组织肿胀、皮下淤血,颅骨X线摄片发现骨折线跨过横窦,皆应高度重视有硬脑膜外血肿可能。

2. 意识障碍　血肿本身引起的意识障碍为脑疝所致,通常在伤后数小时至2天发生。

3. 瞳孔改变　小脑幕切迹疝,患侧瞳孔可先缩小,对光反射迟钝;随着动眼神经和中脑受压,该侧瞳孔旋即表现为进行性扩大、对光反射消失、睑下垂以及对侧瞳孔随之扩大。

4. 锥体束征　早期出现的一侧肢体肌力减退,如无进行性加重表现,可能是脑挫裂伤的局灶体征;如果是稍晚出现或早期出现而呈进行性加重,则应考虑为血肿引起脑疝或血肿压迫运动区所致。去大脑强直为脑疝晚期表现。

5. 生命体征　常为进行性的血压升高、心率减慢和体温升高。严重的呼吸、循环障碍常在经过一段时间的意识障碍和瞳孔改变后才发生;额区或枕区的血肿则可不经历小脑幕切迹疝而直接发生枕骨大孔疝,可表现为一旦有了意识障碍,瞳孔变化和呼吸骤停几乎同时发生。

【治疗原则和药物治疗要点】

对原发性脑损伤的处理除了观察病情以外,主要是对已产生的昏迷、高热等病症的护理和对症治疗,预防并发症,以避免对脑组织和机体的进一步损害。重点是处理继发性脑损伤,着重于脑疝的预防和早期发现,特别是对颅内血肿的早期发现和处理,以争取良好的疗效。

（一）病情观察

动态的病情观察是鉴别原发性与继发性脑损伤的重要手段,目的是为了早期发现脑疝,同时也是为了判断疗效和及时改变治疗方法。轻度头部外伤不论受伤当时有无昏迷,为了防止迟发性颅内血肿的漏诊,均应进行一段时间的观察与追踪。在众多的观察项目中,以意识观察最为重要。

（二）急诊处理要求

1. 轻型（Ⅰ级）　①留急诊室观察24 h;②观察意识、瞳孔、生命体征及神经系统体征变化;③颅骨X线摄片或头部CT检查;④对症处理;⑤向家属说明有迟发性颅内血肿的可能。

2. 中型（Ⅱ级）　①意识清楚者留急诊室或住院观察48～72 h,有意识障碍者须住院;②观察意识、瞳孔、生命体征及神经系统体征变化;③头部CT检查;④对症处理;⑤有病情变化时,即刻做头部CT复查,做好随时手术的准备。

3. 重型（Ⅲ级）　①须住院或进入重症监护病房;②观察意识、瞳孔、生命体征及神经系统体征变化;③选用头部CT监测、颅内压监测或脑诱发电位监测;④积极处理高热、躁动、癫痫等,有颅内压增高表现者,给予脱水等治疗,维持良好的周围循环和脑灌注压;⑤注重昏迷的护理与治疗,首先保证呼吸道通畅;⑥有手术指征者尽早手术;已有脑疝时,先予以20%甘露醇250 mL及呋塞米40 mg静脉推注,然后立即手术。

（三）昏迷患者的护理与治疗

昏迷期间如能防止各种并发症,保持内外环境的稳定,使机体不再受到脑缺血、缺氧,营养障碍或水、电解质紊乱等不利因素影响,则相当一部分患者可望争取较好的预后。

1. 呼吸道 保证呼吸道通畅、防止气体交换不足是首要的。估计在短时间内不能清醒者,宜尽早行气管插管或气管切开。

2. 头位与体位 头部升高15°,坚持采用定时翻身等方法。

3. 营养 早期采用肠道外营养,待肠蠕动恢复后,可采用肠道内营养。

4. 尿潴留 长期留置导尿管是引起泌尿系统感染的主要原因。尽可能采用非导尿方法,如在膀胱过分膨胀时,用热敷、按摩来促使排尿;必须导尿时,严格执行无菌操作。

5. 促苏醒 关键在于早期防治脑水肿和及时解除颅内压增高,并避免缺氧、高热、癫痫、感染等不良因素对脑组织的进一步危害;病情稳定后如仍未清醒,可选用胞磷胆碱、乙酰谷酰胺以及能量合剂等药物或高压氧舱治疗,对一部分伤员的苏醒可有帮助。

（四）脑水肿的治疗

1. 脱水疗法 适用于病情较重的脑挫裂伤,有头痛、呕吐等颅内压增高表现,腰椎穿刺或颅内压监测压力偏高,CT检查发现脑挫裂伤合并脑水肿,以及手术治疗前后。常用的药物有甘露醇、呋塞米及白蛋白等。

2. 糖皮质激素 用于重型脑损伤,其防治脑水肿的作用不甚确定;若使用,以尽早短期使用为宜。常用药物有地塞米松、ACTH。

3. 其他 还可以使用过度换气、氧气治疗、亚低温治疗、巴比妥治疗等。

（五）手术治疗

1. 开放性脑损伤 原则上须尽早行清创缝合术,使之成为闭合性脑损伤。

2. 闭合性脑损伤手术 主要是针对颅内血肿或重度脑挫裂伤合并脑水肿引起的颅内压增高和脑疝,其次为颅内血肿引起的局灶性脑损伤。

（六）对症治疗与并发症处理

1. 高热 可采用物理降温法,体温过高物理降温无效或引起寒战时,需采用冬眠疗法。

2. 躁动 寻找原因做相应的处理,然后考虑给予镇静剂。

3. 蛛网膜下腔出血 脑挫裂伤所致。有头痛、发热及颈项强直等表现,可给予解热镇痛药作为对症治疗。伤后2~3天当伤情趋于稳定后,为解除头痛,可每天或隔天做腰椎穿刺,放出适量血性脑脊液,直至脑脊液清亮为止。

4. 外伤性癫痫 参照本章第二节内容。

5. 消化道出血 补充血容量,应用奥美拉唑,直至出血停止。

6. 尿崩 给予垂体后叶素,也可采用醋酸去氨加压素。

7. 急性神经源性肺水肿 取头胸稍高位,双下肢下垂,以减小回心血量;行气管切开,保持呼吸道通畅,吸入湿化的高浓度氧;用呼吸机辅助呼吸,行呼气终末正压换气;给予呋塞米、地塞米松、毛花丙苷,以增加心排血量、改善肺循环和减轻肺水肿。

【健康指导】

（1）心理指导:轻型脑损伤患者应尽早自理生活,对恢复过程中出现的头疼、耳鸣、记忆力减退的患者应给予适当解释和安慰,使其恢复信心。

（2）外伤性癫痫患者要按时服用抗癫痫药物,症状完全控制后坚持服用1~2年,逐步减量后才能停药,不可突然中断服药。不能单独外出、登高、游泳等,以防意外。

（3）康复训练：脑损伤后遗症的语言、运动和智力障碍在伤后1～2年有部分恢复可能，应提高患者自信心，协助患者制订康复计划，进行废损功能训练，如语言、运动、记忆力等的训练，提高患者生活自理能力和社会适应能力。

（张丽锋）

第二十一章　精　神　疾　病

扫码看课件

学习目标

1. **识记**　能够准确说出精神疾病的主要临床表现;能简要描述精神疾病的常规辅助检查;能简要说出精神疾病的治疗方案。

2. **理解**　能够用自己的语言描述精神疾病的主要临床表现;明确典型病例的临床特点,并可分析其异常改变的原因。

3. **应用**　能够自觉将医疗规范与康复理念贯穿于疾病治疗的全过程;能用所学知识与技能协助主治医生对患者的疾病康复进行指导。

第一节　心　境　障　碍

心境障碍(mood disorder)或情感精神障碍(affective disorder)是指以显著而持久的情感或心境改变为主要特征的一组疾病。

【病因和发病机制】

1. 遗传因素　大量的国内外研究资料提示,本病有家族聚集性。

2. 神经生化改变　大量研究发现心境障碍患者存在神经递质传递功能异常。5-羟色胺(5-HT)和去甲肾上腺素(NE)被认为与心境障碍的发生密切相关。

3. 心理社会因素　在发病中起重要作用。应激性生活事件与心境障碍,尤其与抑郁症的关系较为密切。

【临床表现】

本病表现为两种完全相反的临床相:躁狂发作和抑郁发作。

1. 躁狂发作　典型临床症状是情感高涨、思维奔逸和活动增多。

(1)情感高涨:躁狂发作的基本症状。患者主观体验特别愉快,这种高涨的心境具有一定的感染力,常博得周围人的共鸣,引起阵阵欢笑。

(2)思维奔逸:患者表现为思维联想过程明显加快,自觉思维非常敏捷,且内容丰富多变,概念不断涌现。

(3)活动增多:精力旺盛,兴趣范围广,整天忙忙碌碌,活动不停,但做任何事情常常是虎头蛇尾,有始无终,一事无成。

(4)躯体症状:自我感觉良好,精力充沛,故极少有躯体不适的叙述。

(5)其他症状:在情绪高涨时,自我评价过高,可出现夸大观念甚至夸大妄想,如认为自己是最伟大的,能力是最强的,是世界上最富有的。

2．抑郁发作　以情感低落、思维迟缓、意志活动减退和躯体症状为主。

（1）情感低落：抑郁发作的基本症状。主要表现为显著而持久的情感低沉、抑郁悲观。认为"自己活在世上是多余的""结束自己的生命是一种解脱"，并会使自杀企图发展为自杀行为。这是抑郁症最危险的症状。

（2）思维迟缓：患者思维联想速度缓慢，反应迟钝，思路闭塞，主动言语减少，语速明显减慢，声音低沉，思考问题困难，工作和学习能力下降。

（3）意志活动减退：患者意志活动呈显著持久的抑制。表现为行为缓慢，生活和工作被动，不愿和周围人接触交往，常一人独处。严重时，可达木僵状态，称为"抑郁性木僵"。

（4）躯体症状：很常见，主要有睡眠障碍、食欲减退、性欲减退、体重下降、便秘、身体任何部位的疼痛、乏力、闭经、阳痿等。

【诊断与鉴别诊断】

1．诊断

（1）临床诊断特点：①躁狂症和抑郁症分别以显著而持久的心境高涨或低落为主要表现。大多数患者的思维和行为异常与高涨或低落的心境相协调。②可伴有躯体不适症状。

（2）病程特点：多数有发作性病程，而在发作间歇期精神状态可恢复到病前水平。

（3）阳性家族史：特别是一级亲属中有较高的同类疾病，一般无躯体和神经系统检查的阳性体征，精神生化检查结果和脑影像学检查可作为参考。

2．鉴别诊断　应和继发性心境障碍、精神分裂症、心因性精神障碍等鉴别。

【治疗和康复】

1．躁狂发作的治疗

（1）锂盐：如碳酸锂，是治疗躁狂发作的首选药物，既可用于躁狂的急性发作，也可用于缓解期的维持治疗。使用时注意防治锂盐中毒。

（2）抗癫痫药：主要有酰胺咪嗪（卡马西平）和丙戊酸盐（钠盐或镁盐），广泛用于躁狂发作、双相障碍维持及用锂盐治疗无效的快速循环型及混合性发作。

（3）抗精神病药：在常规治疗效果不好时，可考虑换用或加用托吡酯、拉莫三嗪、加巴喷丁或第二代抗精神病药等。

（4）电抽搐治疗和改良电抽搐治疗：对急性重症躁狂发作极度兴奋躁动、对锂盐治疗无效或不能耐受的患者有一定治疗效果。

2．抑郁发作的治疗

（1）抗抑郁药：当前治疗各种抑郁障碍的主要药物。常用的抗抑郁药：①选择性5-羟色胺再摄取抑制剂，临床应用的有帕罗西汀、氟西汀、舍曲林等。②三环类及四环类抗抑郁药，如氯米帕明、多塞平等。③去甲肾上腺素和5-羟色胺再摄取双重抑制剂，主要有文拉法辛。④单胺氧化酶抑制剂，如吗氯贝胺等。

（2）电抽搐治疗和改良电抽搐治疗：对于有严重消极自杀言行或抑郁性木僵的患者，应首选电抽搐治疗。

（3）心理治疗和康复：对有明显心理社会因素作用的抑郁症患者，在药物治疗的同时常配合心理治疗，可采用支持性心理治疗、认知治疗、人际心理治疗、行为治疗等一系列的治疗手段。

第二节　精神分裂症

扫码看课件

精神分裂症（schizophrenia）是一组病因未明的精神疾病，常有感知、情感、思维和行为等多方面的异常，以精神活动和环境不协调为特征。多起病于青壮年，病程迁延，一般无意识、智能缺损。

【病因和发病机制】

病因未明,与下列因素有关。

1. 遗传因素　在本病的发病中起着重要作用。

2. 神经生化方面的异常　精神分裂症患者血清高香草酸增高,推测脑内中枢多巴胺(DA)亢进与精神症状有关。

3. 脑形态学改变　CT 和 MRI 检查发现精神分裂症患者出现脑室扩大和回沟增宽、轻度脑萎缩等现象。

4. 子宫内感染与产伤　母孕期曾患病毒感染者及产科并发症高的新生儿,成年后患本病的比例高于对照组。

5. 心理社会因素　精神分裂症与社会阶层、经济状况有关,多数精神分裂症患者的病前性格多表现为内向、孤僻、敏感多疑,很多患者病前 6 个月可追溯到相应的生活事件。

【临床表现】

1. 主要精神症状　具有特征性的情感、思维和知觉障碍,行为不协调和脱离现实环境。

(1)思维及思维联想障碍。

①妄想:较常见。最多见的妄想是关系妄想、被害和影响妄想。

②思维联想障碍:如一位女患者画了一大张图,有不相交的曲线、带泪珠的英文"love"等,只为了表示"男友与我分手了"。

③思维贫乏:根据患者言语的数量和内容加以判断。语量贫乏,即缺乏主动言语,在回答问题时异常简短,常为"是"或"否",很少加以发挥。

(2)感知觉障碍:精神分裂症最突出的感知觉障碍是幻觉,其中,言语性听幻觉是本病常见症状,也可见幻视、触幻觉。

(3)情感障碍:主要表现为情感反应与周围环境、思维内容不协调,如情感倒错、情感淡漠。

(4)意志和行为障碍:表现为患者的意志活动减退或完全缺乏。

(5)自知力:大多数患者缺失,不愿服药,也不愿住院,为治疗带来极大的困难。

2. 临床类型　根据精神分裂症的临床特征分为以下四型。

(1)青春型:较常见。多于青春期发病,起病较急,病情进展快,多在 2 周内达到高峰,以情感改变为主要表现。

(2)偏执型:精神分裂症最常见的一个类型。多在青壮年或中年发病,主要表现以妄想为主,妄想结构不严密,以被害妄想较常见。

(3)单纯型:较少见。发病于青少年时期,起病缓慢,持续发展。早期多出现类似"神经衰弱"的症状,治疗效果较差。

(4)紧张型:较少见。发病于青壮年,起病较急。以明显的精神运动紊乱为主要表现。

【诊断与鉴别诊断】

1. 诊断

(1)症状标准:至少有下述两项,并非继发于意识障碍、智能障碍、情感高涨或低落(单纯型精神分裂症另有规定)。①反复出现的言语性幻听;②明显的思维松弛、思维破裂、言语不连贯,或思维贫乏;③思想被插入、被撤走、被播散,思维中断或强制性思维;④被动、被控制,或被洞悉体验;⑤原发性妄想(包括妄想知觉、妄想心境),或其他荒谬的妄想;⑥思维逻辑倒错、病理性象征性思维,或语词新作;⑦情感倒错,或明显的情感淡漠;⑧紧张综合征、怪异行为,或愚蠢行为;⑨明显的意志减退或缺乏。

(2)严重标准:自知力障碍,并有社会功能严重受损或无法进行有效交谈。

(3)病程标准:①符合症状标准和严重标准并至少已持续 1 个月,单纯型另有规定;②若同时符合精神分裂症与心境障碍的症状标准,当情感症状减轻到不能满足心境障碍的症状标准时,分裂症状需继续满足精神分裂症的症状标准至少 2 周,方可诊断为精神分裂症。

（4）排除标准：排除器质性精神障碍及精神活性物质和非成瘾物质所致精神障碍。尚未缓解的精神分裂症患者,若又罹患本项中前述两类疾病,应并列诊断。

2. 鉴别诊断　应和神经衰弱、躁狂症、抑郁症、反应性精神障碍、脑器质性及躯体疾病所致精神障碍等鉴别。

【治疗和康复】

1. 药物治疗

（1）氯丙嗪：具有明显的镇静、控制兴奋及抗幻觉妄想作用,适用于有精神运动兴奋及幻觉妄想症状的急性期患者。

（2）奋乃静：作用较氯丙嗪缓和。

（3）氟奋乃静及三氟拉嗪：对抗幻觉妄想、情感淡漠及行为退缩等症状方面有较好的作用。

（4）氟哌啶醇：对控制兴奋躁动和幻觉、妄想有良好效果。

（5）利培酮：有改善患者的阳性症状、阴性症状及情绪障碍等作用。

2. 心理与社会康复　精神分裂症患者在积极进行药物治疗的同时,应早期进行心理与社会的干预。其措施包括治疗和康复过程中的心理教育、家庭干预,以及对复发症状的长期监察,依靠初级保健组织早期发现精神症状,强化与精神科医生的联系等。使患者恢复下降的体力与精力,达到并保持良好的健康状态,恢复原有的学习或工作能力,重建恰当、稳定的人际关系,这样才算达到全面的社会康复。

对临床痊愈的患者,鼓励其参加社会活动和从事力所能及的工作。对患者的亲属进行健康教育,使其了解精神分裂症的基本知识,增加对患者的理解和支持,尽可能减少给患者带来的压力。

3. 心理治疗　精神分裂症治疗的一部分,有利于提高和巩固疗效。

4. 电抽搐治疗　适用于明显兴奋躁动、冲动伤人、木僵、拒食、严重抑郁状态的患者。

第三节　神　经　症

神经症（neurosis）旧称神经官能症,是一组主要表现为焦虑、抑郁、恐惧、强迫、疑病症状或神经衰弱症状的精神障碍。

一、神经衰弱

神经衰弱（neurasthenia）是一种以脑和躯体功能衰弱为主的神经症,以精神易兴奋却又易疲劳为特征,常伴有紧张、烦恼、易激惹等情绪症状及肌肉紧张性疼痛、睡眠障碍等生理功能紊乱症状。

【病因和发病机制】

本病的病因和发病机制至今尚无定论。多数学者认为,素质、躯体、心理、社会和环境等诸多因素的综合作用是引起这一疾病的原因。

【临床表现】

1. 脑功能衰弱　神经衰弱的常见症状,包括精神易兴奋与易疲劳。易疲劳是神经衰弱患者的主要特征,以精神疲劳为主,常伴有情绪症状,可伴有或不伴有躯体疲劳。

2. 心理生理症状　神经衰弱患者常有躯体不适症状,但经各种检查找不到病理性改变的证据。

3. 情绪症状　神经衰弱患者的情绪症状主要为易激惹、烦恼与紧张。

【诊断与鉴别诊断】

1. 诊断　《中国精神疾病分类方案与诊断标准》（第 3 版）（CCMD-3）关于本病的诊断标准如下。

1) 症状标准

（1）注意障碍，至少有下列 4 项：

①学习时容易分心，听见任何外界声音都要去探望。

②上课很不专心听讲，常东张西望或发呆。

③做作业拖拉，边做边玩，作业又脏又乱，常少做或做错。

④不注意细节，在做作业或其他活动中常常出现粗心大意的错误。

⑤丢失或特别不爱惜东西（如常把衣服、书本等弄得很脏很乱）。

⑥难以始终遵守指令完成家庭作业或家务劳动等。

⑦做事难以持久，常常一件事没做完，又去干别的事。

⑧与他人说话时，常常心不在焉，似听非听。

⑨在日常活动中常常丢三落四。

（2）多动，至少有下列 4 项：

①需要静坐的场合难以静坐或在座位上扭来扭去。

②上课时常做小动作，或玩东西，或与同学讲悄悄话。

③话多，好插嘴，别人问话未完就抢着回答。

④十分喧闹，不能安静地玩耍。

⑤难以遵守集体活动的秩序和纪律，如游戏时抢着上场，不能等待。

⑥干扰他人的活动。

⑦好与小朋友打逗，易与同学发生纠纷，不受同伴欢迎。

⑧容易兴奋和冲动，有一些过火的行为。

⑨在不适当的场合奔跑或登高爬梯，好冒险，易出事故。

2) 严重标准

对社会功能（如学业成绩、人际关系等）产生不良影响。

3) 病程标准

起病于 7 岁前（多在 3 岁左右），符合症状标准和严重标准至少已 6 个月。

2. 鉴别诊断　应与恶劣心境障碍、精神分裂症、焦虑症等鉴别。

【治疗和康复】

1. 心理治疗　心理治疗包括认知疗法、森田疗法和放松疗法。

2. 药物治疗　一般根据患者症状的特点选择，以抗焦虑剂为主；疲劳症状明显时，则以促脑代谢剂和振奋剂为主，或白天服振奋剂，晚上用抗焦虑剂以调节其紊乱的生物节律。

3. 康复治疗　康复治疗包括旅游疗养，工娱疗法，调整不合理的学习、工作方式，体育锻炼等方法。

二、癔症

癔症（hysteria）是由于明显的心理因素（如生活事件或内心冲突）、情绪体验、暗示或自我暗示等作用于易感个体而引起的一组病症。

【病因和发病机制】

1. 心理社会因素　本病的主要病因，尤其是能导致患者强烈的精神紧张、尴尬难堪、恐惧（如精神虐待、躯体的摧残、战争期间的急性癔症性反应等）的因素，可直接引起癔症发作。

2. 其他　遗传因素、性格特征、脑器质性因素可能为癔症的发作提供了发病基础。

【临床表现】

1. 癔症性精神障碍　又称分离性障碍，是癔症常见的表现形式。

（1）情感暴发：患者在精神刺激后突然发作。表现为痛苦并伴有捶胸顿足、时哭时笑、呼天喊地、毁物、自伤、伤人等行为。有明显的发泄情绪的特征。

（2）意识障碍：包括周围环境和自我意识障碍。

（3）癔症性精神病：癔症性精神障碍最严重的表现形式。

（4）癔症性遗忘：其遗忘往往能达到回避的目的。

（5）癔症性痴呆：假性痴呆的一种。

2．癔症性躯体障碍（又称转换性障碍）　精神刺激引起的情绪反应以躯体症状的形式表现出来。特点是多种检查均不能发现内脏器官和神经系统有相应的器质性损害。

（1）感觉障碍：可出现各种感觉障碍，常见的有感觉异常、感觉缺失等。

（2）运动障碍：常见为痉挛发作、局部肌肉抽动或阵挛、行走不能、肢体瘫痪等。

【诊断与鉴别诊断】

1．诊断

（1）症状标准：有心理社会因素作为诱因，至少有下列一项综合征：癔症性遗忘，癔症性漫游，癔症性双重或多重人格，癔症性精神病，癔症性运动和感觉障碍，其他癔症形式。没有可以解释上述症状的躯体疾病。

（2）严重标准：社会功能受损。

（3）病程标准：起病与应激事件之间有明确关系，病程多反复迁延。

（4）排除标准：有充分依据排除器质性病变和其他精神病、诈病。

2．鉴别诊断　应与癫痫大发作、心因性精神障碍相鉴别。

【治疗和康复】

1．暗示治疗　治疗癔症的经典方法。

2．物理康复治疗　用针灸或电兴奋治疗癔症性瘫痪、耳聋、失音、失明或肢体抽动等，可获良好效果。

3．心理治疗　心理治疗的主要目的在于引导患者或家属正确认识和对待精神刺激因素，认识疾病的性质，帮助其克服个性缺陷，加强自我锻炼，促进心身健康。如行为疗法、家庭方法和分析性心理疗法都可试用。

4．催眠治疗　适用于治疗癔症性遗忘症、缄默症、木僵状态、多重人格及情绪受到伤害或压抑的患者。

（马宜龙）

第二十二章 骨和关节疾病

扫码看课件

学习目标

1. 识记　能够准确说出骨和关节疾病的主要临床表现;能简要描述骨和关节疾病的常规辅助检查;能简要说出骨和关节疾病的治疗方案。

2. 理解　能够用自己的语言描述骨和关节疾病的主要临床表现;明确典型病例的临床特点,并可分析其异常改变的原因。

3. 应用　能够自觉将医疗规范与康复理念贯穿于疾病治疗的全过程;能用所学知识与技能协助主治医生对患者的疾病康复进行指导。

第一节　软组织损伤

一、概述

软组织损伤是指由于牵拉、挤压或长期超负荷工作等原因造成人体的骨骼肌、筋膜、韧带、关节囊、骨膜、脂肪组织等的病理损害。组织受创后出现微循环障碍、无菌性炎症,致使局部肿胀疼痛。

【分类】

根据损伤的原因可将软组织损伤大致分为以下三类。

1. 疲劳性损伤　长时间的超负荷工作造成的损伤。如长时间激烈的体育活动,四肢、躯干超负荷工作所造成的软组织损伤,勉强搬抬重物所造成的损伤等,皆属于疲劳性损伤。

2. 积累性损伤　人体受到的一种较轻微的持续性的反复牵拉、挤压而造成的软组织损伤,是软组织损伤的常见原因之一。

3. 隐蔽性损伤　活动中或偶然的较轻微的跌、打、碰、撞所造成的损伤,一般不易引起足够注意,发觉疼痛后患者往往因忽略损伤史,而容易被误诊为其他疾病。

【临床表现】

软组织损伤的共性症状是损伤局部疼痛和活动障碍,急性期局部渗血、水肿,损伤部位皮下淤血或出血,疼痛剧烈;慢性期无明显疼痛或仅有活动时疼痛,可有瘢痕、挛缩与粘连、肌肉萎缩和肌力减退,关节稳定性下降,运动能力减退,甚至引起关节僵直等。

【治疗】

1. 对症治疗　如患者发生休克,则首先治疗休克;如有出血,应立即止血;有筋膜间隙综合征和挤压综合征者,应及时处理。

2. 严重闭合性挫伤的治疗

（1）急性期：治疗重点是止痛、止血，防止肿胀。应用"RICE（rest、ice、compression、elevation）"常规处理原则，即局部休息、冰敷、加压包扎及抬高患肢。可口服药物消炎止痛，如塞来昔布、布洛芬、吲哚美辛、双氯芬酸等。稳定期：伤后48 h，治疗重点在血肿及渗出液的吸收。可使用物理治疗、按摩、中药外敷等方法促进创伤恢复。使用支具保护，局部制动至创伤愈合。恢复期：局部肿痛消失后，逐渐进行损伤部位的肌力、关节活动度、平衡及协调性的训练。辅以物理治疗，促进瘢痕软化，防止瘢痕挛缩。

（2）合理应用抗生素防治感染。

（3）严重水肿影响肢体血液循环，或小腿、前臂严重挤压伤，有肌肉功能障碍及动脉搏动减弱者，应早期切开减张。

3. 开放性创伤的治疗　除表浅的擦伤及小的刺伤外，应尽早行清创术并进行预防破伤风的常规处理。

【健康教育】

（1）解除患者思想顾虑，增强治疗的信心。

（2）纠正不良姿势，维持正确体位。①肌肉损伤：拉长位或功能位制动。②肌腱、韧带损伤：短缩位固定。

（3）注意劳逸结合，避免过度疲劳，改善工作环境，坚持科学的运动方法。

二、肌筋膜炎

肌筋膜炎简称筋膜炎，是对所有筋膜炎病症的统称，是以疼痛为主的一系列肌肉功能失调的综合征，也称肌筋膜疼痛综合征或肌筋膜疼痛症候群。

【病因】

慢性劳损是常见的原因之一。肌肉、筋膜受损后发生纤维化改变，使软组织处于高张力状态，从而出现微小的撕裂性损伤，最后又使纤维样组织增多、收缩，挤压局部的毛细血管和末梢神经，出现疼痛。潮湿、寒冷的气候环境为另一个重要的发病因素。

【分类】

按照疾病发生的常见部位不同可以将肌筋膜炎分成以下几类。

1. 颈肩肌筋膜炎　亦称颈肩肌筋膜疼痛综合征，是指颈肩背部筋膜、肌肉、肌腱和韧带等软组织的无菌性炎症，可引起颈肩背部疼痛、僵硬、运动受限及软弱无力等症状。主要与轻微外伤、劳累及受寒等有关。

2. 腰肌筋膜炎　急性期患者腰部疼痛剧烈，有烧灼感，腰部活动时症状加重，局部压痛较显著。

3. 足底筋膜炎　由运动引起的慢性损伤，最常见的原因是经常长时间行走，如登山健身、徒步旅行等。

【临床表现】

1. 局部肌肉痛　一般为慢性持续性酸胀痛或钝痛，疼痛呈紧束感或重物压迫感。

2. 缺血性疼痛　局部受凉或全身疲劳、天气变冷等常诱发疼痛，晨起僵硬疼痛，活动后减轻。

3. 固定压痛点　患者一侧或局部肌肉紧张、痉挛、隆起、挛缩或僵硬。压痛点位置常固定在肌肉的起止点附近或两组不同方向的肌肉交接处，压痛点深部可摸到痛性硬结或痛性肌索。

【治疗】

1. 去除病因　如抗类风湿、抗炎、松解瘢痕等。

2. 改善局部血供　锻炼、按摩、热疗（红外线、激光、磁热疗法等）、针灸等可有效改善局部血供。

3. 消炎镇痛　药物（布洛芬、塞来昔布等）、理疗等能减轻症状和改善生活质量。

4. 治疗触痛点　包括急性期疼痛的神经阻滞，慢性期疼痛局限者的小针刀分离、超声波及体外冲击波治疗等。在超声引导下应用射频热凝松解粘连的肌筋膜瘢痕或挛缩点，比以往使用的其他松解方法更有效和安全。射频技术结合超声引导技术,可弥补其不能辨别血管的不足,大大增加了射频镇痛的安全性和应用范围。

【健康指导】

(1) 防潮防寒。

(2) 积极治疗急性腰扭伤,防止转变成慢性。

(3) 体育运动或剧烈活动时,要做好准备活动,同时避免活动过量。

(4) 纠正不良的工作姿势,如弯腰过久或伏案过低等。

(5) 使用硬板软垫床,在木板上加 1~10 cm 厚的软垫。

(6) 防止过劳。在各项工作或劳动中注意劳逸结合。

(7) 注意减肥,控制体重。

三、肱骨外上髁炎

肱骨外上髁炎是一种肱骨外上髁处伸肌总腱起点附近的慢性损伤性炎症。前臂伸肌起点特别是桡侧腕屈短肌反复收缩牵拉肌肉的起点,造成累积性损伤。早年发现网球运动员易发生此种损伤,故俗称网球肘。

【病因】

本病的发病多与慢性劳损有关。多见于长期从事手工操作的人,或近期内从事过某种频繁的上肢活动者。应力超越机体的适应能力,特别是不协调的动作更易造成局部慢性损伤,导致出现无菌性炎症变化。除伸肌总腱的牵拉或撕裂伤外,炎症还可波及附近的韧带、骨膜、滑膜,也可造成桡神经关节支或肌皮血管神经束的卡压。

【临床表现】

1. 发病　缓慢,一般无明显外伤史,有明显的职业特点或近期上肢劳损史,多见于 35~50 岁中年男性,男多于女,右侧多见。

2. 起病　可急可缓,也可间歇发病,大多数呈缓慢发病,逐渐出现肘关节外侧痛,用力握拳、伸腕时加重以致不能持物,严重者拧毛巾、扫地等生活动作均感困难。前臂活动,尤其是前臂旋后运动时,疼痛加剧。握力减退,前臂无力,旋转活动受限,但屈伸活动正常。

3. 体征　肱骨外上髁至桡骨小头范围内有局限性、极敏锐的压痛,在肱骨外上髁压痛最明显。有时在距离肱骨外上髁 4~5 cm 处可触及条索状变硬的肌腱。

4. Mills 征　伸肘屈腕握拳,然后前臂旋前,可引起肘外侧疼痛,为阳性。

【治疗】

(1) 限制腕关节的活动,避免用力握拳、伸腕是治疗和预防复发的基本原则。患肢应适当休息。

(2) 压痛点局部糖皮质激素封闭治疗,可用 2% 普鲁卡因 4 mL 加入泼尼松龙 25 mg,每周 1 次,连续 3~4 次。

(3) 针灸、按摩、外敷中药及物理因子疗法也有效。

经上述治疗效果不佳时,也可行手术治疗。术式可选用伸肌肌腱起点剥离松解术、环状韧带部分切除术或肌皮血管神经束切除术等。

四、跟腱炎

【病因】

跟腱炎一般多由运动过程中小腿腓肠肌和跟腱承受了太大的压力或突然增加锻炼的强度或频率所致。跟腱炎是一种创伤或变性,而非炎症,是由于反复的张力荷载引起的腱纤维微撕裂或磨损,继发局部的变性。其他如扁平足、外伤或感染等因素也可导致跟腱炎。

【临床表现】

早期主要表现为足跟部上方的、内部的酸痛、压痛和僵硬等,开始为间断性疼痛,以后可转为持续性疼痛,活动后加剧。痛感通常会在清晨或者剧烈运动后的休息期间发作。

跟腱炎如果处理不当可以进展为一种退化性疾病,即跟腱的结构出现异常,跟腱变得越来越脆弱和纤维化,称为跟腱退化变性。

【治疗】

一般情况下,跟腱炎在经过一段时间的自我护理,如休息、冰敷、服用非甾体镇痛药等处理后可得到改善。若效果不佳,可采取其他治疗措施。

1. 非手术治疗

(1) 使用支撑垫及局部固定支撑垫可以抬高脚踝,以减少对跟腱的拉伸。还可在夜间睡眠时使用夹板,以保持跟腱固定。如果病情严重,建议穿步行靴或使用拐杖,以帮助跟腱愈合。

(2) 局部注射类固醇因子、生长因子。慢性跟腱病变炎症的机制目前尚不清楚,使用抗炎注射药物有争议。超声引导下注射激素可避免注射至跟腱内。

(3) 物理治疗:局部冷敷、红外线、激光、超声波、电刺激疗法及体外冲击波等可消炎止痛,改善局部循环。还可以进行小腿三头肌牵伸(在膝关节伸直的情况下让腓肠肌伸展,以及在膝关节略弯曲的情况下让比目鱼肌伸展),以促进疾病恢复。

2. 手术治疗 可手术切除跟腱周围的炎症组织。

【健康指导】

(1) 锻炼要循序渐进,逐渐增加活动的量和强度。避免长时间运动。

(2) 如果在进行某种活动时感觉到疼痛,应该立即停止并休息。

(3) 在锻炼时穿的鞋子要合脚,对脚踝提供充分的缓冲,以帮助减少跟腱的压力。

(4) 每天进行伸展运动,以保持跟腱的坚韧。

(5) 进行一些能增强腓肠肌的运动,如"踮脚运动"。

扫码看课件

第二节　关节病变和损伤

任务引领

患者,女性,52岁,农民。右肩臂酸痛已有3个多月,初起时,仅感到整个肩部似酸似重,活动后反见减轻。近半个月来,肩部及上臂酸痛,上下走串,日益加重,至半夜常因疼痛而醒,次晨活动后又稍感轻快。经检查,肩关节无红肿,肩峰下有压痛点,举动时痛点也在该处,上肢不能平举至90°。前伸时,右手不能摸到对侧腋下。

请完成以下任务:

通过学习,请归纳与总结各型关节病变和损伤的主要临床表现。

一、肩关节周围炎

肩关节周围炎简称肩周炎,曾称冻结肩、五十肩,是中老年人常见病之一,是指肩关节周围的肌肉、肌腱、韧带、滑囊、关节囊等软组织发生无菌性炎症，有充血、渗出、水肿、粘连等改变，导致肩关节疼痛及功能障碍。

【病因】

肩关节周围炎病因至今不甚清楚，可能与下列原因有关。

1. 肩部原因　①本病多见于中老年人，因其软组织退行性变，对各种外力的承受能力减弱；②长期过度劳动，姿势不良等所产生的慢性致伤力是主要的激发因素；③上肢外伤后肩部固定过久，肩周组织继发萎缩、粘连；④肩部急性挫伤、牵拉后因治疗不当等；⑤肩部受寒是本病的诱因，可加剧组织的炎性过程，促进肩关节囊的粘连。

2. 肩外因素　在下列几类疾病中并发肩关节周围炎的可能性大大提高：颈椎间盘疾病、甲状腺功能亢进症、胸部病变以及创伤。糖尿病患者患病率是正常人的 5 倍。

【临床表现和诊断】

1. 临床表现

（1）本病发病年龄多在 40 岁以上，非体力劳动者好发。

（2）本病进展缓慢，病程较长，一般达半年以上。

（3）肩部隐痛或剧痛，疼痛可放射至颈部或上臂。夜间疼痛加重，甚至夜不能眠。起初为阵发性钝痛，以后逐渐呈现持续性酸痛或刀割样痛，昼轻夜重。

（4）检查见肩部肌肉萎缩，在结节间沟、大结节、肩峰下滑囊、肩胛骨内角、冈下窝处有压痛。肩关节主动与被动活动均受限，尤以外展、外旋受限明显，出现"扛肩"现象。

2. 诊断　根据临床表现诊断一般不难。值得注意的是，由于本病病变部位、病理变化因人而异，临床表现可有较大差异。本病需与颈椎病、颈肩部软组织劳损、肱骨外上髁炎相鉴别。

【治疗】

肩关节周围炎的主要临床特点是肩关节疼痛和僵硬，所以治疗目的主要是缓解疼痛和恢复关节活动度。

一般均采用非手术治疗。

1. 一般治疗　全身休息，局部制动，肩部保暖，

2. 痛点封闭　用于压痛点明显的患者，药物采用 2% 普鲁卡因 4 mL 加泼尼松龙 25 mg，每 5～7 天一次，注意执行无菌操作技术。

3. 药物治疗　内服外用有舒筋活络、活血化瘀、消炎止痛作用的中西药。

4. 针灸与理疗　用于疼痛部位广泛的患者，如应用超短波、超声波、蜡疗及中频电治疗等改善血液循环、消炎止痛及解除痉挛。

5. 中医推拿　对关节僵硬患者，有学者主张在臂丛麻醉下推拿并增大关节活动范围，以松解粘连。手法必须轻柔，避免韧带及关节囊的撕裂出血及肱骨外科颈骨折。

6. 运动疗法　疼痛缓解后，进行肩关节的主动活动、强化肌力训练及关节松动术。

7. 手术治疗　对个别非手术治疗无效、症状严重者，可于关节镜下行软组织松解术。

【健康教育】

（1）本病为无菌性炎症，抗生素治疗无效，不可乱用抗生素。

（2）在进行自我活动时，应注意避免肩关节再次损伤，在无痛或轻痛范围内进行。

（3）肩关节功能锻炼：本病病程较长，要树立战胜疾病的信心，积极采用综合性非手术疗法，症状基本消失后，也应进行必要的功能锻炼，避免肩部受风着凉，以利于疾病痊愈和避免复发。

二、踝关节扭伤

踝关节扭伤是指踝关节韧带损伤或断裂的一种病症，为运动系统常见多发病，任何年龄均可发生，儿童因活动量较大而发病较多。

【病因】

踝关节扭伤多因踝跖屈位,突然向外或向内翻,外侧或内侧副韧带受到强大的张力作用,致使踝关节的稳定性失去平衡与协调而发生。以外踝损伤最为常见。

【临床表现】

1. 外侧韧带损伤 多由足部强力内翻引起。外侧韧带部分断裂时踝外侧疼痛、肿胀、走路跛行,有时可见皮下淤血,外侧韧带部位有压痛。足内翻时外侧韧带部位疼痛加剧。

2. 内侧韧带损伤 由足部强力外翻引起,发生较少。其临床表现与外侧韧带损伤相似,但位置和方向相反。

【治疗】

如外侧韧带损伤较轻、踝关节稳定性正常,早期按"RICE"原则可休息、冰敷、适当加压、抬高患肢,以缓解疼痛和减少出血、肿胀。2~3天后可用理疗、封闭、外敷消肿止痛化瘀药物,适当休息,并注意保护踝部。如损伤较重,可用绷带包扎固定,使足保持外翻位置,使韧带松弛,以利愈合。韧带完全断裂或有撕脱骨折的患者可用短腿石膏靴固定患足。若踝部骨折块较大,且复位不良,则应切开复位和内固定,以免引起反复扭伤、关节软骨损伤和创伤性关节炎。

陈旧性外侧韧带断裂或反复扭伤致外侧韧带过度松弛造成关节不稳者,可考虑用腓骨短肌腱重建外侧韧带。

【健康指导】

(1)踝关节扭伤严重者,应及时到医院就诊并进行 X 线检查,以排除骨折和脱位,如发现骨折应立即进行处理。

(2)在扭伤早期,病情较重者宜制动,根据病情给予适当固定,1~2周后可解除固定,进行功能锻炼。

三、膝关节韧带损伤

(一)侧副韧带损伤

膝关节两侧有内、外侧副韧带,内侧副韧带起自股骨内收肌结节,止于胫骨内髁内侧;外侧副韧带起自股骨外髁外侧,止于腓骨头。膝关节完全伸直时,内、外侧副韧带均紧张,维持关节稳定和控制向侧方异常活动;膝关节屈曲时,内、外侧副韧带均松弛,关节不稳定,易受损伤。

【损伤原因及类型】

膝伸直位,膝或腿部外侧受暴力打击或重压,使膝过度外展,内侧副韧带可发生部分断裂(图 22-1)或完全断裂。相反,膝或腿部内侧受暴力打击或重压,使膝过度内收,外侧副韧带可发生部分或完全断裂,在严重创伤时,侧副韧带、十字韧带和半月板可同时损伤。

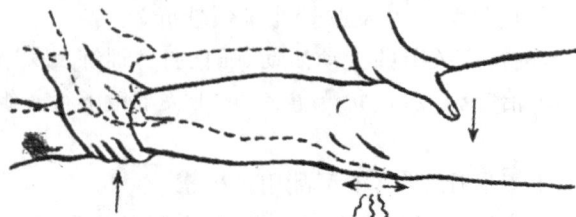

图 22-1 内侧副韧带部分断裂

【临床表现及诊断】

一般都有明显外伤史。膝部伤侧局部剧痛、肿胀,有时有淤斑,膝关节不能完全伸直。韧带损伤处压痛明显,内侧副韧带损伤时,压痛点常在股骨内上髁或胫骨内髁的下缘处;外侧副韧带损伤时,压痛点在股骨外上髁或腓骨小头处。

X 线检查:在局麻下,伸直膝关节,按上述检查方法,强力使膝内收或外展,拍正位 X 线片,如侧副韧带完全断裂,则伤侧关节间隙增宽。

【治疗】

1. 新鲜侧副韧带断裂

(1)部分断裂:将膝置于150°～160°屈曲位,用长腿管型石膏固定(不包括足踝部),一周后可带石膏下地行走,4～6周后去除固定,练习膝关节屈伸活动,注意锻炼股四头肌。

(2)完全断裂:应行急诊手术修复断裂的韧带,术后用长腿管型石膏固定6周。如合并有十字韧带损伤,应先修复十字韧带,然后修复侧副韧带。如合并半月板损伤,应先切除损伤的半月板,然后修复损伤的韧带。

2. 陈旧性侧副韧带断裂　应加强股四头肌锻炼,以增强膝关节的稳定性。

(二)十字韧带损伤

膝关节内有前、后十字韧带(又称交叉韧带)。前十字韧带起自胫骨髁间隆起的前方,向后、上、外止于股骨外髁的内面;后十字韧带起自胫骨髁间隆起的后方,向前、上、内止于股骨内髁的外面。膝关节不论伸直或屈曲,前、后十字韧带均呈紧张状态,前十字韧带可防止胫骨向前移动,后十字韧带可防止胫骨向后移动。

【损伤原因及类型】

暴力使膝关节过伸或过度外展可引起膝关节前十字韧带损伤。如屈膝时,外力从前向后加于股骨,或外力从后向前撞击胫骨上端,均可引起前十字韧带断裂。膝关节前脱位常由于过伸引起,必然伤及前十字韧带。如为过度外展引起,可同时发生内侧副韧带断裂,前十字韧带损伤合并内侧半月板损伤也较常见。屈膝时,外力从前向后撞击胫骨上端,使胫骨过度向后移位,可引起后十字韧带损伤,甚至发生膝关节后脱位。

【临床表现及诊断】

急性膝损伤时关节内有组织撕裂感或撕裂声,随后产生疼痛及关节不稳,不能完成正在进行的动作和运动,继而关节出现肿胀。由于疼痛,关节出现保护性痉挛,使膝关节固定在屈曲位。膝关节剧烈疼痛,明显肿胀,关节内积血,屈伸活动障碍,抽屉试验(图22-2)阳性。X线检查如有韧带止点撕脱骨折或有骨软骨骨折有诊断意义。MRI检查可显示韧带是否断裂,是部分还是完全断裂,对诊断有价值。

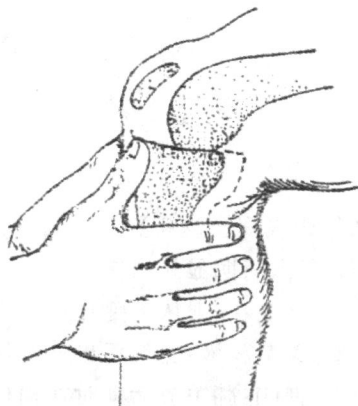

图22-2　抽屉试验

【治疗】

1. 新鲜十字韧带断裂　应早期行手术修复断裂的韧带,或将撕脱骨折复位和内固定。术后用长腿石膏固定4～6周,并应加强股四头肌锻炼。

如胫骨棘骨折无移位,可在抽出关节内积血后,用长腿石膏伸膝位固定4～6周,之后加强股四头肌锻炼。

2. 陈旧性十字韧带断裂　加强股四头肌锻炼,以加强关节的稳定性。如很不稳定,可考虑用大腿阔筋膜,或用髌韧带的内侧部分,或用附近的肌腱做韧带重建术。

四、半月板损伤

【概述】

在胫骨关节面上有内侧和外侧半月形状骨,称为半月板,其边缘部较厚,与关节囊紧密连接,中心部薄,呈游离状态(图22-3)。内侧半月板呈"C"形,前角附着于前十字韧带附着点之前,后角附着于胫骨髁间隆起和后十字韧带附着点之间,其外缘中部与内侧副韧带紧密相连。外侧半月板呈"O"形,其前角附着于前十字韧带附着点之前,后角附着于内侧半月板后角之前,其外缘与外侧副韧带不相连,其活动度较内侧半月板大。半月板可随着膝关节运动而有一定的移动,伸膝时半月板向前移动,屈膝时向后移动。

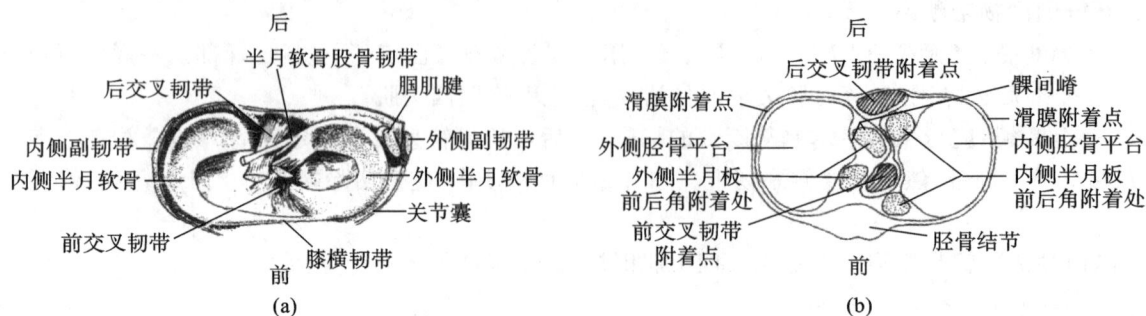

图 22-3　膝关节韧带及半月板结构

【致伤机制及分型】

多由扭转外力引起,当一腿承重,小腿固定在半屈曲、外展位时,身体及股部猛然内旋,内侧半月板在股骨髁与胫骨之间,受到旋转压力,而致半月板撕裂。扭伤时膝关节屈曲程度越大,则撕裂部位越靠后。外侧半月板损伤的机制相同,但作用力的方向相反,破裂的半月板如部分滑入关节之间,可使关节活动发生机械障碍,妨碍关节伸屈活动,形成"交锁"。

半月板损伤可发生在半月板的前角、后角、中部或边缘部。损伤的形状可为横裂、纵裂、水平裂或不规则形(图 22-4),甚至破碎成关节内游离体。

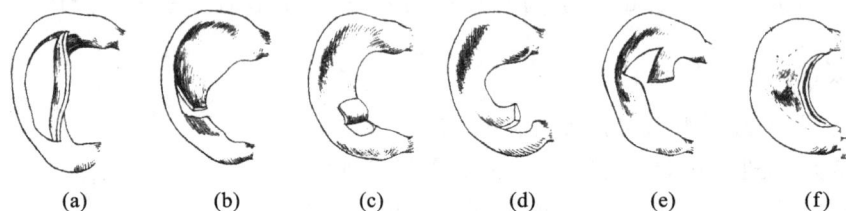

图 22-4　膝关节半月板损伤的各种类型

【临床表现及诊断】

1. 多数有明显外伤史

(1)疼痛:一般认为疼痛恒定出现在一侧是半月板损伤的特点。

(2)关节积液:受伤后出现创伤性滑膜炎,积液多少与运动量和强度有关。

(3)弹响:膝关节活动时在损伤侧可听到弹响声,有时伴有该侧疼痛。

(4)膝关节交锁:运动中膝关节突然不能伸屈,常伴有酸痛,即"交锁"。有的患者再伸屈和扭转时可有自行"解锁"。若"交锁"固定在一侧对诊断有意义。

2. 检查方法及临床意义

(1)压痛部位:压痛部位一般即为病变的部位,对半月板损伤的诊断及确定其损伤部位均有重要意义。检查时将膝置于半屈曲位,在膝关节内侧和外侧间隙,沿胫骨髁的上缘(即半月板的边缘部),用拇指由前往后逐点按压,在半月板损伤处有固定压痛。如在按压的同时,将膝被动屈伸或内外旋转小腿,疼痛更为显著,有时还可触及异常活动的半月板。

(2)麦氏试验(回旋挤压试验):患者仰卧,检查者一手握住小腿踝部,另一手扶住膝部,将髋与膝尽量屈曲,然后使小腿外展、外旋和外展、内旋,或内收、内旋,或内收、外旋,逐渐伸直。出现疼痛或响声即为阳性,根据疼痛和响声的部位可确定损伤的部位。

(3)强力过伸或过屈试验:将膝关节强力被动过伸或过屈,如半月板前部损伤,过伸可引起疼痛;如半月板后部损伤,过屈可引起疼痛。

3.辅助检查

（1）X线检查：X线正、侧位片，虽不能显示出半月板损伤情况，但可排除其他骨关节疾病。

（2）膝关节镜检查：通过关节镜可以直接观察半月板损伤的部位、类型和关节内其他结构的情况，有助于疑难病例的诊断。

4.诊断　对半月板损伤的诊断，主要依据病史及临床检查。多数患者有外伤史，患侧关节间隙有固定性疼痛，结合各项检查综合分析，多数能做出正确诊断。

【治疗】

1.急性期　如关节有明显积液（或积血），应在严格无菌操作下抽出积液；如关节有"交锁"，应用手法解除"交锁"，然后用上自大腿上1/3、下至踝上的管型石膏固定膝关节于伸直位4周。石膏要妥善塑型，使患者可带石膏下地行走。

2.慢性期　如经非手术治疗无效，症状和体征明显，诊断明确者，应及早手术切除损伤的半月板，以防发生创伤性关节炎。术后伸膝位加压包扎，次日开始做股四头肌静止性收缩练习，2天后开始做直腿抬高运动，以防股四头肌萎缩，两周后开始下地行走，一般在术后2～3个月可恢复正常功能。

3.关节镜的应用　关节镜可用于半月板损伤的治疗，半月板边缘撕裂可行缝合修复，通常行半月板部分切除，保留未损伤的部分。对早期怀疑半月板损伤者可行急诊关节镜检查，早期处理半月板损伤，缩短疗程，提高治疗效果，减少损伤性关节炎的发生。通过关节镜进行手术，创伤小，恢复快。

第三节　腱鞘及滑膜疾病

扫码看课件

任务引领

患者，男性，26岁。3个月前出现腕部拇指一侧骨突（桡骨茎突）处及拇指周围疼痛，拇指活动受阻，在桡骨茎突处有压痛及摩擦感，有时在桡骨茎突处有轻微隆起的豌豆大小的结节。当将拇指紧握在其他四指内，并向腕的内侧（尺侧）做屈腕活动时，则桡骨茎突处出现剧烈疼痛。检查可见腕桡侧疼痛，可向手及前臂放射。局部可见小的隆起，并能触及小的硬结，有压痛。握拳尺偏试验阳性。

请完成以下任务：

通过学习，请归纳与总结腱鞘及滑膜疾病的主要临床表现。

一、狭窄性腱鞘炎

肌腱在跨越关节的部位，有骨纤维鞘管。鞘管内层为滑膜，可使肌腱在内滑动，外层为纤维鞘，两侧附着于骨面。关节活动时，鞘管有防止肌腱向外弹射及向两侧滑动的作用。在弹射力最大的部位，鞘管壁增厚形成韧带，起着滑车作用。

【病因】

关节频繁活动，肌腱在鞘管内长期反复摩擦。滑膜及纤维鞘可能出现充血、渗出、水肿及增殖等无菌性炎症改变。肌腱与管壁可发生粘连，甚至发生肌腱呈棱形肿大和腱鞘狭窄，造成其滑动受阻。常见的发病部位有桡骨茎突部腱鞘、指屈肌腱鞘等部位。

【临床表现】

1. 桡骨茎突狭窄性腱鞘炎 本病多见于手工劳动妇女,临床上还可见到哺乳期妇女发病。症状为桡骨茎突部疼痛,疼痛可向前臂及拇指放射。检查见局部稍有肿胀和压痛,有时可触及小结节。腕及拇指活动稍受限。握拳尺偏试验:屈拇指并以其余四指将其按于掌心,腕关节尺偏,可引起桡骨茎突部疼痛。

2. 手部指屈肌肌腱狭窄性腱鞘炎 本病多见于中年以上妇女,好发于拇、中、环指。症状为掌指关节掌侧酸痛和弹响性疼痛,手指屈伸活动不灵。检查见局部有压痛及小结节。有时屈伸手指时,出现弹响或交锁,交锁发生后,若被动屈伸手指可出现扳机样动作和弹响,故又称扳机指或弹响指。

【治疗】

1. 一般性治疗 症状轻微的患者,采用夹板或绷带制动,局部外用双氯芬酸钠软膏。中医药治疗(中药外敷、针灸、熏洗)。

2. 局部注射 首选糖皮质激素鞘内注射,用1‰普鲁卡因 2 mL 加泼尼松龙 25 mg,每周一次,连续 3~4 次。

3. 冲击波治疗 适用于自觉局部疼痛症状重,病程超过 2 个月,影响正常工作生活,经其他保守治疗无明显效果者;或不同意手术治疗者;或有手术禁忌证患者。

4. 物理治疗 超短波、超声波、红外线、中频电治疗等。

二、腱鞘囊肿

腱鞘囊肿是关节部位腱鞘内黏液分泌增多,急性疝出所致。发病与慢性劳损及黏液性变有关。囊肿壁由纤维外膜和灰色内皮层构成,内含无色透明胶状黏液。囊肿多为单房,也可为多房。

【临床表现】

本病以女性居多,好发于腕背、足背及腕掌面桡侧等处。囊肿处一般无疼痛,偶可见压迫邻近神经组织,出现相应症状。检查见囊肿为豌豆至拇指头大小的半球状肿物,表面光滑、有弹性,与皮肤无粘连,基底固定。本病需与表皮样囊肿、皮脂腺瘤或脂肪瘤相鉴别。

【治疗】

1. 压迫疗法 初发者,可用双手拇指挤压囊肿,使其囊壁破裂,溢出黏液并待其吸收。但较易复发。

2. 糖皮质激素囊内注射 先用粗针头吸尽囊内黏液,然后向囊内注入泼尼松龙 25 mg,加压包扎,一周后重复一次。

3. 手术治疗 将囊肿壁与基底部的腱膜组织一并切除,可避免复发。

三、髌前滑囊炎

滑囊又称滑膜囊,外层是致密结缔组织,内层是滑膜,内含少许滑液,能减少运动时的摩擦。在人体的骨突与皮肤、肌肉与肌腱、肌腱与肌腱之间,凡摩擦力较大处,都有滑囊存在。滑囊分两种:一种是正常人皆有的恒定滑囊,另一种是后天为适应局部摩擦与压迫而继发的附加滑囊。

【病因】

滑囊炎可因损伤、化学性刺激、化脓性感染、结核、类风湿、痛风等疾病引起。本部分只讨论损伤性滑囊。急性损伤所致者,囊内为血性和浆液性渗液。慢性损伤如长期摩擦与压迫所致者,滑膜充血、水肿、增生,滑液增多而充盈滑囊使其增大,囊壁增厚、纤维化。慢性损伤性滑囊炎常见有腘窝滑囊炎(腘窝囊肿),老妇久坐硬凳所致的坐骨结节滑囊炎(坐骨结节囊肿),穿鞋过紧所致的跟后滑囊炎、第一跖骨头内侧滑囊炎,肩峰下滑囊炎和髌前滑囊炎等。

【临床表现】

局部轻微胀痛,挤压时疼痛加重。囊性肿块呈圆形或椭圆形,大小不一。表浅者,境界清楚,可有波动感;深部者,境界不清,可误认为实质性肿块。合并感染时,局部红、热,有脓性积液。本病需与结核性、类风湿性滑囊炎相鉴别。

【治疗】

尽可能减少局部摩擦与压迫。非手术治疗多采用糖皮质激素囊内注射。先抽尽囊内积液,注入泼尼松龙 25 mg,然后局部加压包扎。本法只适用于较小的囊肿。对注射无效及囊肿较大者,应行囊肿切除术。

第四节　骨　折

扫码看课件

任务引领

患者,男性,26 岁。自诉于 1 h 前摔伤左小腿,当时感左小腿疼痛,患肢不能活动,未发现有活动性出血和骨质外露,被急送至我院急诊科,行 X 线检查后见左胫骨中下段螺旋形骨折,未行特殊处理,夹板后来骨科就诊。

查体:T 37.1 ℃,R 22 次/分,P 88 次/分,BP 120/70 mmHg。专科情况:左小腿中下段可见轻度肿胀,未见皮肤破损,无活动性出血;触之有疼痛,骨擦感为阳性,局部有叩击痛,纵向叩击痛亦为阳性,足背皮温正常,足背动脉搏动正常;患肢血液循环、感觉正常;脊柱四肢正常,余无特殊。

请完成以下任务:

1. 通过学习,请归纳与总结骨折诊断的特征性表现及不同部位骨折的特点。

2. 请对该患者做出正确处理。

四肢伤在战伤中占 70%,其中骨折约占 60%;在平时,工农业生产、交通、体育运动和军事训练中的意外事故中,骨折也很多见。正确处理骨折,可以最大限度地恢复功能,若处理不当,可以导致残疾和死亡。

【定义、成因、分类与骨折段的移位】

（一）定义

骨质连续性发生完全或部分性中断称为骨折。

（二）成因

1. 主因

（1）直接暴力:骨折发生在暴力直接作用的部位,如打击伤、撞伤及火器伤等。多为开放性骨折,软组织损伤常较重。

（2）间接暴力:骨折距暴力接触点较远。大多为闭合性骨折,软组织损伤较轻。例如走路不慎滑倒时,以手掌撑地,根据跌倒时上肢与地面所成角度不同,可发生桡骨远端骨折、肱骨髁上骨折或锁骨骨折等。

2. 诱因　①全身及局部病理因素,使骨结构变脆弱,较小的外力即可诱发骨折;②某些影响骨代谢的全身性疾病;③局部骨质病变;④积劳性劳损;⑤年龄因素。

（三）分类

骨折分类的目的在于明确骨折的部位和性质,利用临床上正确、完善的诊断选择合适的治疗方法。各种骨折类型见图 22-5。

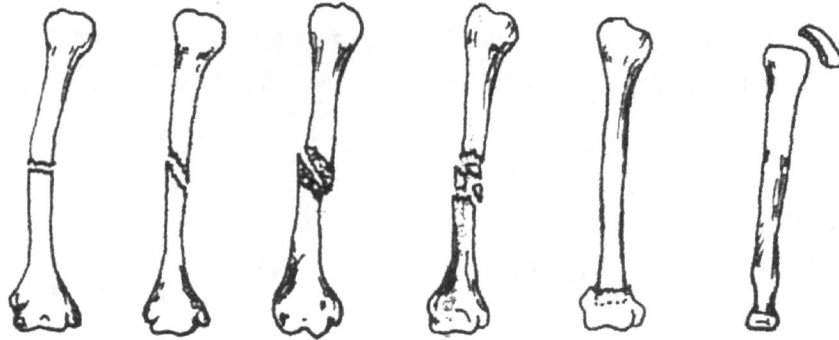

图 22-5　骨折类型

1. 依据骨折是否和外界相通　分为开放性骨折和闭合性骨折。

2. 依据骨折的程度　分为完全性骨折和不完全性骨折。

3. 依据骨折的形态　分为横形骨折、斜形骨折、螺旋形骨折、粉碎性骨折、压缩骨折、星状骨折、凹陷骨折、嵌入骨折、裂纹骨折、骨骺分离等。

4. 依据解剖部位　分为脊柱的椎体骨折、附件骨折、长骨的骨干骨折、骨骺分离、干骺端骨折、关节内骨折等。

5. 依据骨折前骨组织是否正常　分为外伤性骨折和病理性骨折。

6. 依据骨折稳定程度　分为稳定性骨折和不稳定性骨折。

7. 依据骨折后的时间　分为新鲜骨折和陈旧性骨折。

（四）骨折段的移位

1. 骨折段移位的原因　大多与暴力的大小、作用方向和性质,肢体远侧段的重量,肌肉牵拉力,搬运或治疗不当有关。

2. 骨折段移位的类型　一般有五种不同的移位(图 22-6),临床上常合并存在。

（1）侧方移位:远侧骨折端移向侧方。

（2）缩短移位:骨折段互相重叠或嵌插,骨长度因而缩短。

（3）分离移位:骨折段在同一纵轴上互相分离。

（4）成角移位:两骨折段的轴线交叉成角,以角顶的方向称为向前、向后、向内或向外成角。

（5）旋转移位:骨折段围绕骨的纵轴旋转。

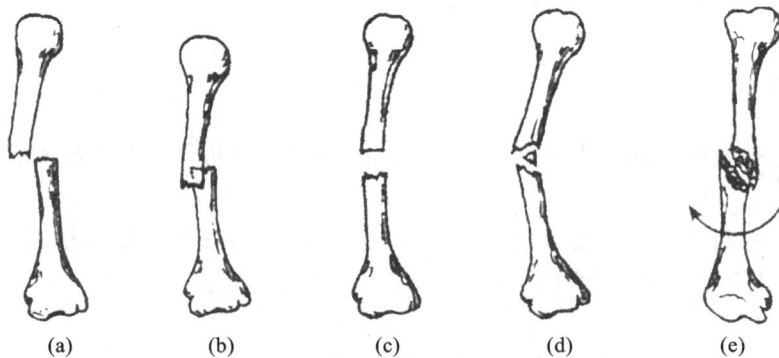

图 22-6　骨折段移位的类型

（a）侧方移位;（b）缩短移位;（c）分离移位;（d）成角移位;（e）旋转移位

【骨折的修复】

1. 骨折的愈合　骨折的愈合是一个连续不断的过程,是一边破坏清除,一边新生修复的过程。新生修复的过程是由膜内骨化与软骨化共同完成的。骨折愈合的过程(图 22-7)也是暂时性的紧急连接到永久性的坚固连接的过程。一般要经历三个阶段:①血肿机化期:骨断裂后,髓腔内、骨膜下和周围软组织内出血,形成血肿,血肿于伤后 6~8 h 开始凝结成含有网状纤维的血凝块。②原始骨痂形成期:由骨内、外膜的骨样组织逐渐钙化而成新生骨,即膜内化骨。③骨痂改造塑形期:随着肢体的活动和负重,在应力轴线上的骨痂不断得到加强和改造;在应力轴线上以外的骨痂逐步被清除,原始骨痂逐渐被改造成为永久骨痂。

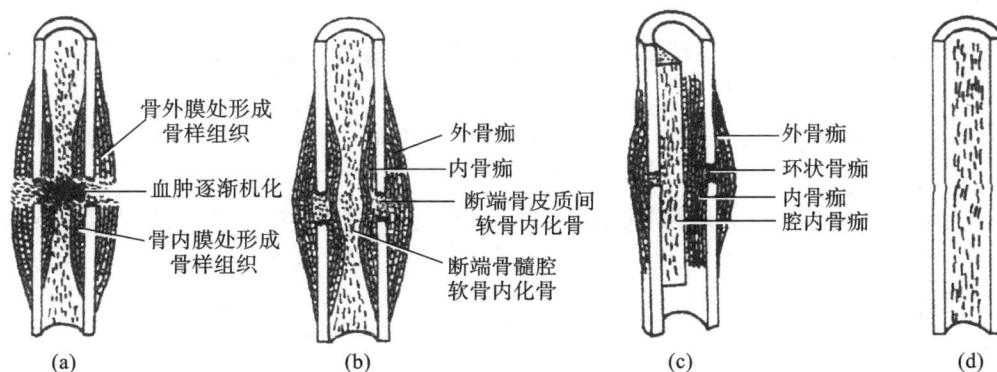

图 22-7　骨折愈合的过程

2. 影响骨折愈合的因素　骨折的愈合受多重因素影响,主要与年龄、全身健康情况、引起骨折的原因、骨折的类型、骨折部的血液循环情况、软组织损伤的程度、感染、神经供应的影响、组织的嵌入、治疗方法等关系密切(图 22-8)。

治疗是为了保证骨折的正常愈合,但如果不了解骨折的愈合过程和愈合条件,不知道每项治疗步骤和治疗措施可能带来的影响,就不能针对骨折愈合的不同阶段和不同情况采取恰当的治疗措施,反而会变成人为的干扰,带来不应发生的后果。

3. 骨折愈合的时间　常见骨折的愈合时间如下:指骨(掌骨)4~8 周;骨盆 6~10 周;趾骨(跖骨)6~8 周;股骨颈12~24 周;腕舟骨>10 周;股骨粗隆间 6~10 周;尺、桡骨干8~12 周;股骨干 8~14 周;桡骨远端 3~4 周;肱骨髁上 3~4 周;胫骨上端 6~8 周;肱骨干 5~8 周;肱骨干 8~12 周;肱骨外科颈 4~6 周;跟骨 6 周;锁骨 5~7 周;脊柱 10~12 周。

4. 骨折愈合的标准

(1) 临床愈合标准:①骨折部无压痛及沿肢体纵轴无叩击痛;②自行抬高患肢无不适感;③用适当力量扭转患肢,骨

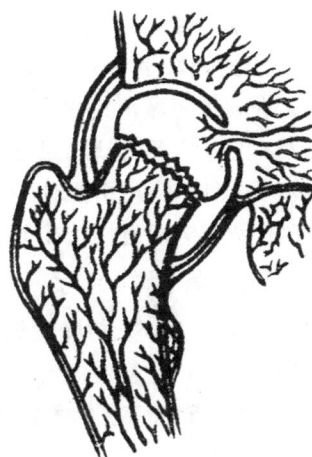

图 22-8　延迟连接、不连接或无菌性坏死

折处无反常活动;④X 线片显示骨折线模糊,有连续性骨痂通过骨折线;⑤外固定解除后患肢能满足以下要求:上肢能向前平举 1 kg 物体达 1 min;下肢能不扶拐在平地连续步行 3 min,并不少于 30 步;⑥连续观察两周,骨折处不变形。

③⑤两项的测定必须慎重,可先练习数日,然后测定,以不损伤骨痂、发生再骨折为原则。

(2) 骨折愈合标准:①具备临床愈合标准;②X 线片显示骨折线消失或近似消失。

【临床表现及诊断】

1. 外伤史　询问病史涉及的方面虽然很多,但为了能及时而较准确地做出诊断,应该主要抓住三个方面的问题:①受伤情况。②疼痛部位和特点。③功能障碍。

2．症状和体征

1）全身表现

（1）休克：多见于多发性骨折、股骨骨折、骨盆骨折、脊柱骨折和严重的开放性骨折。患者常因广泛的软组织损伤、大量出血、剧烈疼痛或并发内脏损伤等引起休克。

（2）体温升高：一般骨折后体温正常，只有在严重损伤如股骨骨折、骨盆骨折有大量内出血，血肿吸收时，体温略有升高，通常不超过 38 ℃。开放性骨折患者体温升高时，应考虑感染。

2）局部表现

（1）骨折的专有体征：①畸形；②反常活动；③骨擦音或骨擦感。以上三种体征发现其中之一，即可确诊。

（2）骨折的其他体征：①疼痛与压痛；②肿胀及淤斑；③功能障碍。可见于新鲜骨折，也可见于脱位、软组织损伤和炎症。

3．X 线检查　对于骨折一般要求是拍正、侧位片，同时包括一个邻近的关节，有些骨折还需加拍特殊的投照位置，如腕舟骨的 45°角位拍片。

【骨折的治疗】

（一）骨折的急救

骨折急救的目的在于用简单而有效的方法抢救生命，保护肢体，预防感染和防止增加损伤，能安全而迅速地后送伤员，以便进行有效的治疗。

1．急救的步骤　一般原则是就地包扎、止血和固定。若伤者有心搏骤停、窒息、大出血、休克及开放性气胸等，应有针对性地进行急救，待情况平稳后再进行骨折的处理。

2．出血的处理　一般采用加压止血、止血带止血和钳夹或结扎止血。

3．固定　将伤肢固定，有减少疼痛、固定骨折位置及防止骨折端损伤血管及神经的作用。

4．安全、迅速地转运　开放性骨折的处理，应尽快送到医院进行外科处理，特别是上止血带的大动脉损伤患者，要争取时间做清创术及血管修复术。

5．治疗休克　给氧、保暖、迅速输全血、恢复血液循环，必要时先给血浆、血浆代用品或其他液体。

6．止痛　剧烈疼痛可引起休克。因此，对有剧痛的患者应给予吗啡等止痛剂。

7．预防感染　早期应用抗生素，但伤口内不要撒磺胺、龙胆紫、红汞等药物。

（二）闭合性骨折的治疗

治疗原则：复位、固定、功能锻炼和药物治疗。

1．骨折的复位　①复位的时间：骨折复位越早越好。②复位标准：功能复位是手法复位的标准，解剖复位是手术复位要求的标准。③复位的方法：主要有手法复位（图 22-9）、牵引复位（图 22-10）、手术复位。

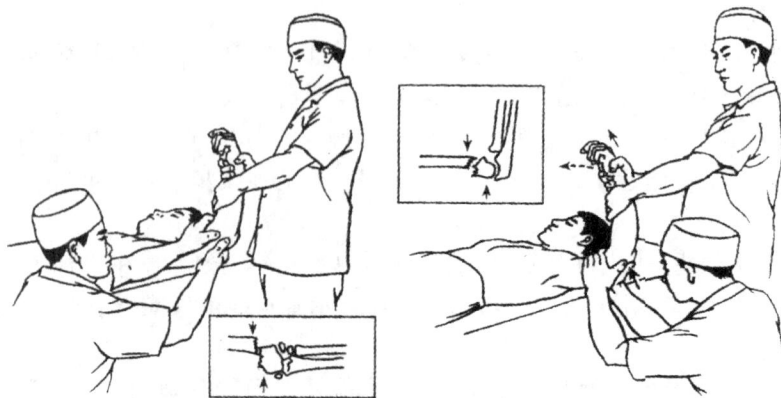

图 22-9　肱骨髁上骨折复位的手法

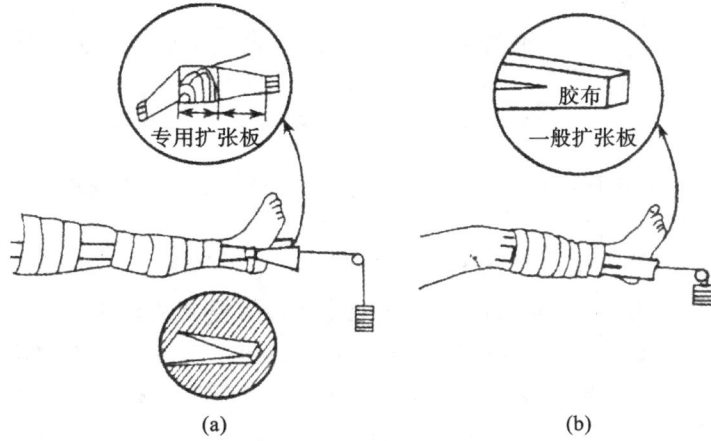

图 22-10　皮肤牵引和骨牵引

2. 骨折的固定　目的是整复骨折使骨折对位接触,这是愈合的开始。固定是指维持已整复的位置,是骨折愈合的必要条件。常用的固定方法有石膏外固定、小夹板固定(图 22-11)、牵引固定、手术复位内固定(图 22-12)、穿针外固定器固定和外展固定架固定。

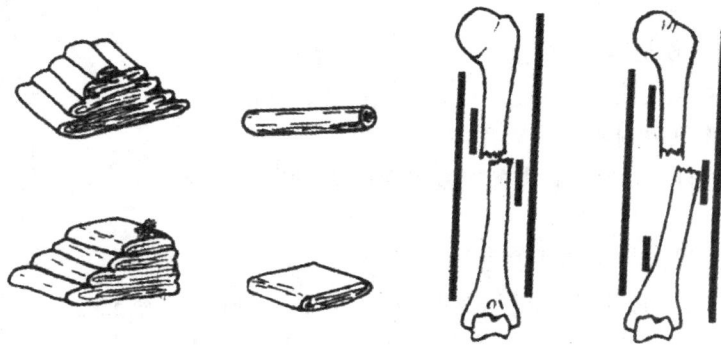

图 22-11　股骨骨折牵引加小夹板三点压垫法保持对位

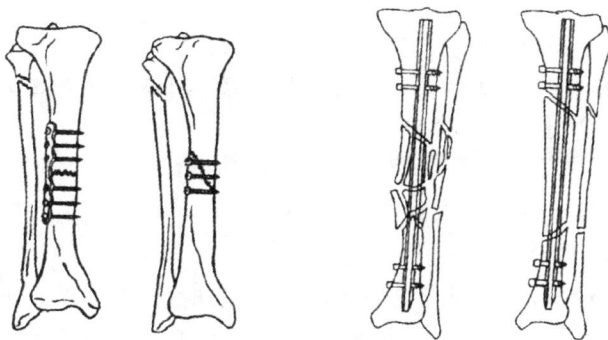

图 22-12　骨折内固定

3. 功能锻炼　功能的恢复必须通过患者的自主锻炼获得,任何治疗都无法代替。功能锻炼通过也有利于损伤后所出现的一系列病理反应的消退。

(1)骨折早期:伤后1～2周,患肢局部肿胀、疼痛,且容易再次发生移位,此期功能锻炼的主要形式是使患肢肌肉做舒缩活动。

(2)骨折中期:2周以后患肢肿胀逐渐消退,骨折端已纤维连接,并逐渐形成骨痂,骨折部位日趋稳定。在健肢或医护人员的帮助下逐步活动上、下关节,动作应缓慢,活动范围应由小到大,接近临床愈合时应增加活动次数,加大运动幅度和力量。

（3）骨折后期：骨折临床愈合后,功能锻炼的主要目的是加强患肢关节的主动活动锻炼,使各关节能迅速恢复正常活动范围。

（三）开放性骨折的治疗

开放性骨折的治疗必须建立在防止感染的基础上,最根本的措施是清创术,在此基础上采取可靠的手段固定骨折端,闭合伤口或清除创面。

开放性骨折的治疗原则如下:①正确辨认开放性骨折的皮肤损伤。②彻底清创是治疗开放性骨折的关键,清创术必须从严要求。对于骨折、血管损伤、神经损伤、肌腱损伤和伤口内有异物等情况,应依据具体情况处理。③骨折的固定:伤口及骨折清创后,对污染轻的伤口可以采用内固定,污染重和不宜采用内固定的伤口可以用牵引、石膏以及外固定架等来处理。④闭合伤口、消灭创面。⑤合理使用抗生素。

【骨折并发症及治疗】

（一）早期并发症

1. 血管损伤　邻近骨折的大血管可被刺破或压迫,引起肢体循环障碍(图 22-13)。重要的动脉损伤可危及生命,引起肢体坏死或缺血挛缩。重要的静脉损伤也可造成严重的后果。对重要的动脉损伤要及时发现和进行探查处理。

2. 神经损伤　对骨折伤员,都应检查患肢的运动和感觉,判断有无神经损伤。骨折合并神经损伤,应根据不同情况,决定是直接探查神经还是观察一段时间无恢复时再做探查手术。

3. 重要脏器损伤　对内脏损伤要优先紧急处理,待伤员全身情况允许时及早处理骨折。

4. 关节损伤　应及时处理,做好功能复位。

5. 坠积性肺炎　年老体弱的患者翻身困难,尤其是用大型石膏固定者,不能翻身,易发生坠积性肺炎。应注意多翻身,鼓励患者咳嗽和做深呼吸运动。如已发生,应给予抗生素、氧气、雾化吸入等。

图 22-13　肱骨髁上骨折合并血管损伤

（二）中、晚期并发症

1. 一般的并发症　①肾结石,应注意早期活动,多饮水;②压疮;③感染;④缺血性挛缩(图 22-14)。

2. 局部并发症　①关节僵硬与骨质脱钙;②骨化性肌炎;③骨无菌性坏死;④创伤性关节炎;⑤畸形连接和生长畸形;⑥骨折延迟连接和骨不连接。

【健康指导】

（1）早期适当复位及固定,经常进行功能锻炼,促进循环,加速骨愈合。循环不佳的骨折,如腕舟骨骨折,固定的时间要足够长,直至愈合。

（2）勿过度牵引,如股骨骨折,应随时检查肢体的长度,及时适当增减牵引的重量。

图 22-14　缺血性挛缩畸形

（3）骨折间嵌入软组织,需要及时行手术治疗。

（4）预防和控制感染。

（5）不做不必要的手术复位,必须手术时,要尽量少剥离骨膜,术中不去除与软组织有联系的骨块和较大的游离骨块,避免发生骨缺损。

（6）注意全身健康情况。

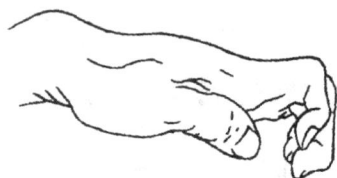

第五节　关节脱位

扫码看课件

任务引领

　　患者,男性,15 岁。骑自行车时不慎摔伤,右手着地,当即感到疼痛,右前臂远端畸形。体格检查:右前臂远端餐叉样畸形,肿胀,似尺桡骨远端双骨折。X 线片示右腕关节脱位。未见骨折征。下尺桡关节分离,经我院治疗,现患者肢体可活动。

　　请完成以下任务:

　　1. 通过学习,请归纳与总结常见关节脱位的临床表现。

　　2. 请对该患者做出正确处理。

　　关节脱位是由于直接或间接暴力作用于关节,或关节有病理性改变,使骨与骨之间相对关节面正常关系破坏,发生移位。外伤性关节脱位多发生于青壮年。四肢大关节中以肩、肘脱位为最常见,髋关节次之,膝、腕关节脱位则少见。本节主要论述外伤性关节脱位。

【分类】

　　(1) 按原因不同可分为外伤性关节脱位、病理性关节脱位、先天性关节脱位及麻痹性关节脱位。

　　(2) 按脱位程度不同可分为全脱位及半脱位。

　　(3) 按远侧骨端的移位方向不同,可分为前脱位、后脱位、侧方脱位和中央脱位等。

　　(4) 按脱位时间和发生次数不同可分为急性、陈旧性(如脱位 3 周以上而未复位者)和习惯性脱位(一个关节多次脱位)等。

　　(5) 按脱位是否有伤口与外界相通可分为闭合性脱位与开放性脱位。

【临床表现与诊断】

　　外伤性关节脱位只有当关节囊、韧带和肌腱等软组织撕裂或伴有骨折时方能发生,具有一般损伤的症状和脱位的特殊性表现。

1. 一般症状

　　(1) 疼痛明显,活动患肢时加重。

　　(2) 肿胀,因出血、水肿使关节明显肿胀。

　　(3) 功能障碍:关节脱位后结构失常,关节失去正常活动功能。

2. 特殊表现

　　(1) 畸形关节脱位后肢体出现旋转、内收或外展,以及外观变长或缩短等,与健侧不对称。关节的正常骨性标志发生改变。

　　(2) 弹性固定关节脱位后,未撕裂的肌肉和韧带可将脱位的肢体保持在特殊的位置,被动活动时有一种抵抗和弹性的感觉。

　　(3) 关节盂空虚:最初的关节盂空虚较易被触知,但肿胀严重时则难以触知。

3. X 线检查　　关节正、侧位片可确定有无脱位、脱位的类型和有无合并骨折,防止漏诊和误诊。

【并发症】

　　早期全身可合并多发伤、内脏伤和休克等合并伤,局部可合并骨折和神经、血管损伤,应详细检查、及时发现和处理。晚期可发生骨化肌炎、骨缺血坏死和创伤性关节炎等,应注意预防。

1. 骨折 多发生在骨端关节面或关节边缘部,少数可合并同侧骨干骨折。

2. 神经损伤 较常见,多因压迫或牵拉引起,如肩关节脱位可合并腋神经损伤、肘关节脱位可引起尺神经损伤等。

3. 血管损伤 多因压迫或牵拉引起,如肘关节脱位可有肱动脉受压、膝关节脱位时腘动脉可受牵拉和压迫等,其中少数可有断裂。

4. 骨化肌炎 多见于肘关节和髋关节脱位后。

5. 骨缺血性坏死 如髋关节脱位后可引起股骨头缺血性坏死,但多在受伤1~2个月后才能从X线片上看出。

6. 创伤性关节炎 如脱位合并关节内骨折、关节软骨损伤、陈旧性脱位、骨缺血性坏死等,晚期都容易发生创伤性关节炎。

【治疗原则】

1. 复位 伤后在麻醉下尽早手法复位,适当固定,以利于软组织修复;及时活动,以恢复关节功能。早期复位容易成功,功能恢复好;复位晚则困难大,效果差。复位中切忌粗暴,要注意防止附加损伤,如骨折、血管损伤和神经损伤等。复位必须达到解剖复位,复位后及时正确的固定是保证软组织损伤修复和防止再脱位的重要措施。一般固定3周后,早期活动,以利于功能恢复。

2. 开放复位的适应证 对手法复位失败或陈旧性脱位,特别是合并血管损伤者,应行开放复位,合并有神经损伤者,在手法复位后观察1~3个月,大多数可自行恢复,若神经功能无恢复,应行手术探查神经。

3. 开放性关节脱位的处理 应争取在6~8 h内行清创术,在彻底清创后,将脱位整复,缝合关节囊,修复软组织,缝合皮肤,橡皮条引流48 h,外用石膏固定于功能位3~4周,并选用适当抗生素以防感染。

第六节　手　外　伤

扫码看课件

任 务 引 领

患者,男性,25岁,因机器钢绳绞伤右手示指、中指、环指、小指,多处诊断为开放性骨折。该患者于某市矿务局总院治疗1个月后,左中指远节背侧韧带断裂,关节面外露下垂,多处骨折区多发性骨髓炎,有明显臭味;环指末节干性坏疽,近掌端有骨质外露,伤情肿胀明显。X线片示左手四指均有多发性粉碎性骨折、骨缺损、骨质疏松,有炎性浸润。

请完成以下任务:

通过学习,掌握手外伤的主要临床表现。

一、手部肌腱损伤

肌腱(tendon)是手部关节活动的传动装置,具有良好的滑动功能,肌腱损伤将导致手部功能活动严重障碍。肌腱损伤的治疗强调早期修复、无创操作及早期的功能锻炼。

【肌腱损伤的检查】

肌腱断裂表现为手的休息位发生改变:指屈肌肌腱断裂时该手指伸直角度加大;指伸肌肌腱断裂则表

现为该手指屈曲角度加大,而且该手指的主动屈指或伸指功能丧失,还会出现一些典型的畸形,如指深、浅屈肌肌腱断裂,该手指呈伸直状态。掌指关节指伸肌肌腱或肌腱扩张部的断裂,该关节主动伸直受限或消失,掌指关节呈屈曲位;近节指骨背侧伸肌肌腱损伤则近侧指间关节呈屈曲位;中节指骨背侧伸肌肌腱损伤则手指末节屈曲呈杵状指畸形。应该注意的是同一关节功能有多条肌腱参与作用时,其中一条肌腱损伤可不表现出明显的功能障碍,如屈腕、伸腕等。手背、手掌、腕部及前臂等处的指屈、伸肌肌腱损伤,根据受伤部位、屈指及伸指功能障碍的情况不难做出诊断。

【指屈肌肌腱损伤的检查方法】

固定患指中节,让患者主动屈曲远侧指间关节,若不能屈曲则为指深屈肌肌腱断裂。固定除被检查的患指外的其他三根手指,让患者主动屈曲近侧指间关节,若不能屈曲则为指浅屈肌肌腱断裂。当指深、浅屈肌肌腱均断裂时,则该指两指间关节均不能屈曲。检查拇长屈肌肌腱功能时固定拇指近节,让患者主动屈曲指间关节。由于蚓状肌和骨间肌具有屈曲手指掌指关节的功能,指屈肌肌腱断裂不影响掌指关节的屈曲,应予注意。

【肌腱损伤的处理】

屈、伸肌肌腱无论在何区域断裂均应进行一期缝合。指伸肌肌腱无腱鞘,具有腱周组织,位于手背的疏松皮下组织中,术后粘连较轻,断裂后均主张一期修复。对于指屈肌肌腱,特别是从指浅屈肌肌腱中节指骨的止点到掌指关节平面的屈肌腱鞘起点的指腱鞘区,即通常所称的"无人区",在此区内单纯指浅屈肌肌腱损伤可不予修复。指腱鞘区深、浅肌肌腱同时断裂时,过去多主张切除指浅屈肌肌腱,仅缝合指深屈肌肌腱,认为可减少粘连。近年来研究证明,指浅屈肌肌腱的短腱纽不但为指浅屈肌肌腱提供血供,而且是指深屈肌肌腱长腱纽血供的发源地,在鞘内肌腱的血供方面所起的作用最大,因而主张深、浅肌肌腱同时修复。临床上必须要切除指浅屈肌肌腱时,应保留指浅屈肌肌腱的短腱纽。随着对肌腱的营养机制、滑车及滑液对细胞营养作用的认识,过去常规切除肌腱断端附近的腱鞘,仅保留中节、近节指骨及掌指关节上的部分腱鞘作滑车用的方法已弃用,现在主张不切除腱鞘,尽可能予以一期修复,以恢复滑液对肌腱的营养作用。

肌腱损伤修复中遇到的主要困难是肌腱粘连问题,故肌腱修复最关键的环节就是减轻肌腱粘连。减轻肌腱粘连的方法有许多,如采用防粘连生物膜、生物油、生物凝胶等,但迄今尚无一种有效的方法能完全防止粘连发生。最关键的措施还是肌腱损伤后早期而正确的修复与保护下的尽早进行的正规、系统的功能康复训练。手部肌腱修复后一般应固定3~4周,待肌腱愈合后,解除固定,进行功能锻炼并辅以理疗。若粘连发生,经过3个月左右的系统康复治疗仍未改善功能时,可行肌腱粘连松解术。

二、手部血管、神经损伤

【手部血管损伤】

首先要了解手部主要血管有无损伤、损伤的性质和程度如何。手部血管损伤及血液循环状况可通过手指的颜色、温度、毛细血管回流试验和血管搏动来判断。若皮色苍白、皮温降低、指腹瘪陷、毛细血管回流缓慢或消失、动脉搏动消失,提示为动脉损伤;若皮色青紫、肿胀、毛细血管回流加快、动脉搏动良好,则为静脉回流障碍。

手部血液循环十分丰富,除完全性和不完全性断指、断掌、断手及严重的压砸伤外,一般外伤很少引起手部坏死。常见的手部损伤多为复合组织损伤,很少发生单纯血管损伤。在手外伤早期处理时,若手部血液循环良好,除按手外伤的一般原则处理外,一般不需修复血管。对于腕部单一的尺动脉或桡动脉断裂,虽然不会影响手部血液循环,但应在处理伤口的同时予以一期修复,以增加手部血液循环。手外伤如有血液循环障碍,应积极予以血管修复。血管缺损时可采用对侧指动脉交叉缝合、邻指指动脉转移或小静脉移植的方法予以修复。若外伤的手指远端肢体或皮肤动脉血液循环良好,而仅有静脉回流不足,一般通过相连软组织的侧支循环足可代偿。

【手部神经损伤】

手部的运动和感觉功能分别由来自臂丛神经根的正中神经、尺神经和桡神经支配。手腕和手指屈伸活动的肌肉及其支配神经的分支均位于前臂近端。手部外伤时所致的神经损伤主要表现为手部感觉功能和手内在肌功能障碍。①正中神经损伤：拇短展肌麻痹所致拇指对掌功能障碍及拇指、示指捏物功能障碍，以及手掌桡侧半、拇指、示指、中指和环指桡侧半掌面，拇指指间关节和示指、中指及环指桡侧半近侧指间关节以远的感觉障碍。②尺神经损伤：骨间肌和蚓状肌麻痹所致环指、小指爪形手畸形；骨间肌和拇收肌麻痹所致的 Froment 征，即示指用力与拇指对指时，呈现示指近侧指间关节明显屈曲、远侧指间关节过伸及拇指掌指关节过伸、指间关节屈曲，以及手部尺侧、环指尺侧和小指掌侧感觉障碍。③桡神经损伤：腕部以下无运动支，仅表现为手背桡侧及桡侧 3 个半手指近侧指间关节近端感觉障碍。

对于手部神经的缺损，可酌情选用废弃指神经、邻指神经及其他部位表浅神经支移植的方法予以修复。对于手部的感觉神经缺失或手指、手掌皮肤缺损修复后无感觉神经支配的皮肤，亦可采用感觉神经植入的方法予以重建感觉功能。近年来对于手部运动神经缺失的功能重建采用显微外科技术亦取得了良好的效果。如采用带蒂骨间前神经转位移植重建鱼际肌支功能、应用吻合血管神经的指短伸肌重建拇指内收功能或对掌功能、采用带神经血管蒂的外展小指肌移位重建拇指对掌外展功能等。

三、手部骨与关节损伤

首先应对手部骨与关节损伤进行详细的检查。局部疼痛、肿胀及功能障碍者应怀疑有骨关节损伤。手指明显缩短、旋转、成角或侧偏畸形及异常活动者则可确诊为骨折。凡疑有骨折者应拍摄 X 线片，了解骨折的类型和移位情况。注意检查手部各关节的主动活动情况及关节活动范围。在检查腕关节和手指各关节功能时，应以关节完全伸直位为 0°计算。

手部骨与关节损伤类型复杂，易漏诊，复位固定困难，个别部位效果差，临床处理应予以重视，特别要注重早期的正确处理。对于手部的开放性骨折应及时清创（debridement）、内固定（internal fixation），变开放性骨折为闭合性骨折。注意早期准确的解剖复位和牢固的固定。固定时应注意手保持在功能位，未受伤的手指不应一并固定。手外伤术后应酌情进行早期的功能锻炼。手部骨折或脱位通常固定 3～4 周即可，应及时解除内固定，进行积极的康复治疗，以防止手部关节僵硬的发生。

【腕舟骨骨折】

腕舟骨骨折多因跌倒时手部支撑地面、腕关节强烈背伸和桡偏引起。骨折线正处于桡骨茎突碰击处，若固定不良，易引起骨不连接。腕舟骨血液循环来自结节部及腰部，骨折后常影响近端血液循环，导致延迟连接甚至近端骨坏死。骨折后表现出腕关节肿胀、鼻咽窝部明显压痛、活动受限。CT 检查有助于早期诊断。只要临床上鼻咽窝部有明显压痛、疑有腕舟骨骨折者，均须进行短臂石膏固定，即以石膏管型从肘下至远端掌横纹及拇指近节，固定拇指于对掌位、腕关节中立位或伴轻度桡偏位。制动 2 周后复查 X 线片做进一步诊断。骨折制动时间通常为 6～10 周。

【第 1 掌骨基底部骨折】

第 1 掌骨基底部骨折多因直接外力引起，骨折位于第 1 掌骨基底部 1 cm 处。伤后局部明显压痛。骨折近端受拇长展肌牵拉向桡背侧移位，远端受拇长屈肌及拇收肌牵拉向掌尺侧移位，使骨折向桡背侧成角移位。治疗时用手法复位，可在外展位牵引拇指，同时在掌骨基底部向尺侧加压，将拇指外展便可复位。用短臂石膏固定，拇指末节不固定，可做拇指伸屈活动。制动 4～6 周，功能多恢复满意。

若拇指在内收位受纵向暴力打击，骨折不是横形骨折而是通入关节。骨折近端形成一小块骨折片位于尺侧，骨折远端滑向掌侧及桡侧形成骨折脱位，又称为 Bennett 骨折。手法复位不难，将拇指沿纵轴牵引，指压掌骨基底部桡侧，同时外展拇指即可复位。但复位后固定困难，且易再移位。复位后及早行 X 线摄片以便观察复位情况，若复位后移位应及时予以纠正。若反复移位可经皮肤做克氏针内固定，钢针从第 1 掌骨穿入大多角骨，操作简单，效果良好。

【第2～4掌骨骨折】

第2～4掌骨骨折多因直接外力或扭转、传导外力引起横形或斜形、螺旋形骨折,常出现向背侧成角移位。由于四周有软组织,起夹板固定作用,可用简单牵引手法及背部加压复位,短臂石膏固定或加分骨垫后用小夹板固定,6周可愈合。对多发性骨折容易移位者,可酌情选用微型钢板、螺丝钉或克氏针行内固定术。

【掌骨颈骨折】

掌骨颈骨折以第5掌骨多见,第2掌骨次之,多因传导外力或直接外力引起。骨折后因骨间肌牵引,掌骨头向掌侧屈曲,骨折向背成角。手法复位时必须将掌指关节屈曲至90°,使侧副韧带处于紧张状态,再沿近节指骨纵轴向上推,同时在背侧加压方能复位。将掌指关节和近指关节屈曲90°,用石膏做外固定,制动4周即可解除,做功能练习。

【指骨骨折】

指骨骨折多为直接外力引起,多发性居多。骨折后移位明显,3节指骨移位方向不一。近节指骨骨折多向掌侧成角。中节指骨骨折若位于指浅屈肌附着处近侧,多向背侧成角;若位于其远侧,多向掌侧成角。一般可徒手复位,尽量达到解剖复位。将伤指固定于功能位最为理想。一般将邻近两指一同固定,防止侧偏和旋转变形。对于不稳定性指骨骨折或功能位不能保持良好复位者,可考虑手术复位,用克氏针做内固定。末节骨折多无明显移位,诊断较易,宜摄X线片,可采用小铝板或硬纸板固定,维持3周即可。必要时可行1 mm克氏针或针头固定,以使其良好对位。

【月骨脱位】

月骨脱位常见为月骨掌侧脱位。跌倒时上肢支撑地面,腕关节极度背伸,使月骨向掌侧脱出。此时月骨可旋转90°～270°,背侧韧带撕断,掌侧韧带仍保存。月骨藏在腕管内压迫指屈肌肌腱及正中神经,使手指不能完全伸直,正中神经支配的手部感觉区麻木。X线摄片可见月骨向掌侧脱位。若早期复位制动3周,可取得良好效果。陈旧性病例需手术复位,月骨若发生缺血坏死,可予以月骨切除。

第七节　骨性关节病

扫码看课件

任务引领

患者,男性,73岁,退休工人,山西人,主诉"双膝、双踝关节肿痛3个月"。患者入院时见右膝、踝肿胀,右膝关节屈伸不利,局部灼热。体格检查一般情况可,拄双拐行走,专科检查:右膝Ⅱ度肿胀,局部皮温高,屈85°,伸30°,右踝Ⅱ度肿胀,皮温高,活动尚可。余关节无肿胀,活动正常。入院化验ESR 40 mm/h,ASO<200,RF(一),CRP<10,AKA、APF、ANA、ENA阴性。

请完成以下任务:

通过学习,请归纳与总结骨性关节病的主要临床表现。

骨性关节病是常见的一种关节病变,其患病率随着年龄的增长而增高,女性比男性多发。骨性关节病以手的远端和近端指关节、膝关节、肘关节和肩关节及脊柱关节容易受累,而腕、踝关节较少发病。骨性关节病的主要病理改变为软骨退行性变性和消失,以及关节边缘韧带附着处和软骨下骨质反应性增生,形成骨赘。现代医学认为骨性关节病主要与患者年龄增大、内分泌紊乱有关,也可由外伤、姿势不正造成,遗传因素对本病也有一定影响。

【病因】

1. 原发性骨性关节病 发病原因至今尚不清楚。其发生和发展是一种长期、慢性、逐步渐进的病理过程,涉及全身及局部许多因素,可能是综合因素所致。诸多因素中有软骨营养、代谢异常、生物力学方面的应力平衡失调、生物化学的改变、酶对软骨基质的异常降解作用的累积性微小创伤等。

2. 继发性骨性关节病 本病是指由先天性畸形,如先天性髋关节脱位、创伤(如关节内骨折)、关节面后天性不平整(如骨的缺血性坏死)、关节不稳定(如韧带关节囊松弛等)、关节畸形引起的关节面对合不良(如膝内翻、膝外翻等),还有医源性因素,如长期不恰当地使用皮质激素等而引起的骨性关节病。骨性关节病发展到晚期,两种类型的临床表现、病理改变均可相同。

【病理生理】

最早期的病理变化发生在关节软骨。首先,关节软骨局部发生软化、糜烂,最后软骨下骨外露,继发骨膜、关节囊及关节周围肌肉的改变,从而使关节面上生物应力平衡失调,病变不断加重。

1. 关节软骨 关节镜检查时,正常的关节软骨呈淡蓝白色、透明、表面光滑、有弹性、边缘规整,在关节炎的早期,软骨表面为淡黄色,失去光泽,继而软骨表面粗糙,局部发生软化,失去弹性,胶原纤维变性。在关节活动时发生磨损,软骨可碎裂、脱落,软骨下骨质外露。显微镜下观,软骨基质失去均质性,胶原纤维显现,软骨细胞肿胀、崩解,软骨细胞的正常排列发生改变,软骨面糜烂、剥脱,软骨变薄。

2. 软骨下骨 软骨磨损最大的中央部位骨质密度增加,骨小梁增粗,呈象牙质改变,外围部位承受压力较小,软骨下骨骨质发生萎缩,出现囊性改变,由于骨小梁的过程吸收,囊腔扩大,周围发生成骨反应而形成硬化壁。在软骨的边缘或肌腱附着处,因血管增生,通过软骨内化骨形成骨赘,即所谓"骨刺"。骨赘若破裂或关节软骨剥脱,可形成关节内游离体。

3. 滑膜炎的病理改变有两种类型

(1)增殖型滑膜炎:大量的滑膜增殖、水肿、关节积液增多,肉眼观呈葡萄串珠样改变。

(2)纤维型滑膜炎:关节积液减少,葡萄串珠样改变大部分消失,被纤维组织所形成的条索状物代替。滑膜的改变不是原发病变,剥脱的软骨片及骨质增生刺激滑膜引起炎症,促进滑膜渗出。

4. 关节囊与周围的肌肉 关节囊可产生纤维变性和增厚,限制关节的活动,周围肌肉因疼痛产生保护性痉挛,关节活动受到进一步限制,可发生畸形(屈曲型或脱位)。

【临床表现】

骨性关节病的主要症状是疼痛,初期轻微钝痛,并不严重,以后逐渐加剧。活动多时,疼痛加剧,休息后好转,有的患者在静止或晨起时感到疼痛,稍微活动后减轻,称为休息痛,为软骨下骨充血所致。如果活动过量,因关节摩擦也可产生疼痛。疼痛有时与天气变化、潮湿受凉等因素有关。

患者常感到关节活动不灵活、僵硬,晨起或休息后不能立即活动,需经一定时间后才能解除僵硬状态,关节活动时有各种不同的响音如摩擦音等,有时可出现关节交锁。关节炎发展到一定程度,关节肿胀明显,特别是伴有滑膜炎时,关节内可有积液,主动或被动活动都受到限制。

体格检查显示关节肿胀,有中度渗液,膝关节浮髌试验阳性。髋关节增大内旋角度时,疼痛加重,这是由于内旋可使髋关节囊容积减小。关节周围肌萎缩,主动或被动活动时,关节伴有吱嘎音,有不同程度的活动受限和肌痉挛,严重时出现关节畸形,如膝内翻、髋关节 Thomas 征阳性,有时可触及关节内游离体。手指远侧指间关节侧方增粗,形成 Heberden 结节。

【诊断检查】

X 线片:关节间隙狭窄,关节边缘有骨赘形成,后期骨端变形,关节表面不平整,边缘骨质增生明显。软骨下骨有硬化和囊腔形成,伴滑膜炎时髌下脂肪垫模糊或消失。实验室检查:一般都在正常范围内,关节积液可见白细胞计数增高,偶见红细胞。

【治疗】

治疗骨性关节病时,随着年龄的增长,结缔组织退变老化,疾病的病理变化一般不可逆转,通过治疗阻断恶性循环,可以解除症状,增强关节稳定性,延缓病变发展的进程。

1. 一般疗法　注意休息,保护关节,避免过度活动或损伤,严重时应卧床休息,用器具固定,防止畸形,物理疗法可以缓解疼痛。

2. 药物治疗　非甾体消炎镇痛药物可以缓解疼痛。活血化瘀中草药内服,以及外部热敷、熏洗、浸泡等可缓解症状,延缓病程。关节内注射透明质酸钠,是利用流变学特性将其作为黏弹性物质的补充,起到润滑关节、保护关节软骨的作用,不应在关节内注射皮质激素类药物,虽然它可在短期内缓解症状,但对软骨的损害反而随注射次数增加而加重,值得注意。

3. 手术疗法　骨性关节病的晚期出现畸形或持续性疼痛,生活不能自理时,可行手术治疗,如膝内翻畸形可行胫骨上端高位截骨术,髋关节炎晚期可行截骨术等。依年龄、职业及生活习惯等可选用膝关节置换术、髋关节置换术等。

第八节　颈　椎　病

扫码看课件

任务引领

患者,女性,52 岁,教师,因颈背部酸困痛伴右肩关节酸痛两年入院。两年前,患者因长期伏案工作(每天 10 h)致枕部、整个颈背部、双侧肩胛骨脊柱缘酸、困、沉,头顶部发沉,记忆力减退,时有恶心、心悸、胸闷、双眼视物模糊、眼皮发紧、右肩关节痛。舌淡苔白,脉滑数。X 线检查:颈椎棘突交错,连线略右偏,C_2 和 C_3 椎间隙后缘略增宽,C_5 和 C_6 椎前缘增生,C_3 和 C_4、C_4 和 C_5、C_5 和 C_6 椎间隙变窄。

请完成以下任务:

请明确该患者的诊断及诊断依据。

颈椎病又称颈椎综合征,由于颈椎间盘变性导致病变节段不稳定,或外伤等因素造成椎间盘突出、骨质增生,刺激或压迫邻近的神经与其他组织,引起一系列临床症状。

【病因和病理】

颈椎活动度较大且活动较多,易发生慢性劳损,椎间盘及骨关节逐渐发生退行性变。此外,外伤后的继发性改变与年龄、内分泌因素也有关。主要的病理改变:①椎间盘突出与骨质增生,致椎间孔与椎管狭窄,刺激与压迫神经根、脊髓、椎动脉。②椎间盘变性,导致相应节段不稳定、骨质增生或加以其他因素,刺激交感神经,引起血管痉挛,从而影响脊髓及椎动脉血供。③外伤后软组织无菌性炎症反应,也可对神经及脊髓产生刺激。

【临床表现】

患者年龄多在中年以上,男性居多。好发部位依次为 $C_5 \sim C_6$、$C_6 \sim C_7$、$C_4 \sim C_5$,发病部位及病理变化不一,临床表现亦不同。根据受累组织和结构与临床表现的不同,将本病分为颈型、神经根型、脊髓型、椎动脉型、交感型。如果两种以上类型同时存在,称为混合型。其中,神经根型常见,脊髓型及椎动脉型次之。

1. 颈型　患者多较年轻,在颈部肌肉、韧带、关节囊急性和慢性损伤、椎间盘退化变性、椎体移位、小关节错位的基础上,机体受风寒侵袭、感冒、疲劳、睡眠姿势不当等,使颈项部某些肌肉、韧带、神经受牵拉或压迫所致。主要表现为颈项强直、疼痛,颈部活动受限或强迫体位。咳嗽或打喷嚏时症状加重。颈部活动时可闻及弹响音。

2. 神经根型 先有颈痛及颈部发僵,继而有肩痛及上肢放射痛。咳嗽、打喷嚏及颈部活动时,疼痛加剧。上肢有沉重感,握力减退,有时持物坠落。检查颈肩部有压痛,颈部活动受限。相应的神经根支配区出现感觉异常、肌力减退与腱反射改变。臂丛牵拉试验:检查者一手抵患者患侧头侧,另一手持患者患侧上肢外展,双手反向牵引,可诱发放射痛与麻木感。椎间孔压缩试验:患者头后仰并偏向患侧,检查者用手压迫头部,可诱发放射痛。颈椎 X 线正、侧位片可见颈椎生理前凸减小或消失、骨质增生、椎间隙变窄;斜位片可见椎间孔变形、缩小;过伸、过屈位片可见颈椎不稳。

3. 脊髓型 急性发病常由外伤性的椎间盘突出所致,可出现单瘫、截瘫或四肢瘫。多数起病缓慢,先有上肢症状,如手部发麻及活动不灵;或先有下肢症状如发麻及步态不稳,躯干有紧束感。膀胱和直肠功能障碍,如排尿无力、尿频、尿急、尿不尽、尿失禁或尿潴留等排尿障碍,大便秘结。性功能减退。检查:颈部多无体征。上肢或躯干出现节段性分布的浅感觉障碍,深感觉多正常,肌力下降。四肢肌张力增高;反射障碍:肱二头肌反射、肱三头肌反射、膝反射和跟腱反射早期活跃,后期减弱和消失。病理反射阳性,以霍夫曼反射阳性率为高,其次为髌、踝阵挛及巴宾斯基征。X 线片:椎管有效矢状径减小、椎体后缘明显骨赘形成、后纵韧带骨化等征象。椎管造影与脑脊液动力试验可显示椎管梗阻征象。脑脊液蛋白定量稍高于正常值。

4. 椎动脉型 常主诉头昏、眩晕,甚至猝倒;有时出现恶心、呕吐、视物不清、耳鸣、耳聋。当头颈部处于某一位置时,常可诱发上述表现。

5. 交感型 临床表现较复杂,常见的有偏头痛、枕后痛;视物不清、畏光、流泪、眼球发胀、眼睑下垂;耳鸣、听力障碍、面部发麻;皮肤易出汗或干燥;心律失常、心前区疼痛、血压增高等。

6. 混合型 常以某一类型为主,其他类型不同程度地合并出现,病变范围不同,其临床表现也各异。

【诊断】

主要根据临床表现及 X 线改变进行诊断。仅有 X 线改变而无临床表现者,不能诊断为颈椎病,只可视为颈椎退行性变。少数诊断困难者可做 CT、CTM 或 MRI 检查。

颈椎病应与颈部软组织损伤、胸廓出口综合征、肩周炎、脊髓肿瘤、脊髓空洞症、肌萎缩性侧索硬化、粘连性蛛网膜炎、后纵韧带骨化、神经官能症、心绞痛、胸部动脉硬化、耳源性眩晕等疾病相鉴别。

【治疗】

1. 非手术治疗 多数患者经非手术治疗效果良好,常用的方法如下。

(1) 颌枕带牵引:取坐位或卧位,头微屈(前倾 10°～20°)。重量从 3 kg 开始,可增至 12 kg,每次 10～30 min,每天 1 次。15～20 次为一个疗程。牵引后症状加重,不宜再用。脊髓型应慎用。

(2) 颈围制动:适用于病变节段不稳定患者,可缓解症状。脊髓型也可采用。

(3) 痛点及穴位封闭:可减轻症状,药物可选用当归、丹参注射液或 2% 普鲁卡因 4 mL 加泼尼松龙 25 mg,5～7 天 1 次。

(4) 推拿:①局部用手按压;②手法颈椎牵引;③旋扳手法复位;④按、揉手法以活血化瘀。推拿需有一定的临床经验。脊髓型不宜采用。

(5) 理疗:如低中频电疗、高频电疗、石蜡疗法、磁疗、超声波等可改善颈肩部血液循环,以减轻症状。

(6) 针灸:疏通经络,调整经络脏腑气血,防治疾病。

(7) 药物治疗:内服外用有舒筋活络、活血化瘀、消炎止痛作用的中西药。以白芍、赤芍、木瓜、甘草为主的方剂对减轻疼痛有效。

2. 手术治疗

适应证:①各型颈椎病经严格非手术治疗无效,症状严重者;②神经根与脊髓压迫症状逐渐加重或反复发作者。

术式:多数采用经前路椎间盘及椎体后骨赘切除加椎体间植骨术。对经前路手术后效果不佳、多个节段病变或椎管狭窄者,采用经后路全椎板切除减压或椎管扩大术。

【健康指导】

(1)正确认识颈椎病,树立战胜疾病的信心。

(2)卧床休息,适当进行颈椎保健操。

(3)改变生活方式,戒烟酒,纠正不良姿势,避免颈部受寒。

(4)选择合适的枕头,保持颈椎生理曲度。

扫码看课件

第九节 腰椎间盘突出症

任务引领

患者,男性,22岁,学生,腰痛并右下肢麻痛6个月。体格检查:跛行,右小腿肌肉萎缩,右小腿外侧、足背感觉减退,右直腿抬高试验(+)。影像学检查:腰椎侧弯,$L_4 \sim L_5$ 椎间盘突向右后并钙化,侧隐窝狭窄。

请完成以下任务:

通过学习,明确腰椎间盘突出症的主要临床表现及处理原则。

【定义】

腰椎间盘突出症:腰椎(尤其是 $L_4 \sim L_5$、$L_5 \sim S_1$、$L_3 \sim L_4$)的纤维环破裂和髓核组织突出压迫和刺激相应水平的一侧或双侧坐骨神经所引起的一系列症状和体征。

【病因及病理】

青春期后人体各种组织出现退行性变,其中椎间盘的变化发生较早,主要变化是髓核脱水,脱水后椎间盘失去其正常的弹性和张力,在此基础上由于较重的外伤或多次反复的不明显损伤,纤维环软弱或破裂,髓核即由该处突出。

髓核多从一侧(少数可同时在两侧)的侧后方突入椎管,压迫神经根而产生神经根受损伤征象;也可由中央向后突出,压迫马尾神经,造成大小便障碍。如纤维环完全破裂,破碎的髓核组织进入椎管,可造成广泛的马尾神经损害。由于下腰部负重大,活动多,故突出多发生于 $L_4 \sim L_5$ 与 $L_5 \sim S_1$ 间隙。

【临床表现及诊断】

1. 腰痛和一侧下肢放射痛 该病的主要症状。腰痛常发生于下肢痛之前,也可两者同时发生;大多有外伤史,也可无明确的诱因。疼痛具有以下特点。

(1)放射痛:沿坐骨神经传导,直达小腿内侧、后侧、外侧、足背或足趾。若为 $L_3 \sim L_4$ 间隙突出,因 L_4 神经根受压迫,产生向大腿前方的放射痛。

(2)一切使脑脊液压力增高的动作,如咳嗽、打喷嚏和排便等,都可加重腰痛和放射痛。

(3)活动时疼痛加剧,休息后减轻。卧床体位:多数患者采用侧卧位,并屈曲患肢;个别严重病例在各种体位均疼痛,只能屈髋屈膝跪在床上以缓解症状。合并腰椎管狭窄者常有间歇性跛行。

2. 脊柱侧弯畸形 主弯在下腰部,前屈时更为明显。侧弯的方向取决于突出髓核与神经根的关系,若突出位于神经根的前方,躯干一般向患侧弯曲。

3. 脊柱活动受限 髓核突出,压迫神经根,使腰肌呈保护性紧张,可发生于单侧或双侧。由于腰肌紧张,腰椎生理性前凸消失。脊柱前屈、后伸活动受限,前屈或后伸时可出现向一侧下肢的放射痛。侧弯受限往往只有一侧,据此可与腰椎结核或肿瘤鉴别。

4. 腰部压痛伴放射痛 椎间盘突出部位的患侧棘突旁有局限的压痛点,并伴有向小腿或足部的放射痛,此点对诊断有重要意义。

5. 直腿抬高试验阳性 由于个人体质的差异,该试验阳性无统一的度数标准,应注意两侧对比。患侧抬腿受限,并感到向小腿或足部的放射痛即为阳性。有时抬高健侧腿而患侧腿发生麻痛,系因患侧神经受牵拉引起,此点对诊断有较大价值。

6. 神经系统检查 $L_3 \sim L_4$ 突出(L_4 神经根受压)时,可有膝跳反射减退或消失,小腿内侧感觉减退。$L_4 \sim L_5$ 突出(L_5 神经根受压)时,小腿前外侧足背感觉减退,伸及第 2 趾肌力常有减退。L_5 与 S_1 间突出(S_1 神经根受压)时,小腿外后侧及足外侧感觉减退,第 3、4、5 趾肌力减退,跟腱反射减退或消失。神经压迫症状严重者患肢可有肌肉萎缩。

突出较大,或为中央型突出,或纤维环破裂、髓核碎片突出至椎管者,可出现较广泛的神经根或马尾神经损害症状,患侧麻木区常较广泛,可包括髓核突出平面以下患侧臀部、股外侧、小腿及足部。中央型突出往往双下肢均有神经损伤症状,但一侧较重;应注意检查鞍区感觉,常有一侧减退,有时两侧减退,常有小便失控、大便秘结、性功能障碍,甚至两下肢部分或大部分瘫痪。

7. 影像学检查 需拍腰骶椎的正、侧位片,必要时加照左、右斜位片。常有脊柱侧弯,有时可见椎间隙变窄,椎体边缘唇状增生。X 线征象虽不能作为确诊腰椎间盘突出症的依据,但可借此排除一些疾病,如腰椎结核、骨性关节病、骨折、肿瘤和脊椎滑脱等。重症患者或不典型的病例,在诊断有困难时,可考虑做脊髓碘油造影、CT 扫描和 MRI 检查等特殊检查,以明确诊断及突出部位。上述检查无明显异常的患者并不能完全排除腰椎间盘突出症。

大多数腰椎间盘突出症患者,根据临床症状或体征即可做出正确的诊断。主要的症状和体征:①腰痛合并坐骨神经痛,放射至小腿或足部,直腿抬高试验阳性;②在 $L_4 \sim L_5$ 或 $L_5 \sim S_1$ 棘间韧带侧方有明显的压痛点,同时有至小腿或足部的放射性痛;③小腿前外侧或后外侧皮肤感觉减退,趾肌力减退,患侧跟腱反射减退或消失。X 线片可排除其他骨性病变。

【鉴别诊断】

1. 腰椎后关节紊乱 相邻椎体的上、下关节突构成腰椎后关节,为滑膜关节,有神经分布。当后关节上、下关节突的关系不正常时,急性期可因滑膜嵌顿产生疼痛,慢性病例可产生后关节创伤性关节炎,出现腰痛。此种疼痛多发生于棘突旁 1.5 cm 处,可有向同侧臀部或大腿后的放射痛,易与腰椎间盘突出症相混淆。该病的放射痛一般不超过膝关节,且不伴有感觉、肌力减退及反射消失等神经根受损的体征。对鉴别困难的病例,可在病变的小关节突附近注射 2‰普鲁卡因 5 mL,如症状消失,则可排除腰椎间盘突出症。

2. 腰椎管狭窄症 间歇性跛行是最突出的症状,患者自诉步行一段距离后,下肢酸困、麻木、无力,必须蹲下休息后方能继续行走。骑自行车可无症状。患者主诉多而体征少也是重要特点。少数患者有根性神经损伤的表现。严重的中央型狭窄可出现大小便失禁,脊髓碘油造影和 CT 扫描等特殊检查可进一步确诊。

3. 腰椎结核 早期局限性腰椎结核可刺激邻近的神经根,造成腰痛及下肢放射痛。腰椎结核有结核病的全身反应,腰痛较剧烈,X 线片上可见椎体或椎弓根的破坏。CT 扫描对 X 线片不能显示的椎体早期局限性结核病病灶有独特作用。

4. 椎体转移瘤 疼痛加剧,于夜间加重,患者体质衰弱,可查到原发肿瘤。X 线片可见椎体溶骨性破坏。

5. 脊膜瘤及马尾神经瘤 此为慢性进行性疾病,无间歇好转或自愈现象,常有大小便失禁。脑脊液蛋白水平增高,奎氏试验显示梗阻。脊髓造影检查可明确诊断。

【治疗】

1. 非手术治疗 卧硬板床休息,腰围保护,一般 20～30 天。急性发作期,神经根水肿和无菌性炎症明显,禁用温热理疗;牵引力、时间严格控制;治疗前不宜饱食,以免腹胀,治疗后严格卧床。骶裂孔硬膜外注射适用于腰椎($L_4 \sim L_5$、$L_5 \sim S_1$)的椎间盘突出。

2. 手术治疗　适应证:①非手术治疗无效或复发,症状较重影响工作和生活者。②神经损伤症状明显、广泛,甚至继续恶化,疑有椎间盘纤维环完全破裂、髓核碎片突出至椎管者。③中央型腰椎间盘突出,有大小便功能障碍者。④合并明显的腰椎管狭窄者。

术前准备包括 X 线片定位,方法是在压痛、放射痛明显处用亚甲蓝画记号,用胶布在该处固定一金属标记,拍腰椎正位 X 线片供术中参考。

手术在局部麻醉下进行。切除患部的黄韧带及上、下部分椎板,轻缓地牵开硬脊膜及神经根,显露突出的椎间盘,用长柄刀环切突出部位的纤维环后取出,将垂体钳伸入椎间隙,去除残余的退化髓核组织,冲洗伤口,完全止血后缝合。操作必须细致,术中注意止血,防止神经损伤,术后椎管内注入庆大霉素预防椎间隙感染,闭合伤口前,放置橡皮管引流。

手术一般只显露一个椎间隙,但若术前诊断为两处髓核突出或一处显露未见异常,可再显露另一椎间隙。合并腰椎管狭窄者,除做椎间盘髓核摘除术外,应根据椎管狭窄情况做充分的减压。因采用椎板开窗法或椎板切除法进行手术,不影响脊柱的稳定性。术后 3 天下床活动,功能恢复较快,2～3 个月后即可恢复轻工作。术后半年内应避免重体力劳动。

【健康教育】

保持正确的姿势,避免久坐;日常生活中注意保护背部,减少背负重物,不让腰椎承受过多重力压迫;适当运动以改善及预防腰椎间盘突出症的症状。

(蔡姗姗)

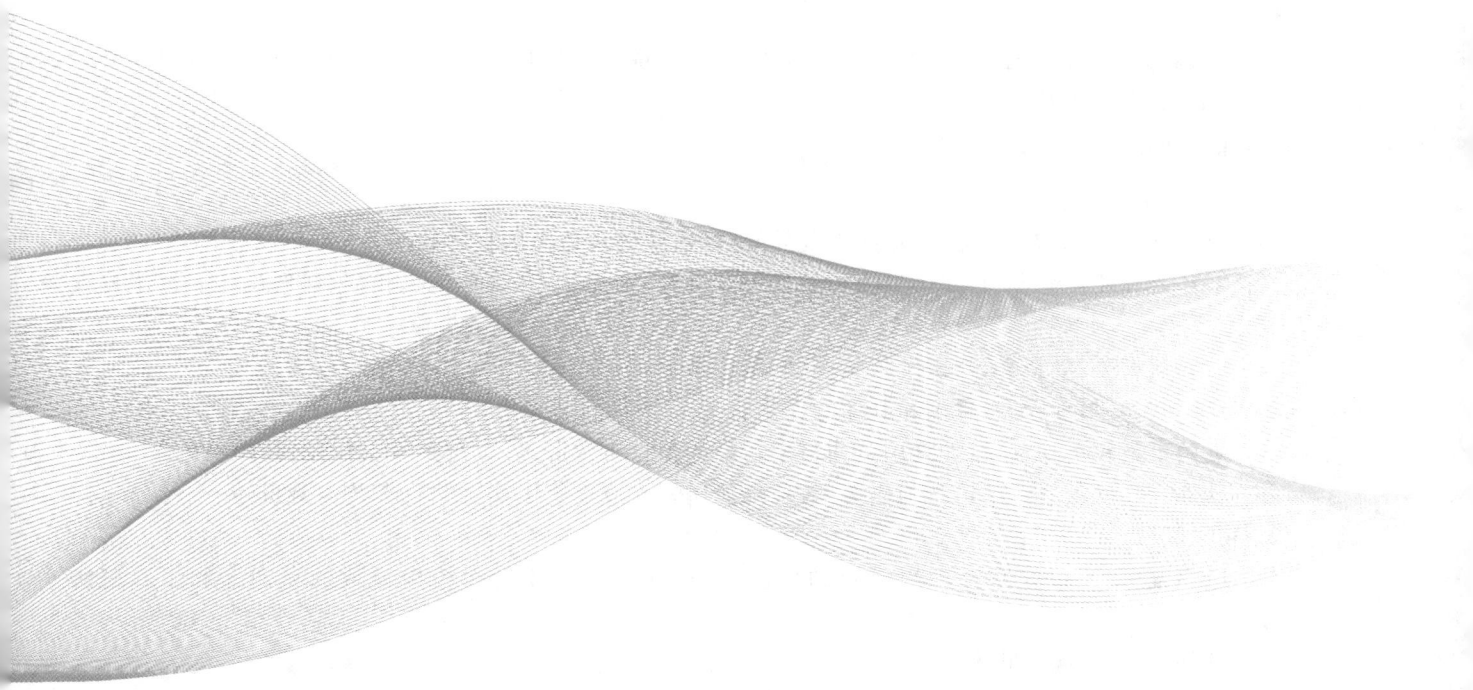

第五篇

其他疾病

QITAJIBING

第二十三章 恶 性 肿 瘤

学 习 目 标

1. 识记　能够准确说出肿瘤的主要临床表现;能简要描述肿瘤的发病原因及临床分期;能够准确说出肿瘤的治疗方案。
2. 理解　能够用自己的语言描述典型肿瘤的临床表现;明确典型病例的临床特点,并可分析其异常改变的原因。
3. 应用　能够自觉将医疗规范与康复健康理念贯穿于疾病治疗的全过程;能运用所学的知识与技能协助主治医生对患者的疾病康复进行指导;能够自觉地将肿瘤的三级预防应用于现实生活中。

第一节　概　　论

肿瘤是机体中正常细胞在不同的始动和促进因素长期作用下,所产生的增生与异常分化所形成的新生物。根据对人体的影响,肿瘤可分为良性与恶性。恶性肿瘤为男性第二位死因,女性第三位死因。我国最常见的恶性肿瘤在城市依次为肺癌、胃癌、肝癌、肠癌与乳腺癌,在农村为胃癌、肝癌、肺癌、食管癌、肠癌。

【病因】

恶性肿瘤的病因尚未完全了解。目前认为肿瘤是环境与宿主内、外因素交互作用的结果,如环境因素、遗传、内分泌与免疫机制等。

（一）环境因素

1. 化学因素

（1）烷化剂:如有机农药、硫芥、乙酯杀螨醇等,可致肺癌及造血器官肿瘤等。

（2）多环芳香烃类化合物:如煤焦油中的3,4-苯并芘,与煤烟垢、煤焦油、沥青等接触的工人易患皮肤癌与肺癌。

（3）氨基偶氮类:染料类,易诱发膀胱癌、肝癌。

（4）亚硝胺类:与食管癌、胃癌和肝癌的发生有关。

（5）真菌毒素和植物毒素:如食用黄曲霉素污染的粮食可致肝癌,也可致肾、胃与结肠的腺癌。

（6）其他:金属（镍、铬等）可致肺癌等,氯乙烯能诱发人肝血管肉瘤,DDT、苯均可致肝癌。

2. 物理因素

（1）电离辐射:X射线防护不当所致的皮肤癌、白血病等。放射性粉尘导致的骨肉瘤和甲状腺肿瘤等。

（2）紫外线:可引起皮肤癌。

（3）其他：如幼儿皮肤深瘢痕、皮肤慢性溃疡可致皮肤鳞癌；石棉纤维与肺癌有关；滑石粉与胃癌有关。

3. 生物因素　主要为病毒，如 EB 病毒与鼻咽癌、Burkitt 淋巴瘤相关；单纯疱疹病毒、乳头瘤病毒反复感染与宫颈癌有关；C 型 RNA 病毒与白血病、霍奇金淋巴瘤有关；乙型肝炎病毒与肝癌有关；幽门螺杆菌与胃癌相关。

（二）机体因素

1. 遗传因素　癌症具有遗传易感性，如乳腺癌、胃癌、食管癌、肝癌、鼻咽癌患者有家族史。

2. 内分泌因素　如雌激素和催乳素与乳腺癌有关、雌激素与子宫内膜癌有关。

3. 免疫因素　先天或后天免疫缺陷者易发生恶性肿瘤，如获得性自身免疫性疾病（艾滋病）易患恶性肿瘤。

【病理】

1. 恶性肿瘤的发生和发展过程　包括癌前期、原位癌及浸润癌三个阶段。一般情况下，致癌因素作用 30～40 年，经 10 年左右发展为原位癌。原位癌历时 3～5 年，在促癌因素作用下发展为浸润癌。浸润癌的病程一般为 1 年左右。

2. 肿瘤细胞的分化　根据细胞分化水平不同，分为高分化、中分化与低分化（或未分化）。

3. 转移方式　包括直接蔓延、淋巴或血行转移及种植三大类。

4. 免疫学特征　肿瘤免疫是指具有直接或间接消融肿瘤细胞的免疫效应功能，分为固有和获得性两类。

【临床表现】

肿瘤的临床表现取决于肿瘤的性质、组织、所在部位及发展程度。一般早期多无明显症状，但具有特定功能的器官或组织可有明显的症状，如肾上腺髓质的嗜铬细胞瘤早期可出现高血压，胰岛细胞肿瘤伴有低血糖。

（一）局部表现

1. 肿块　位于体表或浅在的肿瘤，肿块常是第一症状。良性者多生长慢，恶性者则快，且可出现相应的转移灶，如肿大淋巴结、骨和内脏的结节与肿块等表现。

2. 疼痛　出现局部刺痛、跳痛、灼热痛、隐痛或放射痛，常难以忍受，尤以夜间更明显。空腔脏器肿瘤可致痉挛，产生绞痛。

3. 溃疡　体表或胃肠道的肿瘤，若发生继发坏死或感染可致溃烂。恶性者常呈菜花状，或肿块表面有溃疡，可有恶臭及血性分泌物。

4. 出血　累及上消化道者可有呕血或黑便，累及下消化道者可有黑便或黏液血便，肺癌可并发咯血或血痰。

5. 梗阻　胰头癌、胆管癌可合并黄疸，胃癌伴幽门梗阻可致呕吐，肠肿瘤可致肠梗阻。

6. 浸润与转移　良性肿瘤多为外生性或膨胀生长，挤压周围纤维组织，形成纤维包绕，呈假包膜，需彻底切除。恶性肿瘤主要呈浸润性生长，肿瘤沿组织间隙、神经纤维间隙或毛细淋巴管、血管扩展，界限不分明。

（二）全身症状

良性及早期恶性肿瘤多无明显的全身症状，或仅有贫血、低热、消瘦、乏力等。恶病质常是恶性肿瘤晚期全身衰竭的表现，消化道肿瘤出现得较早。

【诊断】

（一）病史

1. 年龄　儿童肿瘤多为胚胎性肿瘤或白血病；青少年肿瘤多为肉瘤，如骨、软组织及淋巴造血系统肉瘤;癌多发生于中年以上。

2. 病程 良性者病程较长,恶性者病程较短,但良性有恶变时可表现出增长迅速。低度恶性肿瘤发展较慢,老年患者发展相对较慢,儿童患者发展迅速。

3. 个人史及既往史 有癌前病变或相关疾病病史;有吸烟、长期饮酒、饮食习惯不良或与职业因素有关的接触与暴露史;有些肿瘤有家族多发史或遗传史。

(二)体格检查

除进行常规体格检查外,对于肿瘤转移多见部位如颈、腹股沟淋巴结不可疏漏。

1. 肿块的部位 炎症、增生、畸形或肿瘤等均可致肿块,应加以鉴别。

2. 肿块的性质 包括大小、外形、软硬度、表面温度、血管分布、有无包膜及活动度。良性者大多有包膜,质地同相应的组织;恶性者多无包膜,生长迅速、扩展快,局部紧张,质硬,浸润生长者边界不清且肿块固定。

3. 区域淋巴结或转移灶的检查 乳腺癌检查腋下与锁骨上淋巴结;咽部肿瘤需自上而下检查颈部深群淋巴结;肛管或阴道癌需检查腹股沟淋巴结。

(三)实验室检查

1. 常规检查 包括血、尿及粪便常规。

2. 肿瘤标志物检测 如甲胎蛋白(AFP)、前列腺特异抗原(PSA)等。

3. 基因诊断 利用核酸中碱基排列具有极严格的特异性序列做出诊断。

(四)影像学检查

应用 X 线、超声波、各种造影、核素、计算机 X 线断层扫描(CT)、磁共振显像(MRI)等。

(五)内镜检查

应用内镜直接观察脏器及其变化,并可取细胞或组织行病理学检查诊断。常用的有食管镜、胃镜、纤维肠镜、直肠镜、乙状结肠镜、气管镜、腹腔镜、纵隔镜、膀胱镜及阴道镜、子宫镜等。

(六)病理形态学检查

病理形态学检查为目前确定肿瘤直接而可靠的依据,包括细胞学与组织学两部分。

1. 临床细胞学检查 可取材体液自然脱落细胞、黏膜细胞、细针穿刺涂片或超声导向穿刺涂片。

2. 病理组织学检查 经小手术能完全切除者行切除送检;位于深部或体表较大而完整者行超声或CT 导向下穿刺活组织检查,或手术中切取组织做快速切片诊断。

【肿瘤分期】

为了合理制订治疗方案,正确地评价治疗效果、判断预后,国际抗癌组织提出了 TNM 分期法。T 是指原发肿瘤,N 为淋巴结,M 为远处转移。再根据肿块程度在字母后标以 0~4 的数字,表示肿瘤发展程度。1 代表小,4 代表大,0 为无。以此三项决定其分期,不同的 TNM 组合诊断为不同的期别,在临床上无法判断肿瘤体积时则以 Tx 表达。

【治疗】

良性肿瘤及临界性肿瘤以手术切除为主。恶性肿瘤为全身性疾病,常伴浸润与转移,采用综合治疗方案,在控制原发病灶后进行转移灶治疗。

(一)手术治疗

手术治疗是最有效的治疗方法,包括根治手术、扩大根治术、对症手术或姑息手术及激光手术切割或激光气化治疗。

(二)抗癌药物疗法(简称化疗)

目前已能单独应用化疗治愈绒毛膜上皮癌、睾丸精原细胞瘤、Burkitt 淋巴瘤、急性淋巴细胞白血病等。

（三）放射疗法（简称放疗）

放疗包括外照射（用各种治疗机）与内照射（如组织内插植镭针）。各种肿瘤对放射线的敏感性不一，可归纳为三类：①高度敏感：淋巴造血系统肿瘤、性腺肿瘤、多发性骨髓瘤、肾母细胞瘤等低分化肿瘤。②中度敏感：鳞状上皮癌及一部分未分化癌。③低度敏感：胃肠道腺癌、软组织及骨肉瘤。

放疗的不良反应为骨髓抑制（白细胞减少、血小板减少）、皮肤黏膜改变及胃肠道反应等。治疗必须常规检测白细胞及血小板，发现白细胞计数降至 $3\times10^9/L$，血小板计数降至 $80\times10^9/L$ 时须暂停治疗。

（四）其他疗法

其他疗法包括直接注射药物、介入疗法、定向疗法、温热疗法、中医药疗法、冷冻疗法等。

【预防】

癌症的预防分为一级预防、二级预防及三级预防。一级预防的目的是降低癌症的发病率，应加强饮食管理和生活方式管理；二级预防的目的则是降低癌症的死亡率，坚持早期发现、早期诊断与早期治疗；三级预防即诊断与治疗后的康复，提高生存质量及减轻痛苦、延长生命，可采用癌症三级止痛阶梯治疗方案。

第二节 肺 癌

扫码看课件

任务引领

患者，男性，60岁。因咳嗽、痰中带血丝于当地医院就诊，无其他不适主诉，既往体健，否认结核病病史，吸烟史40年，每天1~2包，体格检查无特殊。胸部CT检查示右肺上叶后段周围型结节，直径1.5 cm，毛刺征，纵隔淋巴结阴性。当地医院考虑"结核病（陈旧性？）"，未做进一步检查，单纯抗感染治疗后患者回家，未嘱其复查。其后咯血症状反复，7个月后复查胸部CT示病变增大至直径为4 cm，局部侵犯壁层胸膜。手术探查证实其为右肺上叶鳞状细胞癌，行根治术。

请完成以下任务：

1. 通过学习，请归纳与总结肺癌的主要临床表现。

2. 请简单描述肺癌常规检查项目。

原发性支气管肺癌简称肺癌。肿瘤细胞源于支气管黏膜或腺体，常有区域性淋巴结转移和血行转移，早期常有刺激性咳嗽、痰中带血等呼吸道症状。肺癌为当前世界各地最常见的恶性肿瘤之一。

【病因和发病机制】

病因和发病机制迄今尚未明确。一致认为肺癌的发病与下列因素有关。

1. 吸烟 肺癌的重要危险因素，吸烟者的肺癌死亡率比不吸烟者高。

2. 职业致癌因子 导致人类罹患肺癌的职业因素包括石棉、无机砷化合物、二氯甲醚、铬及其化合物、镍、氡、芥子气、氯乙烯、煤烟、焦油和石油中的多环芳烃、烟草的加热产物等。

3. 空气污染 包括室内小环境污染和室外大环境污染。

4. 电离辐射 大剂量电离辐射可引起肺癌。

5. 饮食与营养 摄取的食物中维生素A的含量较少或血清维生素A含量较低时，患肺癌的危险性增高。

6. 其他 结核、病毒感染、真菌毒素（黄曲霉素）、机体免疫功能低下、内分泌失调及家族遗传等因素，对肺癌的发生也起一定的综合作用。

【病理及分类】

（一）按解剖学部位分类

1. 中央型肺癌 发生在段支气管至主支气管的肿瘤称为中央型肺癌，约占 3/4，以鳞状上皮细胞癌和小细胞未分化癌较多见。

2. 周围型肺癌 发生在段支气管以下的肿瘤称为周围型肺癌，约占 1/4，以腺癌较为多见。

（二）按组织病理学分类

1. 非小细胞肺癌（NSCLC） ①鳞状上皮细胞癌：以中央型肺癌多见。②腺癌：包括腺泡状腺癌、乳头状腺癌、细支气管-肺泡细胞癌等。③大细胞癌：包括巨细胞癌、透明细胞癌。④其他：如腺鳞癌、类癌、支气管腺体癌（腺样囊性癌、黏液表皮样癌）等。

2. 小细胞肺癌（SCLC） 包括燕麦细胞型、中间细胞型、复合燕麦细胞型。癌细胞多为类圆形或菱形，胞质少，类似淋巴细胞。胞质内含有神经内分泌颗粒，具有内分泌和化学受体功能，可引起类癌综合征。

【临床表现】

（一）由原发肿瘤引起的症状和体征

1. 咳嗽 常见的早期症状，肿瘤在气管内可有刺激性干咳或咳少量黏液痰。细支气管肺泡细胞癌可有大量黏液痰。肿瘤引起支气管狭窄，咳嗽加重，多为持续性，且呈高调金属音。有继发感染时痰量增加，且呈黏液脓性。

2. 咯血 中央型肺癌多见，多为痰中带血或间断血痰，常不易引起患者的重视而延误早期诊断。如侵蚀大血管，则可引起大咯血。

3. 喘鸣 由于肿瘤引起支气管部分阻塞，约 2% 的患者可引起局限性喘鸣。

4. 胸闷、气短 当有下述情况时可出现：①肿瘤引起支气管狭窄，特别是中央型肺癌；②肿瘤转移到肺门淋巴结，肿大的淋巴结压迫主支气管或隆突；③转移至胸膜引发大量胸腔积液；④转移至心包，引发心包积液；⑤有膈麻痹、上腔静脉阻塞及肺部广泛受累时，如果原有慢性阻塞性肺疾病或并发自发性气胸，则胸闷、气短更为严重。

5. 体重下降 肿瘤发展到晚期，由于肿瘤毒素和消耗，以及感染、疼痛所致的食欲减退，可表现为消瘦或恶病质。

6. 发热 肿瘤组织坏死可引起发热，多数发热是由于肿瘤引起的继发性肺炎所致，抗生素治疗效果不佳。

（二）肿瘤局部扩展引起的症状和体征

1. 胸痛 约有 30% 的肿瘤直接侵犯胸膜、肋骨和胸壁，可引起不同程度的胸痛。若肿瘤位于胸膜附近，则产生不规则的钝痛或隐痛，疼痛于呼吸、咳嗽时加重。肿瘤压迫肋间神经时胸痛可累及其分布区。

2. 呼吸困难 肿瘤压迫大气道，可出现呼吸困难。

3. 咽下困难 肿瘤侵犯或压迫食管，可引起咽下困难，还可引起气管-食管瘘。

4. 声音嘶哑 肿瘤直接压迫或转移致纵隔淋巴结增大，压迫喉返神经（多见于左侧），可发生声音嘶哑。

5. 上腔静脉阻塞综合征 肿瘤侵犯纵隔压迫上腔静脉时，上腔静脉回流受阻，产生面部、颈部和上肢水肿以及胸前部淤血和静脉曲张，可引起头痛、头昏或眩晕。

6. Horner 综合征 位于肺尖部的肺癌称为肺上沟癌，可压迫颈部交感神经，引起患侧眼睑下垂、瞳孔缩小、眼球内陷，同侧额部与胸壁无汗或少汗。也常有肿瘤压迫臂丛神经造成以腋下为主、向上肢内侧放射的火灼样疼痛，在夜间尤甚。

（三）肺外转移引起的症状和体征

1. 转移至中枢神经系统　可发生头痛、呕吐、眩晕、复视、共济失调、定向力和语言障碍。此外还可有脑病、小脑皮质变性、外周神经病变、肌无力及精神症状。严重时可出现颅内高压的症状。

2. 转移至骨骼　特别是转移至肋骨、脊椎、骨盆时，可有局部疼痛和压痛。

3. 转移至肝　可有厌食、肝区疼痛、肝大、黄疸和腹腔积液等。

4. 转移至淋巴结　锁骨上淋巴结是肺癌转移的常见部位，可以无任何症状。

（四）癌作用于其他系统引起的肺外表现

癌作用于其他系统引起的肺外表现包括内分泌、神经肌肉、结缔组织、血液系统和血管的异常改变，又称伴癌综合征。

1. 肥大性肺性骨关节病　多侵犯上、下肢长骨远端，发生杵状指（趾）和肥大性骨关节病。前者具有发生指（趾）端疼痛、甲床周围环绕红晕的特点。两者常同时存在，多见于鳞癌。

2. 男性乳房发育　分泌促性腺激素引起，常同时伴有肥大性肺性骨关节病。

3. 库欣综合征　分泌促肾上腺皮质激素样物引起。

4. 抗利尿激素分泌失调综合征（SIADH）　分泌抗利尿激素，可引起稀释性低钠血症，表现为食欲不佳、恶心、呕吐、乏力、嗜睡、定向障碍等水中毒症状。

5. 神经肌肉综合征　包括小脑皮质变性、脊髓小脑变性、周围神经病变、重症肌无力和肌病等。发生于肿瘤出现前数年，也可与肿瘤同时发生；在手术切除后尚可发生，或原有的症状无改变。多见于小细胞未分化癌。

6. 高钙血症　肺癌骨转移致骨骼破坏或分泌异生性甲状旁腺样激素，导致血钙升高，多见于鳞癌。表现为恶心、呕吐、嗜睡、烦渴、多尿和精神紊乱等症状。

【影像学及其他检查】

1. 胸部普通 X 线检查　发现肿瘤最重要的方法之一。

2. 计算机 X 线断层扫描（CT）　能够显示一些普通 X 线检查所不能发现的病变，包括小病灶和位于心脏后、脊柱旁、肺尖、近膈面及肋骨头部位的病灶。CT 检查还可显示早期肺门和纵隔淋巴结肿大。CT 检查更易识别肿瘤有无侵犯邻近器官。

3. 磁共振成像（MRI）　MRI 检查对肺癌的诊断价值基本与 CT 检查相似，但 MRI 检查在明确肿瘤与大血管之间的关系上优于 CT 检查，而在发现小病灶（<5 mm）方面则不如 CT 检查。

4. 痰脱落细胞检查　痰脱落细胞检查的阳性率取决于标本是否符合要求、病理医生的水平、肿瘤的类型以及送检标本的次数（以 3～4 次为宜）等因素。

5. 纤维支气管镜检查（简称纤支镜检）　纤支镜检可获取组织供组织学诊断。对位于近端气管内可视的肿瘤，经纤支镜刷检结合钳夹活检的阳性率为 90%～93%。

6. 经胸壁细针穿刺活检　比纤支镜检更可靠。通常在 X 线或超声引导下进行，如果病灶在大血管附近，在 CT 引导下进行更好。常见的并发症是气胸。

7. 肿瘤标志物检查　肺癌标志物很多，对肺癌诊断有一定帮助，但缺乏特异性。

【诊断要点】

肺癌的治疗效果与肺癌的早期诊断密切相关。一般依靠详细的病史询问、体格检查和有关辅助检查进行综合判断，80%～90%的患者可以得到确诊。

对 40 岁以上长期重度吸烟者，有下列情况之一，应作为可疑对象进行筛查：①无明显诱因的刺激性咳嗽持续 2～3 周，治疗无效；②原有慢性呼吸道疾病，咳嗽性质改变；③持续或反复在短期内痰中带血，无其他原因可解释；④反复发作的同一部位肺炎，特别是肺段性肺炎；⑤原因不明的肺脓肿，无中毒症状，无大量脓痰，无异物吸入史，抗感染治疗效果不显著；⑥原因不明的四肢、关节疼痛及杵状指（趾）；⑦X 线片上有局限性肺气肿或段、叶性肺不张；⑧孤立性圆形病灶和单侧性肺门阴影增大；⑨原有肺结核病灶已稳定，而形态或性质发生改变;⑩无中毒症状的胸腔积液,尤其是血性、进行性增加时。影像学检查是发现肺癌常用而有价值的方法,细胞学和病理学检查是确诊肺癌的必要手段。

【治疗原则和药物治疗要点】

（一）治疗原则

1. 非小细胞肺癌 早期患者以手术治疗为主;可切除的局部晚期患者可采取化疗、手术治疗、放疗结合的方法,不可切除的局部晚期患者可采取化疗与放疗联合治疗;远处转移的晚期患者以姑息治疗为主。

2. 小细胞肺癌 以化疗为主,辅以手术治疗和(或)放疗。

（二）治疗方法

1. 手术治疗 局限性肿瘤切除术的疗效相当于广泛切除者,一般推荐肺叶切除术和楔形切除等范围更小的手术,常用于外周性病变患者或肺功能差者。

2. 放疗 放疗可分为根治性和姑息性两种。根治性放疗用于病灶局限且因解剖原因不便手术者,若辅以化疗,则可提高疗效。姑息性放疗的作用在于抑制肿瘤的发展,延迟肿瘤扩散和缓解症状。放疗对小细胞肺癌效果较好,其次为鳞癌和腺癌,其放射剂量以腺癌最大、小细胞肺癌最小。对全身情况太差,有严重心、肺、肝、肾功能不全者应列为禁忌。

3. 生物反应调节剂(BRM) BRM为小细胞肺癌提供了一种新的治疗手段,如小剂量干扰素间歇疗法。转移因子、左旋咪唑、集落刺激因子(CSF)在肺癌的治疗中都能增加机体对化疗、放疗的耐受性,提高疗效。

4. 中医药治疗 有许多单方及复方在肺癌的治疗中可与西药治疗起协同作用,减少患者对放疗、化疗的反应,提高机体的抗病能力,在巩固疗效和促进、恢复机体功能中起辅助作用。

【健康指导】

（1）积极宣传和采取有效措施,减少或避免吸入含有致癌物质污染的空气和粉尘。

（2）禁止在公共场所吸烟,加强有害粉尘作业的防护。

（3）对高发疾病人群进行重点普查,早期发现、及时治疗。

扫码看课件

第三节 胃 癌

任务引领

患者,男,52岁。2个月前开始出现上腹部隐痛不适,进食后明显,伴饱胀感,食欲逐渐下降,无明显恶心、呕吐及呕血,当地医院按胃炎进行治疗,稍好转。近半个月自觉乏力,体重较2个月前下降3 kg。近日大便色黑。来我院就诊,查2次粪便隐血试验(＋),查血Hb 96 g/L,为进一步诊治收入院。

既往:吸烟史20年,10支/天,其兄死于消化道肿瘤。

查体:一般状况尚可,浅表淋巴结未触及肿大,皮肤无黄染,结膜甲床苍白,心肺未见异常,腹平坦,未见胃肠型及蠕动波,腹软,肝脾未触及,腹部未触及包块,剑突下区域深压痛,无肌紧张,移动性浊音(一),肠鸣音正常,直肠指检未及异常。

辅助检查:上消化道造影示胃窦小弯侧约2 cm大小龛影,位于胃轮廓内,周围黏膜僵硬、粗糙,腹部超声检查未见肝异常,胃肠部分检查不满意。

请完成以下任务：

1. 通过学习,请归纳与总结胃癌的主要临床表现。
2. 请简单描述胃癌常规检查项目。

胃癌是人类常见的恶性肿瘤,居全球癌症死亡率的第二位。男性胃癌的发病率和死亡率均高于女性,男女之比约为 2∶1。发病年龄以中老年居多,55～70 岁为高发年龄段。

【病因和发病机制】

（一）病因

1. 环境和饮食因素　硝酸盐过多、微量元素比例失调或化学污染可直接或间接经饮食途径参与胃癌的发生。亚硝酸盐类为致癌物质,长期作用于胃黏膜将导致癌变。

2. 幽门螺杆菌感染　诱发机制如下：①幽门螺杆菌导致的慢性炎症有可能成为一种内源性致突变原;②幽门螺杆菌可以还原亚硝酸盐,N-亚硝基化合物是公认的致癌物。

3. 遗传因素　胃癌有明显的家族聚集倾向。

4. 癌前状态　癌前疾病如慢性萎缩性胃炎、胃息肉、胃溃疡、残胃炎癌变和癌前病变肠型化生、异型增生可发展成胃癌。

（二）病理改变

胃癌的好发部位依次为胃窦、贲门、胃体、全胃或大部分胃。胃癌根据其进程可分为早期胃癌和进展期胃癌。

胃癌根据腺体的形成及黏液分泌能力分为管状腺癌、黏液腺癌、髓样癌、弥散型癌;根据癌细胞分化程度分为高度分化胃癌、中度分化胃癌和低度分化胃癌;根据肿瘤起源分为肠型胃癌、弥漫型胃癌;根据肿瘤生长方式分为膨胀型肿瘤、浸润型肿瘤。

（三）侵袭与转移

胃癌有四种扩散方式,包括直接蔓延、淋巴结转移、血行播散和种植转移。

【临床表现】

（一）早期胃癌

多无症状,或者仅有一些非特异性消化道症状,无明显体征。

（二）进展期胃癌

早期出现上腹痛,常同时伴有食欲减退、厌食、体重减轻,进食或服用抑酸药不缓解。贲门癌累及食管下段时可出现吞咽困难;并发幽门梗阻时可有恶心、呕吐;溃疡型胃癌出血时可引起呕血或黑便,继之出现贫血。胃癌转移至肝可引起右上腹痛、黄疸和（或）发热;转移至肺可引起咳嗽、呃逆、咯血;累及胸膜可产生胸腔积液而发生呼吸困难。肿瘤侵及胰腺时,可出现背部放射性疼痛。

进展期在上腹部可触及肿块,有压痛,肿块多位于上腹偏右相当于胃窦处。如：转移至肝可使其肿大及出现黄疸,甚至出现腹腔积液;侵犯门静脉或脾静脉时有脾大;有远处淋巴结转移时可触及 Virchow 淋巴结,质硬,不活动。

（三）并发症

1. 出血　约 5% 可发生大出血,表现为呕血和（或）黑便,偶为首发症状。

2. 贲门或幽门梗阻　病变位于贲门或胃窦近幽门部时常发生。

3. 穿孔　较良性溃疡少见,多见于幽门前区的溃疡型胃癌。

【实验室检查及其他检查】

（一）实验室检查

缺铁性贫血较常见。肝功能异常提示可能有肝转移。粪便隐血试验常呈持续阳性,有辅助诊断意义。

（二）内镜检查

内镜检查结合黏膜活检是目前最可靠的诊断手段。对于早期胃癌,内镜检查更是最佳的诊断方法。

（三）超声内镜（EUS）

EUS 是将超声探头引入内镜的一种检查,能判断胃内或胃外的肿块,观察肿瘤浸润胃壁的深度,对肿瘤浸润深度的判断准确率可达 90%,有助于区分早期和进展期胃癌,还能了解有无局部淋巴结转移,可作为 CT 检查的重要补充。

（四）X 线钡餐检查

应用气钡双重对比法、压迫法和低张造影技术,能更清楚地显示黏膜结构,有助于发现微小病变。进展期胃癌 X 线诊断率可达 90% 以上。

【诊断要点】

胃癌的诊断主要依据内镜检查加活检以及 X 线钡餐。早期诊断是根治胃癌的前提。出现下列情况应及早和定期做胃镜检查:①40 岁以上,特别是男性,近期出现消化不良、呕血或黑便者;②慢性萎缩性胃炎伴胃酸缺乏,有肠化生或不典型增生者;③良性溃疡但胃酸缺乏者;④胃溃疡经正规治疗 2 个月无效,X 线钡餐提示溃疡增大者;⑤X 线检查发现大于 2 cm 的伪息肉,应进一步做胃镜检查者;⑥胃切除术后 10 年以上者。

【治疗原则和药物治疗要点】

（一）手术治疗

外科手术切除加区域淋巴结清扫是目前唯一可能治愈胃癌的手段。

（二）内镜下治疗

早期胃癌可在内镜下行高频电凝切除术。由于早期胃癌可能有淋巴结转移,故需对癌变的息肉进行病理检查,若癌变累积到根部或表浅型肿瘤侵袭到黏膜下层,需追加手术治疗。

（三）化学治疗

化疗分为术前、术中、术后化疗,其目的是消灭残存癌灶及防止复发和转移。早期胃癌且不伴有任何转移灶者,手术后一般不需要化疗;晚期胃癌化疗的主要作用是缓解症状,改善生存质量。

（四）其他治疗

高能量静脉营养可改善患者体质,以利于其耐受手术和化疗。生物治疗成为关注的热点,包括某些药物、细胞因子、基因治疗等。

【健康指导】

（1）多吃新鲜蔬菜和水果,少吃腌制品。

（2）对有胃癌发生高危因素者如中度至重度萎缩、中度至重度肠化生、不典型增生、有胃癌家族史等应给予幽门螺杆菌根除治疗。

（3）在胃癌高发地区对高危人群定期普查。

第四节　大　肠　癌

任务引领

　　患者,女,49岁,大便次数增加、带血3个月。3个月前无明显诱因出现排便次数增多,3~6次/天,不成形,间断带暗红色血迹。有中、下腹痛,无明显腹胀及恶心、呕吐。无发热,进食尚可。近来出现明显乏力,体重下降约4 kg,为进一步诊治收入院。

　　既往体健,家族中无类似疾病患者。

　　体格检查:T 37.2 ℃,P 78次/分,R 18次/分,BP 120/80 mmHg。

　　一般状况稍差,皮肤无黄染,结膜苍白,浅表淋巴结未触及肿大。心肺无明确病变。腹平坦,未见胃肠型及蠕动波,腹软,无压痛,无肌紧张,肝脾未触及。右下腹可触及约4 cm×8 cm的质韧包块,可推动,边界不清,移动性浊音(一),肠鸣音大致正常,直肠指诊未及异常。

　　辅助检查:粪便隐血试验(+),血 WBC $4.6×10^9$/L,Hb 86 g/L,入院后查血 CEA 42 ng/mL。

　　请完成以下任务:

　　1. 通过学习,请归纳与总结大肠癌的主要临床表现。

　　2. 请简单描述大肠癌常规检查项目。

　　大肠癌包括结肠癌与直肠癌,是常见的恶性肿瘤。其发病率在世界不同地区差异很大,以北美洲、大洋洲最高,欧洲居中,亚非地区较低。我国南方地区,特别是东南沿海地区明显高于北方地区。

【病因】

1. 环境因素　大肠癌的发病与饮食因素关系密切,一般高脂肪饮食与食物纤维不足是主要相关因素。

2. 遗传因素　分为遗传性(家族性)和非遗传性(散发性)两种。前者如家族性结肠息肉综合征和家族遗传性非息肉病大肠癌。后者主要是由环境因素引起基因突变。

3. 其他高危因素　大肠息肉(腺瘤性息肉)、炎症性肠病、胆囊切除术后大肠癌发病率增高。

【临床表现】

直肠癌以男性较多见。大肠癌起病隐匿,早期常仅见粪便隐血试验阳性,随后出现下列临床表现。

1. 排便习惯与粪便性状改变　常为本病最早出现的症状,多以血便为突出表现。痢疾样脓血便常伴里急后重。有时表现为顽固性便秘,大便形状变细;也可表现为腹泻,或腹泻与便秘交替,大便无明显黏液脓血,多见于右侧大肠癌。

2. 腹痛　也是本病的早期症状,多见于右侧大肠癌,表现为右腹钝痛。因病变可使胃结肠反射加强,出现餐后腹痛。大肠癌并发肠梗阻时出现阵发性绞痛。

3. 腹部肿块　肿块位置取决于癌的部位,提示已为中晚期。

4. 直肠肿块　因大肠癌位于直肠者占半数以上,故直肠指检是临床上不可忽视的方法。多数直肠癌患者经指检可以发现直肠肿块,质地坚硬,表面呈结节状,指套上有血性黏液。

5. 全身情况　可有贫血、低热,多见于右侧大肠癌。晚期患者有进行性消瘦、癌性腹腔积液等。

左、右侧大肠癌临床表现有一定差异。一般右侧大肠癌以全身症状、贫血和腹痛为主要表现；左侧大肠癌则以便血、腹泻、便秘和肠梗阻等症状为主。左侧大肠癌有时会以急性完全性肠梗阻为其首次就诊原因。

【实验室和其他检查】

1. 粪便隐血试验 粪便隐血试验对本病的诊断虽无特异性，但方法简便易行，可作为筛检或早期诊断的线索。

2. 结肠镜检查 对大肠癌具有确诊价值。通过结肠镜能直接观察全大肠的肠壁，并确定肿瘤的部位、大小及浸润范围，取活检可获确诊。

3. X线钡剂灌肠 气钡双重造影可发现充盈缺损、肠腔狭窄、黏膜皱襞中断等征象，可显示肿瘤部位和范围。对结肠镜检查时因肠腔狭窄等原因未能继续进镜者，气钡双重造影对肠镜未及肠段的检查尤为重要。

【诊断要点】

排便习惯与粪便性状改变、腹痛、贫血等时，及早进行X线钡剂灌肠或结肠镜检查，是早期诊断的关键。对40岁以上且具有大肠癌家族史，如大肠息肉综合征或家族遗传性非息肉大肠癌或一级血缘亲属中有大肠癌、溃疡性结肠炎等，应进行长期随访和定期结肠镜检查。

【治疗原则和药物治疗要点】

大肠癌的治疗关键在于早期发现与早期诊断，从而有根治的机会。

1. 外科治疗 大肠癌的唯一根治方法是肿瘤的早期切除。对有广泛癌转移者，若病变堵塞肠腔，应进行造瘘等姑息手术。结肠腺瘤癌变和黏膜内的早期癌可经结肠镜采用高频电凝切除术。对晚期结肠癌、直肠癌形成肠梗阻，一般情况差不能手术者，可采用激光打通肿瘤组织等多种姑息疗法。

2. 化学治疗 大肠癌对化学药物一般不很敏感，故本法是一种辅助疗法。早期大肠癌根治后，一般需要化疗，5-Fu至今仍是大肠癌化疗的首选药物。

3. 放射治疗 用于直肠癌，术前放疗可提高手术切除率和降低术后复发率；术后放疗仅用于手术未达根治或术后局部复发者。

【健康指导】

（1）积极防治大肠癌的前期病变：对结肠腺瘤性息肉，特别是家族性多发性肠息肉，应尽早切除病灶。

（2）对病程长的溃疡性结肠炎应注意结肠镜随访。

（3）应避免高脂饮食，多进食富含纤维素的食物，注意保持排便通畅。

扫码看课件

第五节 乳 腺 癌

任 务 引 领

患者，女，48岁。乳房包块1年，生长速度加快1个月余。1年前无意中发现左侧乳腺外上方有一黄豆大小的肿块，无疼痛，局部不红不热，未引起重视。近1个月肿块生长速度较快，现已长至拇指大小，乃入院就诊。

体格检查：双乳不对称，左侧外上象限明显隆起。皮肤表面呈橘皮样改变，乳头略向下凹陷。触之发现一个直径2.5cm的包块，质地较硬，边界欠清楚，较固定。左侧腋窝可触及2个黄豆大小的淋巴结。临床诊断：乳腺癌伴左腋下淋巴结转移。

术中病理：肿瘤直径约 2 cm，呈浸润性生长，状如蟹足，质灰白，有浅黄色小点。镜下观，瘤细胞呈巢状排列，与间质分界清楚。瘤细胞呈条索状，无腺腔形成。瘤细胞大小、形态不一，核深染，可见病理性核分裂象。巢状瘤细胞之间为大量的纤维增生，其中可见到新生的小血管。

请完成以下任务：

1. 通过学习，请归纳与总结乳腺癌的主要临床表现。
2. 请简单描述乳腺癌常规检查项目。

乳腺癌是女性最常见的恶性肿瘤之一，在我国占全身各种恶性肿瘤的 7%～10%，呈逐年上升趋势。部分大城市报告乳腺癌占女性恶性肿瘤首位。

【病因和发病机制】

（一）病因

乳腺癌的病因尚不清楚。乳腺是多种内分泌激素的靶器官，如雌激素、孕激素与乳腺癌的发病有直接关系。20 岁之前本病少见，20 岁以后本病发病率迅速增高，绝经后发病率继续上升。一级亲属中有乳腺癌病史者，发病危险性是普通人群的 2～3 倍。

（二）病例类型

1. 非浸润性癌　包括导管内癌（癌细胞未突破导管壁基底膜）、小叶原位癌（癌细胞未突破末梢乳管或腺泡基底膜）及乳头湿疹样乳腺癌。此型属于早期，预后较好。

2. 早期浸润性癌　包括早期浸润性导管癌、早期浸润性小叶癌。此型仍属于早期，预后较好。

3. 浸润性特殊癌　包括乳头状癌、髓样癌（伴大量淋巴细胞浸润）、小管癌（高分化腺癌）、腺样囊性癌、黏液腺癌、大汗腺样癌、鳞状细胞癌。此型分化一般较高，预后尚好。

4. 浸润性非特殊癌　包括浸润性小叶癌、浸润性导管癌、硬癌、髓样癌（无大量淋巴细胞浸润）、单纯癌、腺癌等。此型一般分化低，预后较上述类型差，且是乳腺癌中最常见的类型。

（三）转移途径

转移途径主要包括局部扩展、淋巴结转移和血行转移。

【临床表现】

早期为患侧乳房出现无痛、单发的小肿块，常是患者无意中发现而就医的主要症状。肿块质硬、表面不光滑，与周围组织分界不清楚，在乳房内不易被推动。随着肿瘤增大，乳房局部隆起。若累及 Cooper 韧带，可使其缩短而致肿瘤表面皮肤凹陷，即所谓的"酒窝征"。邻近乳头或乳晕的肿瘤因侵入乳管使之缩短，可把乳头牵向肿瘤一侧，进而使乳头扁平、回缩、凹陷。肿块继续增大，若皮下淋巴管被癌细胞堵塞，引起淋巴回流障碍，则出现真皮水肿，皮肤呈橘皮样改变。

乳腺癌发展至晚期，可侵入胸筋膜、胸肌，以致肿瘤固定于胸壁而不易被推动。如癌细胞侵入大片皮肤，可出现多数小结节，甚至彼此融合。有时皮肤可破溃而形成溃疡，这种溃疡常有恶臭，容易出血。

乳腺癌淋巴结转移最初多见于腋窝。肿大淋巴结质硬、无痛、可被推动，以后数目增多，并融合成团，甚至与皮肤或深部组织黏着。乳腺癌转移至肺、骨、肝时，可出现相应的症状。

【诊断与鉴别诊断】

详细询问病史及进行临床检查后，大多数乳房肿块可得出诊断。诊断时应与下列疾病鉴别。

1. 纤维腺瘤　常见于青年妇女，肿瘤大多为圆形或椭圆形，边界清楚，活动度大，发展缓慢，一般易于诊断。

2. 乳腺囊性增生病　多见于中年妇女，特点是乳房胀痛，肿块可呈周期性，与月经周期有关。肿块与周围组织分界不明显。

3. 浆细胞性乳腺炎　本病是无菌性炎症，炎症细胞中以浆细胞为主。临床上 60% 为急性炎症表现，肿块大时皮肤呈橘皮样改变。40％的患者开始为慢性炎症,表现为乳晕旁肿块,边界不清,可有皮肤粘连和乳头凹陷。

4. 乳腺结核 好发于青、中年女性。病程较长,发展较缓慢。局部表现为乳房内肿块。肿块质硬偏韧,部分区域可有囊性感。肿块边界有时不清楚,活动度可受限。可有疼痛,但无周期性。

【治疗原则和药物治疗要点】

手术治疗是乳腺癌的主要治疗方法之一,还有辅助化学治疗、内分泌治疗、放射治疗以及生物治疗。

对病灶仍局限于局部及区域淋巴结的患者,手术治疗是首选。手术适应证为国际临床分期的 0、Ⅰ、Ⅱ 及部分Ⅲ期的患者。已有远处转移、全身情况差、主要脏器有严重疾病、年老体弱不能耐受手术者属于手术禁忌。

(一) 手术治疗

目前应用的五种手术均属治疗性手术,而不是姑息性手术。包括乳腺癌根治术、乳腺癌扩大根治术、乳腺癌改良根治术、全乳房切除术和保留乳房的乳腺癌根治术。

(二) 化学治疗

乳腺癌是实体瘤中应用化疗最有效的肿瘤之一,一般在术后早期应用,联合化疗的效果优于单药化疗,辅助化疗应达到一定剂量,治疗期以 6 个月左右为宜。

常用的有 CMF 方案(环磷酰胺、甲氧蝶呤、5-氟尿嘧啶)、CAF 方案(环磷酰胺、阿霉素、5-氟尿嘧啶)。其他效果较好的有长春瑞滨、紫杉醇、多西紫杉醇等。

(三) 内分泌治疗

非甾体抗雌激素药物,如三苯氧胺,其结构式与雌激素相似,可在靶器官内与雌二醇争夺 ER,三苯氧胺-ER 复合物能影响 DNA 转录,从而抑制肿瘤细胞生长。临床应用表明,该药物可降低乳腺癌术后复发及转移,对 ER、PgR 阳性的绝经后妇女效果尤为明显。

(四) 放射治疗

放射治疗是乳腺癌局部治疗的手段之一。在保留乳房的乳腺癌手术后,放射治疗是重要组成部分,应于肿块局部广泛切除后给予较高剂量放射治疗。

(五) 生物治疗

近年临床上已广泛使用的曲妥珠单抗注射液系通过转基因技术制备,对 HER-2 过度表达的乳腺癌患者有一定效果。资料显示其用于辅助治疗可降低乳腺癌复发率,特别是对其他化疗药无效的乳腺癌患者也能有部分疗效。

【健康指导】

(1) 对高危人群定期进行体检。

(2) 控制饮食,避免营养过剩、肥胖,进清淡饮食。

(3) 保持劳逸结合的生活方式。

第六节　原发性肝癌

扫码看课件

任务引领

患者,男,44 岁,工人,右上腹疼痛半年,加重伴上腹部包块 1 个月。

患者半年前无明显诱因出现右上腹钝痛,为持续性,有时向右肩背部放射,无恶心、呕吐,自服去痛片后缓解。1 个月来,右上腹疼痛加重,服止痛药效果不好,自觉右上腹饱满,有包块,伴腹胀、食欲减退、恶心,在当地医院就诊,超声检查显示肝脏占位性病变。为进一步明确诊治,转入我院。患者发病来无呕吐、腹泻,偶有发热(体温最高 37.8 ℃),大小便正常,体重下降约 5 kg。既往有乙型肝炎病史多年,否认疫区接触史,无烟酒嗜好,无药物过敏史,家族史中无遗传性疾病及类似疾病史。

体格检查:T 36.7 ℃、P 78 次/分、R 18 次/分,BP 110/70 mmHg,发育正常,营养一般,神志清楚,全身皮肤无黄染,巩膜轻度黄染,双锁骨上窝未触及肿大淋巴结,心肺(一)。腹平软,右上腹饱满,无腹壁静脉曲张,右上腹压痛,无肌紧张,肝大、肋下 5 cm,边缘钝,质韧,有触痛,脾未触及,Murphy 征(一),腹叩诊呈鼓音,无移动性浊音,肝上界叩诊在第 5 肋间,肝区叩击痛,听诊肠鸣音 8 次/分,肛门指诊未见异常。

辅助检查:Hb 89 g/L,WBC $5.6×10^9$/L,ALT 84 U/L,AST 78 U/L,TBIL 30 μmol/L,DBIL 10 μmol/L,ALP 188 U/L,GGT 64 U/L,AFP 880 ng/mL,CEA 24 mg/mL。超声检查:肝右叶实质性占位性病变,直径为 8 cm,肝内外胆管不扩张。

请完成以下任务:

1. 通过学习,请归纳与总结原发性肝癌的主要临床表现。

2. 请简单描述原发性肝癌常规检查项目。

原发性肝癌是指肝细胞或肝内胆管细胞发生的癌,为我国常见的恶性肿瘤之一,其死亡率在消化系统恶性肿瘤中列第三位,仅次于胃癌和食管癌。本病可发生于任何年龄,以 40~49 岁为最多,男女比为(2~5):1。

【病因和病理】

(一) 病因

原发性肝癌的病因和发病机制尚未完全肯定,可能与多种因素综合作用有关。

1. 病毒性肝炎　原发性肝癌患者中约 1/3 有慢性肝炎史。

2. 肝硬化　原发性肝癌合并肝硬化者占 50%~90%。

3. 黄曲霉素　被黄曲霉菌污染产生的霉玉米和霉花生能致肝癌,这是因其代谢产物黄曲霉素 B1 有强烈的致癌作用。

4. 饮用水污染　肝癌高发地区饮地面水的居民与饮井水的居民原发性肝癌发病率有较大差别,饮地面水的发病率较高。

5. 其他　一些化学物质如亚硝胺类、偶氮芥类、有机氯农药等均是可疑的致癌物质,酒、硒缺乏和遗传易感性也是重要的危险因素。

（二）病理

1. 大体形态分型

（1）巨块型：最多见。肿瘤直径在 5 cm 以上，大于 10 cm 者称为巨块，可为一个，多为圆形、质硬，呈膨胀性生长。肿块边缘可有小的卫星灶。

（2）结节型：大小和数目不等的癌结节，一般直径不超过 5 cm。组织的分界不如巨块型清楚，常伴有肝硬化。

（3）弥漫型：有米粒至黄豆大小的癌结节散布全肝，肉眼不易与肝硬化区别，肝大小与正常接近，可缩小。患者往往因肝功能衰竭而死亡。此型最少见。

孤立的直径小于 3 cm 的癌结节或相邻两个癌结节直径之和小于 3 cm 者称为小肝癌。

2. 细胞分型

（1）肝细胞型：癌细胞由肝细胞发展而来，此型约占肝癌的 90%。癌细胞呈多角形，有癌巢或索间有丰富的血窦而无间质成分。

（2）胆管细胞型：由胆管细胞发展而来，此型少见。癌细胞呈立方形或柱状，间质组织较多，血窦较少。

（3）混合型：上述两型同时存在，或呈过渡形态，既不完全像肝细胞型，又不完全像胆管细胞型，此型更少见。

（三）转移途径

1. 血行转移 肝内血行转移发生最早，也最常见。转移至肺的发生率达 50%，其次为肾上腺、骨、肾、脑等。

2. 淋巴结转移 转移至肝门淋巴结的最多，也可转移至胰、脾、主动脉旁淋巴结、锁骨上淋巴结等。

3. 种植转移 少见，从肝脱落的癌细胞可种植在腹膜、膈、胸腔等处，引起血性腹腔积液。

【临床表现】

（一）原发病表现

1. 肝区疼痛 就诊患者半数以上以此为首发症状，多呈持续性胀痛或钝痛。若病变侵犯膈，疼痛可牵涉右肩；若肿瘤生长缓慢，则可完全无痛。当肝表面的癌结节破裂，坏死的癌组织及血液流入腹腔时，可突然引起剧烈疼痛，开始迅速蔓延至全腹，产生急腹症的表现。

2. 全身及消化道症状 早期常不引起注意，主要表现为乏力、消瘦、食欲减退、腹胀等。部分患者可有恶心、呕吐、发热、腹泻等症状。晚期则出现贫血、黄疸、腹腔积液、下肢水肿、皮下出血及恶病质等。少数肝癌患者出现内分泌或代谢异常的全身表现，称为伴癌综合征，以自发性低血糖症、红细胞增多症较常见。

3. 肝大 此为中晚期肝癌的主要体征。肝呈进行性增大，质地坚硬，表面凹凸不平，有大小不等的结节或巨块，边缘钝，常有不同程度的压痛。肝癌突出于右肋弓下或剑突下时，根据程度不同，上腹可呈现局部隆起或右季肋部明显隆起。

4. 转移灶症状 如发生肺、骨、胸腔等处转移，可产生相应症状。胸腔转移，可有胸腔积液征。骨骼或脊柱转移，可有局部压痛或神经受压症状。

（二）并发症

1. 肝性脑病 通常是肝癌终末期的并发症，约 1/3 的患者因此死亡。

2. 上消化道出血 出血约占肝癌死亡原因的 15%，主要因门静脉高压、食管胃底静脉曲张或小肠静脉淤血等，可致呕血和黑便。晚期患者可因合并凝血功能障碍而有呕血。

3. 肝癌结节破裂出血 约 10% 的肝癌患者因肝癌结节破裂致死。肿瘤增大时可自发破裂，或因外力而破裂。

4. 继发感染　本病患者由于长期消耗或因放射、化学治疗而致白细胞减少、抵抗力减弱,再加长期卧床等因素,容易并发各种感染如肺炎、败血病、肠道感染等。

【实验室或其他检查】

1. 肿瘤标志物的检测　甲胎蛋白是最强的标志物和诊断肝癌的主要指标。甲胎蛋白现已广泛用于肝癌的普查、诊断、判断治疗效果、预测中。

2. 超声检查　超声显像可显示癌实质性暗区或光团。当肿瘤坏死液化时,病变部位可出现液性暗区。超声检查可显示直径在 2 cm 以上的肿瘤,对早期定位诊断有较大意义。多普勒血流成像有助于辨别病变的良恶性质。

3. 计算机断层扫描(CT)　肝癌的 CT 图像通常表现为局灶性周界比较清楚的密度减低区,但也可呈边缘模糊、大小不等的多发阴影,阳性率在 90% 以上。CT 可检测直径 1.0 cm 左右的微小病灶。

4. 磁共振成像(MRI)检查　MRI 检查无电离辐射,无需造影剂即可以三维成像,在肝癌诊断方面更优于 CT 检查。

5. 选择性腹腔动脉或肝动脉造影检查　对血管丰富的肿瘤,其分辨率低限约为 1 cm,对小于 2.0 cm 的小肝癌其阳性率可达 90%。

6. X 线检查　腹部平片可见肝影扩大。肝右叶的肿瘤常可见右侧膈肌升高或呈局限性凸起。位于肝左叶或巨大的肝癌,X 线钡餐检查可见胃及横结肠被推压现象。

7. 肝穿刺活检　在超声或 CT 引导下用特制活检针穿刺癌结节,有确定诊断的意义。

【诊断要点】

（一）对原发性肝癌的临床诊断及对普查发现的亚临床肝癌的诊断标准

1. 非侵入性诊断标准

（1）影像学标准:两种影像学检查均显示有大于 2 cm 的肝癌特征性占位性病变。

（2）影像学结合 AFP 标准:一种影像学检查显示有大于 2 cm 的肝癌特征性占位性病变,同时伴有 AFP≥400 μg/L(排除妊娠、生殖系胚胎源性肿瘤、活动性肝炎及转移性肝癌)。

2. 组织学诊断标准　对影像学尚不能确定诊断的小于或等于 2 cm 的肝内结节应通过肝穿刺活检以证实原发性肝癌的组织学特征。

（二）鉴别诊断

原发性肝癌常需与继发性肝癌、肝硬化、活动性肝病、肝脓肿等鉴别。

1. 继发性肝癌　原发于胃肠道、呼吸道、泌尿生殖道、乳房等处的癌灶常转移至肝,大多为多发性结节,临床上以原发性肝癌表现为主,血清 AFP 检测一般为阴性。

2. 肝硬化　若肝硬化病例有明显的肝大、质硬的大结节,或肝萎缩变形而影像学检查又发现占位性病变,则肝癌的可能性很大。

3. 活动性肝病　肝病活动时血清 AFP 水平往往呈短期升高,应定期多次随访测定血清 AFP 和 ALT 水平或者联合检查 AFP 异质体及其他肝癌标志物进行分析。

4. 肝脓肿　一般有明显炎症的临床表现,如发热。肿大的肝表面平滑无结节,触痛明显,右上腹肌紧张。白细胞计数升高。超声检查可探得肝内液性暗区。必要时可在超声引导下做诊断性穿刺,亦可用抗感染药物行试验性治疗。

5. 邻近肝区的肝外肿瘤　腹膜后的软组织肿瘤,来自肾、肾上腺、胰腺、结肠等处的肿瘤也可在上腹部呈现肿块,造成混淆。超声检查、AFP 检测有助于区别肿块的部位和性质。

【治疗】

早期肝癌应尽量早期切除,不能切除者应采取综合治疗的方式。

（一）手术治疗

手术切除仍是目前根治原发性肝癌的最好方法。

（二）局部治疗

1. 肝动脉化疗栓塞治疗　本法对肝癌有很好的疗效,已成为肝癌非手术疗法中的首选方法。但对播散卫星灶和门静脉癌栓的疗效有限,更难控制病灶的远处转移。

2. 无水乙醇注射疗法（PEI）　对小肝癌可使肿瘤明显变小,甚至可以达到根治肿瘤的程度;对晚期肝癌可以控制肿瘤的增长速度,延长患者的生存期。目前已被推荐为肿瘤直径小于 3 cm、结节数在 3 个以内伴有肝硬化而不能手术治疗的主要治疗方法。

3. 物理疗法　局部高温疗法不仅可以使肿瘤细胞变性、坏死,而且可以增强肿瘤细胞对放疗的敏感性,常见的方法有微波组织凝固技术、射频消融、高功率聚焦超声治疗、激光等。

（三）放射治疗

原发性肝癌对放射治疗不甚敏感,而邻近肝的器官却易受损害,目前趋向于手术、介入治疗、放射治疗等联合化疗或生物免疫等治疗,效果更好。

（四）全身化疗

对肝癌有效的药物以 CDDP 方案为首选,常用的化疗药物还有阿霉素、丝裂霉素、5-Fu 等,一般认为单一药物疗效较差。

（五）生物和免疫治疗

在手术切除或化疗、放疗杀灭大量癌细胞后,应用生物和免疫治疗可起巩固和增强疗效的作用,如干扰素（IFN）、肿瘤坏死因子（TNF）、白细胞介素-2（IL-2）等。

（六）综合治疗

由于肿瘤生物学特性及不同患者个体差异较大,治疗过程中要根据患者的具体情况制订可行的治疗计划,合理地选择一种或多种治疗方法联合应用,尽可能去除肿瘤,修复机体的免疫功能,保护患者重要器官的功能。综合治疗目前已经成为中晚期肝癌的主要治疗方法。

【健康指导】

（1）注意食物和饮水卫生,做好粮食保管,防霉变,不食霉变的食物。

（2）积极防治病毒性肝炎、肝硬化。应用病毒性肝炎疫苗（乙型和丙型肝炎疫苗）预防肝炎。

（刘亚莉）

第二十四章　急诊医学

🏥 **学习目标**

1. 识记　能够准确说出常见急症的临床表现特点;能准确说出常见急症的急救治疗措施;能简要描述常见急症的常见病因。

2. 理解　能够用自己的语言描述常见急症的临床表现;能够早期识别常见急症并给予合理治疗;能理解常见急症的发生机制。

3. 应用　能够自觉将医疗规范与康复健康理念贯穿疾病治疗的全过程;能用所学知识与技能对患者的疾病进行诊断和治疗。

第一节　常见急症的症状

♿ **任务引领**

患者,女,49岁。呕血、排黑便3天。患者3天前呕鲜红色血,1~2次/天,每次30~50 mL,无血块,排黑色稀便及暗红色血便,1~2次/天,100~150 mL/天,伴头晕、乏力,上腹部轻度闷痛不适,未治疗。入院前4 h,再发呕吐鲜红色血数次,总量约1000 mL,伴头晕、乏力、心悸、出冷汗,急送入院。2年前外院诊断肝硬化(具体不详)。

体格检查:T 38.9 ℃,P 116次/分,R 22次/分,BP 40/20 mmHg,昏迷状态,被动体位,全身皮肤黏膜苍白、黄染,皮肤湿冷。双肺呼吸音清,无干、湿啰音。HR 116次/分,律齐,无杂音,脉细弱。腹平软,上腹部腹壁静脉曲张,腹部压痛、反跳痛等无法判断,肝脾肋下未触及,移动性浊音(±),肠鸣音约9次/分。肌力、肌张力正常。

请完成以下任务:

1. 请明确患者的初步诊断及诊断依据。

2. 根据该病例,总结其早期诊断要点。

一、昏迷

【病因】

昏迷是最严重的意识障碍,是脑功能发生高度抑制的病理状态,其随意运动消失,对外界刺激不起任何反应或出现病态的反射活动。

1. 颅脑疾病 如脑出血、脑栓塞、脑肿瘤、癫痫等。

2. 重症急性感染 如伤寒、大叶性肺炎、中毒性菌痢、脑炎等。

3. 内分泌与代谢性疾病 如甲状腺危象、尿毒症、肝性脑病、糖尿病酮症酸中毒等。

4. 心血管疾病 如阵发性室上性心动过速、房室传导阻滞、病态窦房结综合征等引起的阿-斯综合征。

5. 中毒 如安眠药、乙醇、有机磷农药、一氧化碳等中毒。

【临床表现】

昏迷按其程度分为浅昏迷、中度昏迷和深昏迷。浅昏迷时意识大部分丧失,无自主运动,但对疼痛刺激有躲避反应或痛苦表情,吞咽反射、瞳孔对光反射等均存在。中度昏迷时患者对周围事物及各种刺激均无反应,对剧烈刺激尚可出现防御反射,角膜反射减弱,瞳孔对光反射迟钝,眼球无转动。深昏迷时患者意识全部丧失,强刺激也不能引起反应,肢体常呈迟缓状态,深、浅生理反射均消失,机体仅能维持呼吸与血液循环功能。

【辅助检查】

为明确病因,应视患者的情况及可能条件给予必要的检查,包括血常规、尿常规、血糖、尿素氮、肝肾功能等。有明确指征者可行颅骨平片、CT、脑血管造影等检查。

【诊断】

对昏迷的患者必须进行全面的体格检查及有关的实验室检查,进行综合分析后,不难做出正确的诊断。

【抢救与治疗措施】

1. 对因治疗 昏迷患者应尽快住院查明原因,对因治疗。

2. 对症治疗 暂时不能入院者,可在门诊先行对症治疗。

(1)保持呼吸道通畅,吸氧,应用呼吸兴奋剂,必要时行气管切开或插管行人工辅助通气。

(2)维持有效血液循环,给予强心、升压药物,纠正休克。

(3)颅内压高者给予降颅内压药物如20%甘露醇、呋塞米、甘油等,必要时进行侧脑室穿刺引流等。

(4)预防或抗感染治疗。

(5)控制高血压及过高体温。

(6)控制抽搐可选用地西泮、苯巴比妥等。

(7)纠正水、电解质紊乱,补充营养。

(8)给予脑代谢促进剂,如ATP、辅酶A、胞磷胆碱、脑活素等。

(9)给予促醒药物,如醒脑静、安宫牛黄丸等。

(10)注意口腔、呼吸道、泌尿道及皮肤护理。

二、休克

【概述】

休克是指机体受到致病因子的强烈侵袭导致有效循环血容量急剧减少,全身组织、器官微循环灌注不良,引起以组织代谢紊乱和细胞受损为特征的急性循环功能不全综合征。

【病因与分类】

（一）按病因分类

1. 失血性休克 休克的发生取决于失血量和失血速度。如果快速失血超过总血容量的20%左右,即可引起休克。

2. 感染性休克 严重感染可引起,在革兰阴性菌引起的休克中,细菌内毒素起重要作用。

3. 过敏性休克 此类休克为Ⅰ型变态反应。其发病与IgE和抗原在肥大细胞表面结合,引起组胺和缓激肽大量释放入血,导致血管舒张、血管床容积增大、毛细血管通透性增加有关。

4. 心源性休克 各种心脏疾病(如大面积心肌梗死、严重心律失常等)可引起心排血量急剧减少,有效循环血容量和灌流量显著下降。

5. 神经源性休克 常见于剧烈疼痛、高位脊髓麻醉等。血管舒张,外周阻力降低,回心血量减少,血压下降。

(二) 按休克发生的起始环节分类

所有休克共同的环节是血容量减少、血管床容积增大、心排血量急剧降低,从而导致有效循环血容量锐减,组织灌注量减少。

1. 低血容量性休克 常见于失血、失液、烧伤等。

2. 血管源性休克 常见于感染性、过敏性和神经源性休克。

3. 心源性休克 常见于心脏泵血功能衰竭。

【临床表现】

1. 休克早期 面色苍白、四肢湿冷、脉搏细速、尿量减少,神志尚清、脉压明显降低(比血压下降更具早期诊断意义)。

2. 休克中期 血压进行性下降,心、脑血管失去自身调节或血液重新分布中的优先保证,冠状动脉和脑血管灌流不足,出现心、脑功能障碍,心搏无力,心音低钝。患者神志淡漠甚至昏迷,少尿甚至无尿,皮肤发凉加重,发绀,可出现花斑。

3. 休克晚期

(1) 循环衰竭:血压进行性下降,升压药难以恢复;脉搏细弱而频速,静脉塌陷,出现循环衰竭。

(2) 毛细血管无复流现象:大量输血补液后血压回升,但有时仍不能恢复毛细血管血流。

(3) 重要器官功能障碍或衰竭。

【诊断】

1. 诊断条件

(1) 发生休克的病因。

(2) 意识异常。

(3) 脉搏细速,大于 100 次/分或不能触及。

(4) 四肢湿冷,胸骨部位皮肤指压阳性,皮肤发花,黏膜苍白发绀,出现少尿或无尿。

(5) 收缩压低于 80 mmHg。

(6) 脉压低于 20 mmHg。

(7) 原有高血压者收缩压较原有水平下降 30% 以上。

判断方法:凡符合上述第(1)项,或(2)(3)(4)项中的两项,和(5)(6)(7)中的一项者可诊断为休克。

2. 诊断思路

一看:看意识、肤色、甲床、颈静脉、呼吸。

二摸:摸肢体温度、湿度和脉搏。

三测:测血压和脉压。

四量:尿量。

【抢救与治疗措施】

1. 一般性处理 包括体位(平卧位,下肢略抬高)、保持呼吸道通畅及注意保暖。

2. 补充血容量 这是抗休克的根本措施。一般需建立 2～3 条静脉通路同时输液,补充液体的种类根据休克类型和具体病情灵活选择,常用液体有生理盐水、葡萄糖注射液、低分子右旋糖酐、羟乙基淀粉等,可用 PAWP 和 CVP 来作为监测指标。

3. 积极处理原发病 病因治疗是各种类型休克治疗的关键措施,是抗休克的先决条件,应根据不同的病因,采取不同的处理方式。

4. 纠正酸碱平衡失调　休克发生时可伴代谢性酸中毒,当机体血容量补足后,酸中毒可缓解,若休克重、时间长且 pH<7.25,给予碱性药物。

5. 血管活性药物的应用　常用药物包括 α-受体激动剂、β-受体激动剂等,目的在于纠正休克导致的血流分布异常和微循环障碍。

第二节　中　毒

任务引领

患者,女,35 岁,1 h 前因与家人不和,自服药水 1 小瓶后将药瓶打碎扔掉,家人发现后 5 min患者腹痛、恶心,并呕吐 1 次,吐出物有大蒜味,逐渐神志不清,急送来诊,大小便失禁,出汗多。既往体健。

请完成以下任务:

1. 请明确该患者的诊断思路。
2. 请明确该患者的抢救程序。

一、有机磷农药中毒

【概述】

有机磷农药属有机磷酸酯或硫化磷酸酯类化合物,多为呈黄色或棕色油状脂溶性液体,少数为结晶固体,易挥发,遇碱易分解,有蒜臭味。目前使用的种类很多,有以下几类:①剧毒类:如甲拌磷(3911)、内吸磷(1059、E1059)、对硫磷(1605、E605)。②高毒类:如甲基对硫磷、甲氨磷、敌敌畏(DDV)、氧乐果。③中毒类:乐果、敌百虫等。④低毒类:如马拉硫磷等。

【病因和发病机制】

有机磷农药对人、畜均有毒性,可经皮肤、黏膜、呼吸道、消化道侵入人体。毒物进入人体后分布在肝、肾、肺、脾、肌肉、脑等,主要在肝脏氧化分解,大部分由肾脏排出。有机磷酸酯进入机体后,其磷酸根与胆碱酯酶活性部分紧密结合,形成磷酰化胆碱酯酶,使其丧失水解乙酰胆碱的能力,导致乙酰胆碱蓄积,产生一系列中毒症状。

【临床表现】

临床主要表现为胆碱能神经活动紊乱所致的受其支配的器官功能障碍,可分为以下几种情况。

1. 毒蕈碱样症状　这是最早出现的一组症状,是由于副交感神经末梢兴奋引起平滑肌痉挛和腺体分泌亢进。主要表现为瞳孔缩小、视物模糊、流泪、流涕、流涎、大汗,咳嗽、气短、胸闷、呼吸困难、发绀、心跳减慢,恶心、呕吐、腹痛、腹泻、尿频、大小便失禁。消化系统症状出现得最早。

2. 烟碱样症状　这是由于乙酰胆碱在横纹肌的神经肌肉接头处过度蓄积所引起,表现为肌纤维颤动,常自小肌群开始,有眼睑、颜面、舌肌颤动,渐及全身,出现牙关紧闭、腓肠肌痉挛、全身肌肉抽搐等表现,严重时有肌力减退,甚至瘫痪。

3. 中枢神经系统症状　这是由于中枢神经系统受乙酰胆碱刺激所引起。临床表现为头痛、头晕、烦躁不安或抑郁、言语不清或谵妄,重者可出现共济失调、阵发性抽搐、惊厥甚至昏迷。特别严重者可因呼吸中枢受抑制而发生呼吸停止。

4. 其他 口服乐果或马拉硫磷中毒者,经抢救或治疗临床症状好转后,可在数天至一周后再次突然昏迷,甚至发生急性肺水肿或者突然性死亡。在急性中毒症状缓解 24～96 h 内突然发生的死亡,称为中间综合征,这类患者在死亡前可先出现颈部、上肢肌肉及呼吸肌麻痹。急性中毒经治疗后,一般不留后遗症,个别患者在急性中毒症状消失 2～3 周出现肢体末梢神经炎、下肢瘫痪、四肢肌肉萎缩等神经系统症状,临床称为迟发性神经病。

【诊断与鉴别诊断】

(1)有机磷农药接触史。

(2)患者衣物、呼吸、皮肤、呕吐物有特殊蒜臭味,可作为有机磷农药中毒的初步诊断。

(3)特殊的临床表现:特别是瞳孔缩小、流涎、多汗、肌肉颤动等。

(4)血胆碱酯酶活力测定:轻度中毒者,血胆碱酯酶活力降至 50％～70％;中度中毒者降至 30％～50％;重度中毒者降至 30％以下。

【急救措施】

1. 迅速清除毒物 立即离开现场,脱去被污染的衣物,彻底清洗污染的头发、皮肤等。除敌百虫中毒外,均可用冷肥皂水或 2％碳酸氢钠溶液,彻底清洗污染的皮肤;敌百虫中毒者可用清水清洗,防止残余毒物继续被吸收。口服中毒时应立即洗胃,要求尽早、反复多次、彻底。意识清醒者,令患者饮温水后,刺激咽部催吐,不合作者立即插胃管用 2％碳酸氢钠溶液或温水洗胃,敌百虫中毒忌用碳酸氢钠洗胃。轻、中度中毒者,洗胃液总量需 10000～30000 mL,重度中毒者需 30000～40000 mL,要至洗出液无蒜臭味为止。洗胃后灌入 50％硫酸镁或硫酸钠溶液 40～50 mL 导泻。因贲门痉挛插管失败者,可行胃造瘘洗胃,及时清除胃内毒物。

2. 解毒药物的应用 应尽早使用抗胆碱药和胆碱酯酶复能剂。

(1)胆碱酯酶复能剂:这是有机磷农药中毒的特效解毒剂,只对形成不久的磷酰化胆碱酯酶有作用,故应该在 24～48 h 内给药,对急性中毒已超过 72 h 或慢性中毒者无效。代表性药物为氯解磷定、解磷定。该类药物与阿托品合用,可提高疗效。

(2)抗胆碱药:这是有机磷农药中毒最常使用的药物,通过阻断乙酰胆碱的 M 样作用,减轻或消除毒物所致的毒蕈碱样症状及对呼吸中枢的抑制。

①使用原则:早期、足量、反复给药,直至毒蕈碱样症状明显好转或达到阿托品化。

②代表药物:阿托品、东莨菪碱、苯甲托品。

③使用方法:抢救时多主张静脉给药,病情恢复后维持治疗时可皮下注射或肌内注射。

④阿托品化的指标:这是指抢救过程中所用药物的剂量已达到能较好对抗毒蕈碱样症状时的剂量,既已达到良好的治疗目的,又不至于引起阿托品中毒。其表现为瞳孔较前逐渐扩大、不再缩小,但对光反射存在;流涎、流涕停止或明显减少;面颊潮红,皮肤干燥;心率加快而有力,肺部啰音明显减少或消失。

⑤阿托品中毒表现:烦躁不安,甚至出现幻觉、躁狂等精神症状,瞳孔明显散大,对光反射迟钝或消失,无汗性高热可达 40 ℃以上,心动过速,160 次/分,尿潴留。严重阿托品过量患者可转为抑制状态,出现昏迷、呼吸中枢衰竭。遇有阿托品中毒可选用拟胆碱药、毛果芸香碱、毒扁豆碱、新斯的明等拮抗剂,并增加输液量,促使排泄。

(3)对症治疗:急性有机磷农药中毒的主要死亡原因为肺水肿、呼吸衰竭、休克,心搏骤停也是常见的死因,因此对症治疗是抢救的重要措施。对症治疗应以保持呼吸道通畅、维持呼吸功能为重点,必要时给予吸氧及人工呼吸机辅助呼吸,并根据病情选用升压药、脱水剂、利尿剂及糖皮质激素等。危重患者可给予输血或换血疗法。

二、急性一氧化碳中毒

【概述】

急性一氧化碳中毒是指机体在短时间内吸入较高浓度的一氧化碳（CO），导致组织缺氧，临床上主要表现为意识障碍，严重者可引起死亡。急性一氧化碳中毒是冬季急诊常见的危重病之一。

【病因和发病机制】

一氧化碳是一种无色、无味，几乎不溶于水的气体，是最常见的窒息性气体。在生产和生活中，含碳物质燃烧不完全时，都可产生 CO。导致 CO 中毒的原因有工业生产性中毒和生活性中毒。CO 经呼吸道吸入后，通过肺泡进入血液循环，立即与血红蛋白结合，形成碳氧血红蛋白，使血红蛋白失去携带氧气的能力。一氧化碳与血红蛋白的亲和力比氧强，而解离速度比氧慢，而碳氧血红蛋白还抑制氧合血红蛋白的解离，阻止氧的释放和传递，造成机体急性缺氧血症。高浓度的一氧化碳还能与细胞色素氧化酶中的二价铁结合，直接抑制细胞内呼吸。

中枢神经系统对缺氧最敏感，一氧化碳中毒后首先受累，尤其是大脑皮层的白质和苍白球等最为严重。在病理上表现为脑血管先痉挛后扩张，通透性增加，出现脑水肿和不同程度的局灶性软化坏死，临床出现颅内压增高甚至脑疝，危及生命。脑缺血和脑水肿可继发脑循环障碍，引起血栓形成或缺血性软化，或广泛的脱髓鞘病变，造成急性一氧化碳中毒神经系统后遗症，出现肢体瘫痪、震颤麻痹、周围神经炎、自主神经功能紊乱、发作性头痛、精神障碍，甚至癫痫等。重度中毒者，其神经系统损害发病率几乎为 100%。

【临床表现】

1. 急性中毒　症状与血液中 COHb 浓度关系密切，同时也与患者中毒前的健康情况及中毒时体力活动等情况有关。按中毒程度可分为三级。

（1）轻度中毒：血液 COHb 浓度在 10%～30%。患者有剧烈的头痛、头晕、四肢无力、恶心、呕吐、嗜睡、意识模糊。原有冠心病的患者可出现心绞痛。若能及时脱离中毒现场，呼吸新鲜空气后症状可迅速好转。

（2）中度中毒：血液 COHb 浓度在 31%～50%。患者表现为昏睡或浅昏迷状态，对疼痛刺激可有反应，瞳孔对光反射和角膜反射迟钝，腱反射减弱，面色潮红，口唇呈樱桃红色，呼吸、血压和脉搏可有改变。经治疗可恢复且无明显并发症。

（3）重度中毒：血液 COHb 浓度高于 50%。患者呈深昏迷状态，各种反射消失。患者可呈去大脑皮质状态；可以睁眼，但无意识，不语，不动，不主动进食或大小便，呼之不应，推之不动，并有肌张力增强；常有脑水肿伴有惊厥、呼吸抑制；有休克和严重的心肌损害，出现心律失常，偶可发生心肌梗死；有时并发肺水肿、上消化道出血、脑局灶损害，出现锥体系或锥体外系损害体征；皮肤可出现大水疱和红肿，多见于昏迷时肢体受压迫的部位。

2. 迟发性脑病　急性一氧化碳中毒患者在意识障碍恢复后，经过 2～60 天的"假愈期"，可出现下列临床表现之一。

（1）精神意识障碍：呈现痴呆状态、谵妄状态或去大脑皮质状态。

（2）锥体外系神经障碍：出现震颤麻痹综合征。

（3）锥体系神经损害：如偏瘫、病理反射阳性或小便失禁等。

（4）大脑皮质局灶性功能障碍：如失语、失明等，或出现继发性癫痫。

【诊断和鉴别诊断】

根据吸入较高浓度 CO 的接触史，急性发生的中枢神经损害的症状和体征，结合血液 COHb 浓度及时测定的结果，按照国家诊断标准，可做出急性 CO 中毒诊断。

急性 CO 中毒应与脑血管意外、脑震荡、脑膜炎、糖尿病酮症酸中毒及其他中毒引起的昏迷相鉴别。既往史、体格检查、实验室检查有助于鉴别诊断。血液 COHb 浓度测定是有价值的诊断指标，但采取血标本要尽早。

【治疗要点】

应迅速将患者转移到有新鲜空气的地方,卧床休息,保暖,保持呼吸道通畅。

1. 纠正缺氧　迅速纠正缺氧状态。高压氧舱治疗可迅速纠正组织缺氧。呼吸停止时,应及早进行人工呼吸,或用呼吸机维持呼吸。危重患者可考虑行血浆置换。

2. 防治脑水肿　严重中毒后,脑水肿可在 24～48 h 发展到高峰。脱水疗法是首选,最常用的是 20％甘露醇静脉快速滴注。也可注射呋塞米脱水。

3. 治疗感染和控制高热　应做咽拭子、血、尿培养,选择广谱抗生素。高热能影响脑功能,可采用物理降温方法,如头部用冰帽,体表用冰袋,使体温保持在 32 ℃左右。如降温过程中出现寒战或体温下降困难,可用冬眠药物。

4. 促进脑细胞代谢　应用能量合剂,常用药物有三磷酸腺苷、辅酶 A、细胞色素 C 和大量维生素C 等。

5. 防治并发症和后遗症　昏迷期间护理工作非常重要。保持呼吸道通畅,必要时行气管切开。定时翻身以防发生压疮和肺炎。注意营养,必要时鼻饲。急性 CO 中毒患者从昏迷中苏醒后,应尽可能休息观察 2 周,以防神经系统和心脏后遗症的发生。若出现后遗症,给予相应治疗。

三、急性镇静催眠药物中毒

【概述】

急性镇静催眠药物中毒是指一次或短时间内使用大剂量具有镇静、催眠作用的药物引起的中枢神经系统抑制状态,严重者可抑制延髓中枢,导致呼吸、循环衰竭而死亡,是目前最常见的急性中毒疾病。

【中毒分类】

目前镇静催眠药分为以下几类。

1. 巴比妥类　这是常用的催眠、抗惊厥药物,可分为以下几类。

(1) 长效类:巴比妥、苯巴比妥。

(2) 中效类:戊巴比妥、异戊巴比妥、异丁巴比妥。

(3) 短效类:司可巴比妥、硫喷妥钠。

2. 苯二氮䓬类　这是临床常用的抗焦虑、镇静、催眠及抗惊厥药物,可分为以下几类。

(1) 长效类:半衰期大于 30 h,如地西泮、氯氮䓬。

(2) 中效类:半衰期为 6～30 h,如艾司唑仑、阿普唑仑等。

(3) 短效类:半衰期小于 6 h,如三唑仑。

3. 非巴比妥非苯二氮䓬类　此类药物包括水合氯醛、格鲁米特、甲喹酮等。

【临床表现】

1. 巴比妥类中毒　一次服用大剂量巴比妥类,引起的中枢神经系统抑制症状与剂量有关。

(1) 轻度中毒:嗜睡、情绪不稳定、注意力不集中、记忆力减退、共济失调、发音含糊不清、步态不稳、眼球震颤。

(2) 重度中毒:进行性中枢神经系统抑制,由嗜睡到深昏迷。呼吸抑制由呼吸浅而慢到呼吸停止。心血管功能由低血压到休克。体温下降常见。肌张力松弛,腱反射消失。胃肠蠕动减慢。皮肤可起大疱。长期昏迷患者可并发肺炎、肺水肿、脑水肿、肾功能衰竭而威胁生命。

2. 苯二氮䓬类中毒　中枢神经系统抑制较轻,主要症状是嗜睡、头晕、言语含糊不清、意识模糊、共济失调。

3. 非巴比妥非苯二氮䓬类中毒　症状与巴比妥类中毒相似,但也有各自的特点。

(1) 水合氯醛中毒:可有心律失常、肝肾功能损害。

(2) 格鲁米特中毒:意识障碍有周期性波动。有抗胆碱能神经症状,如瞳孔散大等。

（3）甲喹酮中毒：可有明显的呼吸抑制，出现锥体束征如肌张力增强、腱反射亢进、抽搐等。

（4）甲丙氨酯中毒：常有血压下降

4. 戒断综合征 长期服用大剂量镇静催眠药的患者，突然停药或迅速减少药量时，可发生戒断综合征。其主要表现为自主神经兴奋性增高和神经精神症状。

（1）轻症：最后一次服药后1天内或数日内出现焦虑、易激动、失眠、头痛、厌食、无力、震颤。2～3天后达到高峰，恶心、呕吐、肌肉痉挛。

（2）重症：突然停药后1～2天，有的药物停用7～8天后出现癫痫样发作，有时出现以幻觉、妄想、定向力丧失、高热为特征的谵妄。数日至3周内恢复。

【诊断及鉴别诊断】

1. 诊断 根据明确药物接触史，结合意识障碍、呼吸抑制等临床症状可诊断，必要时行血药浓度测定。

2. 鉴别诊断 与能引起昏迷的疾病鉴别，如糖尿病昏迷、肝性脑病、尿毒症脑病、肺性脑病等，以上疾病除意识障碍外，均伴有原发的临床表现，通过详细询问病史，认真体格检查，进一步做相关辅助检查，常不难鉴别。

【治疗要点】

治疗原则为处理多个受抑制的器官，使其维持正常功能，直到机体将药物代谢和排出。

（一）维持昏迷患者的生命功能

1. 保持呼吸道通畅 深昏迷患者气管插管，保证吸入足够的氧和排出二氧化碳。

2. 维持血压 急性中毒出现低血压多由血管扩张引起，应输液补充血容量，如无效，给予多巴胺。

3. 心电图监护 若出现心律失常，给予抗心律失常药。

4. 促进意识恢复 给予葡萄糖、维生素 B_1、纳洛酮。

（二）清除毒物

1. 洗胃

2. 活性炭 对吸附各种镇静催眠药有效。

3. 强化碱性化利尿 用呋塞米和碱性液，只对苯巴比妥有效。

4. 血液透析、血液灌流 对苯巴比妥有效，危重患者可考虑应用；对苯二氮䓬类无效。

（三）特效解毒疗法

巴比妥类中毒无特效解毒药。氟马西尼是苯二氮䓬类药物的特效拮抗剂，能通过竞争性抑制苯二氮䓬受体而阻断苯二氮䓬类药物的中枢神经系统作用。

（四）治疗并发症

1. 肺炎 昏迷患者可发生肺炎，应常翻身，拍背，定期吸痰。针对病原菌给予抗生素治疗。

2. 皮肤大疱 防止肢体压迫，清洁皮肤，保护创面。

3. 急性肾功能衰竭 多由休克所致，应及时纠正休克。若已进入无尿期，应注意水、电解质平衡。

四、蛇毒

【概述】

毒蛇一般体形不大，头呈三角形状，有毒牙。毒蛇的毒液一般储藏在毒牙中，在捕捉猎物或者自卫时通过毒牙喷出毒液，或者是咬住攻击对象之后再将毒液通过毒牙注射到攻击对象的体内。当毒液进入人体血管之后，毒液会通过血液循环流遍全身，从而使局部乃至全身分别出现不同程度的中毒症状，若不及时处理则会丧命。

【病因和发病机制】

毒蛇有数百种，我国常见的毒蛇主要有眼镜蛇科、蝰蛇科、海蛇科及蝮蛇科。咬伤部位以手、臂、足、腿为常见。

蛇毒是一种复杂的蛋白质混合物。蛇毒的主要成分有神经毒、血循毒和酶,各种成分的多少或有无因蛇种而异。

1. 神经系统毒性 主要是阻断神经肌肉的接头引起弛缓性麻痹,最终致周围性呼吸衰竭,引起缺氧性脑病、肺部感染和循环衰竭。若不及时抢救则导致死亡。

2. 血液循环系统毒性 主要是对心血管和血液系统产生多方面的毒性作用。

(1)心脏毒素:毒性极强,可损害心肌细胞的结构和功能。此毒素对哺乳动物心脏有极强的毒性作用,发生短暂兴奋后转入抑制,心搏障碍,心室颤动,心肌坏死,最后死于心力衰竭。

(2)出血毒素:一种血管毒,使血管通透性增加而形态仍然完整,没有损害细胞的作用,如尖吻蝮蛇、蝰蛇等含有出血毒素,可以引起广泛性血液外渗,导致显著的全身性出血,甚至肺、肾、心、肝脏实质出血而死亡。

(3)溶血毒素:含有直接或间接溶血因子。间接溶血因子为磷脂酶 A,能使卵磷脂分解出脂肪酸而成溶血卵磷脂。在眼镜蛇、蝰蛇的蛇毒中,直接溶血因子能直接溶解红细胞。直接溶血因子与间接溶血因子有协同作用。近年来研究证明,直接溶血因子与心脏毒素是同一种物质。

3. 酶 蛇毒含有多种酶,包括蛋白质水解酶、磷脂酶 A、透明质酸酶和三磷酸腺苷酶等,使蛇毒的致病机制更为复杂。

【临床表现】

被毒蛇咬伤后,患者出现症状的快慢及轻重与毒蛇种类、蛇毒的剂量与性质有明显的关系。毒蛇在饥饿状态下主动伤人时,排毒量大,后果严重。

1. 神经系统毒性表现 被神经系统毒性毒蛇咬伤后,伤口局部出现麻木、知觉丧失,或仅有轻微痒感。伤口红肿不明显,出血不多,在伤后 1～6 h 出现全身中毒症状。常先感全身不适、四肢无力、头晕、眼花,继而胸闷、呼吸困难和晕厥。症状加剧后,出现吞咽困难、声嘶、失语、眼睑下垂及复视。最后可出现呼吸困难、血压下降及休克,导致机体缺氧、发绀、全身瘫痪。伤后 1～2 天为危险期,渡过此期,症状就能很快好转,而且治愈后不留任何后遗症。

2. 血液循环系统毒性及凝血功能障碍表现 被血液循环系统毒性毒蛇咬伤后,症状大都在 0.5～3 h 出现。局部迅速肿胀,并不断向近侧发展,伤口剧痛,流血不止。伤口周围的皮肤常伴有水疱或血疱,皮下淤斑,组织坏死。严重时全身广泛性出血,如结膜下淤血、鼻衄、呕血、咳血及尿血等。由于症状出现较早,一般救治较为及时,故死亡率可低于神经毒致伤的患者。但由于发病急、病程较持久,所以危险期也较长,治疗过晚则后果严重。治愈后常留有局部及内脏的后遗症。

3. 混合毒性表现 兼有上述两种毒性的症状。从局部伤口看类似血液循环系统毒性致伤,如局部红肿、淤斑、血泡、组织坏死及淋巴结炎等。从全身来看,又类似神经系统毒性致伤。此类伤员死亡原因仍以神经系统毒性为主。

【诊断及鉴别诊断】

1. 是否为蛇咬伤 首先必须明确除外蛇咬伤的可能性,其他动物也能使人致伤,如蜈蚣咬伤、黄蜂蜇伤,但后者致伤的局部均无典型的蛇伤牙痕。一般情况下,蜈蚣等致伤后,伤口较小,且无明显的全身症状。黄蜂或蝎子等毒虫蜇伤后局部为单个散在的伤痕,如蜂蜇伤会起个小包。

2. 是否为毒蛇咬伤 毒蛇咬伤后,伤口局部常留有一对或 3～4 个毒牙痕迹。且伤口周围明显肿胀及疼痛或麻木感,局部有淤斑、水疱或血疱,全身症状也较明显。无毒蛇咬伤后,局部可留两排锯齿形牙痕,或有血流出。

3. 是哪种毒蛇咬伤 如眼镜蛇咬伤患者瞳孔常缩小,蝰蛇咬伤后半小时内患者可出现血尿,蝮蛇咬伤后患者可出现复视。

【治疗要点】

（一）局部治疗

（1）结扎咬伤的肢体近端,被咬伤后立即停止肢体活动,以免加速蛇毒吸收,并速用止血带、手帕或绳索等,在伤口近心端5～10 cm处结扎,以阻断淋巴及静脉回流,减少毒素的扩散,但不应阻断动脉血的供应。每15 min放松1次,每次2～3 min,以免局部组织坏死。

（2）可将伤口用小刀挑开,有毒牙时将其剔出,用手从伤口四周向伤口挤压,把血液和毒汁排出。亦可用吸乳器或拔火罐将毒液拔出。

（3）以肥皂水、5％高锰酸钾或冷水反复冲洗伤口。

（4）用0.25％普鲁卡因在伤口周围做环形封闭,同时加用醋酸氢化可的松25 mg,可减轻局部疼痛及组织坏死。

（5）伤口有溃疡时,应防止细菌继发感染。

（二）抗蛇毒治疗

（1）中药成药有季得胜蛇药,每次内服2～4片,每天3次。

（2）多价抗蛇毒血清,先做皮试,后肌内注射。

（3）草药半边莲,6～9 g加水200 mL,煎至100 mL,分3次内服。

（三）对症处理

（1）给氧。

（2）彻底清理呼吸道,必要时插管或气管切开。

（3）应用人工呼吸器。

（4）应用抗生素及破伤风抗毒素。

（5）注意循环情况和肾功能,进行对症处理。

第三节　理化因素损伤

一、中暑

【概述】

中暑是指在高温和热辐射的长时间作用下,机体体温调节障碍,水、电解质代谢紊乱及神经系统功能损害的症状的总称。中暑多发生在夏季持续高温气候环境及无防护条件下的高温作业环境中,由于中暑程度的不同,其临床表现也不同。

【病因和发病机制】

在高温作业的车间工作,如果通风差,则极易发生中暑;农业及露天作业时,受阳光直接暴晒,再加上大地受阳光的暴晒,大气温度再度升高,导致人的脑膜充血,大脑皮层缺血而引起中暑,空气中湿度的增强易诱发中暑;在公共场所,人群拥挤集中,产热集中,散热困难,易发生中暑。除了高温、烈日暴晒外,精神过度紧张、人员过于密集、工作强度过大、时间过长、睡眠不足、过度疲劳等均为常见的诱因。

正常人体在下丘脑体温调节中枢的控制下,产热和散热处于动态平衡,体温维持在37 ℃左右。当人在运动时,机体代谢加速,产热增加,人体借助皮肤血管扩张、血流加速、汗腺分泌增加及呼吸加快等,将体内产生的热量送达体表,通过辐射、传导、对流及蒸发等方式散热,以保持体温在正常范围内。当气温超过皮肤温度(一般为32～35 ℃),或环境中有热辐射源(如电炉、明火),或空气中湿度过高而通风又不良时,机体内的热量难以通过辐射、传导、蒸发、对流等方式散发,甚至还会从外界环境中吸收热,造成体内热量蓄积从而引起中暑。

【临床表现】

（一）先兆中暑

主要表现为全身疲乏、四肢无力、麻木、头晕、眼花、口渴、大汗、胸闷、心悸、恶心、注意力不集中、体温正常或略高。在脱离高温环境,稍事休息,补充水及盐分后,短时间内即可恢复。

（二）轻症中暑

在上述表现的基础上,伴有下列表现之一,同时不能继续劳动者为轻症中暑。

（1）体温在 38 ℃以上。

（2）面色潮红、皮肤灼热、胸闷等表现。

（3）有早期周围循环衰竭的表现,如面色苍白、恶心、呕吐、皮肤湿冷、血压下降、脉细速、大量出汗。如及时处理,可于 4 h 内恢复正常。

（三）重症中暑

除上述表现外,伴有昏厥、昏迷、痉挛或高热,一天内不能恢复者为重症中暑,临床又可分为以下三种类型。

1. 热痉挛　常发生在高温强体力劳动后。患者常先大量出汗后突然出现阵发性四肢及腹壁肌肉甚至肠平滑肌痉挛和疼痛。可有低钠血症、低氯血症和肌酸尿症。

2. 热衰竭　常发生于未适应高温作业的新工人和体弱者。常无高热。患者先有头痛、头晕、恶心,继有口渴、胸闷、脸色苍白、冷汗淋漓、脉搏细弱、血压偏低,可有晕厥、抽搐。重者出现循环衰竭。可有低钠血症、低钾血症。

3. 热射病　典型表现为高热、无汗、昏迷。常在高温环境中工作数小时或老年体弱者在连续数天高温后发生中暑。先驱症状有全身软弱、乏力、头晕、头痛、恶心、出汗减少,继而体温迅速上升,出现嗜睡、谵妄或昏迷。皮肤干燥、灼热、无汗,呈潮红或苍白;周围循环衰竭时发绀。脉搏快,脉压增宽,血压偏低,可有心律失常。呼吸快而浅,后期呈陈-施呼吸。四肢和全身肌肉可有抽搐。瞳孔缩小,后期扩大,对光反射迟钝或消失。严重患者出现休克、心力衰竭、肺水肿、脑水肿,或肝、肾功能衰竭、弥散性血管内凝血。

【诊断及鉴别诊断】

对于典型的热衰竭、热痉挛,诊断不难;但当热痉挛有阵发性腹痛时,需要与急腹症相鉴别。在田间劳动发生中暑时,需要与有机磷农药中毒相鉴别。高温季节从事重体力劳动后突然发生高热、昏迷、皮肤干燥无汗,应首先考虑热射病;但在临床上热射病、热痉挛和热衰竭可同时并存,有时不能截然区分。在鉴别诊断上须与中毒性菌痢、脑血管意外等相区别。

【治疗要点】

（一）先兆中暑与轻症中暑的治疗要点

（1）立即将患者移到通风、阴凉、干燥的地方,如走廊、树阴下。

（2）让患者仰卧,解开衣扣,脱去或松开衣服。若衣服被汗水湿透,应更换干衣服,同时开电扇或开空调,以尽快散热。

（3）尽快冷却体温,降至 38 ℃以下。具体做法有用凉湿毛巾冷敷头部、腋下以及腹股沟等处;用温水或乙醇擦拭全身;冷水浸浴 15～30 min。

（4）意识清醒的患者或经过降温清醒的患者可饮服绿豆汤、淡盐水等解暑。

（5）可服用人丹和藿香正气水。另外,对于重症中暑患者,要立即拨打"120"急救电话,请求医务人员急救。

（二）热痉挛和热衰竭的治疗要点

（1）应迅速转移到阴凉通风处休息或静卧。口服凉盐水、清凉含盐饮料。

（2）有周围循环衰竭者应静脉补给生理盐水、葡萄糖溶液和氯化钾。一般患者经治疗后30 min到数小时内即可恢复。

（三）热射病的治疗要点

1. 物理降温 为了使患者高温迅速降低,可将患者浸浴在4 ℃水中,并按摩四肢皮肤,使皮肤血管扩张和加速血液循环,促进散热。在物理降温过程中必须随时观察和记录肛温,待肛温降至38.5 ℃时,应即停止降温,将患者转移到室温在25 ℃以下的环境中继续密切观察。

2. 药物降温 氯丙嗪的药理作用有调节体温中枢、扩张血管、松弛肌肉和降低氧消耗,是协助物理降温的常用药物。剂量25～50 mg加入500 mL补液中静脉滴注1～2 h。用药过程中要观察血压,血压下降时应减慢滴速或停药,低血压时应肌内注射重酒石酸间羟胺(阿拉明)、盐酸去氧肾上腺素(新福林)或其他α受体兴奋剂。

3. 对症治疗 应保持患者呼吸道通畅,并给予吸氧。纠正水、电解质紊乱和酸中毒。休克患者用升压药,心力衰竭患者用快速效应的洋地黄制剂。疑有脑水肿患者应给甘露醇脱水,有急性肾功能衰竭患者可进行血液透析。发生弥散性血管内凝血时应用肝素,需要时加用抗纤溶药物。

二、烧伤

【概述】

烧伤泛指由热力、电流、化学物质、激光、放射线等所致的组织损害。烧伤发病率为5‰～10‰,其中10％的患者需住院治疗。现代战争中,由于武器的发展,特别是燃烧武器的应用,烧伤发病率显著高于平时。如果发生核战争,烧伤将成为战伤的主要部分。第二次世界大战期间日本广岛被原子弹轰炸后,受伤人员中烧伤发生率高达75％以上。烧伤作为外伤和创伤,以往多归属于外科或皮肤科。一直到第二次世界大战后期,由于烧伤伤员骤增,才受到人们重视,并被作为独立的学科进行研究。我国在1958年以后才开展了正规的烧伤防治工作。

【病理生理分期与临床表现】

根据烧伤的病理生理特点,一般将烧伤临床发展过程分为四期,各期之间相互交错,烧伤越重,其关系越密切。

（一）体液渗出期

除损伤的一般反应外,无论烧伤深浅或面积大小,伤后迅速发生的变化为体液渗出。体液渗出的速度一般以伤后6～12 h内最快,持续24～36 h,严重烧伤可延至48 h以上。较小面积的浅度烧伤,体液渗出主要表现为局部的组织水肿,一般对有效循环血容量无明显影响。当烧伤面积较大(一般指Ⅱ度、Ⅲ度烧伤面积成人在15％、小儿在5％以上者),尤其是抢救不及时或不当,人体不足以代偿迅速发生的体液丧失时,循环血容量明显下降,导致血流动力与流变学改变,进而发生休克。因此在较大面积烧伤中,此期又称为休克期。

（二）急性感染期

感染是对烧伤患者的另一严重威胁,其继发于休克或在休克的同时发生。严重烧伤易发生全身性感染的原因主要有以下几种。

1. 皮肤、黏膜屏障功能受损 屏障功能受损,为细菌入侵打开了门户。

2. 机体免疫功能受抑制 烧伤后,尤其是早期,体内与抗感染有关的免疫系统各组分均受到不同程度的损害,免疫球蛋白和补体丢失或被消耗。

3. 机体抵抗力降低 烧伤后3～10天是水肿回吸收期,患者在遭受休克打击后,各系统器官功能尚未恢复,人体抵抗力处于低潮。

4. 易感性增加 早期缺血缺氧损害是机体易发生全身性感染的重要因素。防治感染是此期的关键。

（三）创面修复期

创面修复过程在伤后不久即开始。创面修复所需时间与烧伤深度等多种因素有关,无严重感染的浅Ⅱ度和部分深Ⅱ度烧伤可自愈。但Ⅲ度和发生严重感染的深Ⅱ度烧伤,由于上皮被毁,创面只能由创缘的上皮扩展覆盖。如果创面较大,不经植皮多难自愈或需时较长,或愈合后瘢痕较多,易发生挛缩,影响功能和外观。Ⅲ度烧伤和发生严重感染的深Ⅱ度烧伤溶痂时,大量坏死组织液化,适于细菌繁殖,感染机会增多,且脱痂后大片创面裸露,成为开放门户,不仅利于细菌入侵,而且体液和营养物质大量丧失,使机体抵抗力和创面修复能力显著降低,成为发生全身性感染的又一高峰时期。此期的关键是加强营养,提高机体修复功能,增强机体抵抗力,积极消灭创面和防治感染。

（四）康复期

深度创面愈合后可形成瘢痕,严重者影响外观和功能,需要锻炼、工疗-体疗和整形以期恢复;某些器官功能损害及心理异常也需要恢复过程;深Ⅱ度和Ⅲ度创面愈合后,常有瘙痒或疼痛,反复出现水疱,甚至破溃,并发感染,形成残余创面,这种现象的终止往往需要较长时间;严重大面积深度烧伤愈合后,由于大部分汗腺被毁,机体散热调节体温能力下降,在盛暑季节,这类伤员多感全身不适,常需2～3年调整适应。

【诊断】

（一）烧伤面积的计算

一般采用9分法,将体表面积划分为11个9%的等份,另加1%,构成100%的体表面积,即头颈部＝1×9%,躯干＝3×9%,两上肢＝2×9%,双下肢＝5×9%＋1%,共为11×9%＋1%。另外,无论性别、年龄,患者并指掌面积约占体表面积的1%,若医生手掌与患者大小相近,可直接用医生手掌估算,适用于小面积烧伤的简单估算。

（二）烧伤深度的识别

一般采用三度四分法,即分为Ⅰ度、浅Ⅱ度、深Ⅱ度、Ⅲ度。前两者成为浅部烧伤,后两者则称为深度烧伤。

1. Ⅰ度烧伤 损害仅在表皮浅层,生发层完好,再生能力强。表面呈红斑状、干燥,伴烧灼感,一般3～7天脱屑痊愈,短期内可有色素沉着。

2. 浅Ⅱ度烧伤 损害伤及表皮的生发层及真皮乳头层。局部红肿明显,大小不一的水疱形成,内含淡黄色澄清液体,创面红润、潮湿、疼痛明显。如不感染,1～2周内愈合,一般不留瘢痕,多数有色素沉着。

3. 深Ⅱ度烧伤 损害累及皮肤的真皮层,深浅不尽一致,可伴水疱,去疱皮后,创面微湿,红白相间,痛觉较迟钝。若未发生感染,可依赖真皮层内残存上皮细胞增殖融合修复,需3～4周,但常伴瘢痕增生。

4. Ⅲ度烧伤 全皮层烧伤甚至达到皮下肌肉或骨骼,创面无水疱,呈蜡白或焦黄色甚至炭化,痛觉消失,皮层坏死后形成焦痂,因皮肤已全部烧毁,无上皮再生的来源,必须靠植皮愈合。

（三）烧伤严重性分度

按照烧伤的面积及深度,一般将烧伤分为以下几种类型。

1. 轻度烧伤 Ⅱ度烧伤面积在10%以下。

2. 中度烧伤 Ⅱ度烧伤面积占10%～29%,或Ⅲ度烧伤面积不足10%。

3. 重度烧伤 烧伤总面积占30%～49%;或Ⅲ度烧伤面积占10%～19%;或Ⅱ度、Ⅲ度烧伤面积虽不到上述比例,但已发生休克、呼吸道烧伤等并发症或较严重复合伤。

4. 特重烧伤 烧伤总面积达49%以上,或Ⅲ度烧伤19%以上,或已发生严重的并发症。

【治疗】

（一）现场急救、转送与初期处理

现场抢救的目的是尽快消除致伤原因,脱离现场,同时进行必要的生命支持治疗。

1. 迅速脱离热源 尽快通过冷水冲淋、就地翻滚等方法熄灭火焰,脱去或剪除烧伤衣物。

2. 保护受伤部位 可用干净敷料或布类替代物尽可能保护创面不受污染及损伤。

3. 维持呼吸道通畅 烧伤常伴有呼吸道灼热伤,应特别注意保持呼吸道的通畅,必要时行气管切开,给予吸氧。

4. 其他 包括抗休克、镇痛等对症治疗及安慰和鼓励等心理疗法。

（二）入院后的治疗

1. 创面处理 应剃净创周毛发,清洁健康皮肤,估算烧伤面积、深度。Ⅰ度烧伤无需其他特殊处理,可自行消退。浅Ⅱ度水疱皮应予保留,水疱过大者,可用消毒空针抽去多余液体。深度烧伤应将水疱清除,应特别注意Ⅲ度烧伤有无环形焦痂的压迫,必要时可切痂或削痂,并立即行皮肤移植。

2. 生命支持治疗 尤其是中重度烧伤患者,需记录血压、脉搏、呼吸,立即建立 2 条及以上静脉输液通道开始输液,留置导尿,认真记录每小时尿量。维持水、电解质平衡,补充营养,维护脏器功能。

3. 休克的防治 液体疗法是防治烧伤休克的主要措施,应根据烧伤面积进行早期补液方案的确立,伤后第一个 24 h,每 1% 烧伤面积每千克体重应补胶体液和电解质液共 1.5 mL,其中胶体液与晶体盐液体积比为 0.5∶1,另加 5% 葡萄糖溶液补充水分 2000 mL。第二个 24 h,胶体液和电解质液为第一个 24 h 的一半,水分补充仍为 2000 mL。

4. 抗感染 导致烧伤全身性感染的主要原因是休克造成机体防御功能下降及创面污染,因此及时有效地纠正休克、正确处理创面是防治感染的重要措施,同时可针对致病菌选择敏感抗生素,应及早用药,可联合用药。

第四节　心肺复苏

【概述】

心肺复苏(cardiopulmonary resuscitation,CPR)是对心搏骤停患者采取的以恢复其循环、呼吸功能为目的的抢救措施,是每一名医护人员必须掌握的常规操作技术。心搏骤停(cardiac arrest)是指心脏有效的机械活动的突然停止。一旦发生,将立刻导致脑和其他器官血流中断,并由此引起意识丧失、呼吸停止等严重后果,甚至猝死。但从生物学角度来看,此时机体并未真正死亡,这是因为机体组织的代谢还没有完全停止,人体活动的基本单位——细胞仍维持着微弱的生命活动,若能得到及时有效的救治,则可能免于死亡。因此,无论何种原因所致的心搏骤停,其处理原则基本相同。首要任务就是尽快建立有效通气与有效循环,保证重要脏器及早恢复血供与氧供。

（一）心搏骤停的常见病因

绝大多数心搏骤停为致命性心律失常所致(90%),其中 80% 为心室颤动,20% 为心室停搏。引发致命性心律失常的基础病变最常见的是冠状动脉性心脏病(约占 75%)。其他病变还包括心脏瓣膜病、心肌病变、心脏电生理异常(如心脏传导系统纤维化、先天性长 Q-T 间期综合征)、大失血和严重休克、药物中毒以及电解质平衡失调(如低钾血症、低镁血症)等。

（二）心搏骤停的诊断

主要根据临床表现迅速做出判断,心电图则有助于进一步确定心搏骤停的临床类型并指导治疗。

1. 临床表现

（1）意识突然丧失,伴有或不伴有抽搐。

（2）心搏及大动脉搏动消失。

（3）呼吸呈叹息样或停止。

（4）瞳孔散大,对光反射消失。

（5）皮肤苍白或发绀。

2. 心电图表现 心搏骤停时,心脏泵血功能丧失,但心电活动并非完全停止,根据常见心电图表现可分为三种类型。

（1）心室颤动:心室肌呈不规则蠕动,心排血量几乎为零。此型最为常见。

（2）心室停搏:心室完全丧失了电活动能力。心电图示直线或仅有心房波,室上性激动不能到达心室。

（3）心电-机械分离:心脏已无有效的机械功能,但仍保留节律性的心电活动。心电图上表现为宽而慢且有畸形的 QRS 波形。

（三）心肺脑复苏的分期

一般医院外或无现代化医疗设备的现场急救可按目前国际通用的 A(开放呼吸道)、B(人工通气)、C(建立人工循环)方案进行,以尽可能恢复心跳和呼吸为主要目的,尽快呼叫急救医护人员到场协助抢救。在医院内抢救,特别是在急救设备完善的情况下,应按复苏程序给予正规化处理:①初期心肺复苏,又称为基本生命支持;②中期心肺复苏,又称为进一步的生命支持;③后期心肺复苏,又称为脑复苏。

【初期心肺复苏】

初期心肺复苏即基本生命支持,是心搏骤停现场急救的最初抢救形式和最基本的常规操作技术。基本生命支持的目的是尽快对被抢救者的重要器官供血、供氧,延长机体耐受死亡的时间,争取创造进一步生命支持的机会。基本生命支持进行得是否及时、操作是否准确有效常常关系到整体复苏的成败。基本生命支持操作技能与相关问题是心搏骤停抢救的关键环节。

（一）初期心肺复苏的程序与操作要点

无论在医院内或医院外,当发现患者已发生心搏骤停时应立即呼救,以取得他人或同事的帮助。特别是在医院外及无抢救条件的基层诊所,应尽快呼叫急救医护人员到场协助救治(国内统一电话:120)。同时,无论患者当时处于何种姿态或体位,都应迅速摆放为头、颈与躯干在同一个轴面的仰卧位,双臂自然置于躯干两侧以符合复苏操作的基本需要。对位于软床垫上的患者应在背部衬垫以硬木平板,其他情况下则应使其仰卧于平坦的地面上。对头颈部发生创伤或怀疑有损伤的患者在摆放体位时,应将头、肩、躯干作为整体同步翻转,切勿任意转动患者。

无论何种原因所致的心搏骤停,最初的急救措施基本相同,主要包含 A、B、C 3 个步骤,即开放呼吸道、人工通气、人工循环。

1. 开放呼吸道(A,airway) 意识丧失的患者常因舌根后坠而阻塞呼吸道。此外,呼吸道分泌物、呕吐物、异物等也常造成呼吸道阻塞。开放呼吸道是心肺复苏的先决条件。

解除舌后坠应用仰头-抬颏法效果最佳,术者一手置于患者前额,向后加压使头后仰,另一手的示、中指置于患者颏部,将颏上抬,抬高程度以患者唇齿未完全闭合为限。其余还有托颌法、仰头-抬颈法和舌-颌上举法。在手法解除舌后坠的基础上应迅速清除患者口中的异物或呕吐物,发现假牙应立即取下。

2. 人工通气(B,breathing) 在畅通呼吸道后,立即通过"耳听、眼看、面感觉"来判断有无呼吸。方法:救助者将患者维持开放呼吸道位置,用耳贴近患者口鼻,头部侧向患者胸部,听有无气流通过患者呼吸道的声音;感觉患者有无呼出的气流;看患者胸腹部有无起伏。若确定无自主呼吸,应立即进行人工通气。

在心搏骤停现场,若因条件限制不能立即对患者行气管内插管机械通气,应迅速采用口对口或口对鼻人工呼吸等措施,以免延误抢救时机。口对口人工呼吸的主要原理是抢救者将呼出气吹入患者肺内而使肺扩张,利用肺及胸廓自身弹性回缩力使患者将气体呼出。

口对口人工呼吸的操作要点:在确认呼吸道通畅后,术者用置于患者前额的手的拇指和示指捏住双侧鼻孔,另一手托起患者下颌,自行深吸气后,用口唇严密包盖患者口部,再用适当的力量缓慢吹气;每次吹气应持续 2 s 以上,以可见患者胸廓出现抬举动作为准(800～1000 mL 气体)。吹气完毕后应立即与患者口部脱离并放松捏住鼻孔的手,让患者自然呼气。无论实施单人或双人 CPR,按压通气比应为30∶2;若抢救者只实施人工呼吸而不行 CPR 操作,通气频率应为 10～12 次/分。

判定人工通气有效的标志:①随被动人工呼吸运动可见胸廓规律有效起伏;②听到或感知被抢救者呼吸道有气流呼出;③人为吹入气体时可感到患者呼吸道阻力规律性升高;④发绀状态缓解。

3. 人工循环(C,circulation)　是指用人工的方法促使在血管内使经人工呼吸后的氧合血液从肺部流向心脏,再经动脉供应全身组织器官。心搏骤停后建立人工循环的重要方法是徒手胸外心脏按压术,它既适合医院内又适合医院外,是心脏复苏抢救的基本方法。

胸外心脏按压术的操作要点:抢救者双手手指交叉(或伸直)重叠,以一手掌根置于患者胸骨中下 1/3 处,确保手掌根部长轴与胸骨长轴一致,两肘关节伸直,上肢呈一直线,借助肩部及上半身力量垂直向下按压;要保证手掌根部的全部力量压在胸骨上,每次按压的方向必须与胸骨垂直。为达到有效的按压,可根据体形大小增大或减小按压幅度,胸骨下陷至少为 5 cm,每次按压结束手掌根部不离开胸壁,双手位置保持固定。按压频率至少为 100 次/分,按压与放松间隔时间各占 50%。

胸外心脏按压的主要并发症:肋骨、胸骨及脊柱骨折、连枷胸、脏器撕裂(如肺、肝、心脏等)、肺或脑脂肪栓塞、气胸、血胸。

心脏按压有效的指标:①能触及大动脉搏动或收缩压＞60 mmHg。②口唇、指甲床及皮肤颜色由发绀转为红润。③扩大的瞳孔逐渐回缩或出现角膜反射。④呼吸状态改善或出现自主呼吸。⑤昏迷逐渐变浅或出现挣扎。

(二)终止心肺复苏操作的指标

(1)患者自主呼吸及心搏已经恢复。

(2)复苏操作已达 30 min 以上而患者仍呈深度昏迷,且自主呼吸、心跳一直未能恢复。

(3)心电图示波一直呈现直线。

【中期心肺复苏】

中期心肺复苏即进一步生命支持,是指在基本生命支持的基础上,迅速采用必要的辅助设备及特殊技术来巩固、维持有效通气和血液循环的救治过程,应与基础生命支持同步进行。

(一)气管内插管

气管内插管是建立人工呼吸道的可靠方法,插入附有套囊的气管导管后,迅速使用呼吸机进行机械通气,不仅有利于充分供氧,而且便于清除呼吸道分泌物及防止呕吐物误吸。在有条件的情况下,尽量选择气管内插管机械通气代替口对口人工呼吸。

(二)电除颤

电除颤是治疗心室颤动最有效的方法,及早采用对存活率影响很大。电除颤可使所有心肌纤维在瞬间同步除极,造成短暂的心脏停搏,使窦房结和房室结得以发放和下传激动,从而恢复窦性心律或有效的心室收缩活动。

成人胸外电除颤时应将已涂好导电膏或用生理盐水浸湿纱布包裹的电极板一端放在患者右胸侧锁骨下方,另一端放在左胸侧乳头内侧。电极板应与胸壁紧密接触,放电时术者及辅助人员应使身体离开病床。电除颤的理想能量尚无定论,但有一点是肯定的,能量越小对心肌的损伤越小。首次能量一般为 200 J,若未成功第 2 次除颤能量可增至 300 J,仍未成功时应立即进行第 3 次除颤,能量最大不超过 360 J。必要时可辅助药物,提高电除颤成功率。

(三)药物治疗

心搏骤停时应及早建立静脉通路,以供输液和给予急救药品,一般宜选择直接通入中心静脉的大静脉(肘静脉、锁骨下静脉等),以便药物尽快起效。必要时也可选择气管内注入、心内注射等方法给药。

药物的选择与治疗目标密切相关,改善器官灌注、恢复自主循环可选肾上腺素、抗利尿激素等;降低除颤阈可选利多卡因、普鲁卡因胺等;增强窦房结组织的兴奋性可选用阿托品、异丙肾上腺素;纠正酸中毒可选用碳酸氢钠等碱性药物。

【后期心肺复苏】

后期心肺复苏又称为长程生命支持(脑复苏),是指自主循环和呼吸恢复后继续采取一系列措施,确保脑功能的恢复,同时继续维护其他器官的功能。脑复苏的重要性日益受到临床和社会的高度重视,特别是目前临床已将神志是否清醒视为脑复苏的重要标志,脑功能是否能恢复也成为复苏的关键环节。

脑复苏的主要救治措施如下:通过维持有效的平均动脉压及控制颅内压以保护脑组织有效灌注(冬眠疗法、脱水疗法等);脑再灌注损伤的药物防治(巴比妥类、钙通道阻滞剂、自由基清除剂);促进细胞代谢的药物(三磷酸腺苷、辅酶 A、B 族维生素等)。

(刘铁英)

第二十五章　传　染　病

学习目标

1. 识记　能够准确说出传染病的流行过程及其影响因素;能够说出各种传染病的临床表现;能够说出传染病的治疗方案。
2. 理解　能够用自己的语言描述传染病的特征;明确传染病流行过程的基本环节;能够准确识别传染病的特征,掌握传染病的预防措施。
3. 应用　能够自觉将医疗规范与康复健康理念贯穿于疾病治疗的全过程;能用所学知识与技能协助主治医生对患者的疾病康复进行指导。

第一节　概　　述

传染病(infectious disease)是由各种病原体引起的能在人与人、动物与动物或人与动物之间相互传播的一类疾病。

传染病是感染过程中的表现形式之一,不是唯一形式。研究传染病在机体发生、发展和转归的原因和规律,研究其诊断治疗措施,促进患者恢复健康,并消除其传染性以防止疾病传播的科学为传染病学。我国在传染病的防治方面取得了卓越的成就,已建成较完整的预防保健工作体系,使传染病在死因顺位中从首位下降到第 10 位。

【传染与免疫】

免疫是机体的一种保护性反应,通过识别和排除病原体和抗原性异物,维护机体的生理平衡和内环境的稳定。传染过程中,人体的免疫反应分为非特异性免疫和特异性免疫两种。

1. 非特异性免疫　先天就有的,并非针对某一特定抗原物质的免疫反应应答,具有种属差异,有稳定性,可遗传给子代。

2. 特异性免疫　又称获得性免疫,具有特异性,可抵抗同一种微生物的重复感染,不能遗传,分为细胞免疫与体液免疫两类。

3. 变态反应　指抗原与抗体在体内的相互作用中,转变为对人体不利的因素,导致机体出现异常免疫反应,即过敏反应。

【传染病流行过程及其影响因素】

传染病在人群中的发生、传播和终止的过程,称为传染病的流行过程。

（一）流行过程的基本环节

传染病的流行必须具备三个基本环节,就是传染源、传播途径和易感人群。三个环节必须同时存在,方能构成传染病流行,缺少其中的任何一个环节,新的传染不会发生,不可能形成流行。

1. 传染源　指体内带有病原体，并不断向体外排出病原体的人和动物，包括患者和病原携带者。

2. 传播途径　病原体从传染源排出体外，经过一定的传播方式，到达与侵入新的易感者的过程，称为传播途径。

3. 易感人群　指人群对某种传染病病原体的易感程度或免疫水平。

（二）影响流行过程的因素

1. 自然因素　包括地理因素与气候因素，大部分虫媒传染病和某些自然疫源性传染病有较严格的地区和季节性。

2. 社会因素　主要是人民的生活水平，其与社会卫生保健事业的发展、预防疾病、普及卫生保健知识密切相关。

【传染病特征】

（一）基本特征

1. 有病原体　每种传染病都有其特异的病原体，包括病毒、立克次体、细菌、真菌、螺旋体、原虫等。

2. 有传染性　病原体从宿主排出体外，通过一定的方式，到达新的易感者体内，呈现出一定的传染性，其传染强度与病原体的种类、数量、毒力及易感者的免疫状态等有关。

3. 有流行性、地方性、季节性

（1）流行性：按传染病流行过程的强度和广度分为以下几种。①散发：是指传染病在人群中散在发生。②流行：是指某一地区或某一单位，在某一时期内，某种传染病的发病率超过了历年同期的发病水平。③大流行：指某种传染病在一个短时期内迅速传播、蔓延，超过了一般的流行强度。④暴发：指某一局部地区或单位，在短期内突然出现众多的同一种传染病的患者。

（2）地方性：指某些传染病或寄生虫病，其中间宿主受地理条件、气温条件变化的影响，常局限于在一定的地理范围内发生，如虫媒传染病、自然疫源性传染病。

（3）季节性：指传染病的发病率在年度内有季节性升高，与温度、湿度的改变有关。

4. 有免疫性　传染病痊愈后，人体对同一种传染病的病原体产生特异性免疫，称为免疫性。

（二）临床特征

按传染病的发生、发展及转归可分为四期。

1. 潜伏期　从病原体侵入人体起，至首发症状出现的时间。不同传染病其潜伏期长短各异，短至数小时，长至数月乃至数年，如狂犬病等。

2. 前驱期　潜伏期末至发病期前，出现某些临床表现的一短暂时期，一般为 1～2 天，呈现乏力、头痛、微热、皮疹等表现。多数传染病看不到前驱期。

3. 发病期　各种传染病特有的症状和体征随病情发展陆续出现的时期。症状由轻变重，由少变多，逐渐或迅速达高峰，随机体免疫力的产生与提高趋向恢复。

4. 恢复期　病原体完全或基本消灭，机体免疫力提高，病变修复，临床症状陆续消失的时段。多数痊愈，少数疾病可留有后遗症。

【传染病诊断和治疗原则】

（一）诊断

1. 临床特点　包括详细询问病史及体格检查的发现，加以综合分析。依其潜伏期长短、起病缓急、发热特点、皮疹特点、中毒症状、特殊症状及体征可做出初步诊断。

2. 流行病学资料　包括发病地区、发病季节、既往传染病情况、接触史、预防接种史；还包括年龄、籍贯、职业、流行地区旅居史等，结合临床资料的归纳分析，有助于临床诊断。

3. 实验室检查　包括三大常规检查、病原体检查、免疫学检查、分子生物学检测及其他检查等。

（二）治疗原则

1. 治疗与预防相结合　一经确诊就应早期彻底治疗，以防止转为慢性，有助于消灭病原体，控制传染病的流行。治疗本身也是控制传染源的重要预防措施之一。在治疗患者的同时,必须做好隔离、消毒、疫情报告、接触者的检疫与流行病学的调查。

2. 病原治疗与支持、对症治疗相结合 消灭病原体、中和毒素是最根本的有效治疗措施。支持与对症治疗是增强病原治疗、提高治愈率、促使患者早日康复的重要措施,也是实施病原治疗的基础。两者不可偏废其一。

【传染病预防】

针对传染病流行的三个基本环节,以综合性防疫措施为基础,认真贯彻预防的方针。其主要预防措施如下。

(一) 管理传染源

对患者和病原体携带者实施管理,要求早发现、早诊断、早隔离,积极治疗患者及加强对感染动物的管理与处理。

(二) 切断传播途径

根据传染病的不同传播途径,采取不同的防疫措施。

(三) 保护易感人群

提高人群抵抗力,有重点、有计划地预防接种,提高人群特异性免疫力。

第二节　病毒性肝炎

任 务 引 领

患者,男,25 岁,因发热、恶心、食欲减退 2 周,皮肤黄染 1 周来诊。患者于 2 周前无明显诱因发热达 38 ℃,无发冷和寒战,无咳嗽,但感全身不适、乏力、食欲减退、恶心、右上腹不适,偶尔呕吐,曾按上呼吸道感染和胃病治疗无好转。1 周前皮肤黄染,尿色较黄,无皮肤瘙痒,大便正常,睡眠较差,体重无明显变化。既往体健,无肝炎和胆石症史,无药物过敏史,无输血史,无疫区接触史。

体格检查:T 37.6 ℃,P 80 次/分,R 20 次/分,BP 120/76 mmHg,皮肤略黄,无出血点,浅表淋巴结未触及,巩膜黄染,咽部无充血,扁桃体不大,心肺无异常,腹软,肝肋下 2 cm,质软,轻压痛和叩击痛,脾不大,移动性浊音(-),双肾区无叩击痛,双下肢不肿。

化验:血 Hb 126 g/L,WBC 7.7×10^9/L,N 65%,L 30%,PLT 200×10^9/L,尿蛋白(-),尿胆红素(+),尿胆原(+),大便颜色加深,粪便隐血试验(-)。

请完成以下任务:

1. 通过学习,请归纳与总结急性黄疸型肝炎的主要临床表现。

2. 请简单描述急性黄疸型肝炎常规检查项目。

病毒性肝炎(viral hepatitis)是由多种不同肝炎病毒引起的一组以肝脏损害为主的传染病,包括甲型肝炎(hepatitis A)、乙型肝炎(hepatitis B)、丙型肝炎(hepatitis C)、丁型肝炎(hepatitis D)及戊型肝炎(hepatitis E)。临床表现主要是食欲减退、疲乏无力、肝大及肝功能损伤,部分病例出现发热及黄疸;但多数为无症状感染者。其中,乙型、丙型肝炎易发展为慢性,少数患者可发展为肝硬化,极少数患者可呈重型肝炎的临床过程。慢性乙型肝炎病毒(HBV)感染及慢性丙型肝炎病毒(HCV)感染均与原发性肝细胞癌的发生有密切关系。

【病原学】

1. 甲型肝炎病毒(HAV) HAV 是一种 RNA 病毒,在体外抵抗力较强,在-20 ℃条件下可保存数年,其传染性不变,能耐受 56 ℃的温度 30 min 及 pH 3 的酸度;加热煮沸(100 ℃)5 min 或干热 160 ℃ 20 min,紫外线照射 1 h,1 mg/L 氯作用 30 min 或甲醛(1∶4000)37 ℃作用 72 h 均可使其灭活。

2. 乙型肝炎病毒(HBV) HBV 是一种 DNA 病毒,有外壳和核心两部分。HBV 在体外抵抗力很强,紫外线照射、加热 60 ℃ 4 h 及一般浓度的化学消毒剂(如苯酚、硫柳汞等)均不能使之灭活,在干燥或冰冻环境下能生存数月到数年,加热 60 ℃持续 10 h、煮沸(100 ℃)20 min、高压蒸汽 122 ℃ 10 min 或过氧乙酸(0.5%)作用 7.5 min 以上则可以灭活。

3. 丙型肝炎病毒(HCV) HCV 是一种具有脂质外壳的 RNA 病毒,经加热 100 ℃ 10 min 或 60 ℃ 10 h 或 1∶1000 甲醛 37 ℃作用 96 h 可灭活。

4. 丁型肝炎病毒(HDV) HDV 是一种缺陷的嗜肝单链 RNA 病毒,需要 HBV 的辅助才能进行复制,因此 HDV 可以在存在 HBV 感染的基础上出现重叠感染。HDV 有高度的传染性及很强的致病力。

5. 戊型肝炎病毒(HEV) HEV 为直径 27～34 nm 的小 RNA 病毒。HEV 对氯仿敏感,在 4 ℃或-20 ℃下易被破坏,在镁离子或锰离子存在下可保持其完整性,在碱性环境中较稳定。HEV 存在于潜伏末期及发病初期的患者粪便中。

【流行病学】

(一)传染源

1. 甲型肝炎 主要传染源是急性患者和隐性感染患者。病毒主要通过粪便排出体外,唾液、胆汁及十二指肠液也均有传染性。

2. 乙型肝炎 传染源是急性患者、慢性患者和病毒携带者。病毒存在于患者的血液及其他各种体液(汗液、唾液、泪液、乳汁、羊水、阴道分泌物、精液等)中。

3. 丙型肝炎 传染源是急、慢性患者和无症状病毒携带者。病毒存在于患者的血液及其他体液中。

4. 丁型肝炎 传染源是急、慢性患者和病毒携带者。

(二)传播途径

1. 甲型肝炎 主要经粪、口途径传播。

2. 乙型肝炎 传播途径包括以下几种:①输血及血制品以及使用污染的注射器或针刺等;②母婴传播(主要通过分娩时吸入羊水、产道血液、哺乳及密切接触传播,通过胎盘感染者约占 5%);③生活上的密切接触;④性接触传播。此外,尚有经吸血昆虫(蚊、臭虫、虱等)叮咬传播的可能性。

3. 丙型肝炎 传播途径与乙型肝炎相同而以输血及血制品传播为主,且母婴传播不如乙型肝炎多见。

4. 丁型肝炎 传播途径与乙型肝炎相同。

5. 戊型肝炎 通过粪、口途径传播,水源或食物被污染可引起暴发流行;也可经日常生活接触传播。

(三)人群易感性

人类对各型肝炎普遍易感,各种年龄均可发病。甲型肝炎感染后机体可产生较稳固的免疫力。乙型肝炎在高发地区的新感染者及急性发病者主要为儿童,成年患者则多为慢性迁延型及慢性活动型肝炎。丙型肝炎的发病以成人多见,常与输血及血制品、药瘾注射、血液透析等有关。丁型肝炎的易感者为 HBsAg 阳性的急、慢性肝炎患者及或无症状携带者。戊型肝炎各年龄普遍易感,感染后具有一定的免疫力。各型肝炎之间无交叉免疫,可重叠感染或先后感染。

【临床表现】

各型肝炎的潜伏期长短不一。甲型肝炎为2~6周（平均为1个月）；乙型肝炎为6周~6个月（一般约3个月）；丙型肝炎为5~12周（平均约8周）。

（一）急性肝炎

1. 急性黄疸型肝炎 病程可分为3个阶段。

（1）黄疸前期：多以发热起病，伴以全身乏力、食欲不振、厌油、恶心，甚或呕吐，常有上腹部不适、腹胀、便秘或腹泻；少数病例可出现上呼吸道症状，或皮疹、关节痛等症状。尿色逐渐加深，至本期末尿色呈红茶样。肝脏可轻度肿大，伴有触痛及叩击痛。化验：尿胆红素及尿胆原阳性，血清丙氨酸转氨酶（ALT）水平明显升高。本期一般持续3~7天，平均5天。

（2）黄疸期：尿色加深，巩膜及皮肤出现黄染，且逐日加深，多于数日至2周内达高峰，然后逐渐下降。在黄疸出现后发热很快消退，而胃肠道症状及全身乏力则见严重，但在黄疸即将减轻前迅速改善。肝功能改变明显。本期持续2~6周。

（3）恢复期：黄疸消退，精神及食欲好转。肿大的肝脏逐渐回缩，触痛及叩击痛消失。肝功能恢复正常。本期持续1~2个月。

2. 急性无黄疸型肝炎 起病大多缓慢，临床症状较轻，仅有乏力、食欲不振、恶心、肝区痛和腹胀、溏便等症状，多无发热，也不出现黄疸。肝大伴有触痛及叩击痛；少数有脾大。肝功能改变主要是ALT水平升高，多于3个月内逐渐恢复。部分乙型及丙型肝炎患者可发展为慢性肝炎。

（二）慢性肝炎

1. 慢性迁延型肝炎 急性肝炎病程达半年以上，仍有轻度乏力、食欲不振、腹胀、肝区痛等症状，多无黄疸。肝大伴有轻度触痛及叩击痛。肝功能检查主要是ALT水平增高。病情迁延不愈或反复波动可达1年至数年，但病情一般较轻。

2. 慢性活动型肝炎 既往有肝炎史，目前有较明显的肝炎症状，如倦怠无力、食欲差、腹胀、溏便、肝区痛等，面色常晦暗，一般健康状况较差，劳动力减退。肝大、质较硬，伴有触痛及叩击痛，多有脾大，可出现黄疸、蜘蛛痣、肝掌及明显痤疮。肝功能长期明显异常，ALT水平持续升高或反复波动，白蛋白水平降低，球蛋白水平升高，丙种球蛋白及IgG水平增高，凝血酶原时间延长，自身抗体及类风湿因子可出现阳性反应，循环免疫复合物可增多而补体C_3、C_4水平可降低。

（三）重型肝炎

1. 急性重型肝炎 又称暴发性肝炎，其特点为起病急，病情发展迅猛，病程短（一般不超过10天）。患者常有高热，消化道症状严重（厌食、恶心、频繁呕吐、鼓肠等）、极度乏力。在起病数日内出现神经、精神症状（如性格改变、行为反常、嗜睡、烦躁不安等）。体格检查有扑翼样震颤、肝臭等，可急骤发展为肝性脑病。黄疸出现后迅速加深。出血倾向明显（鼻衄、淤斑、呕血、便血等），肝脏迅速缩小，亦出现水肿。腹腔积液及肾功能不全。实验室检查：外周血白细胞计数及中性粒细胞比例增高，血小板减少；凝血酶原时间延长，凝血酶原活动度下降，纤维蛋白原减少。血糖水平下降，血氨水平升高，血清胆红素水平升高，ALT水平升高，但肝细胞广泛坏死后ALT水平可迅速下降，形成"酶胆分离"现象。尿常规可查见蛋白及管型，尿胆红素呈强阳性。

2. 亚急性重型肝炎 起病初期类似一般急性黄疸型肝炎，但病情进行性加重，出现高度乏力、厌食、频繁呕吐、黄疸迅速加深，血清胆红素水平升高（>171.0 μmol/L（10 mg/dL）），常有肝臭、顽固性腹胀及腹腔积液（易并发腹膜炎），出血倾向明显，常有神经、精神症状，晚期可出现肝肾综合征，死前多发生消化道出血、肝性脑病等并发症。肝脏缩小或无明显缩小。病程可达数周至数月，经救治存活者大多发展为坏死后肝硬化。实验室检查：肝功能严重损害，血清胆红素水平升高，ALT水平明显升高，或ALT水平下降与胆红素水平升高呈"酶胆分离"；血清白蛋白水平降低，球蛋白水平升高，白蛋白与球蛋白比例倒置，丙种球蛋白水平增高；凝血酶原时间明显延长，凝血酶原活动度下降；胆固醇酯水平明显降低。

3. 慢性重型肝炎 在慢性活动型肝炎或肝硬化的病程中病情恶化,出现亚急性重型肝炎的临床表现。预后极差。

(四) 淤胆型肝炎

淤胆型肝炎又称毛细胆管型肝炎或胆汁淤积型肝炎。其起病及临床表现类似急性黄疸型肝炎,但乏力及食欲减退等症状较轻而黄疸重且持久,有皮肤瘙痒等梗阻性黄疸的表现。肝大。大便色浅,转肽酶、碱性磷酸酶及 5-核苷酸酶等梗阻指标水平升高。ALT 水平多为中度升高。尿胆红素呈强阳性而尿胆原呈阴性。

【实验室及其他检查】

(一) 病原学诊断

1. 甲型肝炎 ①急性期血清抗-HAV-IgM 阳性。②急性期及恢复期双份血清抗-HAV 总抗体滴度呈 4 倍以上升高。③急性早期的粪便经免疫电镜可查到 HAV 颗粒。④急性早期粪便中查到 HAV-Ag。以上任何一项阳性即可确诊为 HAV 近期感染。⑤血清或粪便中检出 HAV RNA。

2. 乙型肝炎

(1) HBV 感染:具有以下任何一项即可做出诊断。①血清 HBsAg 阳性。②血清 HBV DNA 阳性或 HBV DNA 聚合酶阳性。③血清抗-HBc-IgM 阳性。④肝内 HBcAg 阳性及(或)HBsAg 阳性,或 HBV DNA 阳性。

(2) 急性乙型肝炎:具有以下指标中任何一项即可诊断。①HBsAg 滴度由高到低,消失后抗-HBs 转为阳性。②急性期血清抗-HBc-IgM 呈高滴度,而抗-HBc-IgG 呈低滴度。

(3) 慢性乙型肝炎:临床符合慢性肝炎,且有 HBV 感染的一种及一种以上阳性指标。

(4) 慢性 HBsAg 携带者:无任何临床症状或体征,肝功能正常,血清 HBsAg 检查持续阳性达 6 个月以上者。

3. 丙型肝炎

(1) 排除诊断法:凡不符合甲型、乙型、戊型肝炎诊断标准,并排除 EB 病毒、巨细胞病毒急性感染(特异性 IgM 抗体阴性)及其他已知原因的肝炎,如药物性肝炎、酒精性肝炎等,流行病学提示为非经口感染者,可诊断为丙型肝炎。

(2) 特异性诊断:血清抗-HCV 或 HCV RNA 阳性。

4. 丁型肝炎 与 HBV 同时或重叠感染。

(1) 血清中抗-HDV-IgM 阳性,或抗-HDV 阳性,或 HDV-Ag 阳性。

(2) 血清中 HDV RNA 阳性。

(3) 肝组织内 HDV-Ag 阳性。

5. 戊型肝炎

(1) 排除诊断法:凡不符合甲型、乙型、丙型、丁型肝炎,并排除巨细胞病毒、EB 病毒急性感染及其他已知原因的肝炎,流行病学证明经口感染者,可诊断为戊型肝炎。

(2) 特异性诊断:急性期血清抗-HEV-IgM 阳性,或急性期粪便经免疫电镜找到 HEV 颗粒,或急性期抗-HEV 阴性而恢复期转为阳性。

(二) 其他

1. 肝功能检查 肝功能异常程度取决于慢性病毒性肝炎的病情。

2. 肝穿刺活体组织学检测 对经血清病毒学检测尚不能明确诊断者进行肝组织的肝炎病毒基因分析常有助于明确病原学诊断,而且还可对炎症活动度及纤维化程度进行评价。

【诊断要点】

(一) 诊断

有肝炎接触的流行病学史,肝功能受损的临床表现及体征,病原学检查有明确依据,其他实验室检查有客观依据。

（二）鉴别诊断

1. 急性黄疸型肝炎 黄疸前期应与上呼吸道感染、传染性单核细胞增多症、风湿热及胃肠炎等相鉴别。黄疸期应与其他可引起黄疸的疾病相鉴别，如药物性肝炎、钩端螺旋体病、传染性单核细胞增多症、胆囊炎、胆石症等。

2. 无黄疸型肝炎及慢性肝炎 应与可引起肝（脾）大及肝功能损害的其他疾病相鉴别，如慢性血吸虫病、华支睾吸虫病、药物性或中毒性肝炎、脂肪肝等。

3. 慢性肝炎 黄疸持续较久者应与肝癌、胆管癌、胰头癌等相鉴别。

4. 重型肝炎 应与其他原因引起的严重肝损害，如药物中毒、暴发性脂肪肝等进行鉴别。此外，在急性重型肝炎临床黄疸尚不明显时，应注意与其他原因引起的消化道大出血、昏迷、神经精神症状相鉴别。

【治疗原则和药物治疗要点】

一般采用综合疗法，以适当休息和合理营养为主，根据不同病情给予适当的药物辅助治疗，同时避免饮酒、使用肝毒性药物及其他对肝脏不利的因素。

（一）急性肝炎

急性肝炎多为自限性疾病。若能在早期得到及时休息、合理营养及一般支持疗法，大多数患者能在3～6个月内临床治愈。

1. 休息 发病早期必须卧床休息，至症状明显减轻、黄疸消退、肝功能明显好转后，可逐渐增加活动量，以不引起疲劳及肝功能波动为度。

2. 营养 发病早期宜给予易消化、适合患者口味的清淡饮食，补充维生素C和B族维生素等。

3. 中药治疗 可因地制宜，采用中草药治疗或中药方剂辨证治疗。

（二）慢性肝炎

1. 休息 在病情活动期应适当卧床休息；病情好转后应注意动静结合，至静止期可从事轻体力工作；症状消失，肝功能恢复正常达3个月以上者，可恢复正常工作，但应避免过度劳累，且定期复查。

2. 营养 应摄入高蛋白饮食；热量摄入不宜过高，以避免发生脂肪肝；也不宜摄入过量的糖，以免导致糖尿病。

3. 抗病毒药物治疗 此类药物有α-干扰素、聚肌苷酸、阿糖腺苷及单磷酸阿糖腺苷、阿昔洛韦等。

4. 中医中药治疗 中医辨证论治，治疗原则为祛邪、补虚及调理阴阳气血。

5. 免疫调节疗法 特异性免疫核糖核酸、非特异性免疫增强剂有胸腺素（肽）、香菇多糖、猪苓多糖等，可用于细胞免疫功能低下者。免疫抑制剂有泼尼松龙、地塞米松、硫唑嘌呤等。

（三）重型肝炎

重型肝炎的治疗应及早采取合理的综合措施，加强护理，密切观察病情变化，及时纠正各种严重紊乱，防止病情进一步恶化。

1. 支持疗法

（1）严格卧床休息、精心护理，密切观察病情，防止继发感染。

（2）每天摄入热量维持在67～134 kJ/kg。饮食中的蛋白质含量应严格限制（低于20 g/d）。昏迷者禁食蛋白质。

（3）维持电解质和酸碱平衡：低钾者每天应补钾3 g以上，低钠者可酌情给予生理盐水。

2. 胰岛素疗法 有防止肝细胞坏死，促进肝细胞新生的作用。肝细胞再生因子具有促进肝细胞DNA合成和肝细胞再生的作用。

3. 改善微循环 莨菪类药物有改善微循环障碍的作用，可采用东莨菪碱或山莨菪碱加葡萄糖溶液内静脉滴注。

4. 对症治疗　针对不同症状,可采用对症治疗。

（四）淤胆型肝炎

酌情选用氢化可的松,每天40～60 mg口服或地塞米松每天10～15 mg溶于葡萄糖溶液内静脉滴注。瘙痒明显者可口服异丁嗪5 mg,每天2次,或考来烯胺每天2～3 g。

【健康指导】

1. 保持良好的心情　培养乐观、开朗、宽容、放松的健康行为模式和品性。

2. 适当休息　在肝炎症状明显期,应以卧床休息为主,特别是有黄疸的患者更应注意。卧床时间一般要持续到症状和黄疸明显消退,方可起床活动。

3. 适度活动　病初可在室内散步等,以后可随症状和肝功能的改善及体力的恢复,逐渐增加活动范围和时间,如散步、打太极拳或做气功等。但应注意以不感到疲劳为标准,切忌肝功能刚恢复正常就从事较重的体力劳动及踢足球等剧烈活动。

4. 增加蛋白质饮食供给　蛋白质一般应占总热能的15%,特别应保证一定数量的优质蛋白质的供给,如动物性蛋白质、豆制品等。

5. 脂肪摄入　一般可不加限制,因肝炎患者多有厌油及食欲不振等症状,通常情况下,不会出现脂肪摄入过多的问题。

6. 保证维生素供给　维生素 B_1、维生素 B_2、烟酸等B族维生素及维生素C对于改善症状有重要作用。除了选择富含这些维生素的食物外,也可口服多种维生素制剂。

第三节　肺　结　核

任务引领

患者,女,59岁,间断咳嗽、咳痰5年,加重伴咯血2个月。患者5年前受凉后低热、咳嗽、咳白色黏痰,给予抗生素及祛痰治疗,1个月后症状不见好转,体重逐渐减轻,后拍胸片诊断为浸润性肺结核,肌内注射链霉素1个月,口服利福平、异烟肼3个月,症状逐渐减轻,遂自行停药,此后一直咳嗽,咳少量白色痰,未再复查胸片。2个月前患者劳累后咳嗽加重,少量咯血伴低热、盗汗、胸闷、乏力又来诊。发病以来进食少,大小便正常,睡眠差。既往体健,无药物过敏史。

体格检查:T 37.6 ℃,P 90次/分,R 22次/分,BP 130/80 mmHg,无皮疹,浅表淋巴结未触及,巩膜无黄染,气管居中,两上肺呼吸音稍减低,并闻及少量湿啰音,心界不大,HR 90次/分,律齐,无杂音,腹软,肝脾不大,双下肢不肿。

化验:血Hb 110 g/L,WBC $4.7×10^9$/L,N 53%,L 47%,PLT $210×10^9$/L,ESR 35 mm/h,大小便常规(一)。

请完成以下任务:

1. 通过学习,请归纳与总结肺结核的主要临床表现。

2. 请简单描述肺结核的辅助检查项目。

结核病是由结核分枝杆菌引起的慢性传染病,以肺结核最多见。流行严重地区的大量移民、人类免疫缺陷病毒(HIV)感染和耐多药性结核病导致国际结核病流行出现了第三次回升,当前结核病防治的形势十分严峻。

【病因和发病机制】

结核分枝杆菌是引起结核病的病原菌,属于分枝杆菌属,对外界抵抗力较强。结核分枝杆菌主要通过呼吸道传播,其次是消化道。

对结核分枝杆菌的易感性取决于许多因素,自然抵抗力降低是易感的重要因素。感染结核分枝杆菌后机体产生两种形式的反应,即免疫反应和变态反应。当结核分枝杆菌的入侵数量大、毒力强,人体免疫力处于劣势时,结核病容易发生和发展,反之感染后不易发病,即使发病也较轻微且易痊愈。

【流行病学】

结核病被列为我国重大传染病之一,是严重危害人民群众健康的呼吸道传染病。根据世界卫生组织的统计,我国是结核病流行严重的国家之一,同时也是耐多药结核病流行严重的国家之一。截至 2011 年,我国结核病年发病患者数约为 130 万,占全球发病数的 14.3%,位居全球第 2 位。

【临床表现】

肺结核的临床表现可分为全身和呼吸系统两方面,这两方面表现均无特异性。

1. 全身表现　主要为毒性症状。起病缓慢,病程较长,有低热、食欲不振、盗汗等。多数患者无明显症状,经 X 线检查可被发现。

2. 呼吸系统表现

(1) 咳嗽、咳痰:慢性咳嗽,早期痰少呈黏液样,晚期或并发感染时痰量增多。

(2) 咯血:1/3~1/2 的患者有不同程度的咯血。

(3) 胸痛:胸膜受累时可出现固定针刺样疼痛,随呼吸和咳嗽加重。

(4) 呼吸困难:高热、慢性重症肺结核患者呼吸功能下降、并发气胸或大量胸腔积液时可出现明显的胸闷和呼吸困难,甚至发绀。

(5) 体征:病变范围小或位于肺组织深部可无异常体征。若病变范围大,可出现相应部位体征。继发性肺结核好发于上叶尖后段或下叶背段,故锁骨上、下及肩胛间区叩诊略浊,咳嗽后闻及湿啰音,较有诊断意义。

3. 并发症　可导致自发性气胸、脓气胸、肺源性心脏病、支气管扩张及并发脑膜炎、泌尿生殖道炎症和骨结核等。

【实验室及其他检查】

1. 结核分枝杆菌检查　痰中找到结核分枝杆菌是确诊肺结核的主要依据。痰菌检查有以下几种方法:①直接涂片;②集菌法;③痰结核分枝杆菌培养。

2. 影像学检查　胸部 X 线检查是肺结核诊断的必要手段,可以早期发现肺结核。常用的为 X 线摄片、点片、特殊体位(如前弓位)摄片及胸部 CT 检查。

3. 结核菌素(简称结素)试验　临床上常用结核菌素的纯蛋白衍生物(PPD)。结核菌素试验常用皮内注射法,一般以 5 U 为标准剂量。结果判断以 72 h 皮肤硬结平均直径大小为依据:≤4 mm 为阴性,5~9 mm 为弱阳性(+),10~19 mm 为阳性(++),≥20 mm 或未超过此直径但有水疱、坏死者为强阳性(+++)。若无反应,可在 1 周后再用 5 U 皮试,短期重复试验可引起复强效应。结核菌素试验阳性仅表示结核分枝杆菌感染,并不一定患病。

4. 其他　血常规一般无异常,严重病例可继发贫血,红细胞沉降率可增快,但无特异性。

【诊断要点】

1. 诊断　痰结核分枝杆菌检查是诊断肺结核的主要依据。X 线检查是及时发现肺结核的主要方法。其他如结核菌素试验、红细胞沉降率、纤维支气管镜等检查对诊断具有参考意义。

2. 结核病分类法　我国于 1998 年对原有肺结核分类方法(1978 年)进行了修改。结核病可分为以下几种。

(1) 原发性肺结核(Ⅰ型):包括原发综合征及胸内淋巴结结核。

（2）血行播散性肺结核（Ⅱ型）：可由原发性肺结核的早期菌血症演变而来，也可由于肺或其他脏器活动性结核病灶侵袭邻近淋巴、血管而引起。其可分为急性、亚急性和慢性。

（3）继发性肺结核（Ⅲ型）：由于初染后体内潜伏病灶中的结核分枝杆菌重新活动而发病，极少数可以是外源性重复感染，是成人肺结核的最常见类型。

（4）结核性胸膜炎（Ⅳ型）：有结核性干性胸膜炎、结核性渗出性胸膜炎、结核性脓胸。

（5）其他肺外结核（Ⅴ型）：如骨结核、结核性脑膜炎、肠结核等。

3. 鉴别诊断　肺结核需与肺癌、肺炎、肺脓肿、慢性支气管炎、支气管扩张症及某些长期发热的疾病相鉴别。

【治疗原则和药物治疗要点】

1. 抗结核病化学药物治疗（简称化疗）　此为当前治疗结核病的主要手段。

（1）化疗原则：对活动性结核病坚持早期、联用、适量、规律和全程使用抗感染药物的原则。

（2）化疗药物：血液中（包括巨噬细胞内）常规剂量下药物浓度达到试管内最低抑菌浓度（MIC）的10倍以上才能起到杀菌作用，否则为抑菌作用（表25-1）。

（3）化疗方法：常规化疗与短程化疗；两阶段用药和间歇用药；督导用药。

（4）化疗方案：视病情轻重、痰结核分枝标菌有无和细菌耐药情况选择。

表 25-1　常用抗结核病药物成人剂量、作用机制及主要副作用

药名	缩写	每天剂量/g	间隔疗法/(g/d)	作用	主要副作用
异烟肼	H,INH	0.3	0.6~0.8	杀菌剂	周围神经炎，偶有肝功能损害
利福平	R,RFP	0.45~0.6	0.6~0.9	杀菌剂	肝功能损害，过敏反应
吡嗪酰胺	Z,PZA	1.5~2.0	2.0~3.0	半杀菌剂	胃肠道不适，肝功能损害等
链霉素	S,SM	0.75~1.0	0.75~1.0	半杀菌剂	听力障碍，眩晕，肾功能损害
乙胺丁醇	E,EMB	0.75~1.0	1.5~2.0	抑菌剂	视神经炎
对氨基水杨酸钠	P,PAS-Na	8~12	10~12	抑菌剂	胃肠道不适，过敏反应

2. 对症治疗

（1）毒性症状：常在有效抗结核病治疗后1~2周消退，不用特殊处理。症状严重，或结核性胸膜炎大量胸腔积液不易很快吸收时，可在使用有效抗结核病药物的同时加用糖皮质激素。

（2）咯血：小量咯血时嘱患者安静休息、镇静，必要时可用小剂量镇静剂、止咳剂。大量咯血时应采取患侧卧位，轻轻将气管内存留的积血咳出。可选用垂体后叶素，冠心病、高血压患者及孕妇禁用。大量咯血不止者，可试用血管扩张药物。药物治疗效果不好者，可经纤维支气管镜确定出血部位，局部应用止血措施。抢救大咯血时应特别注意保持呼吸道通畅。发生窒息时，应立即取头低脚高体位，轻拍背部，并尽快取出或吸出口咽、喉、鼻部血块。必要时做气管插管或气管切开。

3. 外科治疗　部分患者内科治疗效果不好，或不易与肿瘤相鉴别时，可手术治疗。

【健康指导】

（1）食物热能供给需要超过正常人，一般要求达到每千克体重供给126 kJ，全天总摄入量为8360 kJ左右。轻体力劳动者每千克体重供给168 kJ，全天10032 kJ左右。

（2）饮食宜清淡，少食多餐，忌过于甘肥油腻。鱼类、蛋类、乳品、瘦肉、鸡肉、蜂蜜、花生、莲子、百合、大枣、栗子、梨、柿子、芝麻、橘子、青菜、冬瓜、藕、西红柿、胡萝卜、白萝卜、豆类、豆制品等都可选食。

（3）补充蛋白质和钙质有助于结核部位的组织修补，每天应喝2~3杯牛奶；优质的动物性蛋白食物应占进食蛋白量的50%，如鸡肉、鱼肉、瘦肉、蛋类、乳品、豆制品等。

（4）多吃维生素A、维生素C含量丰富的蔬菜和水果，如胡萝卜、柑橘、草莓等。肺结核患者不宜多吃菠菜，易形成草酸钙，影响钙的吸收。

（5）有咯血症状时，应补充铁质，可多吃葡萄干、木耳、大枣、豆类、动物肝脏等。

第四节 艾 滋 病

患者,男,31岁,发热、乏力、消瘦半年。半年前无明显诱因发热,多呈低热,一般不超过38 ℃,伴乏力、全身不适和厌食,大便每天2～3次,正常稀便,无脓血,无腹痛和恶心、呕吐,逐渐消瘦,不咳嗽。病初曾到医院就诊,拍胸片及化验血、尿、粪便常规未见异常,遂服中药治疗,症状无好转来诊。发病后体重下降约8 kg,睡眠尚可。5年前因急性阑尾炎行手术并输过血,无肝肾疾病和结核病史,无药物过敏史,吸烟每天1盒,不饮酒。有冶游史。

体格检查:T 37.6 ℃,P 85次/分,R 18次/分,BP 120/80 mmHg,消瘦,无皮疹和出血点,右颈部和左腋窝各触及1个2 cm×2 cm的淋巴结,活动无压痛,巩膜无黄染,咽部无充血,甲状腺不大,心肺无异常,腹软,肝肋下2 cm,脾侧位肋下刚触及,移动性浊音(一),双肾区无叩击痛,双下肢不肿。

化验:血 Hb 120 g/L,WBC 3.7×10^9/L,N 70%,L 30%,PLT 78×10^9/L,血液 HIV(+)。

请完成以下任务:

1. 通过学习,请归纳与总结艾滋病的主要临床表现。

2. 请简单描述艾滋病常规检查项目。

艾滋病(AIDS)是获得性免疫缺陷综合征(acquired immunodeficiency syndrome,AIDS)的简称,是由人类免疫缺陷病毒(human immunodeficiency virus,HIV)引起的一种严重传染病。HIV通过性接触及输血或血制品等方式侵入人体,特异性地破坏辅助性T淋巴细胞,造成机体细胞免疫功能严重受损。临床上由无症状病毒携带者发展为持续性全身淋巴结肿大综合征和艾滋病相关综合征,最后并发严重机会性感染和恶性肿瘤。本病目前尚无有效的防治方法,病死率极高,已成为当今世界最受关注的公共卫生问题之一。

【病原学】

本病的病原体称为人类免疫缺陷病毒(HIV),为一种逆转录病毒(retrovirus)。HIV对外界抵抗力较弱,加热56 ℃ 30 min和一般消毒剂如0.5%次氯酸钠、5%甲醛、70%乙醇、2%戊二醛等均可灭活,但对紫外线不敏感。

【流行病学】

(一)传染源

艾滋病患者和无症状携带者。病毒存在于血液及各种体液(如精液、子宫阴道分泌物、唾液、泪液、乳汁和尿液)中,均具有传染性。

(二)传播途径

性接触传播、血液传播、母婴传播等,其中性接触传播是主要传播途径。病毒携带者进行器官移植或人工授精亦可传染。密切的生活接触亦有传播的可能。

（三）易感人群

人群普遍易感。同性恋和杂乱性交者、药瘾者、血友病患者以及 HIV 感染者的婴儿为本病的高危人群。此外，遗传因素可能与发病也有关系。

【临床表现】

本病潜伏期较长，感染病毒后需 2～10 年才可发生以机会性感染和恶性肿瘤为特征的艾滋病。

（一）急性感染

部分患者感染后 2～6 周可出现一过性类似传染性单核细胞增多症的症状，持续 3～14 天后进入无症状期，少数患者可持续发展。起病多急骤，有发热、出汗、不适、厌食、恶心、头痛、咽痛及关节肌肉痛等症状，同时可有红斑样皮疹和淋巴结肿大，血小板可减少，CD4 与 CD8 的比值下降或倒置。

（二）无症状感染

本期持续 1～10 年，平均 5 年，无自觉症状，仅血清抗 HIV 抗体阳性。

（三）艾滋病相关综合征

本期主要表现为持续性淋巴结肿大。全身包括腹股沟有两处以上淋巴结肿大，持续 3 个月以上，且无其他原因可以解释。肿大的淋巴结多对称发生，直径 1 cm 以上，质地韧，可移动，无压痛。部分病例 4 个月至 5 年后可发展为艾滋病。常伴有间歇性发热、乏力、盗汗、消瘦和腹泻，肝脾大，亦可出现原因不明的神经系统症状。

（四）典型艾滋病（真性艾滋病、艾滋病全盛期）

本期主要表现为由于免疫功能缺陷所导致的继发性机会性感染或恶性肿瘤的症状。

1. 机会性感染　艾滋病患者最常见的且往往是最初的临床表现。主要病原体有卡氏肺孢子虫、弓形虫、隐孢子虫、念珠菌、组织胞浆菌，鸟分枝杆菌、巨细胞病毒、疱疹病毒等。其中卡氏肺孢子虫性肺炎最为常见，起病缓慢，以发热、乏力、干咳和进行性呼吸困难为主要症状，而肺部体征不明显。

2. 恶性肿瘤

（1）卡氏肉瘤：最常见，多见于青壮年，起病隐匿，肉瘤呈多灶性，不痛不痒，除皮肤广泛损害外，常累及口腔、肠道、淋巴等。

（2）其他恶性肿瘤：包括原发性脑淋巴瘤、淋巴网状恶性肿瘤等。

（3）其他：如自身免疫性血小板减少性紫癜、儿童慢性淋巴细胞性间质性肺炎等。

HIV 感染者在 5 年内有 20%～50% 发展为艾滋病相关综合征，10%～30% 发展为典型艾滋病。一旦发生并发有机会性感染及恶性肿瘤的典型艾滋病，则预后极差。发病后 1 年病死率在 50% 以上，4～5 年近乎 100%。

【实验室及其他检查】

1. 血常规　多有红细胞、血红蛋白水平降低，白细胞计数多下降至 4×10^9/L 以下，中性粒细胞比例增高，淋巴细胞明显减少，多低于 1×10^9/L。少数患者血小板可减少。

2. 免疫学检查　迟发型皮肤超敏反应减弱或缺失；丝裂原诱导的淋巴细胞转化反应减弱，T 淋巴细胞减少，CD4 细胞明显减少，CD4 与 CD8 的比值小于 1（正常值为 1.5～2）；免疫球蛋白水平升高；血清 α-干扰素、免疫复合物等增加。

3. 特异性诊断检查　包括抗 HIV 抗体测定、抗原检查、病毒分离和核酸杂交。

【诊断要点】

（一）诊断

1. 流行病学资料　常有性乱交、静脉药瘾、使用输血制品等情况。

2. 临床表现　高危人群存在下列情况两项或两项以上者，应考虑艾滋病可能。①体重减轻 10% 以上；②慢性咳嗽或腹泻 1 个月以上；③间歇或持续发热 1 个月以上；④全身淋巴结肿大；⑤反复出现带状疱疹或慢性播散性单纯疱疹感染;⑥口咽念珠菌感染。对可疑者应进一步做实验室检查确诊。

3. 实验室检查 ①抗 HIV 抗体检查:主要检查 p24 抗体和 gp120 抗体。一般 ELISA 连续两次阳性时,再做免疫印记法和固相放射免疫沉淀试验等确诊。因为 ELISA 虽然灵敏度高,但特异度并不高。②抗原检查:ELISA 法测定 p24 抗原。③应用 RNA 印迹法或 RT-PCR 法检测 HIV RNA。

(二)鉴别诊断

本病需与原发性免疫缺陷综合征和多种原因如感染、恶性肿瘤、长期接受放疗或化疗等所引起的继发性免疫缺陷相鉴别。

【治疗原则和药物治疗要点】

(一)抗病毒治疗

目前国外唯一获准使用的为叠氮脱氧胸苷(AZT)。本药为逆转录酶抑制剂,可口服和静脉滴注,有延长寿命的效果,副作用较少。

(二)重建或增强免疫功能

可采用骨髓移植、同系淋巴细胞输注、胸腺植入等免疫重建疗法;亦可用 IL-2、胸腺素、异丙肌苷等提高免疫功能。

(三)并发症治疗

卡氏肺孢子虫肺炎可应用喷他脒或复方新诺明,或两药联合应用;隐孢子虫病可用螺旋霉素;弓形虫病可用乙胺嘧啶和磺胺类;卡氏肉瘤可用阿霉素、长春新碱、博来霉素等,亦可同时应用干扰素治疗。

(四)中医中药

中医中药辨证论治及针灸治疗可使病情有所好转,值得进一步研究。

【健康指导】

(1)HIV 感染者和患者在进行药物治疗的同时,还应积极进行营养支持。以高蛋白质及较高热量的食物为主,并遵循"多样、少量、均衡"的饮食原则。

(2)有益的高蛋白质食物有鱼虾类,如海水鱼、虾、墨鱼、贝、蟹等;家禽类,如鸡肉、鸽肉等;牛奶及乳制品,如优质奶酪等;蛋类,如鸡蛋、鸭蛋等;豆类,如豆腐、豆浆或其他豆制品;其他肉类。

(3)注意补充维生素和矿物质,应多吃新鲜的水果和蔬菜,特别是富含胡萝卜素、维生素 C、维生素 E 及含锌的食物。应尽量少吃高脂肪的食物,少吃甜食。

(4)注意饮食卫生,在腹泻痊愈之前,不要进食油炸食品和新鲜的水果。

第五节 其他常见传染病

一、细菌性痢疾

细菌性痢疾(bacillary dysentery)简称菌痢,是由痢疾杆菌引起的常见肠道传染病。临床上以发热、腹痛、腹泻、里急后重感及黏液脓血便为特征。其基本病理变化为结肠黏膜的充血、水肿、出血等渗出性炎症改变。因各型痢疾杆菌毒力不同,临床表现轻重各异。

【病原学】

细菌性痢疾的病原菌痢疾杆菌为肠杆菌科志贺菌属(shigella),革兰阴性杆菌,无鞭毛及荚膜,不形成芽孢,有菌毛。依据抗原结构不同,分为 A、B、C、D 四群,即志贺痢疾杆菌、福氏痢疾杆菌、鲍氏痢疾杆菌及宋内痢疾杆菌,以及 42 个血清型(含亚型)。国外自 20 世纪 60 年代后期逐渐以 D 群占优势;我国目前仍以 B 群为主(占 62.8%～77.3%),D 群次之,近年来局部地区 A 群有增多趋势。

痢疾杆菌对外界环境有一定抵抗力,其中以 D 群最强,B 群次之,A 群最弱。日光照射 30 min、加热至 60 ℃ 10 min 或 100 ℃ 1 min 即可杀灭。对酸及一般消毒剂均很敏感。在蔬菜、瓜果及被污染物品上可存活 1～2 周,但在阴暗、潮湿、冰冻条件下能生长数周,在粪便中存活时间的长短与气温、粪便中杂菌等有关。

【流行病学】

1. 传染源 传染源包括患者和带菌者。

2. 传播途径 消化道传播为主要方式。

3. 人群易感性 人群对痢疾杆菌普遍易感,学龄前儿童患病多。

4. 流行病学特征 细菌性痢疾呈全年散发,以夏、秋两季多见。

【临床表现】

潜伏期一般为 1～3 天(数小时至 7 天)。病前多有不洁饮食史。临床上依据其病程及病情可将此病分为急性与慢性 2 类及多种临床类型。

(一) 急性细菌性痢疾

1. 急性典型 起病急、畏寒、发热,多为 38～39 ℃甚至以上,伴头晕、头痛、恶心等全身中毒症状及腹痛、腹泻,粪便开始呈稀泥糊状或稀水样,量多,继而呈黏液或黏液脓血便,量不多,每天排便 10 次至数 10 次不等,伴里急后重。左下腹压痛明显,可触及痉挛的肠管。

2. 急性非典型 一般不发热或有低热,腹痛轻,腹泻次数少,每天 3～5 次,黏液多,一般无肉眼脓血便,无里急后重。病程一般为 4～5 天。

3. 急性中毒型 此型多见于 2～7 岁健壮儿童,起病急骤,进展迅速,病情危重,病死率高。突然高热起病,肠道症状不明显,依其临床表现分为三种临床亚型。

(1) 休克型(周围循环衰竭型):以感染性休克为主要表现:①面色苍白,口唇或指甲发绀;上肢湿冷,皮肤呈花纹状,皮肤指压阳性(压迫皮肤后再充盈时间大于 2 s)。②血压下降,通常小于 10.7 kPa(80 mmHg);脉压变小,<2.7 kPa(20 mmHg)。③脉搏细速,心率快(>100 次/分),小儿多达 150～160 次/分,心音弱。④尿少(<30 mL/h)或无尿。⑤出现意识障碍。以上五项亦为判断病情是否好转的指标。

(2) 脑型(呼吸衰竭型):一种严重的临床类型。早期可有剧烈头痛、频繁呕吐,典型呈喷射状呕吐;面色苍白、口唇发灰;血压可略升高,呼吸与脉搏可略减慢;伴嗜睡或烦躁等不同程度意识障碍,为颅内压增高、脑水肿早期临床表现。晚期表现为反复惊厥、血压下降、脉搏细速、呼吸节律不齐、深浅不均等中枢性呼吸衰竭;瞳孔不等大,也可不等圆,或忽大忽小,对光反射迟钝或消失;肌张力增高,腱反射亢进,可出现病理反射;意识障碍明显加深,直至昏迷。进入昏迷后一切反射消失。

(3) 混合型:以上两型同时或先后存在,是最严重的一种临床类型,病死率极高(90%以上)。该型实质上包括循环系统、呼吸系统及中枢神经系统等多脏器功能损害与衰竭。

(二) 慢性细菌性痢疾

病情迁延不愈超过 2 个月称为慢性细菌性痢疾,多与急性期治疗不及时或不彻底、细菌耐药或机体抵抗力下降有关,也常由饮食不当、受凉、过劳或精神因素等诱发。依据临床表现分为以下三型。

1. 急性发作型 此型约占 5%,其主要临床表现同急性典型细菌性痢疾,但程度轻,恢复不完全,一般是半年内有痢疾病史或复发史,而排除同群痢疾杆菌再感染、异群痢疾杆菌或其他致腹泻细菌的感染。

2. 迁延型 发生率约占 10%,常有腹部不适或隐痛,腹胀、腹泻、黏液脓血便等消化道症状,时轻时重,迁延不愈,亦可腹泻与便秘交替出现,病程久之可有失眠、多梦、健忘等神经衰弱症状,以及乏力、消瘦、食欲下降、贫血等表现。左下腹压痛,可触及乙状结肠,呈条索状。

3. 隐匿型 此型发生率为 2%～3%,一年内有细菌性痢疾史,临床症状消失 2 个月以上,但粪菌培养可检出痢疾杆菌,乙状结肠镜检查可见肠黏膜病变。此型在流行病学上具有重要意义。

【实验室与其他检查】

1. 外周血常规 急性细菌性痢疾白细胞计数和中性粒细胞比例多增高,急性中毒型细菌性痢疾可达$(15\sim30)\times10^9$/L 甚至以上,有时可见核左移。慢性细菌性痢疾常有轻度贫血表现。

2. 粪便

(1)镜检:可见较多白细胞或成堆脓细胞,少量红细胞和巨噬细胞。血水便者红细胞可满视野。

(2)培养:检出痢疾杆菌即可确诊。应取早期、新鲜、未与尿液混合、含黏液脓血的粪便或肠拭子,多次送检,可提高检出阳性率。

3. 乙状结肠镜检查 急性期和慢性期肠黏膜可见明显变化。

【诊断要点】

流行病学资料,典型临床表现,粪便细菌培养呈阳性。

【治疗原则和药物治疗要点】

(一)急性细菌性痢疾的治疗

1. 一般治疗 卧床休息、消化道隔离。给予易消化、高热量、高维生素饮食。对于高热、腹痛、失水者给予退热、止痉、口服含盐米汤或给予口服补液盐,因高热、严重呕吐腹泻引起脱水、酸中毒及电解质紊乱者,需静脉输入葡萄糖溶液、生理盐水及补充电解质。

2. 病原治疗 由于耐药菌株增加,最好应用不少于 2 种抗菌药物,应参考药物敏感情况选择药物。常用磺胺类和喹诺酮类药物。

3. 中医中药治疗

4. 针刺

(二)急性中毒型细菌性痢疾的治疗

1. 一般治疗 同急性细菌性痢疾,由于病情发展迅速,故应密切观察病情变化,如意识状态、体温、脉搏、血压、呼吸及瞳孔变化,及时采取有效措施,阻止病情进一步恶化。

2. 抗感染 选择敏感抗菌药物,联合用药,静脉给药,待病情好转后改口服。

3. 控制高热与惊厥 退热可用物理降温,加 1%温生理盐水 1000 mL 流动灌肠,或酌情增加退热剂。躁动不安或反复惊厥者采用冬眠疗法。

4. 休克的治疗 积极抗休克治疗,治疗原则为补充血容量、纠正酸中毒、血管活性药物应用及维持重要脏器功能。

(三)慢性细菌性痢疾的治疗

1. 对症治疗 寻找诱因,对症处理,避免过度劳累,勿使腹部受凉,忌生冷饮食。体质虚弱者应及时使用免疫增强剂。

2. 保留灌肠疗法 对于肠道黏膜病变经久未愈者,同时采用保留灌肠疗法。

【预防】

(一)管理好传染源

早期发现患者和带菌者,早期隔离,直至粪便培养隔天 1 次、连续 2~3 次阴性方可解除隔离。

(二)切断传播途径

对于细菌性痢疾等消化道传染病来说,切断传播途径是最重要的环节。认真贯彻执行"三管一灭"(即管好水源、食物、粪便和消灭苍蝇)。

(三)保护易感人群

痢疾杆菌的菌苗疗效不够肯定,近年来主要采用口服活菌苗。

【健康指导】

（1）卧床休息，消化道隔离。早期发现患者和带菌者，早期隔离，直至粪便培养隔天1次、连续2～3次阴性方可解除隔离。对于慢性细菌性痢疾带菌者，应调离工作岗位，彻底治愈后方可恢复原工作。

（2）给予易消化、高热量、高维生素饮食。

二、流行性脑脊髓膜炎

流行性脑脊髓膜炎（epidemic cerebrospinal meningitis）简称流脑，是由脑膜炎双球菌引起的化脓性脑膜炎。临床表现为发热、头痛、呕吐、皮肤黏膜淤点、淤斑及颈项强直等脑膜刺激征。

【病原学】

脑膜炎双球菌属奈瑟氏菌属，革兰染色阴性，肾形，多成对排列，或四个相连。该菌营养要求较高，用血液琼脂或巧克力培养基，在37℃、含5%～10% CO_2、pH 7.4环境中易生长。传代16～18 h细菌生长旺盛，抗原性最强。本菌含自溶酶，如不及时接种易溶解死亡。本菌对寒冷、干燥较敏感，低于35℃、加温至50℃或一般的消毒剂处理极易使其死亡。

【流行病学】

（一）传染源

主要是带菌者和患者。患者从潜伏期末开始至发病10天内具有传染性。

（二）传播途径

病原菌借带菌者和患者咳嗽、打喷嚏、说话等动作经飞沫直接在空气中传播。密切接触如同睡、怀抱、喂乳、接吻等对2岁以下婴儿传播本病有重要意义。

（三）人群易感性

任何年龄均可发病，从2～3个月开始，6个月至2岁发病率最高，以后随年龄增长发病率逐渐下降。新生儿有来自母体的杀菌抗体，故发病少见。

（四）流行特征

发病从前1年11月开始，次年3、4月达高峰，5月开始下降。其他季节有少数散发病例发生。由于人群免疫力下降、易感者的累积，以往每3～5年出现一次小流行，8～10年出现一次大流行。流行因素与室内活动多、空气不流通、阳光缺少、居住拥挤、上呼吸道病毒感染等有关。

【临床表现】

潜伏期1～7天，一般2～3天。

其病情复杂多变，轻重不一，一般可表现为三个临床类型，即普通型、暴发型和慢性败血症型。

（一）普通型

此型占90%左右。病程可分为上呼吸道感染期、败血症期和脑膜炎期，但由于起病急、进展快、临床常难以划分。

1. 上呼吸道感染期 大多数患者并不产生任何症状。部分患者有咽喉疼痛，鼻咽黏膜充血及分泌物增多。鼻咽拭子培养常可发现病原菌，但很难确诊。

2. 败血症期 患者常无前驱症状，突起畏寒、高热、头痛、呕吐、全身乏力、肌肉酸痛、食欲不振及神志淡漠等毒血症症状。幼儿则有哭啼吵闹、烦躁不安、皮肤过敏及惊厥等。少数患者有关节痛或关节炎，脾大常见。70%左右的患者皮肤黏膜可见淤点或淤斑。病情严重者淤点、淤斑可迅速扩大，且因血栓形成发生大片坏死。

3. 脑膜炎期 大多数败血症患者于24 h左右出现脑膜刺激征，此期持续高热、头痛剧烈、呕吐频繁、皮肤过敏、怕光、狂躁及惊厥、昏迷。婴儿发作多不典型，除高热、拒乳、烦躁及哭啼不安外，惊厥、腹泻及咳嗽较成人多见，脑膜刺激征可缺如。前囟突出，有助于诊断。

（二）暴发型

少数患者起病急骤,病情凶险,如不及时抢救,常于 24 h 内甚至 6 h 内危及生命,此型病死率达 50%,婴幼儿病死率可达 80%。

1. 暴发型败血症(休克型) 本型多见于儿童。突起高热、头痛、呕吐,精神极度萎靡。常在短期内全身出现广泛淤点、淤斑,且迅速融合成大片,皮下出血,或继以大片坏死。面色苍灰,唇周及指端发绀,四肢厥冷,皮肤呈花纹状,脉搏细速,血压下降,甚至不可测出。脑膜刺激征缺如。脑脊液大多清亮,细胞数正常或轻度增加,血培养常为阳性。

2. 暴发型脑膜炎 亦多见于儿童。除具有严重的中毒症状外,患者频繁惊厥,迅速陷入昏迷。

3. 混合型 本病最严重的一种类型,病死率常高达 80%,兼有上述两种暴发型的临床表现,常同时或先后出现。

（三）慢性败血症型

本型不多见。多发生于成人,病程迁延数周或数月,反复出现寒战、高热、皮肤淤点及淤斑。关节疼痛亦多见,发热时关节疼痛加重呈游走状。也可发生脑膜炎、全心炎或肾炎。

【实验室检查】

1. 血常规 白细胞计数明显增高,一般为 $(10\sim30)\times10^9/L$ 甚至更高。中性粒细胞比例在 $80\%\sim90\%$ 甚至以上。有 DIC 者,血小板减少。

2. 脑脊液检查 在病程初期仅可见颅内压升高,脑脊液外观仍清亮,稍后则混浊似米汤样。细胞数常达 $1\times10^9/L$,以中性粒细胞为主。蛋白数显著增高,糖定量常低于 400 mg/L,有时甚或为 0。暴发型败血症者脑脊液往往清亮,细胞数、蛋白数、糖定量亦无改变。对颅内压高的患者,腰椎穿刺要慎重,以免引起脑疝。

3. 细菌学检查

（1）涂片检查:包括皮肤淤点和脑脊液沉淀涂片检查。

（2）细菌培养:①血培养:脑膜炎双球菌的阳性率较低,但对慢性脑膜炎双球菌败血症的诊断非常重要。②脑脊液培养。

4. 血清学检查 近年来开展的快速诊断方法。

【诊断要点】

1. 流行病学资料 本病在冬、春季流行,多见于儿童,大流行时成人亦不少见。

2. 临床表现 突起高热、头痛、呕吐、皮肤黏膜淤点及淤斑(在病程中增多并迅速扩大),脑膜刺激征。

3. 实验室检查 血常规检查白细胞计数明显增高,一般为 $(10\sim30)\times10^9/L$ 甚至更高。中性粒细胞比例在 $80\%\sim90\%$ 甚至以上。脑脊液中细胞数常达 $1\times10^9/L$,以中性粒细胞为主,蛋白数显著增高,糖定量常低于 400 mg/L。

【治疗原则和药物治疗要点】

（一）普通型流脑的治疗

1. 一般治疗 卧床休息,保持病室安静、空气流通。给予流质饮食,昏迷者宜鼻饲,并输入适量液体,使每天尿量在 1000 mL 以上。密切观察病情。保持口腔、皮肤清洁,防止角膜溃疡形成。经常变换体位以防压疮发生。防止呕吐物吸入。必要时给氧。

2. 对症治疗 高热时可用乙醇擦浴,头痛剧烈者可予以镇痛药或高渗葡萄糖、用脱水剂脱水。惊厥时可灌肠或用盐酸氯丙嗪、地西泮等镇静剂。

3. 病原治疗 磺胺类药物为首选,也可用青霉素、氨苄青霉素等,慎用氯霉素。

（二）暴发型败血症的治疗

1. 抗菌治疗 大剂量青霉素钠盐静脉滴注,剂量为每天 $(2\sim4)\times10^5$ U/kg,用法同前,以迅速控制败血症。亦可应用氯霉素,但不宜应用磺胺。

2. 抗休克治疗

3. 抗凝治疗　可用肝素治疗。

（三）暴发型脑膜炎的治疗

抗生素的应用同暴发型败血症的治疗。此外,应以减轻脑水肿,防止脑疝和呼吸衰竭为重点。

1. 脱水剂　20%甘露醇、50%葡萄糖、30%尿素应交替或反复应用,用脱水剂后适当补液,使患者维持轻度脱水状态。糖皮质激素亦可同时应用,以减轻败血症,降低颅内压。

2. 亚冬眠疗法　主要用于高热、频繁惊厥及有明显脑水肿者,以降低脑含水量和耗氧量,保护中枢神经系统。

3. 中枢神经兴奋剂　发生呼吸衰竭,给予洛贝林、尼可刹米、二甲弗林等中枢神经兴奋剂。

（四）慢性败血症的治疗

抗生素的应用同普通型流脑。

【预防】

1. 早期发现　患者就地进行呼吸道隔离和治疗,做好疫情报告工作。患者必须隔离至症状消失后 3天,但不少于发病后 7 天。加强对疫情单位和地区的疫情监控,接触者医学观察 7 天;对上呼吸道感染、鼻咽炎、皮肤黏膜出现淤点的疑似患者均应给予足量的磺胺嘧啶治疗,疗程为 5 天。

2. 菌苗预防　我国普遍采用 A 群荚膜多糖菌苗预防接种,保护率达 90% 以上,副作用少。

3. 药物预防　国内仍采取磺胺类药物预防。利福平预防作用好,但易产生耐药性。

4. 自我防护　流行期间做好卫生宣传工作,搞好个人及环境卫生,减少大型集会和大的集体活动,居室开窗通风,个人应勤晒衣服、多晒太阳,避免到拥挤的公共场所。

【健康指导】

（1）保持充足营养,戒烟忌酒,避免过度与强烈的精神创伤。

（2）避免食用促进黏液分泌的食物,如动物蛋白质及其副产品、咖啡因和乳制品（酸奶除外）,以及加工食品、盐、糖和面粉制品。

（3）一旦疾病进入恢复期,应均衡饮食,可食用新鲜水果、蔬菜、谷物、植物籽、酸奶和其他酸性食物。

（4）在光线微弱的室内休息,应喝大量的水。

三、流行性乙型脑炎

流行性乙型脑炎（epidemic encephalitis type B）简称乙脑,是由嗜神经的乙型脑炎病毒所致的中枢神经系统性传染病。乙脑经蚊虫等吸血昆虫传播,流行于夏、秋季,多发生于儿童,临床上以高热、意识障碍、惊厥、呼吸衰竭及脑膜刺激征为特征。部分患者留有严重后遗症,重症患者病死率较高。

【病原学】

乙脑病毒属黄病毒科黄病毒属,呈球形,直径 20～30 nm,核心含单股 RNA,有衣壳。在脂蛋白包膜表面有血凝素刺突,能凝集鸡、鹅、羊等动物红细胞。人和动物感染本病毒后,均产生补体结合抗体、中和抗体和血凝抑制抗体。

本病毒在外界环境中抵抗力不强,56 ℃ 30 min 或 100 ℃ 2 min 即可灭活。但其对低温和干燥的抵抗力很强,用冰冻干燥法在 4 ℃冰箱中可保存数年。

【流行病学】

1. 传染源及宿主　主要传染者是家畜、家禽。

2. 传播途径　本病系经过蚊虫叮咬而传播。国内的主要传播媒介为三节吻库蚊。

3. 易感人群　人群对乙型脑炎病毒普遍易感。病后免疫力强而持久,罕有二次发病者。

4. 流行特征　乙脑仅分布在亚洲,有严格的季节性,80%～90%的病例都集中在 7、8、9 三个月内。

但随地理环境的不同,流行季节略有不同,华南地区的流行高峰在 6—7 月,华北地区为 7—8 月,而东北地区则为 8—9 月,均与蚊虫密度曲线相一致。气温和雨量与本病的流行也有密切关系。乙脑呈高度散发性,同一家庭同时有两个患者罕见。

【临床表现】

本病潜伏期为 4～21 天,一般为 10～14 天。病毒先在单核-巨噬细胞内繁殖,再释放入血,多数人在感染后并不出现症状,但血液中抗体浓度可升高,称为隐性感染。部分人出现轻度的呼吸道症状;极少数患者,病毒通过血脑屏障造成中枢神经系统病变,出现脑炎症状。典型患者的病程可分为四个阶段。

(一)初热期

病程第 1～3 天,体温在 1～2 天内升高到 38～39 ℃,伴头痛、神情倦怠和嗜睡、恶心、呕吐。小儿可有呼吸道症状或腹泻。

(二)极期

病程第 4～10 天,进入极期后,主要表现为全身毒血症状及脑部损害症状。高热、抽搐或惊厥及呼吸衰竭是乙脑急性期的三联症。

1. 高热 乙脑必有的表现。体温高达 39～40 ℃甚至以上。轻者持续 3～5 天,一般 7～10 天,重者可达数周。热度越高,热程越长,则病情越重。

2. 意识障碍 大多数人在起病后 1～3 天出现不同程度的意识障碍,如嗜睡、昏迷。嗜睡常为乙脑早期特异性的表现。一般在 7～10 天恢复正常,重者持续 1 个月以上。

3. 抽搐或惊厥 乙脑的严重症状之一。由于脑部病变部位与程度不同,可表现为轻度的手、足、面部抽搐或惊厥,也可为全身性阵发性抽搐或全身强直-痉挛,持续数分钟至数十分钟不等。

4. 呼吸衰竭 既是乙脑最严重的症状,也是重要的死亡原因。主要是中枢性的呼吸衰竭,可由呼吸中枢损害、脑水肿、脑疝、低钠性脑病等原因引起。表现为呼吸表浅、节律不整、双吸气、叹息样呼吸、呼吸暂停、潮式呼吸以致呼吸停止。

5. 脑膜刺激征 较大儿童及成人均有不同程度的脑膜刺激征。婴儿多无此表现,但常有前囟隆起。

(三)恢复期

极期过后体温在 2～5 天降至正常,昏迷转为清醒,有的患者有一短期精神呆滞阶段,之后言语、表情、运动及神经反射逐渐恢复正常。部分患者恢复较慢,需 1～3 个月甚至更长。个别重症患者表现为低热、多汗、失语、瘫痪等。但经积极治疗,常可在 6 个月内恢复。

(四)后遗症期

部分患者在发病 6 个月后仍留有神经、精神症状,称为后遗症。其发生率为 5%～20%。

临床上根据病情轻重的不同,乙脑可分为以下四种类型。

1. 轻型 患者神志始终清晰,有不同程度的嗜睡,一般无抽搐,脑膜刺激征不明显。体温通常为 38～39 ℃,多在 1 周内恢复,无恢复期症状。

2. 中型 有意识障碍如昏睡或浅昏迷。腹壁反射和提睾反射消失,偶有抽搐。体温常在 40 ℃左右,病程约为 10 天,多无恢复期症状。

3. 重型 神志昏迷,体温在 40 ℃以上,有反射或持续性抽搐。深反射先消失后亢进,浅反射消失,病理反射强阳性,常有定位病变。可出现呼吸衰竭。病程多在 2 周以上,恢复期常有不同程度的精神异常及瘫痪表现,部分患者可有后遗症。

4. 暴发型 少见。起病急骤,有高热或超高热,1～2 天后迅速出现深昏迷并有反复强烈抽搐。若不积极抢救,可在短期内因中枢性呼吸衰竭而死亡。幸存者也常有严重后遗症。

乙脑临床症状以轻型和中型居多,约占总患者数的 2/3。流行初期重型多见,流行后期轻型多见。

【实验室及其他检查】

1. 血常规 白细胞计数一般为$(10～30)×10^9/L$,中性粒细胞比例增至 80%以上,核左移,嗜酸性粒细胞可减少。

2. 脑脊液检查　外观澄清或微混浊,白细胞计数升高,多数为$(0.05\sim0.5)\times10^9/L$,个别患者可达$1\times10^9/L$以上,或始终正常;在病初以中性粒细胞占多数,以后逐渐以淋巴细胞为多。蛋白量稍增加,糖定量正常或偏高,氯化物含量正常。

3. 血清学检查

(1) 血凝抑制试验:可测定 IgM 抗体及 IgG 抗体,敏感性高,方法简便、快速。

(2) 二巯基乙醇(2ME)耐性试验:检测 IgM 抗体。

4. 病毒分离　病初可取血清或脑脊液接种乳鼠以分离病毒,但阳性率较低。

【诊断要点】

(一) 诊断

1. 流行病学资料　乙脑有明显的季节性,主要在 7—9 月。起病前 1～3 周,在流行地区有蚊虫叮咬史。患者多为儿童及青少年。大多数近期无乙脑疫苗接种史。

2. 临床特点　突然发热、头痛、呕吐、意识障碍,且在 2～3 天内逐渐加重;早期常无明显体征,2～3 天后常见脑膜刺激征,幼儿出现前囟膨隆;腹壁反射、提睾反射消失;巴宾斯基征阳性;四肢肌张力增高等。重症患者可迅速出现昏迷、抽搐、吞咽困难及呼吸衰竭等表现;小儿常见凝视与惊厥。

3. 实验室检查　血常规检查示白细胞计数升高,中性粒细胞比例增至 80％以上,核左移,嗜酸性粒细胞可减少。脑脊液检查示脑脊液外观澄清或微混浊,白细胞计数升高,蛋白量稍增加,糖定量正常或偏高,氯化物正常。

(二) 鉴别诊断

1. 中毒型细菌性痢疾　本病早期即有休克,一般无脑膜刺激征,脑脊液无改变,大便或灌肠液可查见红细胞、白细胞及吞噬细胞,培养有痢疾杆菌生长,可与乙脑相区别。

2. 化脓性脑膜炎　冬、春季多见,病情发展较迅速,重者病后 1～2 天即可进入昏迷。多见于幼儿,常先有或同时伴有肺炎、中耳炎、乳突炎、鼻窦炎或皮肤化脓病灶。

3. 结核性脑膜炎　病程长,有结核病灶或结核病接触史,结核菌素试验大多阳性。结核性脑膜炎脑脊液外观呈毛玻璃样,白细胞分类以淋巴细胞为主,糖定量及氯化物含量降低,蛋白量可增加,涂片可找到结核分枝杆菌。

【治疗原则和药物治疗要点】

乙脑病情重,变化快,高热、抽搐、呼吸衰竭是本病的三个重要症状,因此必须及时发现,抓住主要矛盾,尽快采用中西医结合措施,以利于康复。

(一) 一般治疗

病室应安静,对患者要尽量避免不必要的刺激。注意口腔及皮肤的清洁,防止发生压疮。注意患者精神状态、意识、体温、呼吸、脉搏、血压以及瞳孔的变化。给予足够的营养及维生素。

(二) 对症治疗

1. 降温　使室温控制在 30 ℃以下,可在室内使用冰块、电风扇、空调等。

2. 惊厥或抽搐　应根据惊厥、抽搐原因采取针对性的措施。

3. 呼吸衰竭的治疗　见第十三章第六节。

4. 糖皮质激素　多用于中、重型患者,有抗炎、减轻脑水肿、解毒、退热等作用。

5. 能量合剂　细胞色素 C、辅酶 A、三磷酸腺苷等药物有助于脑组织代谢,可酌情应用。

6. 免疫增强剂　应用免疫增强剂的疗效尚不能肯定。

7. 恢复期及后遗症的处理　可应用药物、针灸、超声波等疗法。

【健康指导】

(1) 高热者注意口腔清洁和皮肤清洁,进食清淡、易消化食物,如瘦肉、稀饭、面条、青菜汤等。

（2）后遗症患者补充卵磷脂。

四、流行性感冒

流行性感冒(influenza)简称流感,是由流感病毒引起的急性呼吸道传染病。其临床特点为急起高热、全身酸痛、乏力,或伴轻度呼吸道症状。该病潜伏期短,传染性强,传播迅速。流感病毒分为甲、乙、丙三型,甲型流感威胁最大。

【病原学】

流感病毒属正黏病毒科,呈球形或丝状,直径为 $80 \sim 120$ nm。根据 NP 抗原性,将流感病毒分为甲、乙、丙三型。三型病毒具有相似的生化和生物学特征。病毒由三层构成,内层为病毒核衣壳,含核蛋白(NP)、P 蛋白和 RNA。NP 是可溶性抗原(S 抗原),具有特异性,抗原型稳定。

流感病毒不耐热、酸和乙醚,对甲醛、乙醇与紫外线等均敏感。

【流行病学】

1. 传染源 主要是患者和隐性感染者。传染期约为 1 周,以病初 $2 \sim 3$ 天传染性最强。

2. 传播途径 病毒以咳嗽、打喷嚏、说话所致飞沫传播为主,传播速度和广度与人口密度有关。

3. 人群易感性 人群普遍易感,感染后对同一抗原型可获得不同程度的免疫力,型与型之间无交叉免疫性。

4. 流行特征 流感分为散发、暴发、流行和大流行。突然发生、迅速蔓延、发病率高和流行过程短是流感的流行特征。流感流行无明显的季节性,以冬、春季为多。

【临床表现】

潜伏期为 $1 \sim 3$ 天,最短数小时,最长 4 天。各型流感病毒所致症状,虽轻重不同,但基本表现一致。

1. 单纯型流感 急起高热,全身症状较重,呼吸道症状较轻。多数患者有显著头痛、身痛、乏力、咽干及食欲减退等。部分患者有鼻塞、流涕、干咳等。体格检查可见急性热病容,面颊潮红,眼结膜及咽部充血。肺部可闻及干啰音。发热多于 $1 \sim 2$ 天达高峰,$3 \sim 4$ 天退热,其他症状随之缓解,但上呼吸道症状常持续 $1 \sim 2$ 周才逐渐消失,体力恢复也较慢。

2. 流感病毒性肺炎(肺炎型流感) 于发病 $1 \sim 2$ 天内病情迅速加重。高热、烦躁、剧咳、血性痰、气急、发绀并有心力衰竭。双肺听诊呼吸音低,满布湿鸣音和哮鸣音,但无肺实变体征。X 线胸片显示双肺弥浊性结节状阴影,近肺门处较多,周围较少。痰培养无致病菌生长,痰易分离出流感病毒。患者持续高热,病情日益加重,多死于呼吸与循环衰竭($5 \sim 10$ 天),临床上称此为原发性流感病毒性肺炎,亦称重型流感肺炎。

3. 其他类型 较少见。包括胃肠型、脑炎型、心肌炎型、中毒型等。

【实验室及其他检查】

1. 血常规 白细胞计数正常或降低,分类正常或相对淋巴细胞增多。若出现白细胞显著增多,常说明继发细菌性感染。

2. 鼻黏膜压片检查 可在上皮细胞内查见包涵体,荧光抗体染色阳性率达 90% 以上。

3. 血清学检查 取病后 3 天内和 $2 \sim 4$ 周后双份血清做补体结合试验或血凝抑制试验,效价递升 4 倍或以上者,可以确诊。

4. X 线检查

【诊断要点】

1. 流行病学资料 冬、春季在同一地区,$1 \sim 2$ 天即有大量上呼吸道感染发生,或某地区有流行,均应作为依据。

2. 临床表现 起病急骤,有发热、头痛、全身酸痛、乏力等全身中毒症状,而呼吸道表现较轻。结合体格检查进行诊断。

3. 实验室检查 血常规、血清学检查及结合 X 线检查。

【治疗原则和药物治疗要点】

（一）一般治疗

按呼吸道隔离措施隔离患者1周或至主要症状消失。卧床休息，多饮水，给予流食或半流质饮食，进食后以温盐水或温开水漱口，保持鼻、咽、口腔清洁卫生。

（二）对症治疗

有高热烦躁者可予以解热镇静剂，酌情选用阿司匹林、苯巴比妥等。高热显著、呕吐剧烈者应予以适当补液。

（三）磺胺和抗生素的应用

应积极防治继发性细菌感染。出现下列情况时可考虑应用磺胺与抗生素：①继发性细菌感染；②有风湿病史者；③抵抗力差的幼儿、老人，尤其是慢性心、肺疾病患者。

（四）抗病毒治疗

利巴韦林对各型流感均有疗效，金刚烷胺和甲基金刚烷胺对甲型流感病毒有效。

【健康指导】

（1）选择容易消化的流质饮食，如菜汤、稀粥、蛋汤、蛋羹、牛奶等。

（2）饮食宜清淡、少油腻，既满足营养的需要，又能增进食欲。可供给白米粥、小米粥、小豆粥，可配合甜酱菜、大头菜、榨菜或豆腐乳等小菜，以清淡、爽口为宜。

（3）保证水分的供给，可多喝酸性果汁如山楂汁、猕猴桃汁、鲜橙汁等，以促进胃液分泌，增进食欲。

（4）多食含维生素C、维生素E及红色的食物，如西红柿、苹果、葡萄、枣、草莓、甜菜、橘子、西瓜等，以预防感冒的发生。

（5）饮食宜少量多餐。退热后食欲较好者，可改为半流质饮食，如面片汤、清鸡汤、龙须面、小馄饨、菜泥粥、肉松粥、肝泥粥、蛋花粥。

（刘铁英　舒　华）

第二十六章 儿科疾病

学习目标

1. **识记** 能够准确说出小儿年龄分期;能简要描述新生儿高胆红素血症、进行性肌营养不良的特点;能简要说出孤独症及脑性瘫痪的临床表现。

2. **理解** 能够用自己的语言描述支气管肺炎的主要临床表现;明确典型病例的临床特点,并可分析其异常改变的原因。

3. **应用** 能够重视与人文关怀;能与患儿及家属进行有效沟通;能用所学知识与技能协助主治医生对患儿的疾病康复进行指导。

第一节 儿童发育、精神与行为障碍

扫码看课件

一、小儿年龄分期

1. **胎儿期** 从受精卵形成到胎儿出生为止,共 40 周。

2. **新生儿期** 自胎儿娩出脐带结扎开始至满 28 天的时期,包含在婴儿期内。

3. **婴儿期** 自出生到满 1 周岁的时期为婴儿期。

4. **幼儿期** 自 1 周岁至满 3 周岁的时期为幼儿期。

5. **学龄前期** 自 3 周岁至 6~7 岁入小学前为学龄前期。

6. **学龄期** 自入小学(6~7 岁)至青春期前为学龄期。

7. **青春期** 从第二性征出现到生殖功能基本成熟,身高停止增长的时期为青春期。年龄范围一般为 10~20 岁,女童的青春期开始年龄和结束年龄都比男童早 2 岁左右。青春期起止年龄存在较大的个体差异,可相差 2~4 岁。

二、小儿生长发育规律

1. **生长发育是连续有阶段性的过程** 不同年龄阶段生长速度不同,体重和身长在出生后第 1 年,尤其前 3 个月增长很快,此为出生后的第 1 个生长高峰;第 2 年以后生长速度逐渐减慢,至青春期生长速度又加快,出现第 2 个生长高峰。

2. **各系统、器官生长发育不平衡** 神经系统发育较早;淋巴系统在儿童期迅速发育,于青春期前达高峰;生殖系统发育较晚。其他如心、肝、肾、肌肉的发育基本与体格生长相平衡。

3. **生长发育的个体差异** 儿童生长发育受遗传、环境因素的影响,存在个体差异,因此儿童生长发育水平有一定的正常范围。

4. 生长发育的一般规律 生长发育遵循从上到下、由近到远、有粗到细、由低级到高级、由简单到复杂的规律。

三、注意缺陷多动障碍(ADHD)

ADHD 在学龄期儿童中的发病率高达 3‰～5‰,为学龄期儿童中常见的行为障碍。其主要表现如下:①被动注意(不随意注意)占优势、主动注意(随意注意)不足:表现为上课时注意力不集中、思想常开小差,对老师的提问茫然不知或答非所问、做作业时容易受外界无关刺激影响而分心,平时做事丢三落四;而对有趣的电视节目、书刊、新奇的游戏等则会全神贯注或注意力相对集中。重症患儿则无论是主动注意还是被动注意都明显不足。②注意强度弱、维持时间短暂、稳定性差:如患儿难以保持 40 min 的专心听课时间。③注意范围狭窄、不善于分配注意,不善于抓住注意对象的要点和重点:如做作业容易漏题、串写、马虎潦草,计算中出现不应有的低级错误,难以按时完成作业等。④智力正常或接近正常。ADHD 男孩发生率明显高于女孩。ADHD 缺乏特异的病因学或病理学改变,也没有可以辅助诊断的特殊体征或实验室检查,因此其诊断主要依据病史和对特殊行为症状的观察、描述和追踪观察。

该病的治疗和管理原则包括药物治疗和心理与行为治疗。同时,应注意持久培养患儿的自我控制能力。

四、孤独症

孤独症又称自闭症或孤独性障碍等,是一种由大脑、神经以及基因等病变所引起的广泛性发育障碍综合征。孤独症通常在 3 岁之前发病,男孩患病率高于女孩,女孩症状一般较男孩严重。

【病因】

虽然孤独症的病因还不完全清楚,但目前的研究表明,某些危险因素可能与孤独症的发病相关。引起孤独症的危险因素可以归纳为遗传、感染与免疫和孕期理化因子刺激。

【临床表现】

该病主要表现为三大类核心症状,即社会交往障碍、交流障碍、兴趣狭窄和刻板重复的行为方式。

1. 社会交往障碍 这是孤独症的核心症状。①婴儿期:患儿回避目光接触,对人的声音缺乏兴趣和反应,没有期待被抱起的姿势,或被抱起时身体僵硬、不愿与人贴近。②幼儿期:患儿仍回避目光接触,呼之常无反应,对父母不产生依恋,缺乏与同龄儿童交往或玩耍的兴趣,不会以适当的方式与同龄儿童交往,不能与同龄儿童建立伙伴关系,不会与他人分享快乐,遇到不愉快的事或受到伤害时也不会向他人寻求安慰。③学龄期后:随着年龄增长及病情改善,患儿对父母、同胞可能变得友好而有感情,但仍明显缺乏主动与人交往的兴趣和行为。虽然部分患儿愿意与人交往,但交往方式仍存在问题。他们对社交常情缺乏理解,对他人情绪缺乏反应,不能根据社交场合调整自己的行为。④成年后:患者仍缺乏交往的兴趣和社交的技能,不能建立恋爱关系和结婚。

2. 交流障碍

(1)非言语交流障碍:患儿常以哭或尖叫表示他们的不舒适或需要。稍大的患儿可能会拉着大人手走向他想要的东西,但缺乏相应的面部表情,表情也常显得漠然,很少用点头、摇头、摆手等动作来表达自己的意愿。

(2)言语交流障碍:患儿言语交流方面存在明显障碍,包括以下几个方面:①语言理解力不同程度受损。②言语发育迟缓或不发育,也有部分患儿 2～3 岁前曾有表达性言语,但以后逐渐减少,甚至完全消失。③言语形式及内容异常:患儿常常存在模仿言语、刻板重复言语,语法结构、人称代词常用错,语调、语速、节律、重音等也存在异常。④言语运用能力受损:部分患儿虽然会背儿歌、背广告词,但很少用言语进行交流,且不会提出话题、维持话题或仅靠刻板重复的短语进行交谈,纠缠于同一话题。

3. 兴趣狭窄及刻板重复的行为方式 患儿对一般儿童所喜爱的玩具和游戏缺乏兴趣,而对一些通常不作为玩具的物品却特别感兴趣,如车轮、瓶盖等圆的可旋转的东西。有些患儿还对塑料瓶、木棍等非生命物体产生依恋行为。患儿行为方式也常常很刻板,如常用同一种方式做事或玩玩具,要求物品放在固定位置,出门非要走同一条路线,长时间内只吃少数几种食物等。患儿常会出现刻板重复的动作和奇特怪异的行为,如重复蹦跳、将手放在眼前凝视、扑动或用脚尖走路等。

4. 其他症状 约 3/4 的患儿存在精神发育迟滞。1/4~1/3 的患儿合并癫痫。部分患儿在智力低下的同时可出现"孤独症才能",如在音乐、计算、推算日期、机械记忆和背诵等方面呈现超常表现,被称为"白痴学者"。

【诊断】

应综合病史、躯体和神经系统检查、精神检查、辅助检查的结果予以诊断。

诊断要点:①起病于出生后 36 个月以内;②以社会交往障碍、交流障碍、兴趣狭窄及刻板重复的行为方式为主要表现;③除外 Rett 综合征、Heller 综合征、Asperger 综合征、言语和语言发育障碍等其他疾病。若患儿起病于出生后 36 个月之后或不具备所有核心症状,则诊断为不典型孤独症。

【治疗原则】

孤独症治疗原则:①早发现,早治疗。治疗年龄越早,改善程度越明显。②促进家庭参与,让父母也成为治疗的合作者或参与者。患儿本人、儿童保健医生、患儿父母及老师、心理医生和社会应共同参与治疗过程,形成综合治疗团队。③坚持以非药物治疗为主,药物治疗为辅,两者相互促进的综合化治疗培训方案。④治疗方案应个体化、结构化和系统化。根据患儿病情进行治疗,并依据治疗反应随时调整治疗方案。⑤治疗、训练的同时要注意患儿的躯体健康,预防其他疾病。⑥坚持治疗,持之以恒。

【预后】

该障碍为慢性病程,预后较差,约 2/3 的患儿成年后无法独立生活,需要终生照顾和养护。影响预后的因素主要包括智商、5 岁时有无交流性语言、教育训练情况等。若能早期进行有计划的医疗和矫治教育,并能长期坚持,有助于改善预后。预防是降低孤独症出生风险的重要措施。在女性怀孕早期,即胚胎神经管形成和发育期,应避免滥用药物,特别是抗癫痫药物;避免病毒性感染;避开冷热温差变化较大的环境;以及避免受重大精神刺激和创伤等。

五、智力障碍

智力障碍(MR)又称智力缺陷,一般是指由于大脑受到器质性的损害或是由于脑发育不完全而造成认识活动的持续障碍及整个心理活动的障碍。由于遗传变异、感染、中毒、头部受伤、颅脑畸形或内分泌异常等有害因素,胎儿或婴幼儿的大脑不能正常发育或发育不完全,使智力活动的发育停留在某个比较低的阶段,称为智力迟滞。由于大脑受到物理、化学或病毒、病菌等因素的损伤,原来正常的智力受到损害,造成缺陷,则称痴呆。

【病因】

1. 遗传因素 染色体异常如先天愚型等占智力障碍儿童的 5%~10%。基因突变如先天性代谢异常属于此类。

2. 产前损害 包括宫内感染,缺氧,理化因素如有害毒物、药物、放射线、汞、铅,吸烟,饮酒,吸毒,孕妇严重营养不良或孕妇患病。

3. 分娩时产伤 窒息、颅内出血、早产儿、低血糖、胆红素脑病、败血症。

4. 出生后患病 包括患脑膜炎、脑炎、颅外伤、脑血管意外、中毒性脑病,内分泌障碍如甲状腺功能低下,以及癫痫等。

【临床表现】

1. 感知速度减慢 接受视觉通路的刺激比听觉刺激容易些。

2. 注意力严重分散 注意广度非常狭窄。

3. 记忆力差 经无数次重复方能学会一些知识,若不重复学习,会忘得一干二净。

4. 言语能力差 只能讲简单的词句。

5. 思维能力低　缺乏抽象思考能力、想象力和概括力,更不能举一反三。

6. 无数字概念　靠机械记忆能学会简单的加减计算。

7. 情绪不稳　自控力差。

8. 意志薄弱　缺乏自信。

9. 交往能力差　难以学会人际间交往。

【辅助检查】

1. 实验室检查　包括血常规、尿常规、脑脊液生化检查、头颅 X 线及 CT 检查、脑血管造影、脑电图、诱发电位、听力测定、染色体分析,垂体、甲状腺、性腺、肾上腺功能测定,病毒(如巨细胞病毒、风疹病毒)、原虫(如弓形体)及抗体检查等。应根据诊断需要选择有关项目。

2. 神经精神系统检查　见第三章。

3. 智力测验和行为判定　轻度智力障碍多用智力测验,重度以上智力障碍采用智力测验方法往往有困难,必须依靠行为评定量表,而评定量表对鉴别轻度智力障碍不及智力测验可靠。因此两种方法应配合使用,对检查结果必须综合分析。

【诊断】

1. 智力水平　智力障碍儿童的智力显著低于正常人的平均智力水平。正常人的平均智商为 100。当一个儿童的智商为 100 时表示智力正常,若某儿童的智商在 70 以下,其智力就被称为"显著低于平均水平"(简化为"智商低于 70")。

2. 发病年龄　智力障碍的发病通常在发育年龄阶段,即 18 周岁以前。这将发育期出现的智力障碍与成年后各种原因造成的智力障碍进行了区分。智力障碍的发病率一般不超过 2%。

3. 日常生活能力　智力障碍儿童在日常社会生活适应方面具有明显的障碍。低年龄的智力障碍儿童在日常生活中表现为动作、语言发展迟缓,不会人际交往,上幼儿园或小学比较困难。

【治疗】

临床上遵循早发现、早检查、早诊断、早治疗的原则。有些先天性代谢异常病,例如苯丙酮尿症、同型胱氨酸尿症、枫糖尿症、组氨酸血症、半乳糖血症、先天性甲状腺功能低下症(克汀病)等,若能在新生儿期做出诊断并及时治疗,多数患儿智力可免受损害或病情得到控制。以苯丙酮尿症、克汀病为例,如能在出生后 3 个月内做出诊断并及时治疗,多数智力可以恢复正常;超过 6 个月治疗,智力几乎不可避免地受到损害;如果 3 岁以后再治疗,患儿的身体发育亦有困难。克汀病、苯丙酮尿症在早期症状不典型,很难发现,往往出生后数月之后才能发现,但这时已到了难以治疗的程度,智力障碍已很严重。

【预防】

(1)减少智力障碍儿童的发生,必须做好预防工作,加强宣传教育工作,避免近亲结婚,对严重遗传病尽量动员绝育术。

(2)避免早婚和超过 40 岁妇女高龄生育,因为容易使染色体异常而发生先天愚型。

(3)做好产前保健检查,提高难产的处理技术,减少产伤,有条件的地区对新生儿进行遗传代谢病的筛查,及早发现,早期治疗,减少儿童智力障碍的发生。

第二节　儿童运动功能障碍

扫码看课件

一、脊柱裂

脊柱裂属脊柱椎管未完全闭合的状态,也是神经管缺陷中最常见的一种,发生率有明显的地域和种族差别。脊柱裂有 3 种:①隐性脊柱裂:仅有椎管缺损,外面有皮肤覆盖,脊髓和脊神经多正常。②脊髓脊膜

膨出：两根椎骨缺损，脊膜可从椎间孔突出，表面可见皮肤包着的囊，囊大时可含脊膜、脊髓及神经。③脊髓裂：形成脊髓部分的神经管缺失，停滞在神经褶和神经沟阶段，同时合并有椎管缺损。

在妊娠 18～20 周时超声检查探及某段脊柱两行强回声的间距变宽，或形成角度呈 V 形或 W 形，脊柱短小呈不规则弯曲，不完整或伴有不规则囊性膨出物可确诊。脊柱裂患儿的病死率和病残率均较高，建议引产。

二、臂丛神经麻痹

臂丛神经麻痹是新生儿周围神经损伤中最常见的一种。臀位、肩难产等因素使臂丛神经过度牵拉受损，足月、大于胎龄儿多见。按受损部位不同其可分为以下几型：①上臂型：第 5、6 颈神经根最易受损，此类型临床最多见。患侧整个上肢下垂、内收，不能外展及外转。肘关节表现为前臂内收，伸直，不能旋后或弯曲。腕、指关节屈曲，受累侧拥抱反射不能引出。②中臂型：第 7 颈神经根损伤，桡神经所支配的肌肉麻痹，前臂、腕、手的伸展动作丧失或减弱，而肱三头肌、指伸肌为不完全麻痹。③下壁型：第 8 颈至第 1 胸神经根受累，腕部屈肌及手肌无力，握持反射弱，临床上较少见。磁共振检查可确定病变部位，肌电图检查及神经传导试验也有助于诊断。预后取决于受损程度，若损伤为神经功能性麻痹，数周内可完全恢复。出生后第 1 周开始做按摩及被动运动，大部分病例可于治疗后 2～3 个月内获得改善和治愈，若为神经撕裂则留有永久麻痹。

三、进行性肌营养不良

进行性肌营养不良是一组遗传性肌肉变性疾病，以假性肥大性肌营养不良为最常见、最严重的类型。其临床特点为进行性加重的对称性肌无力、肌萎缩，最终完全丧失运动功能。

【病因、发病机制和病理】

1. 病因　假性肥大性肌营养不良是由于染色体 Xp21 上编码抗肌萎缩蛋白的基因突变所致，属 X 连锁隐性遗传性疾病，一般是男孩患病，女孩携带突变基因。然而，实际上仅 2/3 的患儿的病变基因来自母亲；另 1/3 的患儿是自身抗肌萎缩蛋白基因的突变，此类患儿的母亲不携带该突变基因，与患儿的发病无关。

2. 发病机制　抗肌萎缩蛋白位于肌细胞膜脂质层中，对稳定细胞膜，防止细胞坏死、自溶起重要作用。定量分析表明，DMD 患者肌细胞内抗肌萎缩蛋白几乎完全缺失，故临床症状严重；而抗肌萎缩蛋白数量减少则导致 BMD，后者预后相对良好，病程进展相对缓慢。由于该蛋白也部分存在于心肌、脑细胞及周围神经结构中，故部分患者可合并心肌病变、智力低下或周围神经传导功能障碍。

3. 病理　显微镜下见肌纤维轻重不等的广泛变性坏死，间有深染的新生肌纤维。束内纤维组织增生或脂肪充填，并可见针对坏死肌纤维的反应性灶性单核细胞浸润。

·【临床表现】

1. 进行性肌无力和运动功能倒退　患儿出生时或患儿早期运动发育基本正常，少数有轻度运动发育延迟，或独立行走时步态不稳，易跌倒。一般 3 岁后症状开始明显，骨盆带肌无力日益严重，行走摇摆如鸭步态，跌倒更频繁，不能上楼和跳跃。肩带和全身肌无力随之进行性减退，大多数患儿 10 岁后丧失独立行走能力，20 岁前出现咽喉肌肉和呼吸肌无力，声音低微，吞咽和呼吸困难，易发生吸入性肺炎等继发感染死亡。BMD 症状较轻，可存活至 40～50 岁。

2. Gower 征　由于骨盆带肌早期无力，3 岁后患儿即不能从仰卧位直接站起，必须先翻身成俯卧位，然后两脚分开，两手先撑起，继而一手支撑同侧小腿，并与另一手交替移位支撑于膝部和大腿上，使躯干从深鞠躬位逐渐竖直，最后呈腰部前凸的站立姿势。

3. 假性肌肥大和广泛肌萎缩　早期即有骨盆带和大腿部肌肉进行性萎缩，但腓肠肌因脂肪和胶原组织增生而假性肥大，与其他部位肌萎缩对比鲜明。当肩带肌肉萎缩后，举臂时肩胛骨内侧远离胸壁，形成翼状肩胛，自腋下抬举患儿躯干时，患儿两臂向上，有从检查者手中滑脱之势，称为游离肩。脊柱肌肉萎缩可导致脊柱弯曲畸形。疾病后期发生肌肉萎缩,引起膝、腕关节或上臂屈曲畸形。

4. 其他 多数患儿有心肌病,甚至发生心力衰竭,其严重程度与骨骼肌无力并不一致,心搏骤停造成猝死更多见于 BMD 患者。几乎所有患儿均有不同程度的智力损害,智商平均为 83,与肌无力严重程度不平行。BMD 患者容易发生恶性高热,在全身麻醉时需予以重视。

【辅助检查】

1. 血清肌酸激酶(CK)含量 CK 含量显著增高,可高出正常值数十倍甚至数百倍。其增高在症状出现以前就存在,在疾病晚期,几乎所有肌纤维已经变性时,血清 CK 含量反而可下降。

2. 肌电图 呈典型肌病表现,周围神经传导速度正常。

3. 肌肉活体组织检查 免疫组织化学染色可发现抗肌萎缩蛋白缺失。

4. 遗传学诊断 肌肉活体组织抗肌萎缩蛋白免疫染色检查确诊的患者,需做遗传学检查证实抗肌萎缩蛋白基因突变和缺失。

5. 心电图、超声心电图 可用来评估心脏受累情况。

【诊断要点】

1. 诊断 血清 CK 含量显著增高是诊断本病的重要依据,再结合男性患病、腓肠肌假性肥大等典型临床表现,可建立临床诊断。通过肌肉活体组织检查和遗传学检查可确定诊断。

2. 鉴别诊断 与脊髓性肌萎缩、肌张力低下型脑性瘫痪等疾病相鉴别。

【治疗】

迄今尚无特效治疗,但积极的对症和支持治疗措施有助于提高患儿的生活质量并延长生命,包括鼓励并支持主动和被动运动,以延缓肌肉萎缩。对逐渐丧失站立或行走能力者,使用支具以帮助运动和锻炼,并防止脊柱弯曲和肌肉萎缩。保证钙和蛋白质等营养的摄入,应注意饮食结构合理。定期进行肺功能检查,积极防治致命性呼吸道感染。诊断初期应做心电图和心脏超声检查,以后每 2 年复查 1 次,10 岁以后每年复查 1 次,以便及时发现心肌病和传导系统病变。避免应用抗胆碱能药和神经节阻断药。

四、脑性瘫痪

脑性瘫痪是指由于各种原因造成的发育期胎儿或婴儿非进行脑损伤,临床主要表现为运动发育异常和姿势异常、运动功能障碍,常伴智力低下、癫痫、感知觉异常及行为异常,是儿童时期伤残的常见原因。

【病因、发病机制】

1. 病因 许多围生期危险因素被认为与脑性瘫痪的发生有关,主要包括早产与低出生体重、脑缺氧缺血性脑病、新生儿脑卒中、产伤、颅内出血、脑发育异常、胆红素脑病、中枢神经系统感染、宫内发育迟缓、先天性 TORCH 感染等。这些因素可能共存,并相互作用。

2. 发病机制 胚胎早期的发育异常是导致婴儿早产、低出生体重和易有围生期缺血缺氧等事件的重要原因。胚胎早期的这种发育异常主要来自受孕前后孕妇体内外环境影响、遗传因素以及孕期疾病引起妊娠早期胎盘羊膜炎症等。

【临床表现】

脑性瘫痪以出生后非进行性运动发育异常为特征,一般有以下 4 种表现。

(1)运动发育落后和瘫痪肢体主体运动减少:患儿不能完成相同年龄正常小儿应有的运动发育进程。

(2)肌张力异常:痉挛型表现为肌张力增高,肌张力低下型表现为瘫痪肢体松软,手足徐动型表现为变异性肌张力不全。

(3)姿势异常:患儿可出现多种肢体异常姿势,并因此影响其正常运动功能的发挥。

(4)反射异常:多种原始反射消失延迟,痉挛型脑性瘫痪患儿腱反射活跃,可引出踝阵挛和巴宾斯基征阳性。

【临床类型】

1. 按运动障碍性质分类 ①痉挛型:最常见,表现为上肢肘、腕关节屈曲,拇指内收,手紧握呈拳状;

下肢内收交叉呈剪刀腿和尖足。②手足徐动型：手足徐动，也可表现为扭转痉挛或其他锥体外系受累症状。③肌张力低下型：瘫痪肢体松软，但腱反射存在。④强直型：全身肌张力显著增高、僵硬。⑤共济失调型：小脑性共济失调。⑥震颤型：多为锥体外系相关的静止性震颤。

2. 按瘫痪累及部位分类 可分为四肢瘫（四肢和躯干均受累）、双瘫（也是四肢瘫痪，但双下肢相对较重）、截瘫（双下肢受累，上肢及躯干正常）、偏瘫、三肢瘫和单瘫。

3. 伴随症状和疾病 作为脑损伤引起的共同表现，约52%的脑性瘫痪患儿可能合并智力障碍，45%的患儿伴有癫痫，38%的患儿伴有语言功能障碍，28%的患儿伴有视力障碍，12%的患儿伴有听力障碍。

【诊断】

脑性瘫痪的诊断主要依靠病史和体格检查。1/2～2/3的患儿可有头颅CT、MRI异常，但上述指标正常者不能否定本病的诊断。脑电图可能正常，也可表现为异常背景活动，伴有痫性放电者应注意合并癫痫的可能性。若患儿存在脑发育畸形或合并其他先天性畸形，需做进一步检查排除遗传代谢病。

【治疗原则和治疗要点】

（一）治疗原则

早期发现和早期治疗，婴儿运动系统正处于发育阶段，早期治疗容易取得较好的疗效；促进正常运动发育，抑制异常运动和姿势；采取综合治疗手段；医生指导及家庭训练相结合，以保证患儿得到持之以恒的正确治疗。

（二）治疗要点

1. 功能训练 体能运动训练、技能训练、语言训练。

2. 矫形器的应用 功能训练中，配合使用一些支具或辅助器械，有帮助矫正异常姿势、抑制异常反射的功效。

3. 手术治疗 主要用于痉挛型脑性瘫痪，目的是矫正畸形，恢复或改善肌力与肌张力的平衡。

【预后】

影响脑性瘫痪预后的相关因素包括脑性瘫痪类型，运动发育延迟程度，病理反射是否存在，智力、感觉、情绪异常等相关伴随症状的程度等。偏瘫患儿如不伴有其他异常，一般都能获得行走能力，在患侧手的辅助下，多数患儿能完成日常活动，智力正常的偏瘫患儿有望独立生活。躯干肌张力明显低下伴有病理反射阳性或持久性强直姿势的患儿则预后不良，多数智力低下。

第三节 其他儿科疾病

任务引领

患儿，女，4个月，烦吵、哭闹、多汗伴睡眠不宁15天，于4月就诊。

患儿足月顺产，出生后母乳喂养，尚未添加辅食或其他。近半年来不明原因烦吵、哭闹、出汗多、睡眠不宁，无发热、咳嗽、腹泻。最近吃奶欠佳。

体格检查：T 36.8 ℃，体重5.5 kg，身长66 cm。一般情况可，哭吵，头发稀疏，枕部脱发，枕骨按压有乒乓球样感，无方颅。胸廓无畸形。双肺（－），心（－），腹稍膨隆，肝肋下1.5 cm，质软，脾肋下未触及。

化验：血Hb 116 g/L，WBC 90×10^9/L，PLT 250×10^9/L。

请完成以下任务：

1. 请考虑初步诊断及诊断依据。
2. 请分析该患儿的临床表现和治疗原则。

一、维生素 D 缺乏性佝偻病

维生素 D 缺乏性佝偻病，简称佝偻病，是由于小儿体内维生素 D 不足引起的钙、磷代谢紊乱并以骨骼病变为特征的慢性营养性疾病。本病多见于 2 岁以下儿童，婴儿期更为常见，是我国卫健委重点防治的儿童四病之一。

【病因】

佝偻病与围生期维生素 D 不足、日光照射不足、维生素 D 摄入不足、生长过速、疾病及药物等因素有关。

【临床表现】

本病在临床上分为 4 期。

1. 初期（早期）　多见于 6 个月尤其 3 个月以内的婴儿，以非特异性神经、精神症状为主，如易激惹、烦闹、多汗刺激头皮而摇头使枕部头发脱落形成"枕秃"等。

2. 活动期（激期）　PTH 功能亢进和钙、磷代谢失常的典型骨骼改变，见于该年龄段生长速度较快的骨骼。6 个月以内婴儿出现颅骨软化，至 7～8 个月时出现额骨和顶枕骨中心部分增厚呈方颅；由于骨骺端骨样组织堆积而膨大，在肋骨和肋软骨交界处可触及圆形隆起，自上而下呈串珠样（佝偻病串珠）；手腕、足踝部呈增厚隆起（手、足镯）；1 岁左右患儿可见胸骨向前凸起（鸡胸）、胸廓下缘形成水平凹陷（肋膈沟）。由于骨质软化，肌肉关节松弛，小儿开始站立行走后出现双下肢改变，股骨、胫骨、腓骨弯曲可形成膝内翻（"O"形腿）、膝外翻（"X"形腿）或"K"形样改变；韧带松弛导致坐与站立后出现脊柱畸形。由于严重低血磷使肌肉糖代谢障碍，全身肌肉松弛、肌张力降低和肌力减弱。

3. 恢复期　经日光照射或治疗后临床症状减轻或消失。

4. 后遗症期　多见于 2 岁以上的儿童，临床症状消失，但遗留不同程度的骨骼畸形。

【诊断】

诊断时应考虑如下 3 个问题：是否有佝偻病？佝偻病属于哪一期？是否需要治疗？

1. 病史　患儿缺乏维生素 D 的原因。

2. 症状和体征　不同时期具有不同的临床表现，早期的神经系统症状如烦吵、哭闹、多汗等无特异性。活动期出现不同的骨骼改变。

3. 辅助检查　1,25-二羟维生素 D_3、血钙、血磷、碱性磷酸酶水平，骨骼 X 线特征变化等。

【治疗原则】

治疗目的在于控制活动期，防止骨骼畸形。补充维生素 D，以口服为主。加强营养，主张从膳食中补充钙和磷。坚持每天户外活动。

二、新生儿高胆红素血症

新生儿高胆红素血症又称新生儿黄疸，为新生儿期最常见的表现之一，是因胆红素在体内积聚而出现皮肤、巩膜及黏膜黄染。未结合胆红素水平增高是新生儿黄疸最常见的表现形式，重者可引起胆红素脑病，造成神经系统的永久性损害，甚至死亡。根据临床特点不同，新生儿黄疸分为生理性黄疸和病理性黄疸。约 85% 的足月儿及绝大多数早产儿在新生儿期出现暂时性的总胆红素水平增高，但大多数为生理性。

【临床表现】

（一）生理性黄疸

（1）一般情况好。

（2）足月儿出生后 2～3 天出现黄疸，4～5 天达高峰，5～7 天消退，最迟不超过 2 周。早产儿黄疸多于出生后 3～5 天出现，5～7 天达高峰，7～9 天消退，最长可延迟到 3～4 周。

（3）每天血清胆红素水平升高小于 85 μmol/L 或每小时小于 8.5 μmol/L。

（二）病理性黄疸

有下列情况之一者均为病理性黄疸：①出生后 24 h 内出现黄疸；②血清总胆红素水平已达到相应日龄及相应危险因素下的光疗干预标准，或每天上升超过 85 μmol/L，或每小时上升超过 8.5 μmol/L；③黄疸持续时间长，足月儿大于 2 周，早产儿大于 4 周；④黄疸退而复现；⑤血清结合胆红素水平＞34 μmol/L。

【诊断】

1. 病史 不同的病因其病史不一。

2. 症状和体征 黄疸为主要表现。如母婴 Rh 血型不合导致溶血时常有肝脾大，新生儿败血症可有皮肤出血点或腹胀等。

3. 辅助检查

【治疗原则】

（一）光照疗法（光疗）

光照疗法是降低血清未结合胆红素水平的简单而有效的方法。除了根据血清胆红素水平外，还需要根据不同胎龄、不同日龄以及是否存在胆红素脑病的高危因素来综合评估是否需要光疗。光源可选择蓝光（波长 425～475 nm）、绿光（波长 510～530 nm）或白光（波长 550～600 nm），有单面光疗和双面光疗。光疗的效果与暴露的面积、光照的强度及持续时间有关。

（二）换血疗法

换出部分血中游离抗体和致敏红细胞，减轻溶血；换出血中大量胆红素，防止发生胆红素脑病；纠正贫血，改善携氧，防止心力衰竭。

（三）药物治疗

给予丙种球蛋白、白蛋白等。如存在酸中毒，应首先予以纠正。

三、支气管肺炎

支气管肺炎是累及支气管壁和肺泡的炎症，为儿童时期最常见的肺炎。2 岁以内儿童多发。一年四季均可发病。有营养不良、维生素 D 缺乏性佝偻病、先天性心脏病等合并症，低体重儿、免疫缺陷者易发生本病。

【病因及发病机制】

1. 病因 最常见的病因为细菌和病毒感染，或为细菌和病毒混合感染。发达国家儿童支气管肺炎以病毒感染为主，发展中国家则以细菌感染为主。病原体常由呼吸道入侵，少数经血行入肺。

2. 发病机制 支气管、肺泡炎症引起通气和换气障碍，导致低氧血症和二氧化碳潴留，并由此产生呼吸功能不全、酸碱平衡失调及电解质紊乱，以及器官系统功能改变（包括心血管系统、神经系统和胃肠道功能等）。

【临床表现】

1. 主要症状

（1）发热：多为不规则发热，但新生儿和重度营养不良患儿体温可不升高。

（2）咳嗽：早期多为干咳，恢复期有痰。

（3）气促：多在发热和咳嗽后出现。

（4）全身症状：包括精神不振、食欲减退、轻度腹泻或呕吐。

2. 体征 患儿可有呼吸增快、伴有鼻翼扇动和吸气性凹陷;严重者出现口周、鼻唇沟和指(趾)端发绀;肺部啰音早期不明显,随后可闻及固定的中细湿啰音。

3. 重症肺炎的表现 除了常见症状体征外,可有其他系统功能的改变。①心血管系统:可出现心肌炎、心包炎和心力衰竭。②神经系统:可出现缺氧中毒性脑病,脑脊液检查除了颅内压增高外,其他均正常。③消化系统:可发生中毒性肠麻痹。④抗利尿激素异常分泌综合征:出现低钠血症。⑤DIC:可表现为血压下降、四肢凉、皮肤黏膜及胃肠道出血。

【辅助检查】

1. 外周血检查 细菌性支气管肺炎时白细胞计数和中性粒细胞比例均增高,并有核左移,胞质可有中毒颗粒。细菌感染时血清 CRP 和 RCT 浓度均上升,而非细菌感染时则上升不明显。

2. 细菌学检查 做痰或血培养,同时进行药物敏感试验以指导用药。

3. 病毒学检查 可进行病毒分离和血清学试验检测病毒抗原或病毒抗体。

4. X 线检查 早期肺纹理增强,透光度减低,以后两肺下野、中内带出现大小不等的点状或小片絮状影,或融合成片阴影,可有肺气肿、肺不张。伴发脓胸、脓气胸或肺大泡者则有相应的 X 线改变。

【诊断】

根据发热、咳嗽、呼吸短促的症状,肺部听到中、细湿啰音和(或)X 线肺部有点片状阴影改变,均可诊断为支气管肺炎。

【治疗原则】

1. 一般治疗 注意休息,居室通风,加强营养,经常变换体位以减少肺部淤血,促进炎症吸收。注意防止交叉感染。

2. 抗感染治疗 抗菌药物的使用原则:①有效、安全;②进行细菌培养和药物敏感试验;③药物在肺组织中浓度高;④重症肺炎或因呕吐口服难以吸收者,考虑胃肠道外给药治疗;⑤适宜剂量、合理疗程。抗病毒治疗可选用利巴韦林或 α-干扰素。

3. 对症治疗 缺氧者给予氧疗,保持呼吸道通畅,雾化吸入有助于解除支气管痉挛。若出现腹胀注意是否有低钾血症并予以纠正。缺氧中毒性肠麻痹时应禁食并进行胃肠减压。其他处理包括高热时退热、祛痰等。

(黄　薇)

第二十七章 妇产科疾病

学习目标

1. **识记** 女性生殖系统自然防御机能;宫颈炎的病理类型及治疗原则;阴道炎的临床表现、诊断和治疗;急性盆腔炎的病因、临床表现、预防和治疗原则;妊娠期高血压疾病的分类、临床表现、诊断方法。

2. **理解** 引起女性生殖器炎症的致病菌传染途径;慢性盆腔炎的病理变化、临床表现及治疗原则;妊娠期高血压疾病的病因及基本病理生理变化,妊娠期高血压疾病的治疗原则。

3. **应用** 学会医患沟通的技巧,能够与患者进行良好的沟通;能够面对患者进行正确的诊断及处理。

第一节 妇产科炎症

扫码看课件

一、宫颈炎

(一) 急性宫颈炎

【病因与病理】

1. 病因 主要见于流产后、产褥期、宫颈损伤和阴道异物并发感染。常见病原体为葡萄球菌、链球菌、肠球菌等化脓性细菌。

2. 病理 肉眼可见宫颈黏膜外翻,宫颈管充血、水肿,可有脓性分泌物经宫颈外口流出;镜下可见血管充血,宫颈黏膜及黏膜下组织、腺体周围大量中性粒细胞浸润,腺腔内可有脓性分泌物。

【临床表现】

(1) 大部分患者没有症状,少数表现为阴道脓性分泌物增多,刺激外阴可引发瘙痒及灼热感,也可出现月经间期出血、性交后出血等症状。若合并尿路感染,则有膀胱刺激症状。

(2) 妇科检查可见宫颈充血、水肿、黏膜外翻,宫颈管可有脓性分泌物流出,可有触痛,宫颈管黏膜质脆,触之易出血。若为淋病奈瑟菌感染,可累及尿道旁腺、前庭大腺,出现尿道口、阴道口黏膜充血、水肿以及大量脓性分泌物。

【诊断】

拭去宫颈外口表面分泌物,取宫颈管内分泌物做革兰染色,若光镜下平均每个高倍视野有 30 个以上或每个油镜视野有 10 个以上中性粒细胞,可诊断为黏液脓性宫颈炎。初步诊断为黏液脓性宫颈炎后,患者应做淋病奈瑟菌及沙眼衣原体检测,以及有无细菌性阴道病及滴虫性阴道炎的检测。

【治疗】

对年龄<25周岁,多个性伴侣,并且有无保护性交的性传播疾病高危人群,在未获得病原体监测结果前,可经验性使用针对衣原体有效的抗生素进行治疗。

对于明确病原体的患者,选择针对病原体的抗生素治疗。

(1) 单纯急性淋病奈瑟菌性宫颈炎:主张单次、大剂量给药。常用的药物为三代头孢菌素类、氨基糖苷类、喹诺酮类。

(2) 沙眼衣原体感染所致宫颈炎:常用药物有四环素类、红霉素类、喹诺酮类等。

因淋病奈瑟菌感染伴有衣原体感染,因此若为淋菌性宫颈炎,治疗时除选用抗淋病奈瑟菌的药物外,还应同时加用抗衣原体感染的药物。

若为沙眼衣原体或淋病奈瑟菌感染引发的急性宫颈炎,对其性伴侣也应进行相应的检查及治疗。

【健康指导】

(1) 尽量减少不必要的妇科手术和妇科操作,如人工流产术等。

(2) 妇科操作及手术后应严格护理,注意卫生,减少感染的发生率。

(3) 避免多个性伴侣、没有任何保护的性行为,以及经期性交的行为。

(4) 一旦出现分泌物异常,应及时去正规医院就诊。

(二) 慢性宫颈炎

【病因与病理】

1. 病因　多由急性宫颈炎未治疗或治疗不彻底迁延而来,也可因病原体持续感染所致。病原体与急性宫颈炎相似,主要为葡萄球菌、链球菌、大肠埃希菌及厌氧菌,常因分娩、流产或手术损伤宫颈后,病原体侵入引起。其次为性传播疾病的病原体,如淋病奈瑟菌、沙眼衣原体。卫生不良或雌激素缺乏、局部抗感染能力差也易引起慢性宫颈炎。

2. 病理　包括一个或多个不等的宫颈息肉、局限于宫颈管黏膜和黏膜下组织的炎症、宫颈肥大。

【临床表现】

(1) 大多数患者没有症状,少数患者可出现阴道分泌物增多。分泌物可呈乳白色黏液状或黄色脓性,也可有血性白带或性交后出血。

(2) 外阴、阴道由于分泌物刺激可继发外阴炎或阴道炎,主要表现为外阴和阴道瘙痒、疼痛。

(3) 炎症较重时可沿子宫骶韧带、主韧带扩散而导致盆腔结缔组织炎,引起下腹部或腰骶部疼痛,下腹坠痛。

(4) 炎症波及膀胱三角区可诱发尿频或排尿困难。

【诊断】

根据临床表现可初步诊断慢性宫颈炎,但仍需注意与常见的病理生理改变进行鉴别。

【治疗】

1. 物理治疗　表现为宫颈糜烂样改变的患者:①治疗前应进行宫颈癌的常规筛查;②急性炎症时禁止进行物理治疗;③治疗时间为月经干净后的第3~7天;④治疗后分泌物增多甚至出现大量阴道排液为正常现象;⑤术后4~8周禁盆浴、性交和阴道冲洗;⑥物理治疗后可引发术后出血、宫颈口狭窄、不孕,应注意定期复查。

2. 宫颈息肉　应行息肉摘除术,术后送检病理。

3. 慢性宫颈管黏膜炎　需进行淋病奈瑟菌及沙眼衣原体的监测,同时了解性伴侣的治疗情况。病原体不明确时,尚无有效治疗办法,可试用物理治疗。

【健康指导】

(1) 加强卫生宣传,积极治疗急性宫颈炎。

(2) 定期做妇科检查,发现宫颈炎症时予以积极治疗。

(3) 避免分娩时或器械损伤宫颈。

(4) 产后发现宫颈裂伤应及时缝合。

二、阴道炎

阴道炎是妇科门诊常见的疾病,主要是发生于阴道黏膜及黏膜下结缔组织的炎症。女性一生中大多数时间由于阴道的自然防御功能,不易罹患阴道炎;若防御系统遭到破坏,或阴道抵抗力低下,易受感染。

(一) 滴虫性阴道炎

滴虫性阴道炎是常见的阴道炎,由阴道毛滴虫引起,也是常见的性传播疾病。

【病原体与传播方式】

1. 病原体　阴道毛滴虫适宜生长的温度为 25～40 ℃,以 32～35 ℃最为适宜,适宜环境为 pH 值为 5.2～6.6 的潮湿环境,在 pH 值小于 5 或大于 7.5 的环境中则不生长。

2. 传播方式　主要为经性交直接传播。男性感染滴虫后常无症状,易成为感染源。也可通过间接传播,如通过公共浴池、游泳池、坐式便器、污染的器械及敷料等传播。

【临床表现】

滴虫性阴道炎的潜伏期为 4～28 天。25%～50% 的患者感染初期无症状。主要症状:①阴道分泌物增多并刺激外阴导致瘙痒,间或有灼热、疼痛、性交痛等;②白带为稀薄脓性、黄绿色、泡沫状、有臭味;③瘙痒部位主要为阴道口及外阴,系白带刺激所致;④少数患者因盆腔充血可出现腰骶部酸痛和月经不调;⑤阴道检查可见阴道黏膜及宫颈充血红肿,严重者可有散在出血点,宫颈还可见出血斑点,形成"草莓样"宫颈,后穹隆有大量灰黄色或黄绿色泡沫状脓性分泌物。

【诊断】

典型的滴虫性阴道炎容易诊断,在阴道分泌物中找到滴虫即可确诊,常用生理盐水悬滴法和培养法。

【治疗】

因滴虫性阴道炎可同时累及尿道、尿道旁腺、前庭大腺、肾盂,因此治疗时应全身用药。滴虫检查阳性的患者不论有无症状均应进行治疗,同时治疗患病的配偶和家庭成员。

1. 全身用药　治疗药物首选甲硝唑,初次治疗可采取甲硝唑大剂量疗法。因甲硝唑能通过乳汁排泄,哺乳期妇女用药后不宜哺乳。性伴侣应同时进行治疗,并且治疗期间避免无保护的性生活。

2. 随访及治疗失败的处理　部分滴虫性阴道炎可于月经后复发,治疗后需随访至症状消失,三次月经后复查白带均为阴性方认为治愈。若此次治疗失败,可重复甲硝唑治疗。

3. 妊娠期滴虫性阴道炎治疗　使用甲硝唑前,征得患者及其家属的同意。

(二) 细菌性阴道病

细菌性阴道病是因阴道自净作用被破坏后,正常菌群失调引发的混合感染。

【病原体与传播方式】

1. 病原体　主要有加特纳菌、动弯杆菌、消化链球菌等厌氧菌以及人型支原体,其中以厌氧菌居多。厌氧菌产生的脱羧酶可激发加特纳菌产生挥发性胺类物质,释放出难闻的鱼腥臭味,胺类物质使 pH 值升高,又抑制乳杆菌繁殖,使阴道分泌物增多并有臭味。

2. 传播方式　可能与多个性伴侣、过于频繁的性交以及过度阴道灌洗有关。

【临床表现】

1. 有症状患者　典型的临床表现为阴道灰白色、灰黄色或乳黄色分泌物明显增多,带有特殊的鱼腥臭味,尤其以性交后加重,可伴有轻度外阴瘙痒或烧灼感。

2. 妇科检查　阴道黏膜无充血的炎症表现,分泌物特点为灰白色、均匀一致、稀薄,常黏附于阴道壁,但黏度很低,容易将分泌物从阴道壁拭去。

细菌性阴道病除导致阴道炎症外,还可引起其他不良结局,如导致妊娠期妇女出现胎膜早破、早产及绒毛膜羊膜炎,引发非妊娠妇女的子宫内膜炎、盆腔炎及子宫切除术后阴道断端感染。

【诊断】

下列 4 项中有 3 项阳性即可临床诊断为细菌性阴道病：①有黏附于阴道壁的匀质、稀薄、白色阴道分泌物；②阴道 pH 值＞4.5；③胺臭味试验阳性；④线索细胞阳性。细菌性阴道病为正常菌群失调，细菌定性培养在诊断中意义不大。

【治疗】

治疗原则为选用甲硝唑、克林霉素等抗厌氧菌药物。甲硝唑抑制厌氧菌生长，而不影响乳杆菌生长，是较理想的治疗药物，但对支原体效果差。患者在治疗过程中应保持外阴清洁，治疗期间禁止性生活。饮食宜清淡，忌辛辣油腻饮食。

（三）萎缩性阴道炎

萎缩性阴道炎又称老年性阴道炎，长见于绝经后、产后闭经或药物性假绝经的妇女。

【病因】

因绝经后妇女卵巢功能衰退，雌激素水平降低，阴道壁萎缩、黏膜变薄，同时上皮细胞内糖原减少，阴道内 pH 值增高（常接近中性），局部抵抗力降低，致病菌容易入侵繁殖而引起。

【临床表现】

萎缩性阴道炎的主要症状为阴道分泌物增多及外阴瘙痒、灼热。阴道分泌物稀薄，呈淡黄色，感染严重者可呈脓血性白带。由于阴道黏膜萎缩，可伴有性交痛。妇科检查见阴道呈萎缩性改变，上皮皱襞消失、萎缩、菲薄。阴道黏膜充血，有散在小出血点或点状出血斑，甚至浅表溃疡。溃疡面可与对侧粘连，严重时造成狭窄甚至闭锁，炎症分泌物引流不畅时可形成阴道积脓或宫腔积脓。

【诊断】

了解患者有无绝经、卵巢手术史、盆腔放射治疗史或药物性闭经史，结合临床表现，易于诊断。

【治疗】

治疗原则为抑制细菌生长，增强阴道抵抗力。

1. 抑制细菌生长　可先用 1% 乳酸或 0.5% 醋酸溶液冲洗阴道，每天 1 次，增加阴道酸度。抑制细菌生长繁殖后，局部应用抗生素如甲硝唑或诺氟沙星。对阴道局部干涩者可适当应用润滑剂。

2. 增加阴道抵抗力　主要通过补充雌激素制剂进行病因治疗。可选用局部或全身给药。

三、盆腔炎

盆腔炎是指子宫内膜炎、输卵管炎、输卵管卵巢脓肿、盆腔腹膜炎等一组感染性疾病。炎症感染可局限于一个固定部位，也可累及多个部位，其中以输卵管炎和附件炎最为多见。常见发病人群为性活跃期妇女，初潮前、无性生活及绝经后妇女很少发生。

【病原体与传播途径】

1. 病原体

（1）内源性病原体：来自原寄居于阴道内的菌群，包括需氧菌及厌氧菌，以需氧菌及厌氧菌混合感染最为常见。厌氧菌感染的特点是容易形成盆腔脓肿、感染性血栓静脉炎，脓液有粪臭并有气泡。

（2）外源性病原体：主要为沙眼衣原体、淋病奈瑟菌及支原体等性传播疾病的病原体。

2. 传播途径　包括沿生殖道黏膜上行蔓延、经淋巴系统蔓延、经血液循环传播和直接蔓延。

（一）急性盆腔炎

【病因】

（1）分娩造成产道损伤或有胎盘、胎膜残留等。

（2）刮宫术、宫腔镜检查、放置宫内节育器等宫腔内手术操作。

（3）性传播疾病。

（4）性活动、性生活卫生不良及性卫生保健差等。

(5) 阑尾炎、腹膜炎等邻近器官炎症直接蔓延至盆腔也可导致急性盆腔炎。

(6) 慢性盆腔炎急性发作。

【临床表现】

1. 可因炎症的轻重及范围大小而有不同的临床表现

(1) 轻者无症状或症状轻微,出现下腹痛、阴道分泌物增多。腹痛为持续性,活动或性交后加重。

(2) 病情严重者可伴有头痛、食欲减退、寒战、高热。月经期发病可导致经量增多、经期延长。若有脓肿形成,可有下腹部包块及局部压迫刺激症状。

(3) 厌氧菌感染:淋病奈瑟菌感染以年轻妇女多见,起病急,可有高热,体温在 38 ℃以上,常引起输卵管积脓,出现腹膜刺激征及阴道脓性分泌物,多于月经期或月经期后 7 天内发病。非淋病奈瑟菌性盆腔炎起病较缓慢,高热及腹膜刺激征不如淋病奈瑟菌感染明显。

2. 妇科检查

(1) 患者体征差异较大,轻者可表现为无明显异常,或妇科检查仅发现宫颈举痛或宫体压痛或附件区压痛。

(2) 典型体征:可呈急性病容,体温升高,心率加快,下腹部有压痛、反跳痛及肌紧张,若病情严重可出现腹胀,肠鸣音减弱或消失。阴道可有大量脓性臭味分泌物;宫颈充血、水肿,将宫颈表面分泌物拭净,若见脓性分泌物从宫颈口流出,说明宫颈管黏膜或宫腔有急性炎症。若后穹窿触痛明显,注意是否饱满;宫颈举痛(+);宫体稍大,压痛(+),活动受限。子宫两侧压痛明显,若为单纯性输卵管炎,可触及增粗的输卵管,压痛明显;若为输卵管积脓或输卵管卵巢脓肿,可触及包块且压痛明显,不活动。宫旁结缔组织炎时,可触及宫旁一侧或两侧片状增厚,或两侧宫骶韧带高度水肿、增粗,压痛明显。若有盆腔脓肿形成且位置较低,可触及后穹窿或侧穹窿有肿块且有波动感,可通过三合诊协助进一步了解盆腔情况。

【诊断与鉴别诊断】

(1) 可根据急性盆腔炎的病史、症状和体征及实验室检查做出初步诊断。宫颈管分泌物和后穹窿穿刺液的涂片、培养及免疫荧光检测,对明确病原体有帮助。

(2) 注意急性盆腔炎应与急性阑尾炎,输卵管妊娠、流产或破裂,卵巢囊肿蒂扭转或破裂等急腹症相鉴别。

【治疗】

1. 治疗原则 主要采用抗生素治疗,必要时手术治疗。

2. 门诊治疗 若患者症状轻,一般状况好,能耐受口服抗生素,并有随访条件,可在门诊给予口服抗生素治疗,常用左氧氟沙星、头孢曲松钠等。

3. 住院治疗 若患者病情严重,一般情况差,伴有头痛、发热、恶心、呕吐,或有盆腔腹膜炎、输卵管卵巢脓肿,或门诊治疗无效,不能耐受口服抗生素,均应住院综合治疗。

(1) 支持疗法:给予高热量、高蛋白质、高维生素流食或半流食,补充水分和营养,注意纠正电解质紊乱及酸碱失衡。高热时首选物理降温,避免不必要的妇科检查,以免引起炎症扩散。

(2) 抗生素:采用广谱、足量、联合用药。常用青霉素或红霉素与氨基糖苷类药物及甲硝唑联合、第一代头孢菌素与甲硝唑联合、克林霉素或林可霉素与氨基糖苷类药物联合。

4. 手术治疗 适用于抗生素控制不满意的输卵管卵巢脓肿或盆腔脓肿。手术指征:①药物治疗无效;②脓肿持续存在;③脓肿破裂。

5. 中药治疗 可选用银翘解毒汤、安宫牛黄丸或紫血丹等活血化瘀、清热解毒的药物。

6. 性伴侣的治疗 在盆腔炎患者出现症状后 60 天内,对其性伴侣进行检查和治疗。盆腔炎患者治疗期间应避免无保护的性行为。

【预防】

(1) 做好月经期、妊娠期、分娩期及产褥期的卫生宣传。

(2) 严格掌握产科、妇科手术指征,做好术前准备;术时注意无菌操作,预防感染。

（3）治疗急性盆腔炎时，应做到及时治疗、彻底治愈，防止转为慢性盆腔炎。

（4）注意性生活卫生，减少性传播疾病，月经期禁止性交。

（二）慢性盆腔炎

慢性盆腔炎多为急性盆腔炎治疗不彻底，或患者体质较差病程迁延所致，但由沙眼衣原体或淋病奈瑟菌感染所致输卵管炎亦可无急性盆腔炎病史。部分慢性盆腔炎为急性盆腔炎遗留的病理改变，并无病原体。

【病理及发病机制】

1. 慢性子宫内膜炎　多发生于产后、流产后或剖宫产后，因胎盘、胎膜残留或子宫复旧不良，感染所致；也见于绝经后雌激素低下的老年妇女，由于子宫内膜菲薄，易受细菌感染，严重者宫颈管粘连形成宫腔积脓。病理表现为子宫内膜充血、水肿，间质炎症细胞浸润。

2. 慢性输卵管炎、输卵管积水　慢性输卵管炎多见于双侧，输卵管呈轻度或中度肿大，伞端可部分或完全闭锁，并与周围组织粘连形成输卵管卵巢肿块。若输卵管伞端及峡部因炎症粘连闭锁，浆液性渗出物积聚形成输卵管积水；有时输卵管积脓中的脓液逐渐被吸收，被浆液性渗出物代替形成输卵管积水或输卵管卵巢囊肿。积水的输卵管表面光滑，管壁甚薄，由于输卵管系膜不能随积水输卵管囊壁的增长扩大而相应延长，故积水输卵管向系膜侧弯曲，形似腊肠或呈曲颈的蒸馏瓶状，卷曲向后，可游离或与周围组织有膜样粘连。

3. 慢性盆腔结缔组织炎　多由慢性宫颈炎发展而来，由于宫颈的淋巴管与宫旁结缔组织相通，宫颈炎可蔓延至宫骶韧带、主韧带，使纤维组织增生、变硬。

【临床表现】

1. 慢性盆腔痛　主要表现为下腹部坠胀、疼痛及腰骶部酸痛，于劳累、性交后及月经前后加剧。

2. 不孕及异位妊娠　因输卵管粘连阻塞所致。慢性盆腔炎后不孕发生率为20%～30%，异位妊娠发生率是正常妇女的8～10倍。

3. 月经异常　主要表现为经量增多、月经失调、月经不规则。

4. 全身症状　多不明显，有时仅有低热，易感疲倦。

【诊断】

有急性盆腔炎史以及症状和体征明显者，容易诊断。部分患者自觉症状较多，而无明显盆腔炎病史及阳性体征，此时对慢性盆腔炎的诊断须慎重。

【治疗】

慢性盆腔炎多采用综合治疗。治疗时应解除患者的思想顾虑，加强身体锻炼，注意劳逸结合，增加营养，提高机体抵抗力。

1. 物理疗法　以促进盆腔局部血液循环，改善组织营养状态，加快新陈代谢，利于炎症吸收和消退为目的。常用的有激光、短波、超短波、微波、离子透入等。对过敏性体质、月经期及孕期，有心、肝、肾功能不全等应慎用。

2. 中药治疗　慢性盆腔炎以湿热型居多，治疗以清热利湿、活血化瘀为主。有些患者为寒凝气滞型，治疗则为温经散寒、行气活血。中药可口服或灌肠。

3. 抗生素治疗　慢性盆腔炎抗生素治疗并无显著疗效。

4. 手术治疗　对存在感染灶，急性炎症反复发作或伴有严重盆腔疼痛经综合治疗无效者应行手术治疗。

【预防】

（1）注意性生活卫生，减少性传播疾病。

（2）锻炼身体，增强体质。

（3）严格掌握妇科手术指征，做好术前准备，术时注意无菌操作，预防感染，及时彻底治疗急性盆腔炎。

第二节　妊娠期高血压疾病

任务引领

患者,女,36岁,已婚,孕3产1,因停经超过8个月,血压升高15天,腹痛伴阴道流血3 h于2017年4月12日12时30分急诊入院。患者LMP:2016年7月23日,停经42天,出现早孕反应,3个月后消失,孕4^+月感胎动,孕5月首次产前检查,测BP 100/70 mmHg。15天前在当地产前检查发现BP 140/90 mmHg,胎心、胎位正常,水肿(＋＋),无头晕、头痛,给予休息、降压处理,11日晚12时30分突感持续性腹痛,呈进行性加剧,伴有恶心、呕吐、出汗及阴道流血,救护车急送我院。

体格检查:T 37 ℃,R 23次/分,P 118次/分,BP 80/50 mmHg,急性重病容,面色苍白,神志清楚,HR 118次/分,律齐,有Ⅱ级收缩期吹风样杂音,双下肢、会阴部及腹壁凹陷性水肿,患者情绪不稳定,注意力不集中、恐慌、哭泣,特别关心胎儿是否存活,自己是否有生命危险。

产科情况:腹部膨隆如孕足月大小,宫底剑下1横指,张力高,板状,子宫左侧壁有明显压痛,胎心音、胎方位不清。

肛查:宫颈管未消,宫口指尖,先露高浮。

门诊资料:Hb 80 g/L,WBC $12.5×10^9$/L,N 80％,L 20％,PLT $87×10^9$/L,尿蛋白(＋＋＋)。

请完成以下任务:

1. 请提出其入院诊断,给出诊断依据。

2. 请简单描述妊娠期高血压常规检查项目。

妊娠期高血压疾病是孕产妇特有的一种全身性疾病,是妊娠与血压升高并存的一组疾病,严重威胁母婴健康,迄今为止,仍为孕产妇及围生儿死亡的重要原因。其多发生在妊娠20周以后至产后2周,包括妊娠期高血压、子痫前期、子痫、慢性高血压并发子痫前期和慢性高血压并发妊娠。本节重点阐述前三种疾病。

【高危因素与病因】

1. 高危因素

(1) 年轻初孕妇<18岁或高龄初孕妇>40岁。

(2) 家族中有高血压史,尤其是孕妇的母亲有重度妊娠高血压疾病史,以及有慢性高血压、慢性肾炎、糖尿病等病史的孕妇。

(3) 子宫张力过高:如羊水过多、双胎妊娠、糖尿病巨大儿及葡萄胎等。

(4) 体形矮胖,即体重指数[体重(kg)/身高^2(cm^2)×100]>0.24。

(5) 经济条件差,营养不良如贫血、低蛋白血症。

(6) 妊娠早期收缩压≥130 mmHg或舒张压≥80 mmHg。

(7) 对妊娠恐惧,精神过度紧张或受刺激致使中枢神经系统功能紊乱。

2. 病因　妊娠期高血压疾病的病因至今未明,主要与子宫胎盘缺血、免疫平衡失调、血管内皮受损、营养缺乏、遗传因素及胰岛素抵抗有关。

【病理生理】

基本病理生理改变包括全身小血管痉挛、内皮损伤和局部缺血。由于小血管痉挛,周围阻力增大,血管内皮细胞损伤及通透性增加,体液和蛋白质渗漏,表现为血压升高、蛋白尿、水肿和血液浓缩等。全身各器官组织因小血管痉挛出现缺血和缺氧而受到损害,严重时脑、心、肝、肾及胎盘等的病理组织学变化可导致抽搐、昏迷、脑水肿、脑出血,心力肾竭、肾衰竭、肺水肿、肝细胞坏死及被膜下出血,胎盘绒毛逆行性变、出血和梗死,胎盘早期剥离以及凝血功能障碍而导致 DIC 等。

【分类与临床表现】

1. 妊娠期高血压 妊娠期首次出现孕妇血压高于 140/90 mmHg,但尿蛋白阴性,在整个孕期未发展为子痫前期,并且在产后 12 周内血压恢复正常。

2. 子痫前期 蛋白尿是子痫前期的重要依据,标志孕妇的肾脏功能受到损害。血压升高和尿蛋白水平轻度升高是子痫前期诊断的基本条件。

3. 子痫 在子痫前期的基础上出现抽搐发作,或伴有昏迷,称为子痫。子痫的典型发作过程首先表现为眼球固定、瞳孔散大、牙关紧闭、头偏向一侧,继而口角及面肌颤动,数秒后发展为全身及四肢肌强直,双手紧握,双臂屈曲,迅速发生强烈抽动。抽搐时呼吸暂停,面色青紫,持续 1 min 左右,抽搐强度减弱,全身肌肉松弛,随即深长吸气,发出鼾声而恢复呼吸。抽搐发作前及抽搐期间神志丧失。

子痫发生在妊娠晚期或临产前,称为产前子痫,多见;发生于分娩过程,称为产时子痫,较少见;发生于产后,称为产后子痫,大部分在产后 48 h 内。

4. 慢性高血压并发子痫前期 在妊娠前或妊娠 20 周前出现高血压,在妊娠 24 周后病情加重,出现蛋白尿,可诊断为慢性高血压并发子痫前期,且多合并胎儿生长受限;血压进一步升高常发生在妊娠 26~28 周。

【诊断】

有明确的高危因素,存在高血压、尿蛋白和水肿等典型表现,实验室检查中肝功能测定、肾功能测定、眼底检查和尿液检查均有明显改变。

【治疗】

总的治疗原则是解痉、镇静、降压,合理扩容或适时利尿,必要时抗凝,适时终止妊娠,防治子痫及其严重并发症。

1. 一般治疗 妊娠中、晚期左侧卧位休息对妊娠期高血压疾病极为重要;给予充足的蛋白质及热量,注重精神和心理治疗。

2. 药物治疗 ①解痉药物,如硫酸镁静脉给药结合肌内注射;②抗胆碱药物,如莨菪碱;③镇静药物,常用地西泮、冬眠 1 号合剂;④降压药物;⑤扩容治疗;⑥利尿药物。

3. 终止妊娠 妊娠期高血压疾病是妊娠特有的疾病,一旦终止妊娠,病情迅速好转,可采用引产、剖宫产等方式。

4. 子痫的紧急处理 迅速控制抽搐,25%硫酸镁 10~20 mL 加入 25%葡萄糖 40 mL 中缓慢静脉推注。地西泮 10~20 mg 静脉注射。

【并发症】

妊娠期高血压疾病患者一旦发生严重并发症,对母婴危害更大,早期发现、正确治疗并发症是处理重度妊娠期高血压疾病的重要方面。常见并发症有胎盘剥离、心力衰竭、脑血管意外等。

【预防】

由于妊娠期高血压疾病的病因不明,尚不能做到完全预防其发病,但若能做好以下预防措施,对预防妊娠期高血压疾病有重要作用。

1. 建立健全三级妇幼保健网 各级妇幼保健组织应积极推行孕期健康教育。通过孕期宣传,使孕妇掌握孕期卫生的基础知识,了解妊娠期高血压疾病的知识,促使孕妇自觉从妊娠早期开始做产前检查。定期检查,及时发现异常,给予治疗及纠正,从而减少本病的发生和阻止其发展。

2. 指导孕妇合理饮食与休息 孕妇应进食富含蛋白质、维生素、铁、钙、镁、硒、锌等的食物及新鲜蔬果,减少动物脂肪及过量盐的摄入,从妊娠 20 周开始,每天补充钙剂 2 g,可降低妊娠期高血压疾病的发生率。保持足够的休息和愉快的心情,坚持左侧卧位,增加胎盘绒毛的血供。

3. 开展妊娠期高血压疾病的预测 预测方法较多,均在妊娠中期进行,常用如下两种。对预测为阳性者应密切随访。

(1) 平均动脉压(MAP):一般在妊娠 20~28 周进行 MAP 测定。计算公式为 MAP=(收缩压+舒张压×2)/3,当 MAP>85 mmHg 时,表明孕妇有发生妊娠期高血压疾病的危险。

(2) 翻身试验(ROT):一般在妊娠 26~30 周进行测定。孕妇取左侧卧位测血压。待舒张压稳定后,翻身仰卧 5 min 再测血压。仰卧位舒张压较左侧卧位高 20 mmHg 或以上为阳性,提示孕妇有发生妊娠期高血压疾病的倾向。

(田 园)

第二十八章　眼耳鼻咽喉和口腔疾病

第一节　耳鼻咽喉疾病

学习目标

1. 识记　能够准确说出所学耳鼻咽喉疾病的主要临床表现；能简要描述所学耳鼻咽喉疾病的常规辅助检查；能准确说出所学耳鼻咽喉疾病的治疗方案。

2. 理解　明确所学典型病例的临床特点，并可分析其异常改变的原因；能够准确识别所学耳鼻咽喉疾病的区别。

3. 应用　能够自觉将医疗规范与康复健康理念贯穿于疾病治疗的全过程；能用所学知识与技能协助主治医生对患者的疾病康复进行指导。

一、耳廓软骨膜炎

耳廓软骨膜炎可分为浆液性和化脓性两种，在软骨和软骨膜间有血清渗出（浆液性）或脓液形成（化脓性）。

【病因与病理】

耳廓浆液性软骨膜炎，又称为耳廓假囊肿，是软骨膜的无菌性炎症反应，病因不明，可能与反复轻微外伤如压迫、触摸等机械刺激有关。

耳廓化脓性软骨膜炎为耳廓软骨膜和软骨的急性化脓性炎症，常因外伤、手术、冻伤、烧伤、耳廓血肿继发感染所致。其可引起软骨坏死，导致耳廓畸形。

【临床表现】

1. 耳廓浆液性软骨膜炎　常仅有耳廓局限肿起，有弹性感，不红，无明显疼痛，有的局部有发胀、灼热和瘙痒感，穿刺可抽出淡黄色浆液性液体，培养无细菌生长。

2. 耳廓化脓性软骨膜炎　耳廓剧痛，检查可见耳廓红肿、皮温升高、明显压痛，有波动感，有的破溃出脓，形成耳廓畸形甚至缺损。

穿刺检查化脓者可行穿刺抽脓检查。

【治疗】

1. 耳廓浆液性软骨膜炎　在无菌操作下穿刺抽液，抽液后注入硬化剂等，为防积液复发，局部应加压包扎；亦可在抽液后用液氮行冷冻治疗，大多冷冻 1～2 次即可痊愈，可配合磁疗、超短波透热理疗。

2. 耳廓化脓性软骨膜炎　全身应用足量有效抗生素控制感染。早期可行物理治疗。脓肿形成后应切开引流，彻底清除脓液、肉芽组织和坏死软骨。后遗严重畸形有碍外貌时，可做整形修复术。

二、急性化脓性中耳炎

急性化脓性中耳炎是细菌感染引起的中耳黏膜的急性化脓性炎症。病变主要位于鼓室,但中耳其他各部常亦受累。主要致病菌为肺炎链球菌、流感嗜血杆菌、溶血性链球菌、葡萄球菌、变形杆菌等。本病较常见,好发于儿童。

【感染途径】

1. 咽鼓管途径 最常见。

(1)急性上呼吸道感染时,如急性鼻炎、急性鼻咽炎等,炎症向咽鼓管蔓延。咽鼓管咽口及管腔黏膜充血、肿胀,纤毛运动障碍,致病菌侵入中耳。

(2)急性传染病如猩红热、麻疹、百日咳等,可通过咽鼓管途径并发本病。急性化脓性中耳炎亦可为上述传染病的局部表现。此型病变常深达骨质,引起严重的坏死性病变。

(3)在污水中游泳或跳水、不适当的咽鼓吹张、擤鼻或鼻腔治疗等,均可导致细菌循咽鼓管侵入中耳。

(4)婴幼儿的咽鼓管短、宽而平直,比成人更易经此途径发生中耳感染。哺乳位置不当,平卧吮奶时乳汁或呕吐物可经咽鼓管流入中耳。

2. 外耳道鼓膜途径 鼓膜外伤、鼓膜穿刺、鼓膜置管时,致病菌可由外耳道直接侵入中耳。

3. 血行感染 极少见。

【病理】

感染初期,鼓室黏膜充血、增厚,纤毛脱落,分泌细胞增多,血浆、纤维蛋白、红细胞及多形核白细胞等渗出,汇集于鼓室内,并逐渐变为脓性。随着脓液的增多,鼓膜受压而缺血,加之小静脉发生血栓性静脉炎,终致局部坏死破溃、穿孔,导致耳流脓。若治疗得当,分泌物引流通畅,炎症可逐渐消退,黏膜恢复正常,小的鼓膜穿孔可自行修复。若治疗不当,病变可迁延为慢性。

【临床表现】

主要症状为耳痛、耳漏和听力减退,全身症状轻重不一。一般分为四期。

1. 早期(卡他期) 鼓室黏膜充血水肿、血管扩张,腺体分泌增加,鼓室内有浆液性炎性渗出物。自觉耳堵塞感、轻度听力减退和轻微耳痛,一般无明显全身症状,或有低热。

2. 中期(化脓期) 炎症继续发展,鼓室黏膜充血肿胀加重,浆液性炎性渗出物转为黏脓性及脓性。症状随之加重,耳痛剧烈,呈搏动性跳痛或刺痛,可向同侧头部或牙齿放射。吞咽及咳嗽时耳痛加重,烦躁不安,甚至夜不成眠。听力减退显著。全身症状亦明显,可有畏寒、发热、倦怠、食欲减退。小儿哭闹不安,体温可高达 40 ℃。惊厥,伴呕吐、腹泻等消化道症状。

3. 晚期(穿孔期) 鼓室积脓增加,鼓膜毛细血管受压,出现小静脉血栓性静脉炎,局部坏死破溃,致鼓膜穿孔,脓液由此外泄。一旦鼓膜穿孔脓液得以引流,耳痛减轻,体温即逐渐下降,很快可恢复正常,全身症状明显减轻。听力检查呈传导性耳聋。急性传染病并发的急性化脓性中耳炎病变可深达骨质,称为急性坏死性中耳炎,主要表现为脓臭、鼓膜大穿孔。

4. 恢复期 鼓膜穿孔引流通畅后,炎症逐渐消退,鼓室黏膜恢复正常,耳流脓逐渐消失,小的穿孔可自行修复。

【检查】

1. 耳镜检查 ①早期:鼓膜松弛部充血、紧张部周边及锤骨柄可见放射状扩张的血管。②中期:鼓膜弥漫性充血,伴肿胀,向外膨出,初见于后上部。③晚期:鼓膜穿孔前,局部先出现小黄点。鼓膜穿孔后可见穿孔处有一闪烁搏动亮点,脓性分泌物从此处流出,待穿孔稍扩大后,方可见穿孔边界。④恢复期:可见鼓膜紧张部小穿孔,外耳道内有脓性分泌物或干燥。

2. 耳部触诊 乳突部有轻微压痛,鼓窦区较明显。小儿乳突区皮肤可出现轻度红肿。

3. 听力检查 多为传导性耳聋。

4. 血常规 白细胞计数增高,中性粒细胞比例增高,鼓膜穿孔后渐趋正常。

【诊断】

诊断主要依靠病史、临床表现以及检查。

（1）上呼吸道感染史。

（2）患者发热、耳痛、耳堵、听力下降、穿孔后有脓液从患耳流出。

（3）化脓前期鼓膜急性充血,化脓期鼓膜前下方有搏动亮点。

（4）听力检查多为传导性耳聋。

（5）X线片可见中耳密度增高。

（6）白细胞计数增高。

【预防】

普及正确擤鼻及哺乳的卫生知识。积极防治上呼吸道感染和呼吸道传染病。有鼓膜穿孔或鼓室置管者避免参加游泳等可能导致耳内进水的活动。

三、鼻炎和鼻窦炎

（一）急性鼻炎

急性鼻炎是鼻黏膜的急性炎症,多由病毒感染引起,有一定的传染性,冬季多发。

【病因】

致病微生物主要为病毒,各种呼吸道病毒均可引起本病,以鼻病毒和冠状病毒最为常见。

【临床表现】

1. 初期　潜伏期 1～2 天。主要表现为全身酸困,鼻内干燥、灼热感,鼻黏膜充血干燥。

2. 急性期（湿期）　病程 2～7 天。渐有鼻塞、打喷嚏、水样鼻涕、嗅觉减退和闭塞性鼻音。继发细菌感染后鼻涕变为黏脓性或脓性。全身症状因个体而异,多表现为全身不适、倦怠、头痛和发热。

3. 末期（恢复期）　若无并发症,鼻塞逐渐减轻,脓涕减少。病程 7～10 天。

4. 并发症　急性鼻窦炎、急性中耳炎、急性咽炎等,严重者可并发肺炎。

【诊断】

诊断主要依靠病史、临床表现及鼻腔检查。本病主要与流感、变应性鼻炎、血管运动性鼻炎、急性传染病、鼻白喉等疾病相鉴别。

【治疗】

以支持和对症治疗为主,同时注意预防并发症。

1. 全身治疗　卧床休息,多饮水,疏通大便。早期进行解热发汗可减轻症状,缩短病程,常用生姜、红糖、葱白煎水热服,也可口服解热镇痛药、抗病毒口服液、维 C 银翘片等。合并细菌感染或可疑并发症时可全身应用抗生素。

2. 局部治疗　鼻内用减充血剂,常用药物为盐酸羟甲唑啉喷雾剂,亦可用 1% 麻黄碱滴鼻液滴鼻;穴位针刺迎香、鼻通穴,或做穴位按摩,可减轻鼻塞。

（二）慢性鼻炎

慢性鼻炎是指鼻腔黏膜及黏膜下层的慢性炎症性疾病,病程多持续数月及以上或反复发作,表现为鼻腔黏膜肿胀,分泌物增多,常无明确的致病微生物感染。依其病理和功能紊乱程度,可分为慢性单纯性鼻炎和慢性肥厚性鼻炎。

【病因与病理】

1. 局部因素　急性鼻炎反复发作或未彻底治愈,迁延成慢性炎症;鼻腔、鼻窦的慢性疾病;鼻腔用药不当或过久;慢性扁桃体炎等。

2. 职业及环境因素　长期或反复吸入粉尘或有害气体,生活或生产环境中温度和湿度的急剧变化等均可导致本病。

3. 全身因素 长期的全身性慢性疾病可使鼻黏膜血管长期淤血或反应性充血,鼻黏膜水肿。

【临床表现与诊断】

1. 慢性单纯性鼻炎 主要症状为鼻塞和流涕。

(1)鼻塞特点:呈现间歇性和交替性,前者表现为白天、夏季、活动时减轻,夜间、休息或寒冷时加重;后者表现为交换侧卧位时,两侧鼻腔阻塞随之转换。

(2)多涕:一般为黏液涕,继发感染时有脓涕,有时可有头痛、头晕、咽痛、咽干等。

2. 慢性肥厚性鼻炎 单侧或双侧持续性鼻塞,无交替性。鼻涕不多,为黏液性或黏脓性,不易擤出。常有闭塞性鼻音、耳鸣及耳闭塞感,头痛、头晕、咽痛、咽干常见。少数患者有嗅觉减退。检查:下鼻甲黏膜肥厚,鼻甲骨肥大。黏膜呈暗红色或苍白色,增生肥厚,表面高低不平,呈桑葚状或结节状。鼻黏膜无弹性,探针触压不易凹陷,即使有凹陷,移去探针后凹陷不立即复原。鼻黏膜对血管收缩药不敏感。

【治疗】

1. 慢性单纯性鼻炎 治疗原则为根除病因,恢复鼻腔通气功能。①去除全身性或局部病因,改善生活和工作环境。②局部应用糖皮质激素和减充血剂。③清洗鼻腔,改善通气。④做下鼻甲或鼻丘封闭,或做穴位(鼻通穴、迎香穴)封闭。

2. 慢性肥厚性鼻炎 ①保守治疗,也可用下鼻甲硬化剂注射、激光、微波等治疗。②手术治疗,在鼻内镜下实施下鼻甲黏膜下部分切除术、下鼻甲黏骨膜下切除术等。

(三) 急性鼻窦炎

急性鼻窦炎是指鼻窦黏膜的急性炎症,多继发于急性鼻炎。重症者可累及骨壁,甚至可引起邻近器官和组织的严重并发症。

【病因与病理】

常见致病菌多为化脓性球菌,如肺炎链球菌、溶血性链球菌、葡萄球菌等;其次为杆菌,如流感杆菌、大肠埃希菌等。厌氧菌感染也较常见。临床上常可表现为球菌与杆菌、需氧菌与厌氧菌的混合感染。

1. 局部原因 ①鼻腔、鼻窦疾病;②邻近器官的感染病灶;③创伤;④气压损伤;⑤医源性。

2. 全身因素 营养不良、过度疲劳、受凉等引起全身免疫力下降可为本病的病因。生活与工作环境不洁等是诱发本病的常见原因。

【临床表现】

1. 全身症状 此病症状成人较轻,可有低热、畏寒、食欲不振及周身不适等症状。儿童症状较重,可出现高热、咳嗽、呕吐、腹泻等呼吸道和消化道症状。

2. 局部症状 包括黏脓性或脓性鼻涕、持续性鼻塞、头痛及局部疼痛、嗅觉障碍。

【诊断】

依据病史、临床症状、体征、影像学检查可诊断急性鼻窦炎。

【治疗】

根除病因,解除鼻腔、鼻窦的引流和通气障碍,控制感染和预防并发症为治疗原则。

1. 全身治疗 一般治疗同上呼吸道感染和急性鼻炎。给予足量抗生素,及时控制感染。对特异性体质者可给予抗变态反应药物。对邻近感染病变或全身性慢性疾病等应针对性治疗。

2. 鼻腔用药 用减充血剂(1%麻黄碱溶液)和糖皮质激素(糠酸莫米松、氟替卡松等),改善鼻腔通气和引流。

3. 体位引流 促进鼻窦内分泌物的引流。

4. 物理治疗 局部热敷、短波透热或红外线照射等,可促进炎症消退和改善症状。

5. 鼻腔冲洗 用生理盐水冲洗,每天1～2次,清除鼻腔分泌物。

6. 上颌窦穿刺和引流 用于治疗上颌窦炎。

7. 额窦环钻引流 急性额窦炎保守治疗无效且病情加重时,为避免额骨骨髓炎和颅内并发症,必须行此术。

（四）慢性鼻窦炎

慢性鼻窦炎指鼻窦炎症状和体征持续 8 周以上或复发性急性鼻窦炎每年发作 4 次以上,每次至少持续 10 天,多因急性鼻窦炎反复发作未彻底治愈而迁延所致。其可单侧发病或单窦发病,但双侧发病或多窦发病极常见。

【病因与病理】

致病菌与急性鼻窦炎类似。局部原因:急性鼻窦炎反复发作而迁延所致;邻近器官的感染病灶如扁桃体炎,上颌第一、第二磨牙和第二双尖牙的根尖感染等均可导致上颌窦炎;外伤导致鼻窦骨折、异物进入鼻窦直接感染。此外,特应性体质与本病关系甚为密切。

【临床表现及辅助检查】

1. 全身症状　轻重不一,有时则无。较常见症状为头晕、精神不振、记忆力减退、失眠、注意力不集中等。

2. 局部症状　①脓涕,为主要症状之一;②鼻塞;③头痛;④嗅觉障碍;⑤视功能障碍。

3. 检查

（1）鼻腔检查:前鼻镜及后鼻镜可见鼻腔黏膜慢性充血、肿胀或肥厚,中鼻甲肥大或黏膜息肉样变,可伴发鼻息肉。应用鼻窦内镜检查可清楚准确地判断窦口鼻道复合体区域各种病理变化。

（2）口腔部和咽部检查:牙源性上颌窦炎者同侧上颌第二双尖牙或第一、第二磨牙可能存在病变,后组鼻窦炎者咽后壁可见脓液或干痂附着。

（3）影像学检查:鼻窦 CT 扫描(水平位、冠状位)是鼻窦疾病检查的首选方法。鼻窦 X 线平片和断层片对本病诊断也有参考价值。

【诊断】

依据病史、临床症状、体征、影像学检查可诊断慢性鼻窦炎。慢性鼻窦炎临床分型分期如下。

1 型单纯型慢性鼻窦炎:1 期,单发鼻窦炎;2 期,多发鼻窦炎;3 期,全组鼻窦炎。

2 型慢性鼻窦炎伴鼻息肉:1 期,单发鼻窦炎伴单发性鼻息肉;2 期,多发鼻窦炎伴多发性鼻息肉;3 期,全组鼻窦炎伴多发性鼻息肉。

3 型多发性鼻窦炎或全组鼻窦炎伴多发性鼻息肉和(或)筛窦骨质增生。

【治疗】

慢性鼻窦炎的治疗为综合治疗。首先选择药物治疗,仅在规范的药物治疗无效或发生并发症的情况下才考虑手术治疗。

1. 鼻腔用药　用减充血剂和糖皮质激素,改善鼻腔通气和引流。

2. 鼻腔冲洗　用生理盐水冲洗,每天 1～2 次,清除鼻腔分泌物,以利于鼻腔的通气和引流。

3. 上颌窦穿刺和引流　用于慢性上颌窦炎。

4. 负压置换法　用负压吸引法使药物进入鼻窦。适用于上颌窦炎、筛窦炎、蝶窦炎,最宜用于慢性化脓性全鼻窦炎患者。

5. 鼻腔手术　鼻中隔偏曲、息肉或息肉样变、肥厚性鼻炎、鼻腔异物和肿瘤等是窦口鼻道复合体区域的阻塞原因,必须进行手术矫正或切除。

6. 鼻内镜鼻窦手术(endoscopic sinus surgery,ESS)　在鼻内镜直视下,清除病灶,改善和重建鼻腔、鼻窦通气引流功能。

四、咽炎和扁桃体炎

咽部疾病以炎症性疾病最为常见,如急性咽炎、慢性咽炎、扁桃体炎、腺样体炎、咽周围间隙脓肿等。近年来,随着肥胖人群的增加,阻塞性睡眠呼吸暂停综合征越来越受到人们的关注。

（一）急性咽炎

急性咽炎是咽部黏膜、黏膜下组织和咽部淋巴组织的急性炎症。本病可单发,常继发于急性鼻炎或急性扁桃体炎,亦常为全身性疾病的局部表现或为急性传染病的前驱症状。

【病因】

1. 病毒感染　以柯萨奇病毒、腺病毒、副流感病毒为主,鼻病毒、流感病毒次之。

2. 细菌感染　以链球菌、葡萄球菌及肺炎双球菌多见,以 A 组乙型溶血性链球菌感染最为严重。

3. 理化因素　如高温、粉尘、烟雾、寒冷、烟酒过度等致全身及局部抵抗力下降,病原微生物侵入而引发本病。

【临床表现】

一般起病较急,早期有咽部干燥感、灼热感,继而咽痛,吞咽时加重。全身症状较轻,可有发热、头痛、食欲不振、四肢酸痛等症状。炎症波及喉部时可有声嘶、咳嗽等症状。可引起并发症如急性中耳炎、鼻窦炎、鼻炎及其他呼吸道急性炎症,也可引起急性肾炎、风湿热及败血症等。

【检查】

口咽部黏膜急性弥漫性充血、水肿,咽后壁淋巴滤泡隆起,表面可见黄色点状渗出物,软腭及悬雍垂水肿。鼻咽部及喉咽部黏膜也可充血,严重者可见会厌部水肿。下颌下淋巴结肿大,有压痛。

【诊断】

根据病史、症状、体征即可诊断。应与扁桃体炎、咽白喉等相鉴别。急性扁桃体炎的咽痛及全身症状均比急性咽炎严重,检查可见扁桃体红肿化脓,咽部黏膜虽受影响,但淋巴滤泡无化脓表现;咽白喉全身中毒症状明显,精神萎靡,咽部可见灰白色假膜,取分泌物检查可找到白喉杆菌。若咽部发生假膜性坏死,应首先排除血液病等严重的全身性疾病。

【治疗】

1. 对症治疗　卧床休息、清淡饮食、多饮水。

2. 抗感染治疗　发热者应用抗生素、磺胺类药和抗病毒药等。

3. 局部治疗　可用 1∶5000 呋喃西林溶液或复方硼砂溶液含漱、华素片含服或抗生素加激素雾化吸入。

（二）慢性咽炎

慢性咽炎是指咽部黏膜、黏膜下及淋巴组织的弥漫性慢性炎症,常与邻近器官或全身性疾病并存,如鼻窦炎、腺样体残留或潴留脓肿、咽囊炎等。成年人发病率高、病程长、症状顽固、不易治愈。

【病因】

（1）急性咽炎反复发作转为慢性。

（2）鼻部疾病及呼吸道慢性炎症,如慢性鼻窦炎、扁桃体炎等。

（3）烟酒过度、粉尘、长期接触化学气体、长期张口呼吸等。

（4）全身性慢性疾病,如贫血、便秘、下呼吸道慢性炎症、内分泌功能紊乱,心血管、肝脏及肾脏疾病等。

【临床表现】

1. 症状　鼻咽部干燥不适、干痒、烧灼感、晨起刺激性咳嗽,有黏稠分泌物且不易咳出,故患者咳嗽频繁常伴有恶心,严重者有声嘶、咽痛、头痛、头晕、乏力、消化不良、低热等全身或局部症状。

2. 检查

（1）慢性单纯性咽炎:咽部黏膜层弥漫性充血,血管扩张,黏膜下结缔组织及淋巴组织增生,黏液腺肥大,分泌物增加并附着在黏膜表面。

（2）慢性肥厚性咽炎:咽部黏膜充血、肥厚,呈暗红色,黏膜下有广泛的结缔组织及淋巴组织增生,形成咽后壁多个散在颗粒状的隆起,有时甚至融合化脓。咽侧索淋巴组织充血、肥厚,呈条索状。

（3）萎缩性咽炎与干燥性咽炎：咽部黏膜干燥、萎缩、变薄，色苍白，多附有黏稠分泌物或黄褐色痂皮，有臭味。

【诊断】

慢性咽炎诊断不难，但许多全身性疾病早期症状与其相似，全面检查排除邻近组织占位性病变或全身性疾病后，方可诊断为慢性咽炎。

【治疗】

1. 病因治疗　应积极参加户外运动，戒烟、戒酒、提高机体免疫力，保持室内空气清新，积极治疗鼻炎、气管炎等呼吸道慢性炎症及其他全身性疾病。

2. 局部治疗

（1）慢性单纯性咽炎：可局部应用复方硼砂溶液、呋喃西林溶液等含漱，华素片含服等缓解症状。

（2）慢性肥厚性咽炎：除应用以上方法外，还可用激光、冷冻等治疗淋巴滤泡增生，但应分次进行。

（3）萎缩性咽炎与干燥性咽炎：咽部涂布 2% 碘甘油，用于改善局部血液循环，促进腺体分泌。

3. 中医中药治疗　中医认为慢性咽炎为肝肾阴虚、虚火上扰，可应用中药口含片治疗。

（三）急性扁桃体炎

急性扁桃体炎为腭扁桃体的急性非特异性炎症，往往伴有程度不等的咽部黏膜及淋巴组织炎症，是很常见的咽部疾病，多发生于儿童与青少年，中医称急性扁桃体炎为"烂乳蛾"。临床上其以咽痛、发热为主要症状。

【病因】

乙型溶血性链球菌是主要致病菌，其次为非溶血性链球菌、葡萄球菌、肺炎链球菌、流感杆菌、厌氧菌。急性扁桃体炎具有一定的传染性，病原体主要通过飞沫及密切接触传染，常呈散发性流行。

健康人咽部及扁桃体隐窝内常寄生某些病原体，机体防御能力正常时不致病。在受凉、劳累、烟酒过度等机体抵抗力下降的情况下，病原体大量繁殖，产生毒素破坏隐窝上皮，外来病菌也侵入实质，造成感染。

【病理】

1. 急性卡他性扁桃体炎　病变较轻，炎症仅局限于黏膜表面，隐窝内及扁桃体实质无明显炎症改变。

2. 急性滤泡性扁桃体炎　炎症侵及扁桃体实质内的淋巴滤泡，引起充血、肿胀甚至化脓。隐窝口可呈现黄白色斑点。

3. 急性隐窝性扁桃体炎　扁桃体充血、肿胀。脱落上皮、纤维蛋白、白细胞、细菌等组成的渗出物充塞于隐窝内，并从隐窝口排出，有时连成一片形似假膜，易拭去。

【临床表现】

1. 全身症状　多见于急性化脓性扁桃体炎，以发热为主，起病急，畏寒、高热、头痛、便秘、乏力、食欲减退、全身酸痛。小儿可因高热出现抽搐、昏睡及呕吐等。

2. 局部症状　以咽部剧痛为主，可放射至耳部，常伴吞咽困难，幼儿可因之拒食、流口水、哭闹不安。

3. 体征　患者呈急性病容，面色潮红，呼吸快，脉搏洪大有力。化脓性扁桃体炎者的扁桃体充血肿大，隐窝口处可见黄白色脓点或连成一片形似假膜，但不超出扁桃体范围，腭舌弓、腭咽弓亦可有明显充血。颌下淋巴结可有肿大压痛。

4. 实验室检查　病毒感染者血常规多无变化，由细菌引起者，白细胞计数在 10×10^9 以上，有核左移。

【并发症】

1. 局部并发症　炎症直接蔓延引起，以扁桃体周围脓肿最常见，多为单侧发生，亦可并发急性中耳炎、急性鼻炎、鼻窦炎、急性喉炎、急性颈淋巴结炎、急咽旁脓肿、支气管炎、肺炎等。

2. 全身并发症　一般认为多与由机体对链球菌所产生的变态反应有关，可引起急性风湿热、急性骨髓炎、急性关节炎、心内膜炎、心包炎、心肌炎、急性肾炎等。

【诊断及鉴别诊断】

根据病史、症状不难诊断,化脓性扁桃体炎者表面有假膜形成,应与流感、消化系统疾病、过敏性鼻炎等相鉴别。

【治疗】

1. 一般治疗 因其具有传染性,应适当隔离,卧床休息,增加营养,多饮水,进流质或半流质饮食,通便。高热咽痛者用解热镇痛药。

2. 抗生素 以青霉素类药物为首选。症状消除后应继续用药 3～5 天,以免转为慢性。如为病毒感染,给予抗病毒药或清热解毒中药。重者酌情使用糖皮质激素。

3. 局部治疗 复方硼砂溶液漱口,应用西瓜霜润喉片等缓解咽痛。

4. 中医中药 常应用甘桔汤等疏风清热、消肿解毒。

5. 手术治疗 本病易反复发作。对已有并发症者,待急性炎症消退 2 周后,施行扁桃体切除术。

【预防】

防止上呼吸道感染,注意体育锻炼,增强体质,提高机体抵抗力。

五、小儿急性喉炎

小儿急性喉炎是小儿喉部黏膜的急性炎症,好发于声门及声门下区,春、冬两季多发,好发于 6 个月～3 岁的幼儿。

【病因】

继发于上呼吸道感染,如普通感冒、急性咽炎等,也可继发于如流行性感冒、麻疹等急性传染性疾病。

【临床表现】

1. 症状 幼儿多见,起病急,进展快。主要症状有声嘶、犬吠样咳嗽、喉喘鸣以及吸气性呼吸困难。白天症状较轻,入睡后因喉部肌肉松弛,分泌物阻塞,夜间症状加重。

2. 体征 间接喉镜检查可见咽喉部充血,假声带肿胀,声带可由白色变为粉红色或红色,有时可见脓性分泌物附着。声门下黏膜明显红肿,向中间隆起,使声门裂隙变窄。根据病变的程度不同,有时可出现喉喘鸣及吸气性呼吸困难,肺部听诊可闻及喉传导音或管状呼吸音。

【诊断】

临床多根据起病特点及临床表现做出诊断。诊断时应注意与喉或气管异物、白喉、急性喉气管支气管炎、喉痉挛、急性会厌炎等鉴别。

【治疗】

1. 急性喉炎 病情进展迅速,多合并有细菌感染,应尽早使用足量抗生素控制感染,用糖皮质激素减轻和消除黏膜肿胀。

2. 对症支持疗法 给予补液,维持水、电解质平衡。体温高者予以物理及药物降温。减少哭闹,降低耗氧量。

3. 气管切开术 严重呼吸困难者应行气管切开。

【预防】

小儿急性喉炎发病急、病情重,易危及生命,必须做好预防工作。急性喉炎多继发于上呼吸道感染,在感冒流行期间,尽量减少外出,以防传染。平时加强户外活动,多晒太阳,以增强体质、提高抗病能力;及时治疗小儿贫血、营养不良、佝偻病等。注意气候变化,及时增减衣物,避免感寒受热,保持适宜的室温和室内定时开窗通风。保持口腔卫生,养成晨起、饭后和睡前刷牙漱口的习惯。

第二节　眼部疾病

扫码看课件

学习目标

1. 识记　能够准确说出睑缘炎、睑腺炎、睑板腺囊肿、泪囊炎、视神经炎的主要临床表现；能简要描述所学眼部疾病的常规辅助检查；能准确说出所学眼部疾病的治疗方案。

2. 理解　能够用自己的语言描述典型睑缘炎、睑腺炎、睑板腺囊肿、泪囊炎、视神经炎的临床表现，并可分析其异常改变的原因。

3. 应用　能够自觉将医疗规范与康复健康理念贯穿于疾病治疗的全过程；能用所学知识与技能协助主治医生对患者的疾病康复进行指导。

一、睑缘炎

睑缘炎是睑缘部皮肤、睫毛毛囊及其腺体的慢性或亚急性炎症。临床上分为鳞屑性、溃疡性及眦角性三种类型。

【临床表现】

1. 鳞屑性睑缘炎　又称脂溢性睑缘炎，患者自觉眼痒、刺痛及烧灼感。睑缘充血、潮红，睑缘表面即睫毛根部有灰白色鳞屑附着，并有点状黄色蜡样皮脂分泌物，干燥后结痂。去除鳞屑和痂皮后，可见睑缘红肿，但不形成溃疡，因睫毛毛囊未受破坏，睫毛脱落后可再生。

2. 溃疡性睑缘炎　此为三型中最严重者，患者自觉眼痒、刺痛和烧灼感等。睫毛根部的睑缘红肿，可见散在小脓疱及黄色痂皮，与睫毛粘连成束，去除痂皮后睫毛根部有脓液渗出和小溃疡显露，睫毛常随着痂皮的剥脱而脱落。因毛囊被破坏，睫毛脱落后不能再生而造成秃睫。久病不愈且反复发作者，可引起睑缘增厚变形。

3. 眦角性睑缘炎　常为双眼发病，主要见于外眦部。患者自觉眼痒、异物感和烧灼感。外眦部睑缘和皮肤充血、浸润糜烂。炎症累及邻近结膜时，常伴有充血、肥厚、有黏性分泌物排出等慢性炎症。重者出现皲裂，常合并眦部结膜炎。偶可伴有点状角膜上皮炎。

【治疗】

1. 鳞屑性睑缘炎　用生理盐水或 3% 硼酸溶液彻底清洁睑缘，拭去鳞屑和痂皮，涂抗生素眼膏及糖皮质激素眼膏于睑缘睫毛根部，按摩 1~2 min，每天 2~3 次，愈后继续用药 2 周，以防复发。

2. 溃疡性睑缘炎　用生理盐水或 3% 硼酸溶液彻底清洁睑缘，除去脓痂和已松脱的睫毛，然后涂以抗生素或磺胺嘧啶眼膏。

3. 眦角性睑缘炎　注意个人卫生，清洁睑缘，然后热敷。用 0.25%~0.5% 硫酸锌滴眼液滴眼，每天 3~4 次。

二、睑腺炎

睑腺炎又称麦粒肿，是常见的眼睑腺体的急性化脓性炎症，多数是由金黄色葡萄球菌侵入睫毛根部皮脂或睑板腺而导致的急性化脓性炎症，前者为外睑腺炎，后者为内睑腺炎。

【临床表现】

局部有红、肿、热、痛等典型的急性炎症表现。

1. 外睑腺炎 亦称外麦粒肿,又名睑缘疔。外睑腺炎开始时睑局部水肿,轻度充血,自觉胀痛,近睑缘处可触及硬结,触痛明显,以后逐渐加重,形成脓肿,且在睫毛根部附近出现黄色脓头,破溃排脓后疼痛迅速消退。重者引起眼睑高度红肿,耳前淋巴结肿大压痛,如感染邻近外眦部,可引起反应性球结膜水肿,甚至全身畏寒、发热等症状。

2. 内睑腺炎 亦称内麦粒肿。因睑板腺位于致密的睑板纤维组织内,故疼痛较剧烈。早期发炎的睑板腺开口处充血隆起,可触及有明显压痛的硬结,2～3 天后睑结膜面隐约可见黄色脓点,脓点可自行破溃穿破睑结膜,排脓于结膜囊内,症状明显减轻。如果炎症发生于老年体弱、抵抗力差的患者或致病菌毒力强,炎症可发展形成眼睑蜂窝织炎。若治疗不及时或处理不当,可引起败血症或海绵窦血栓等。

【治疗】

1. 早期 局部热敷或超短波理疗,促进炎症消退,缓解症状。抗生素滴眼液 4～6 次/天,控制感染,促使炎症消退。重症者全身应用抗生素和磺胺类药物,防止扩散。切忌过早切开或挤压。

2. 脓肿形成后 触之有波动感者应切开排脓。外睑腺炎切口在睑皮肤面且与睑缘平行,以免损伤过多的眼轮匝肌。内睑腺炎切口在睑结膜面且与睑缘垂直,以免睑板腺受损。脓肿尚未形成时,不可挤压排脓,以免炎症向眶内或颅内扩散,引起眶蜂窝织炎、海绵窦血栓性静脉炎。

3. 多次复发的顽固病例 首先去除病因,并取脓液做细菌培养及药敏试验,亦可做自家疫苗注射。

三、睑板腺囊肿

睑板腺囊肿又称霰粒肿,是睑板腺特发性、无菌性、慢性肉芽肿性炎症,是睑板腺开口阻塞、腺体分泌物潴留、刺激周围组织而形成的睑板慢性肉芽肿。其多见于青少年或中壮年,可能与该年龄段睑板腺分泌旺盛有关;多发生在上睑。

【临床表现】

本病病程进展缓慢,上眼睑多见。一般患者无自觉症状,仅有异物感或沉重感,可出现轻度假性上睑下垂。在同一侧眼睑上可触及 2～3 个,或两侧眼睑上各有 1～2 个与皮肤不粘连、无红肿、无痛性的肿块。

【鉴别诊断】

本病诊断容易,但对老年患者或反复出现硬结的患者,要考虑是否有皮脂腺癌。

【治疗】

小的睑板腺囊肿无需治疗,有时可自行消散,亦可按摩和热敷,促进其吸收消散。大的睑板腺囊肿,应仔细将肥厚的囊壁摘净,以防复发。复发性或老年患者的睑板腺囊肿需警惕,应将切除物送病理检查,以排除睑板腺癌。

四、泪囊炎

（一）慢性泪囊炎

慢性泪囊炎是鼻泪管狭窄或阻塞,致使泪液滞留于泪囊内,伴发细菌感染引起的。本病以中老年女性多见,与沙眼、泪道外伤、鼻炎、鼻中隔偏曲、鼻息肉、下鼻甲肥大等阻塞鼻泪道,泪液不能排出而长期滞留在泪囊内等因素有关。常见的致病菌为肺炎链球菌、链球菌、葡萄球菌等。

【临床表现】

（1）主要症状是溢泪。

（2）检查可见内眦部结膜充血,下睑皮肤出现潮红、糜烂等湿疹样反应或皮肤增厚。用手指挤压泪囊区,有黏液或黏脓性分泌物自泪小点溢出。泪道冲洗时,冲洗液自上、下泪小点反流,同时有黏脓性分泌物。由于黏脓性分泌物长期反流入结膜囊内,角膜上皮有损伤时,分泌物内的细菌即可引起感染,造成角膜溃疡。如有眼球穿孔伤或做内眼手术,也会引起眼球内感染。

【治疗】

1. 药物治疗 对患病不久、鼻泪管未完全堵塞的患者可用抗生素滴眼液点眼,每天 4～6 次。滴眼前先用手指挤压泪囊区,排空泪囊腔内的分泌物,做泪道冲洗,冲洗后注入少量 0.25%氯霉素溶液,也可加 0.5%可的松及 1∶5000 糜蛋白酶溶液,同时应治疗鼻腔疾病。

2. 手术治疗　泪囊炎晚期采用手术治疗。开通阻塞的鼻泪管是治疗慢性泪囊炎的关键。

(二)急性泪囊炎

急性泪囊炎多为慢性泪囊炎的急性发作,与侵入细菌毒力较强或机体抵抗力降低有关,新生儿急性泪囊炎很少见。

【病因】

急性泪囊炎可以在无泪道阻塞的基础上突然发生,也可在鼻泪管阻塞伴有泪小管阻塞时发生,使脓性分泌物不能排出,或在慢性泪囊炎继发性感染的基础上发生。致病微生物有肺炎双球菌、金黄色葡萄球菌、乙型溶血性链球菌、流感病毒等。

【临床症状】

1. 局部症状　患眼泪囊部高度充血、流泪,有脓性分泌物;泪囊区局部皮肤红、肿、热、痛和压痛;炎症可扩展到眼睑、鼻根和面额部,耳前及颌下淋巴结肿大,严重时可出现畏寒、发热等全身不适,甚至可引起眶蜂窝织炎。数日后红肿局限,出现脓点,脓肿破溃,炎症减轻,但有时可形成泪囊瘘,经久不愈。

2. 全身症状　头痛、发热、下颌淋巴结及耳前淋巴结肿大,压痛。

【治疗】

1. 早期　局部热敷,每天 3～4 次;抗生素滴眼液点眼,每天 4～6 次。炎症期切忌泪道探通或泪道冲洗,以免导致感染扩散。全身应用抗生素或磺胺类药物。炎症消退 3 个月后,可行泪囊鼻腔吻合术。

2. 脓肿形成后　应切开排脓,充分引流,炎症反复发作或瘘管久不愈合者,应在炎症控制后行泪囊摘除术,同时摘除瘘管。

五、视神经炎

视神经炎是指穿出巩膜后的眶内段视神经、管内段视神经以及颅内段视神经发生的炎症。

【病因】

视神经炎的发病原因较为复杂,绝大多数病例临床上查不出明显的病因。但其与多发性硬化、B 族维生素缺乏、长期吸用旱烟或烟斗、甲醇中毒、药物、感染性疾病、眼内病毒感染等有关。

【临床表现】

(一)急性视神经炎

1. 症状　①视力减退是本病的特有症状,重者可以完全失去光觉成为全盲;②眼球后部轻微胀痛,向上及内侧看时更明显。有时用手压迫眼球也可引起轻微疼痛。

2. 体征　①外眼检查正常;②瞳孔改变,患眼瞳孔直接对光反射及对侧健眼间接对光反射消失,但患眼瞳孔的间接对光反射及对侧健眼直接对光反射存在,眼全盲者,双侧瞳孔散大,无对光反射;③视野改变:中心暗点多见;④视神经炎患者多有色觉障碍。

(二)慢性视神经炎

1. 症状　双眼视力逐渐减退,患者自觉视力逐渐矇眬或视物不清,一般没有眼球胀痛及眼球转动时的疼痛感觉。

2. 体征　外眼检查正常,通常表现为中度视力障碍,极少完全失明。绝大多数患者瞳孔无明显异常。

3. 视野检查　周围视野一般无改变,中央视野则可查出相对性或绝对性的中心暗点,有时也可表现为中心旁暗点或中心暗点与生理盲点相连的哑铃状暗点,通常色觉障碍不明显。

【诊断与鉴别诊断】

1. 诊断　根据病史、临床症状表现和实验室检查资料可以诊断。

符合以下 3 点即可诊断为视神经炎:①远、近视力均有减退,且不能用镜片矫正;②内、外眼检查均正常;③周围视野正常而中央视野有一中心暗点。

2. 鉴别诊断

（1）眼动脉严重粥样硬化：炎症性疾病或栓塞可引起急性单眼视力丧失，但无眼痛。

（2）颅内肿瘤：特别是蝶鞍区占位性病变，早期可呈球后视神经炎改变，视野及头颅 X 线检查有助于诊断，头颅 CT 及 MRI 检查有助于早期发现。

（3）眼底改变不明显的中心性浆液性脉络膜视网膜病变以及黄斑囊样水肿。

【治疗】

1. 病因治疗 应尽力找出病因，除去病灶。

2. 糖皮质激素 治疗急性患者。视神经纤维发炎肿胀，若时间过长或炎症反应过于剧烈，都可使视神经纤维发生变性和坏死。因此，早期控制炎症反应、避免视神经纤维受累极为重要。可口服泼尼松、泼尼松龙和地塞米松；严重者可静脉滴注糖皮质激素。

3. 支持疗法 维生素 B_1 100 mg 和维生素 B_{12} 100 μg 肌内注射，每天一次；还可用三磷酸腺苷（ATP）20 mg 肌内注射，每天一次。

4. 抗感染治疗 如有感染情况，可使用抗生素。

【预后】

视神经炎患者大多数视力可恢复。但晚期患者可导致视神经萎缩，甚至失明。

第三节　口腔疾病

扫码看课件

🏥 学习目标

1. 识记　能够准确说复发性口腔溃疡、智齿冠周炎、颞下颌关节紊乱综合征的主要临床表现；能简要描述所学口腔疾病的常规辅助检查；能准确说出所学口腔疾病的治疗方案。

2. 理解　能够用自己的语言描述复发性口腔溃疡、智齿冠周炎、颞下颌关节紊乱综合征的临床表现，并可分析其异常改变的原因。

3. 应用　能够自觉将医疗规范与康复健康理念贯穿于疾病治疗的全过程；能用所学知识与技能协助主治医生对患者的疾病康复进行指导。

一、复发性口腔溃疡

复发性口腔溃疡，又称复发性阿弗他溃疡，是口腔黏膜病中最常见的溃疡类疾病，患病率达 20% 左右，居口腔黏膜病的首位。因其具有明显的灼痛感，故冠之以希腊文"阿弗他"，即灼痛。

【病因】

1. 免疫因素 有的患者表现为免疫缺陷，有的患者则表现为自身免疫反应。

2. 遗传因素 有明显的家族遗传倾向，父母一方或两方若患有复发性口腔溃疡，他们的子女就比一般人更容易患病。

3. 全身因素 复发性口腔溃疡与胃溃疡、十二指肠溃疡、慢性或迁延性肝炎、结肠炎、偏食、消化不良、发热、睡眠不足、过度疲劳、工作压力大、月经周期的改变等有关。

【临床表现】

1. 轻型（小型）口腔溃疡 此型最多见，好发于唇、颊、舌、口底等非角化黏膜区，牙龈及硬腭少见。病损开始为小充血点,局部有烧灼感,随后病变扩大,形成表浅溃疡。典型溃疡为圆形或椭圆形,直径为 2～5 mm,稍凹下,表面覆盖一层淡黄色假膜,周围黏膜充血呈红晕状,其底触之不硬,溃疡数目一般为 2～3 个。溃疡形成后有较剧烈的烧灼痛,影响说话、进食。溃疡一般持续 7～10 天可不治自愈,称为自限性,愈合后不留瘢痕。

2. 疱疹型复发性口腔溃疡　亦称口炎型口腔溃疡,好发于成年女性。轻型口腔溃疡间隔一段时间复发,称为复发性,两次发作期间称为间歇期,在不断复发过程中,间歇期逐渐缩短,甚至无间歇期,溃疡此起彼伏,连续不断,患者甚为痛苦。此型口腔溃疡小,可达 20～30 个,溃疡散在分布似"满天星"。邻近溃疡可融合成片,黏膜充血明显。有剧烈疼痛及伴有头痛、发热、局部淋巴结肿大等。

3. 重型复发性口腔溃疡　又称复发性坏死性黏膜腺周围炎(PMNR)或腺周口腔溃疡,为各型中最严重的一型。溃疡常单个发生,溃疡面大而深,直径可达 10～30 mm,深及黏膜下层的黏液腺或腺周组织。溃疡为紫红色或暗红色,边缘不规则,呈瓣状隆起,中央凹陷,似"弹坑";底不平、微硬、呈小结节状,溃疡周围红晕,局部有剧烈疼痛及可伴局部淋巴结肿大。愈合后遗留瘢痕,严重者可形成组织缺损或畸形。

【诊断与鉴别诊断】

复发性口腔溃疡的诊断主要依据病史特点(复发性、周期性、自限性)及临床特征(黄、红、凹、痛)。对大而深、病程长的溃疡,应警惕癌性溃疡的可能,必要时做活检明确诊断。

【治疗】

（一）全身治疗

尽可能找出某些全身因素并予以消除,并针对相关因素进行治疗。

1. 免疫抑制剂　经检查确定为自身免疫性疾病者,采用免疫抑制剂有明显疗效。常用药物为泼尼松或地塞米松,控制病情后可逐渐减量。为防止感染扩散,应加用抗生素。

2. 免疫增强剂和调节剂　①细胞免疫增强剂,如左旋咪唑;②免疫调节剂,如转移因子。

3. 其他维生素类药物　可维持正常的代谢功能,促进病损愈合。在溃疡发作时给予维生素 C、复合维生素;女性中发病与月经周期有关者应慎用雌激素;血清锌含量降低者补锌后病情有好转,可用 1% 硫酸锌糖浆或硫酸锌片。

（二）局部治疗

局部治疗是目前最好的治疗方法,即抑制局部免疫反应,解除不适症状,预防继发感染,促进溃疡愈合。

1. 含漱涂擦剂　①含漱剂:0.25% 金霉素溶液、1:5000 氯己定溶液、1:5000 高锰酸钾溶液和 1:5000 呋喃西林溶液等含漱。②涂擦剂:2.5% 金霉素甘油、复方倍他米松、冰硼散、锡类散、青黛散撒布或涂擦。

2. 药膜与含片　如局部贴敷金霉素、螺旋霉素、诺氟沙星、利福平、氯己定等药膜;使用度米芬、溶菌酶等含片。本法有减轻疼痛、保护溃疡面、促进愈合的作用。

3. 止痛剂　有 0.5%～1% 普鲁卡因溶液、0.5%～1% 盐酸罗克达宁液、0.5%～1% 丁卡因溶液。用棉签蘸取涂抹溃疡面,连续 2 次,用于进食前暂时止痛。

4. 局部封闭　适用于重型复发性口腔溃疡,有加速溃疡愈合的作用。以 2.5% 醋酸泼尼松混悬液 0.5～1 mL 加入 1% 普鲁卡因溶液 1 mL 注射于溃疡下部组织内,每周 1～2 次,共用 2～4 次。

5. 局部物理治疗　烧灼法适用于溃疡数目少、面积小且间歇期长者。用氦氖激光照射、低频超声可使黏膜再生过程活跃,炎症反应减少,促进愈合。

【预防】

（1）少食辛辣或刺激性食物,多食新鲜蔬菜、水果和富含维生素的食物,保持大便通畅;戒除烟酒;保持口腔卫生,及时去除牙结石,去除不良修复体、残根残冠等刺激因素。

（2）生活起居有规律,保证充足的睡眠,保持心情愉快。避免过度疲劳和紧张。

二、智齿冠周炎

智齿冠周炎是指第三磨牙(又称智齿)牙冠周围的软组织炎症。其常发生于 $18\sim25$ 岁的青年,是常见口腔疾病之一。

【病因】

智齿冠周炎发病的主要原因为局部因素,如盲袋、牙的位置、对颌牙咬伤等,亦与全身因素有关。①下颌第三磨牙阻生是智齿冠周炎的根本原因;②全身因素是引起智齿冠周炎发作的重要原因;③精神紧张、疲劳、月经期、妊娠期、局部创伤(如对颌牙咬伤)等也可引起智齿冠周炎。

【临床表现】

1. 慢性智齿冠周炎 症状轻微,患者就诊数不多。盲袋虽有食物残渣积存及细菌滋生,但引流通畅,若无全身因素、咬伤等影响,常不出现急性发作。

2. 急性智齿冠周炎

(1)急性局限型智齿冠周炎:阻生牙牙冠上覆盖的龈瓣红肿、压痛。挤压龈瓣时,常有食物残渣或脓性物溢出。龈瓣表面常可见到咬痕。反复发作者,龈瓣可有增生。

(2)急性扩散型智齿冠周炎:局部症状同上,但更严重、明显。有颊部肿胀。如炎症影响咀嚼肌,可引起不同程度的张口受限;如波及咽侧则出现吞咽疼痛。病情重者尚有周身不适、头痛、体温上升、食欲减退等全身症状。

【诊断与鉴别】

1. 诊断 急性智齿冠周炎的主要症状为牙冠周围软组织肿胀疼痛。

(1)下颌第三磨牙萌出不全,有龈瓣覆盖、盲袋形成。牙冠周围软组织红肿、龈瓣边缘糜烂、盲袋内有脓性分泌物。

(2)X 线检查:X 线牙片检查能发现阻生智齿的存在及其形态、位置。

(3)化验检查:急性化脓性智齿冠周炎常有不同程度的白细胞计数增高、中性粒细胞比例上升。

2. 鉴别 应与下颌第一磨牙根尖周病变所引起的颊侧瘘管、第三磨牙区恶性肿瘤相鉴别。

【治疗】

应及时拔除阻生牙,不可姑息迁延。

1. 全身治疗

(1)支持疗法:适当休息、注意饮食及口腔卫生、增加营养,视情况给予镇痛剂、镇静剂。

(2)抗生素:甲型溶血性链球菌感染时用青霉素治疗;厌氧菌感染时使用克林霉素。亦可考虑青霉素类药物与硝基咪唑类药物(甲硝唑或替硝唑)同时应用。

2. 局部治疗

(1)盲袋冲洗、涂药:用 2% 过氧化氢溶液或温热生理盐水彻底冲洗盲袋,冲洗后用 3% 碘甘油涂入。涂药时用探针或弯镊导入盲袋底部。

(2)温热液含漱:用盐水或普通水均可,温度应稍高,每 $1\sim2$ h 含漱 1 次,每次含 $4\sim5$ min。但急性炎症扩散期不宜用温热液含漱。

3. 手术治疗 盲袋切开、拔牙、龈瓣切除术。

4. 中药、针刺治疗

三、颞下颌关节紊乱综合征

颞下颌关节紊乱综合征是一种常见病、多发病,多发于青壮年。其主要特点是颞下颌关节区酸胀、疼痛、运动时弹响、张口运动障碍,但关节本身并无明显炎症或仅有轻微的器质性改变。

【病因】

颞下颌关节与咀嚼肌群、韧带、颌骨及牙齿咬合关系较为密切,互相协调方能行使正常的生理功能。

当有关组织或器官功能失常或发生病变时,颞下颌关节不能调整以适应这种急骤的变化,便会出现关节功能紊乱。此症常见的发病因素如下所示。

1. 创伤因素　如突然张口过度或关节撞伤、突咬硬物等急性创伤或夜间磨牙、单侧咀嚼习惯等,造成关节盘破裂或关节囊松弛。

2. 咬合因素　明显咬合关系的紊乱能促使本病的发生。如牙尖过高,牙齿过度磨损,磨牙缺失过多,不良的义齿,颌间距离过低,下颌骨、咀嚼肌或关节本身的畸形或发育缺陷等。

3. 全身及其他神经精神因素　如风湿病、神经衰弱、肌肉无力、情绪急躁、精神紧张、容易激动等。

【临床表现】

颞下颌关节紊乱综合征主要的临床表现有局部酸胀或疼痛、弹响和运动障碍。上述三大症状可出现其中一个或一个以上。

1. 症状

(1)疼痛:疼痛部位可在关节区、关节周围或关节周围肌群。关节酸胀或疼痛尤以咀嚼及张口时明显,可以是隐痛、钝痛或刺痛,从而使患者惧怕张口,影响进食、语言。此时常在关节头部、后部或前部、咀嚼肌某部有压痛点。此外,可伴有颞部疼痛、头晕、耳鸣等全身症状。

(2)杂音:当翼外肌功能异常、关节盘与髁状突运动不协调或结构有改变时,可互相发生撞击、摩擦,而导致在运动时发出不同性质的声音,如弹响音、摩擦音和破碎音等。

(3)下颌运动障碍:可表现为张口受限、张口小于 3 cm;关节绞锁,即张闭口运动过程中有阻挡而不能顺利进行;在开颌运动时容易张口过大,出现半脱位;张口时下颌偏斜等。

2. 辅助检查

(1)X 线检查有助于观察关节间隙大小、关节结节高低、髁头位置、活动度及有无骨质改变。

(2)关节腔造影有助于了解关节盘与关节头的相互关系,关节盘有无穿孔等。关节内镜检查和 MRI 检查对本病的诊断很有帮助。

【鉴别诊断】

由于其他很多疾病也常常出现局部酸胀或疼痛、弹响和运动障碍三个主要症状,因此必须与颌面深部肿瘤、颞下颌关节炎、类风湿性颞下颌关节炎、耳源性疾病、颈椎病、茎突综合征、癔症性牙关紧闭鉴别。对积极治疗无效者,应高度警惕口腔及耳部的恶性肿瘤。

【治疗】

1. 一般治疗

(1)镇静和心理治疗:可口服地西泮 2.5 mg,每天 3 次。

(2)镇痛:疼痛明显者可适当给予消炎镇痛药,如布洛芬、双氯芬酸等。

(3)解痉:可采用超短波、离子导入、电兴奋及磁疗等局部物理治疗。

(4)关节后区或关节囊内封闭疗法:采用激素与 0.5%～1% 普鲁卡因的混合液封闭咀嚼肌或咀嚼肌的压痛点,每天 1 次,5～7 次为一个疗程。

2. 病因治疗　矫正咬合关系,调整、拔除伸长及阻生的第三磨牙。根据适应证选择合适的正畸治疗。

3. 手术治疗　关节盘明显破碎、严重变形或严重穿孔时,可考虑做关节盘摘除;下颌骨髁突有增生或被破坏时,可行髁突高位切除。

【预防】

颞下颌关节紊乱综合征的预防关键是调节生活节奏,合理饮食,保持口腔清洁,锻炼身体。定期行口腔检查,及早治疗异常的咬合关系尤为重要。

（刘　洋　刘铁英）

参考文献

［1］ 任新贞.妇产科学［M］.北京:高等教育出版社,2006.

［2］ 杨敬改.妇产科学［M］.2版.西安:第四军医大学出版社,2006.

［3］ 廖秦平.妇产科学［M］.4版.北京:北京大学医学出版社,2014.

［4］ 王斌全,龚树生.眼耳鼻喉口腔科学［M］.6版.北京:人民卫生出版社,2009.

［5］ 张信江.皮肤性病学［M］.6版.北京:人民卫生出版社,2009.

［6］ 赵辨.中国临床皮肤病学［M］.南京:凤凰出版传媒集团,2010.

［7］ 高永平.五官科学［M］.北京:人民军医出版社,2010.

［8］ 廖伟雄,黄晓.医学影像技术与诊断［M］.武汉:华中科技大学出版社,2011.

［9］ 王宏丽,杨智源.临床基本技能实训指导［M］.武汉:华中科技大学出版社,2011.

［10］ 王宏丽,李丽琼,李玉兰.妇产科学［M］.武汉:华中科技大学出版社,2011.

［11］ 叶文忠.眼耳鼻咽喉口腔科学［M］.南京:江苏科学技术出版社,2012.

［12］ 蔡有龄.皮肤病理学培训教程［M］.北京:人民军医出版社,2012.

［13］ 邓辉,邱四可,康鹏.眼耳鼻咽喉口腔科护理技术［M］.武汉:华中科技大学出版社,2013.

［14］ 谢幸,苟文丽.妇产科学［M］.8版.北京:人民卫生出版社,2013.

［15］ 汤之明,胡浩.临床诊断基本技能［M］.武汉:华中科技大学出版社,2011.

［16］ 刘洋,刘铁英,陈惠军.临床疾病概要［M］.武汉:华中科技大学出版社,2015.

［17］ 高凤敏,曹颖平.诊断学［M］.北京:中国医药科技出版社,2016.

［18］ 薛宏伟,王喜梅.临床医学概要［M］.2版.北京:人民卫生出版社,2015.